全国中医药行业中等职业教育"十三五"规划教材

中医外科学

（第二版）

（供中医、中医康复保健专业用）

主　编◎段　安

中国中医药出版社
·北　京·

图书在版编目（CIP）数据

中医外科学/段安主编 . —2 版 . —北京：中国中医药出版社，2018.8（2021.3重印）
全国中医药行业中等职业教育"十三五"规划教材
ISBN 978 – 7 –5132 –4905 – 8

Ⅰ. ①中… Ⅱ. ①段… Ⅲ. ①中医外科学 – 中等专业学校 – 教材 Ⅳ. ①R26

中国版本图书馆 CIP 数据核字（2018）第 079892 号

中国中医药出版社出版
北京经济技术开发区科创十三街31号院二区8号楼
邮政编码 100176
传真 010 – 64405721
保定市西城胶印有限公司印刷
各地新华书店经销

开本 787 × 1092 1/16 印张 25 字数 515 千字
2018 年 8 月第 2 版 2021 年 3 月第 3 次印刷
书号 ISBN 978 – 7 – 5132 – 4905 – 8

定价 78.00 元
网址 www.cptcm.com

社 长 热 线 010 – 64405720
购 书 热 线 010 – 89535836
维 权 打 假 010 – 64405753

微信服务号 zgzyycbs
微商城网址 https：//kdt.im/LIdUGr
官 方 微 博 http：//e.weibo.com/cptcm
天猫旗舰店网址 https：//zgzyycbs.tmall.com

如有印装质量问题请与本社出版部联系（010 –64405510）

中医药职业教育是我国现代职业教育体系的重要组成部分，肩负着培养新时代中医药行业多样化人才、传承中医药技术技能、促进中医药服务健康中国建设的重要职责。为贯彻落实《国务院关于加快发展现代职业教育的决定》（国发〔2014〕19 号）、《中医药健康服务发展规划（2015—2020 年）》（国办发〔2015〕32 号）和《中医药发展战略规划纲要（2016—2030 年）》（国发〔2016〕15 号）（简称《纲要》）等文件精神，尤其是实现《纲要》中"到 2030 年，基本形成一支由百名国医大师、万名中医名师、百万中医师、千万职业技能人员组成的中医药人才队伍"的发展目标，提升中医药职业教育对全民健康和地方经济的贡献度，提高职业技术院校学生的实际操作能力，实现职业教育与产业需求、岗位胜任能力严密对接，突出新时代中医药职业教育的特色，国家中医药管理局教材建设工作委员会办公室（以下简称"教材办"）、中国中医药出版社在国家中医药管理局领导下，在全国中医药职业教育教学指导委员会指导下，总结"全国中医药行业中等职业教育'十二五'规划教材"建设的经验，组织完成了"全国中医药行业中等职业教育'十三五'规划教材"建设工作。

中国中医药出版社是全国中医药行业规划教材唯一出版基地，为国家中医中西医结合执业（助理）医师资格考试大纲和细则、实践技能指导用书、全国中医药专业技术资格考试大纲和细则唯一授权出版单位，与国家中医药管理局中医师资格认证中心建立了良好的战略伙伴关系。

本套教材规划过程中，教材办认真听取了全国中医药职业教育教学指导委员会相关专家的意见，结合职业教育教学一线教师的反馈意见，加强顶层设计和组织管理，是全国唯一的中医药行业中等职业教育规划教材，于 2016 年启动了教材建设工作。通过广泛调研、全国范围遴选主编，又先后经过主编会议、编写会议、定稿会议等环节的质量管理和控制，在千余位编者的共同努力下，历时 1 年多时间，完成了 50 种规划教材的编写工作。

本套教材由 50 余所开展中医药中等职业教育院校的专家及相关医院、医药企业等单位联合编写，中国中医药出版社出版，供中等职业教育院校中医（针灸推拿）、中药、护理、农村医学、康复技术、中医康复保健 6 个专业使用。

本套教材具有以下特点：

1. 以教学指导意见为纲领，贴近新时代实际

注重体现新时代中医药中等职业教育的特点，以教育部新的教学指导意

见为纲领，注重针对性、适用性以及实用性，贴近学生、贴近岗位、贴近社会，符合中医药中等职业教育教学实际。

2. **突出质量意识、精品意识，满足中医药人才培养的需求**

注重强化质量意识、精品意识，从教材内容结构设计、知识点、规范化、标准化、编写技巧、语言文字等方面加以改革，具备"精品教材"特质，满足中医药事业发展对于技术技能型、应用型中医药人才的需求。

3. **以学生为中心，以促进就业为导向**

坚持以学生为中心，强调以就业为导向、以能力为本位、以岗位需求为标准的原则，按照技术技能型、应用型中医药人才的培养目标进行编写，教材内容涵盖资格考试全部内容及所有考试要求的知识点，满足学生获得"双证书"及相关工作岗位需求，有利于促进学生就业。

4. **注重数字化融合创新，力求呈现形式多样化**

努力按照融合教材编写的思路和要求，创新教材呈现形式，版式设计突出结构模块化，新颖、活泼，图文并茂，并注重配套多种数字化素材，以期在全国中医药行业院校教育平台"医开讲 – 医教在线"数字化平台上获取多种数字化教学资源，符合职业院校学生认知规律及特点，以利于增强学生的学习兴趣。

本套教材的建设，得到国家中医药管理局领导的指导与大力支持，凝聚了全国中医药行业职业教育工作者的集体智慧，体现了全国中医药行业齐心协力、求真务实的工作作风，代表了全国中医药行业为"十三五"期间中医药事业发展和人才培养所做的共同努力，谨此向有关单位和个人致以衷心的感谢！希望本套教材的出版，能够对全国中医药行业职业教育教学的发展和中医药人才的培养产生积极的推动作用。需要说明的是，尽管所有组织者与编写者竭尽心智，精益求精，本套教材仍有一定的提升空间，敬请各教学单位、教学人员及广大学生多提宝贵意见和建议，以便今后修订和提高。

国家中医药管理局教材建设工作委员会办公室

全国中医药职业教育教学指导委员会

2018 年 1 月

《中医外科学》是"全国中医药行业中等职业教育'十三五'规划教材"之一，由全国中医药职业教育教学指导委员会、国家中医药管理局教材建设工作委员会统一规划、宏观指导，中国中医药出版社具体组织，来自全国9所中高职医学院校从事中医外科教学工作的教师联合编写，供全国中医药中等职业教育中医专业、中医康复保健专业教学使用。

在教材编写过程中，全体编写人员坚持以学生为中心，以巩固专业思想为导向，面向社区、面向乡村、面向基层，以医疗卫生保健需求和职业岗位能力需求为原则，大力创新人才培养模式，努力提高学生的职业素质和职业能力，使中医外科教育更好地适应基层医疗卫生保健机构对高素质、技能型人才培养的需求。

本教材坚持以"三基"（基本理论、基本知识、基本技能）为基础，突出科学性、规范性、实用性；与执业助理医师资格考试接轨，与学生就业岗位接轨，高度重视实践和实训教学环节，强化学生的实践能力和职业技能培养，努力提高学生的实际动手能力。编写内容以先进、实用为原则，贯彻"内容规范化，结构模块化，素材数字化及参照行业标准、执业考纲"的精神，对上版教材的内容和体例进行了删减、补充和修改。

根据中医外科学传统分类法，全书分为总论、各论两大部分，共14模块，其中总论部分5模块，各论部分9模块。各论以临床疾病的类型成模块，每模块前置短文对本类疾病进行概括性说明。每项目一病，分为学习目标、病例导入、正文、考纲摘要和复习思考。

本教材由全国9所中医药职业院校的中医外科学专家教师参与编写，他们长期从事中医外科教学及临床工作，具有丰富的实践经验。各位编者在编写过程中充分发挥自己的学术特长，恪尽职守，治学严谨，所编内容符合中等职业学校中医外科学教育的需求。教材各模块的编写分工是：总论部分第1、2、3、4、5模块由段安、周永清编写；各论部分第6、7模块由居传水、赵学军编写，第8、9、14模块由王热闹编写，第10模块由胡大胜、樊志荣、寸鹏飞编写，第11模块由刘洪波编写，第12、13模块由姜蕾编写。

在本教材编写过程中，编者所在院校在人力、物力等方面给予了大力支持，并为广大编者创造了良好的工作环境。本教材的编写还参考了其他相关教材的部分内容。在此，一并表示诚挚的谢意！由于时间紧、任务重，书中如存在不妥与不足之处，恳请广大师生和读者提出宝贵意见，以便再版时修订完善。

《中医外科学》编委会

2018 年 1 月

▎总　论▎

┃各 论┃

总　论

中医外科学发展概况

扫一扫，看课件

【学习目标】

1. 熟悉：中医外科学发展史上具有代表性的著名医家、重要著作。
2. 了解：中医外科学发展的历史脉络及学术流派。

中医外科学是在中医药理论指导下，研究和阐述发生在人体表面疾病的发生发展规律及预防、治疗、康复、保健的一门临床学科。

中医外科学历经几千年的发展，经历了经验积累、理论形成、临床治疗体系的建立与完善等过程，并在所处时代哲学思想、科学技术、中医学整体发展，以及近代西方医学等的影响下，其学科体系日益成熟，学科特色更加鲜明，已成为中医临床学科的重要组成部分。

一、中医外科学发展简史

在原始社会，人们在劳动和生活中与野兽搏斗，与气候抗争，不可避免地会出现各种创伤，从而产生了用植物包扎伤口、拔去体内异物、压迫伤口止血等最初的外科治疗方法。以后发展到用砭石、石针刺开排脓治疗脓肿。殷商时期出土的甲骨文已有外科病名的记载，如"疾自（鼻）、疾耳、疾齿、疾舌、疾足、疾止（指或趾）、疥、疮"等。

1

周朝《周礼·天官》记载："疡医掌肿疡、溃疡、金疡、折疡之祝药、劀杀之齐。"说明在周朝就出现了医事组织的分工，外科已经成为独立的专科，疡医即当时的外科医生，已经能够运用药物外敷、内服，病灶清除和追蚀等基本的外科疗法，形成了比较合理的内治、外治方法。

春秋战国时期，中医外科学在理论和实践上的发展达到了一定的水平。《五十二病方》大约成书于春秋时期，是我国目前发现最早的一部医学文献，其中记载了疽、疽、痔等22种外科疾病，140 余个外科医方，比较详细地介绍了砭法、灸法、熨法、熏法、角法、按摩等常用外科疗法。战国时期，出现了我国有记载的第一个外科名医医竘，据《尸子》记载，其曾"为宣王割痤，为惠王割痔，皆愈"。

始于战国而成书于西汉时期的《黄帝内经》是我国第一部医学理论体系比较完整的医学巨著，其记载外科疾病近 30 种，特别是对痈疽疮疡的病因病机的认识已达到相当的水平。如"诸痛痒疮，皆属于心"（《素问·至真要大论》）及"因而饱食，筋脉横解，肠澼为痔"（《素问·生气通天论》）等精辟论断，至今仍在中医外科临床上发挥着重要的指导作用。《灵枢》中还最早提出了用截肢手术治疗脱疽的方法。汉代张仲景的《伤寒杂病论》对中医外科的贡献较大。书中建立的辨证论治理论对外科疾病的证治同样具有重要的指导意义。书中对肠痈、寒疝、蛔厥等外科病的诊治做了比较详细的论述，所载大黄牡丹汤、薏苡附子败酱散、乌梅丸等至今仍为临床所采用。汉末华佗是我国历史上著名的外科医生，他第一个应用麻沸散作为全身麻醉剂，进行死骨剔除术、剖腹术等，堪称"外科鼻祖"。

两晋南北朝时期，由葛洪编著的《肘后备急方》记述了用海藻治疗瘿病，是世界上最早运用含碘食物治疗甲状腺疾病的记载；书中提出的用狂犬脑组织外敷伤口治疗狂犬咬伤，开创了用免疫法治疗狂犬病的先河。南齐医家龚庆宣编著的《刘涓子鬼遗方》是我国现存的第一部外科专著。书中主要记述了痈疽的鉴别诊断和治疗，载有内治、外治处方140 首，其中根据局部有无"波动感"对成脓的辨证是最早的记载；首创用水银膏治疗皮肤病，比其他国家早 6 个世纪。该书总结了我国古代的外科成就和医疗经验，为外科学的发展奠定了基础。

隋代巢元方等编写的《诸病源候论》，是我国第一部论述病因病机的专著，其中对许多外科疾病包括 40 多种皮肤病的病因病机进行了阐述。如指出疥疮由疥虫引起、漆疮与个体素质有关等，与现今西医学对这些疾病的认识基本吻合。

唐代孙思邈编著的《千金要方》是我国最早的临床实用百科全书。该书收载外科经验方792 首，其中记载的食动物肝脏治疗夜盲症，食牛羊乳治疗脚气病，食羊靥、鹿靥治疗瘿病等临床经验，均得到了现今西医学的证实。孙思邈的葱管导尿术是世界上最早的导尿术记载，比1860 年法国的橡胶管导尿术早1200 多年。另外，王焘编著的《外台秘要》收集的 6000 余首方剂中，包括了大量的外科方剂，进一步丰富了外科疾病的治疗方法。这一时期蔺道人编著的《仙授理伤续断秘方》是我国现存最早的伤科专书，标志着伤科临床诊治理论体系的成熟。

宋代王怀隐所著的《太平圣惠方》内容丰富，卷帙浩繁。书中记载了痔、痈、皮肤病、瘰疬等外科疾病的证治，进一步完善了中医外科学的"五善七恶"学说，提出了扶正祛邪、内消托里的内治原则，还记载了用砒剂治疗痔核的方法及用烧灼法消毒手术器械的方法，对后世外科临床具有重大的指导意义。宋庆历年间绘制的《殴希范五脏图》，以及其后的《存真图》，是我国较早的解剖学著作，对外科内痈疾病的诊断治疗具有重要意义。

金元时期医学学术争鸣异常活跃，金元四大家各领风骚，对当时的外科学发展起到了重大推动作用。如陈自明的《外科精要》、朱震亨的《外科精要发挥》、齐德之的《外科精义》、危亦林的《世医得效方》等。其中《外科精义》总结了元代以前的外科发展，认为外科病是阴阳不和、气血凝滞所致，指出"治其外而不治其内，治其末而不治其本"的方法是错误的，治疗疮疡必须辨别阴阳虚实，采取内外结合的方法，并首次将 26 部脉象和外科临床紧密结合起来，进一步丰富了外科诊断方法，对后世外科临床的发展起到了重大的指导作用。

明清时期，外科学发展进入鼎盛时期，名医辈出，学术思想活跃，出现了不同的学术流派，最有代表性的外科三大主要学术流派分别为以陈实功的《外科正宗》为代表的正宗派、以王维德的《外科证治全生集》为代表的全生派、以高秉钧的《疡科心得集》为代表的心得派。他们对外科学的迅速发展发挥了重要作用。还有明代医家薛己的《外科发挥》、汪机的《外科理例》、王肯堂的《证治准绳·疡医》、窦梦麟的《疮疡经验全书》、申斗垣的《外科启玄》、张景岳的《外科钤》等各有特点。陈司成的《霉疮秘录》是我国第一部论述梅毒的专书。其主张用丹砂、雄黄等含砷的药物治疗梅毒，是世界上最早使用砷剂治疗梅毒的记载。清代的外科著作如祁坤的《外科大成》、陈士铎的《外科秘录》、顾世澄的《疡医大全》，以及吴谦等编写的《医宗金鉴·外科心法要诀》，内容丰富，各有建树。吴师机的《理瀹骈文》专述膏药的外治法，吸收总结了许多新的中医外科医学成就，开中医外治一代新河。余听鸿的《外证医案汇编》，列病附论，病证方药详分缕析，具有重要的参考价值。

二、中医外科学的主要学术流派

随着中医外科学的迅速发展，明清时期出现了我国历史上前所未有的学术争鸣局面，产生了影响深远的正宗派、全生派和心得派三大学术流派（表 1－1）。

1. **正宗派** 以明代陈实功的《外科正宗》为代表。该书内容十分丰富，条理清晰，体现了明以前外科学的主要成就，被后世医家评价为"列证最详，论治最精"，对中医外科学的发展影响很大。其重视脾胃，指出："盖脾胃盛则多食而易饥，其人多肥，气血亦壮；脾胃弱，则少食而难化，其人多瘦，气血亦衰。故外科尤以调理脾胃为要。"主张应用外治法和进行外科手术，外治法有熏、洗、熨、照、湿敷等，并记载手术方法14种。

2. 全生派 以清代王维德的《外科全生集》为代表。其主要学术思想为"阴虚阳实"论，创立了外科证治中以阴阳为核心的辨证论治法则，指出："红肿乃阳实之证，气血热而毒沸；白疽乃阴虚之证，气血寒而凝。"对阴疽的治疗，提出"阳和通腠，温补气血"法则，并主张"以消为贵，以托为畏"，反对滥用刀针。创立了阳和汤、阳和解凝膏、犀黄丸和小金丹等治疗阴疽名方，至今仍广为运用。

3. 心得派 以清代高锦庭《疡科心得集》为代表。高氏的学术思想为"外疡实从内出论"，对外科病病因病机的阐释注重外证与内证的关系，指出："夫外疡之发，不外乎阴阳、寒热、表里、虚实、气血、标本，与内证异流而同源者也。"将温病学说引入外科病证治，用三焦辨证揭示了外科病因与发病部位的规律，指出："疡科之症，在上部者，俱属风温风热，风性上行故也；在下部者，俱属湿火湿热，湿性下趋故也；在中部者，多属气郁、火郁，以气火俱发于中也。"在治疗上善于应用治疗温病的犀角地黄汤、紫雪丹、至宝丹等治疗疔疮走黄。

表1-1 明清三大外科学派表

学派	创始人	代表著作	学术观点
正宗派	陈实功	《外科正宗》	重视脾胃；主张应用外治法和进行外科手术；治法有熏、洗、熨、照、湿敷等，并记载手术方法14种
全生派	王维德	《外科证治全生集》	学术思想为"阴虚阳实"论；创立了外科证治中以阴阳为核心的辨证论治法则；对阴疽的治疗提出"阳和通腠，温补气血"法则，主张"以消为贵，以托为畏"，反对滥用刀针，创用阳和汤
心得派	高锦庭	《疡科心得集》	提出"外疡实从内出论"，将温病学说引入外科病证治；在治疗上善用治疗温病的犀角地黄汤、紫雪丹、至宝丹治疗疔疮走黄；用三焦辨证揭示外科病因与发展部位的规律

三、中华人民共和国成立以来中医外科学的发展

1949年中华人民共和国建立后，中医外科学进入了一个新的历史发展时期。1956年后，各省先后建立中医学院，聘请一大批富有临床经验的中医外科专家到校任教，开始系统的中医外科学理论知识和临床经验教学。1960年中医研究院（今中国中医科学院）首编《中医外科学简编》、上海中医学院（今上海中医药大学）主编《中医外科学》讲义，标志着中医外科学教材建设初具规模。"文革"期间，中医外科学在队伍建设、人才培养、科学研究等方面遭受了沉重打击。改革开放以后，中医外科学才迎来了发展的崭新春天。1980年广州中医学院（今广州中医药大学）主编《外科学》（中医专业用），之后原卫生

部（中医司）组织编写出版全国统编教材，为中医外科学的发展和中医人才的培养做出了重要贡献。

近年来，中医外科学在慢性骨髓炎、乳腺增生、肛门直肠病、皮肤病等的治疗方面均取得了新的突破。特别是在烧伤治疗上，采用中药制痂法和湿润暴露疗法，具有抗感染、降低渗出、减少瘢痕的效果。在治疗周围血管病方面利用外治与内治的综合优势，如内服溶栓中药与外洗、针灸等相结合，降低了复发率和致残率。中医药治疗肿瘤具有延长生存期、提高生命质量、提高机体免疫功能的效果。从中草药中筛选的抗艾滋病药物，有效地延长了患者的生存时间，减少了痛苦，大大降低了医药费用。

中医外科学历史悠久，源远流长，拥有丰富的医学理论和卓有成效的临床经验，具有十分广阔的发展前景。因此，我们只有在全面继承和挖掘中医药文化宝贵遗产的同时，进一步解放思想、更新观念、开拓创新，才能使古老的中医外科学焕发青春活力，在深化医疗卫生事业改革发展的今天，为人民群众的健康事业做出更大的贡献。

✎ 考纲摘要

1. 名医名著与中医外科学发展。
2. 明清时期中医外科学术流派。

复习思考

A1 型题（以下每一道题有 A、B、C、D、E 5 个备选答案，从中选择一个最佳答案）

1. 我国现存第一部外科专著的作者是（   ）

 A. 龚庆宣   B. 华佗   C. 孙思邈

 D. 陈实功   E. 朱丹溪

2. 我国第一部论述梅毒的专书是（   ）

 A.《霉疮秘录》   B.《疡科心得集》   C.《理瀹骈文》

 D.《外科秘录》   E.《疡科纲要》

3. 我国目前发现最早的一部春秋时期所写的医学文献是（   ）

 A.《霉疮秘录》   B.《五十二病方》 C.《外科全生集》

 D.《外科理例》   E.《后汉书》

4. 我国第一部现存最早的伤科专书《仙授理伤续断秘方》的作者是（   ）

 A. 巢元方   B. 华佗   C. 蔺道人

 D. 李时珍   E. 孙思邈

5. 战国时期出现了有记载的第一个外科名医叫（   ）

    A. 高锦庭　　　　　　　B. 王维德　　　　　　　C. 蔺道人

    D. 医竘　　　　　　　　E. 陈实功

6. 下列不是"全生派"代表方的是（　　　　）

    A. 阳和汤　　　　　　　B. 阳和解凝膏　　　　　C. 犀黄丸

    D. 小金丹　　　　　　　E. 八二丹

7. 《外科大成》的作者是（　　　　）

    A. 祁坤　　　　　　　　B. 陈士铎　　　　　　　C. 顾世澄

    D. 吴谦　　　　　　　　E. 王维德

8. 巢元方等人集体编写的我国第一部论述病因病机的专著是（　　　　）

    A. 《诸病源候论》　　　B. 《外科精要》　　　　C. 《史记》

    D. 《证治准绳·疡医》　E. 《山海经·东山经》

9. 我国最早的外科医疗工具是（　　　　）

    A. 骨针　　　　　　　　B. 荆棘刺　　　　　　　C. 砭石

    D. 三棱针　　　　　　　E. 砭镰

扫一扫，知答案

模 块 二

中医外科学的范围、疾病命名、基本术语

扫一扫，看课件

【学习目标】

1. 掌握：中医外科学的范围。
2. 熟悉：中医外科学疾病命名规律、含义、分类。

项目一 中医外科学的范围

中医外科学历史悠久，内容丰富，经过长期临证经验的总结，从理论到实践不断充实和完善，逐步形成了具有独立性和鲜明特点的学科，成为中医学的重要组成部分。

一、传统中医外科学的范围

我国医事分科最早始于周代，在《周礼·天官》中有疡医的记载，主治肿疡、溃疡、金疡和折疡。金疡是指被刀、釜、剑、矢等利物所伤；折疡是指击仆、坠跌等所致的损伤。唐宋时代，外科范围主要是疮疡及骨伤，包括肿疡、溃疡、皮肤病、骨折、创伤等。元代医事则分为13科，将外科称金疮肿科，包括金镞与疮疡。至明清时期，医事分科更细，骨伤、耳鼻咽喉、眼科等疾病一般开设专科分治。这一时期，外科统称为疮疡科，其范围以疮疡、皮肤和肛肠疾病为主体，但在当时的许多外科著作中所论述的病种却大大超出这一范围。如明代陈实功的《外科正宗》和清代高锦庭的《疡科心得集》中所论述病种，除疮疡、皮肤、肛肠疾病外，还包括男性前阴、乳房、颈部、四肢等各部疾病，以及金创、跌仆、烧伤、岩瘤、内痈等。清代顾世澄的《疡医大全》更是集古今医家之大成，论述范围涉及人体内、外各部疾病。

二、现代中医外科学的范围

随着医学技术的快速发展，学科之间相互交叉和渗透，现代中医外科学的范围在原来的基础上又有所更新和变化，其范围除了疮疡、乳房、瘿、瘤、岩、皮肤、肛肠、男性前阴、周围血管及其他外伤性疾病外，还包括内痈（如肠痈等）、急腹症、疝、泌尿生殖和性传播疾病等。随着学科之间的渗透和融合，特别是中西医两种学科体系的不断交流与融汇，中医外科学的内涵也仍会随着社会的发展而有所变化和调整。

项目二 中医外科疾病的命名原则

中医外科学在数千年的历史发展中，由于地区不同，方言各异，致使病名不统一，同一性质的疾病因所患部位、阶段、形态等不同而有几个病名，有时一个病名又包括多种性质的疾病。外科疾病名目虽然繁多，但从它的命名依据来看，一般是根据疾病的发病部位、穴位、脏腑、病因、症状、形态、颜色、疾病特性、范围大小、传染性等分别加以命名，有一定规律可循。

以部位命名者，如颈痈、乳痈等。

以穴位命名者，如人中疔、委中毒、环跳疽等。

以脏腑命名者，如肠痈、肺痈等。

以病因命名者，如冻疮、破伤风、漆疮等。

以形态命名者，如岩、蛇头疔、鹅掌风等。

以颜色命名者，如白驳风、丹毒等

以疾病特性命名者，如流注、湿疮等。

以范围大小命名者，如小的为疖，大的为痈，更大的为发等。

以病程长短命名者，如千日疮等。

以传染性命名者，如时毒、疫疔等。

以上介绍的仅是外科疾病一般常用的命名原则，个别疾病的名称除外，因其临床上应用较少，故未介绍。

项目三 基本术语

中医外科学具有独特的理论体系，并拥有体现自身特点的专业术语。为了便于学习和领会其中的内涵，兹将临证中常用的基本术语介绍如下：

1. 疡 又称外疡，是一切外科疾病的总称。所以古代称外科为疡科，外科医生为疡医。

2. 疮疡　广义上是指一切体表外科疾病的总称；狭义的是指感染因素引起的体表化脓性疾病。

3. 肿疡　指一切体表外科疾病尚未溃破的肿块。

4. 溃疡　指一切外科疾病中溃破的疮面。

5. 胬肉　疮疡溃破后，出现过度生长而高突于疮面或暴翻于疮口之外的腐肉，称为胬肉。中医眼科所讲的胬肉攀睛与外科所指的胬肉不尽相同。

6. 痈　指气血被邪毒壅聚而发生的化脓性疾病。一般分外痈、内痈两大类。外痈是指生长于体表部皮肉之间的急性化脓性疾患；内痈是指生长于脏腑的化脓性疾患。

7. 疽　指气血被毒邪阻滞而发于皮肉筋骨的疾病。常见的有有头疽和无头疽两类。有头疽是发于肌肤间的急性化脓性疾病，相当于西医学的痈；无头疽是指发于骨骼或关节间等深部组织的化脓性疾病，相当于西医学的骨髓炎、骨结核、化脓性关节炎等。

8. 根盘　指肿疡基底部周围之坚硬区，边缘清楚。根盘收束者多为阳证，平塌者多为阴证。

9. 根脚　指肿疡之基底根部。一般多用于描述有如钉丁之状粟粒样脓头的疔的基底根部。根脚收束者多为阳证，根脚软陷者为成脓，根脚散漫或塌陷者多提示可能发生走黄。

10. 应指　指患处已化脓（或有其他液体），用手按压时有波动感。

11. 护场　指在疮疡的正邪交争中，正气能够约束邪气，使之不至于深陷或扩散所形成的局部作肿范围。有护场说明正气充足，疾病易愈；无护场说明正气不足，预后较差。

12. 袋脓　溃后疮口缩小，或切口不当，致使空腔较大，有如口袋之形，脓液不易排出而蓄积袋底，即为袋脓。

13. 痔　痔有峙突之意，凡肛门和耳、鼻孔窍等处有小肉突起者，古代均称为痔。生于鼻腔内的称鼻痔（鼻息肉），生于耳道内的称耳痔（耳道息肉）。由于痔的发病以肛门部较为多见，故归属于肛门疾病类。

14. 漏　指溃疡疮孔处流脓淋漓不止，犹如滴漏。包括两种不同性质的病理改变：一为现称的瘘管，是指体表与脏腑之间的病理性管道，具有内口和外口；另一为窦道，指深部组织通向体表的病理性盲管，一般只具有一个外口。两者在外口部均有脓水，经久淋漓不止。

15. 痰　指发于皮里膜外、筋肉骨节之间，或软或硬，或按之有囊性感，属有形之征，多为阴证。临证中以痰取名的疾病，归纳起来有两类疾病：一类是瘰疬性疾病，如流痰、子痰等；另一类是囊肿性疾病，如痰包、痰核等。还有一些疾病虽不以痰命名，但其病因与痰有关，如气瘿、肉瘿等。

16. 岩　指肿块坚硬如石，高低不平，状似岩突，破溃后疮口中间凹陷很深，形如岩穴，故称为岩。岩与癌相同。

17. **毒** 凡是导致机体阴阳平衡失调，对机体产生不利影响的因素统称为毒。中医外科以毒来取名的疾病很多，病种庞杂，不能代表某一种性质的疾病。如委中毒、时毒、丹毒等。此外，对某些外科疾病，一时不能定出确切的病名，也常用毒来取名，如无名肿毒、胎毒、疬毒等。

18. **五善** "善"就是好的征象，在病程中出现善的症状，表示预后较好。"五善"包括心善、肝善、脾善、肺善、肾善。心善为精神爽快，言语清亮，舌润不渴，寝寐安宁；肝善为身体轻便，不怒不惊，指甲红润，二便通利；脾善为唇色滋润，饮食知味，脓黄而稠，大便和润；肺善为声音洪亮，不咳不喘，呼吸均匀，皮肤润泽；肾善为身无潮热，口和齿润，小便清长，夜卧安静。

19. **七恶** "恶"就是坏的征象，在病程中出现恶的症状，表示预后较差。"七恶"包括心恶、肝恶、脾恶、肺恶、肾恶、脏腑败坏、气血衰竭（脱证）。心恶为神志昏糊，心烦舌燥，疮色紫黑，言语呢喃；肝恶为身体强直，目难正视，疮流血水，惊悸时作；脾恶为形容消瘦，疮陷脓臭，不思饮食，纳药呕吐；肺恶为皮肤枯槁，痰多音暗，呼吸喘急，鼻翼扇动；肾恶为时渴引饮，面容惨黑，咽喉干燥，阴囊内缩；脏腑败坏为身体浮肿，呕吐呃逆，肠鸣泄泻，口糜满布；气血衰竭为疮陷色暗，时流污水，汗出肢冷，嗜卧语低。

20. **顺证** "顺"就是正常的征象，但并不是指生理功能的正常情况。外科疾病在其发展过程中，按病理变化顺序出现的症状，称为"顺证"。如阳证疮疡表现为初起疮顶高突，红肿疼痛，根脚不散；脓成顶高根收，皮薄光亮，易脓易腐；溃后脓稠色鲜，腐肉易脱，肿消痛减；收口期疮面红活，新肉易生，疮口易敛。

21. **逆证** "逆"就是反常的征象。外科疾病在其发展过程中，未按照病理变化顺序而出现的不良症状，称为"逆证"。如阳证疮疡表现为初起疮顶平塌，根脚散漫，不痛不热；脓成疮顶软陷，肿硬紫暗，不脓不腐；溃后皮烂肉坚无脓，时流血水，肿痛不减；收口期脓稀淋漓，新肉不生，色败恶秽，疮口难敛。

善证与恶证多指全身表现，顺证与逆证多指局部表现。临证中善证与恶证、顺证与逆证之间是可以相互转化的，所以要密切观察病情的变化，及时调整治疗和护理措施，尽可能转恶为善，转逆为顺。

✎ 考纲摘要

1. 外科疾病的命名原则。

2. 基本术语：疡、疮疡、肿疡、溃疡、胬肉、痈、疽、根盘、根脚、应指、护场、袋脓、痔、漏、痰、毒、结核、岩、五善、七恶、顺证、逆证。

复习思考

A1 型题（以下每一道题有 A、B、C、D、E 5 个备选答案，从中选择一个最佳答案）

1. 我国的医事分科最早始于（　　　）

  A. 周代   B. 商代   C. 唐代

  D. 元代   E. 明代

2. 下列哪项是以经络穴位来命名的疾病（　　　）

  A. 人中疔   B. 肠痈   C. 肝痈

  D. 肺痈   E. 风疹块

3. 以传染性而命名的疾病为（　　　）

  A. 烂疔   B. 疫疔   C. 流注

  D. 流痰   E. 瘰疬

4. 下列哪一个不是因痰致病的疾病（　　　）

  A. 流痰   B. 燥痰   C. 子痰

  D. 气瘿   E. 肉瘿

5. 疖、痈、发是以什么而命名的（　　　）

  A. 疾病特征   B. 病势缓急   C. 症状

  D. 形态   E. 范围大小

6. 丹毒、白疕、红斑狼疮是以什么而命名（　　　）

  A. 疾病特征   B. 病势缓急   C. 颜色

  D. 形态   E. 范围大小

7. 西医学的骨髓炎、骨结核、化脓性关节炎相当于中医外科学的（　　　）

  A. 疽   B. 痈   C. 疔

  D. 疖   E. 疮

8. 下列不是"七恶"的是（　　　）

  A. 心恶   B. 肝恶   C. 脾恶

  D. 肺恶   E. 胆恶

9. "七恶"中，症见"皮肤枯槁，痰多音喑，呼吸喘急，鼻翼扇动"者，称为（　　　）

  A. 心恶   B. 肝恶   C. 脾恶

  D. 肺恶   E. 气血衰竭

扫一扫，知答案

模块三

中医外科疾病的病因病机

扫一扫，看课件

项目一　致病因素

外科疾病的发生，主要与外感六淫、情志内伤、饮食不节、外来伤害、劳伤虚损、感受特殊之毒、痰饮瘀血等因素相关。

一、外感六淫

《外科启玄》曰："天地有六淫之气，乃风寒暑湿燥火，人感受之则营气不从，变生痈肿疔疖。"只有在人体抗病能力降低时，六淫致病因素才能成为发病的条件。但有时六淫毒邪强盛，超出了人体正常的抗病能力，也能造成外科疾病的发生和发展。六淫邪毒致病一般有明显的季节性。

1. **风**　风为春季主气，为阳邪，善行数变，故发病迅速，多为阳证；风性燥烈而上行，多侵犯人体上部，如颈痈、抱头火丹等。风邪致病的特点是多发于春季，肿块宣浮，患处红肿或皮色不变，痛无定处，走注甚速，伴有恶风、头痛等全身症状。

2. **寒**　具有"寒主收引""寒胜则痛"的特征。寒邪外侵多在冬季，可致局部气血凝滞，血脉阻塞，而发生冻疮、流痰、脱疽等病。寒为冬季主气，为阴邪，其病多为阴证，常侵袭人体的关节、筋骨，局部表现为色紫青暗，不红不热，肿势散漫，痛有定处，化脓迟缓，伴有恶寒、四肢不温、小便清长等症状。

3. 暑　夏季多暑热，常多夹湿。由于暑湿外侵，熏蒸肌肤，汗出过多，或汗出不畅，导致暑湿滞留，多发生暑疖，甚至发生暑湿流注。暑为阳邪，具有热微则痒、热甚则痛、热盛肉腐等特征，故致病多为阳证，表现为局部掀红、肿胀、灼热、糜烂流脓或伴滋水，或痒或痛，其痛遇冷则减，并伴口渴、胸闷、神疲乏力等症状。

4. 湿　湿性趋下，重浊黏腻。冒雨涉水或久居湿地等均可感受湿邪。湿邪多兼夹热邪，发病部位趋下。其特点为湿热之邪侵犯肌肤，可出现皮肉湿烂，溃疡渗液，滋水淋漓，如湿疮、脓疱疮等；湿热流注下肢，可出现下肢丹毒、臁疮等；湿热之邪下注膀胱，则见尿频、尿急、尿痛、尿血等症，还可出现血淋、石淋之症。

5. 燥　秋季多燥，燥邪有温、凉之分。深秋初凉，感知者多病凉燥；初秋久旱无雨，风热过盛，则多为温燥，一般燥邪致病多为温燥。燥为阳邪，易伤人体阴液，侵犯皮肤，致患部干燥、皲裂、粗糙、脱屑等，常伴口干唇燥、咽喉干燥、疼痛等全身症状。

6. 火　火为热邪，火为热之极，热为火之渐。外科疮疡的发生，尤以"热毒""火毒"居多，如疔疮、痈、有头疽、丹毒、药毒等病。火为阳邪，其病多为阳证，患病多发展迅速，来势凶猛，掀红灼热，肿势皮薄光泽，疼痛剧烈，易脓易腐，或有皮肤瘀斑，常伴口渴喜饮、小便短赤、大便干结等全身症状。

总之，六淫邪毒均可成为外科疾病的致病因素。在发病过程中，由于风、寒、暑、湿、燥诸邪毒均可化热生火，所以外科疾病的发生，尤以"热毒""火毒"最为常见，正如《医宗金鉴·外科心法要诀》所说"痈疽原是火毒生"。

二、情志内伤

情志是人体正常的精神心理活动，包括喜、怒、忧、思、悲、恐、惊，统称为七情。在正常的生理情况下，七情的变化不会导致疾病的发生。如果长期的持续精神因素刺激，或者遇到突然的变故而使情志发生强烈的过度刺激，均可使人体脏腑功能紊乱，阴阳失调而致病。如郁怒伤肝，肝气郁结，郁久化火，肝郁伤脾，脾气失运，聚湿生痰，导致气郁、火郁、痰湿阻于经络，气血凝滞，结聚成块而成痰核或引起疼痛等。又如肝主疏泄，可调节乳汁的分泌，若产妇抑郁不乐，而致肝失疏泄，肝气犯胃，可使乳汁积滞，乳络不畅，郁久化热，邪热蕴蒸，导致经络阻塞，气血凝滞而发生乳痈。另外，瘰疬、瘿、乳癖等疾病均与情志有关。

三、饮食不节

正常的饮食是维持人体气血生化的源泉。如果恣食膏粱厚味、醇酒炙煿、辛辣刺激之品，或暴饮暴食、生冷不节，或饮食不洁、霉变腐败，均可导致脾胃运化失司，水湿内停，郁而化热，湿热火毒内生，而发生痈、有头疽、颜面疔疮等。故《素问·生气通天论》说："高粱之变，足生大丁。"又如胃肠运化失职，糟粕积滞，聚湿生热，气血瘀滞，以致湿热、瘀血壅结肠道，而发生肠痈、肛瘘等。

四、外来伤害

在日常生活或劳作中，人体可遇到一些物理、化学因素的伤害，如跌仆损伤、金刃竹木刺伤及沸水、火焰、寒冻等伤害，可直接伤害人体，引起局部气血凝滞、郁久化热、热胜肉腐等，导致瘀血流注、水火烫伤、冻伤、外伤染毒等外伤性疾病；同时外伤再感毒邪，继发破伤风或手足疔疮等；或因损伤后导致脉络瘀阻、气血运行失常、筋脉失养而发生脱疽等。

五、劳伤虚损

劳伤虚损主要是指劳作、思虑、房事过度等因素导致脏腑气血损伤、阴阳失调，使正气亏损而发生疾病。如肾主骨、生髓，肾虚则致骨骼空虚，风寒痰浊之邪乘虚入侵而生流痰。如房劳过度，损伤肾精，而致肾阴亏损，虚火上炎，灼津为痰，痰火凝结而生瘰疬；若瘰疬治愈后仍不节制房事，可因肾精匮乏而复发。肝肾不足，寒湿外侵，凝聚经络，闭塞不通，气血运行不畅而成脱疽或阳痿。过度劳作或久立久行使肌肉劳损，可引起下肢筋瘤等。

六、痰饮瘀血

痰饮、瘀血均是脏腑功能失调的病理产物，在一定的条件下，二者又能作用于某些脏腑器官导致新的病理变化，产生继发病证。在外科临床上，痰邪多凝聚于肌肉、经络、骨节之间，形成有形之痰。其致病特点为起病缓慢、病程较长、早期症状不明显等。因痰邪凝聚部位和所致病证的不同，其临床表现也各有特点。如痰阻阳明、少阳之经，可致瘰疬；痰凝乳络，可生乳核、乳癖；痰凝肌肤，可发为肢体结节肿块；痰留骨节，可发为流痰；等等。某些由痰邪引起的外科疾病，为突出病因而直接以痰命名，如子痰、流痰、阴茎痰核等。有些疾病虽未以痰命名，但其发病与痰密切相关，如气瘿、肉瘿、石瘿、气瘤、肉瘤、骨瘤等。西医学所常称的一些囊肿性病变，如甲状腺囊肿、腱鞘囊肿、坐骨结节囊肿等，均与痰邪有关。

在临床上，凡外伤出血、血热妄行、脾虚失摄，或寒客经脉、热与血结、气虚不运、气滞不行等，均可造成血瘀。其致病范围较广，涉及人体上下内外、脏腑经络、皮肉筋脉。临床表现有疼痛、结块、出血紫暗或夹有血块、面唇青紫、舌质紫暗或有瘀斑、瘀点，以及脉涩或沉、迟、弦、结代等特点。瘀血存在位置不同，其临床表现也各有差异。如瘀阻皮肤，可发生白疕、油风、瓜藤缠等；血阻肌肉皮肤之间，营气不从，逆于肉理，乃生痈肿、疮疡等症；瘀阻趾端，血行闭塞，可发生脱疽；脉络滞塞不通，则发恶脉、胸痹；瘀血滞留肛门，脉络曲张，则发为痔；下焦蓄血，瘀阻膀胱，则致癃闭；瘀血阻于肠胃，血热相结，可发肠痈；瘀血滞于男子前阴，可发子痈、囊痈、阴茎痰核等；如瘀血与气郁、痰湿等凝结，则可发生肾岩、乳岩等恶性肿瘤。

七、感受特殊之毒

前人在长期的医疗实践中，发现有些致病因素不能囊括在六淫病邪之中，故另创特殊之毒发病学说。特殊之毒邪包括虫毒、蛇毒、疯犬毒、药毒、食物毒和疫疬之毒。特殊之毒致病的特点为发病迅速、态势凶猛，有的可有传染性，局部有疼痛、瘙痒、麻木等，伴有发热、口渴、便秘等全身症状。如毒蛇咬伤，局部有出血、肿胀、疼痛、麻木，甚至有发热、胸闷，严重者可昏迷；或禀赋不耐，接触油漆，皮肤发生瘙痒、红肿等。

以上各种致病因素既可单独致病，也可几种因素结合同时致病，并且内伤和外感常常相合而成。所以对每一种外科疾病的致病因素应该具体分析，分别对待。

项目二 发病机理

外科疾病的发病机理主要概括为邪正盛衰、气血凝滞、经络阻塞、脏腑失和四个方面。

一、邪正盛衰

邪正斗争是外科疾病发生发展的基本矛盾。邪正盛衰是外科疾病发生发展过程中邪正双方斗争的反映，不仅决定疾病证候的性质，而且还直接影响疾病的预后与转归。一般情况下，人体正气旺盛，临床多为阳证、实证，疾病发展顺利，预后良好。阳证疮疡局部表现为高肿根束，焮热灼痛，脓出稠厚，易溃易敛；伴有高热、烦躁、大便秘结、小便短赤、舌质红、舌苔黄、脉实有力等全身症状。如正气不足则表现为阴证、虚证，局部多见肿势平塌或坚硬，不红不热，不痛或微痛，溃后脓水清稀，淋漓不尽，久不收口，迁延难愈，或毒邪内陷脏腑而为败证；全身症状见面色萎黄、神疲倦怠或潮热盗汗、舌红或淡、脉虚无力等。正虚邪实或正虚邪恋易使病情发生逆变，预后不良。

在外科疾病发展过程中，治疗是否得当对邪正盛衰的变化影响很大。如阳证疮疡初期，盲目地服用大剂量寒凉克伐之品，常使正气内伤，气血凝滞而毒聚不散；又如疮疡脓成，无论阳证、阴证，不及时使用托法，或溃后脓液排泄不畅，或脓成不及时切开引流均可致毒留肌肤、筋骨，甚而内攻脏腑。重症或久病伤正之后，或热毒伤阴，或脓泄大伤气血，导致人体正邪双方的力量对比发生质的变化，可使阳证、实证转化为阴证、虚证。正

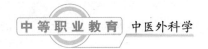

如《素问·通评虚实论》所说："邪气盛则实，精气夺则虚。"

二、气血凝滞

气血凝滞是指气血生化失调或运行障碍而发生的病理变化。气血凝滞不仅是一个病理性的结果，而且是疾病进一步发生、发展的重要因素。气血凝滞局部可出现疼痛、肿胀、结节、肿块、出血、皮肤增厚、紫斑等。气血凝滞于人体的部位不同，其临床表现也有差异。如气血凝滞于肝，则出现胸胁胀痛；阻滞于脾胃，则呕吐腹胀；阻滞于膀胱，则淋浊、癃闭、血尿；阻滞于肌肤，则刺痛、肿胀、瘀斑、血肿；阻滞于筋骨，则酸胀、疼痛；阻滞于经脉，则肢体拘急、活动不利，甚至麻木、冷痛。气血凝滞，郁而化热，热胜肉腐，血肉腐败，则蒸酿液化为脓。

外科疾病的发生与气血盛衰密切相关，并决定着外科疮疡的起发、破溃、收口等，决定整个病程的发生、发展、转归及预后。如气血充足，即使外感六淫、内伤七情也不容易发病，而且外科疮疡不仅易于起发、破溃，也易于生肌敛口而愈合。反之，如气虚则疮疡难于起发、破溃；血虚则破溃者难以生肌收口；气虚下陷可导致脱肛；血虚不能濡养皮肤，可致干燥、脱屑、瘙痒。由此可见，气血凝滞对外科疾病的发生、发展具有重要的影响。

三、经络阻塞

经络不仅具有运行人体气血、联络内外及脏腑组织器官的作用，而且也是传导病邪的通路。故体表感受病邪可由外传里，内攻脏腑；脏腑内在之病变亦可由里达表。同时，不仅经络阻塞是外科疾病重要的致病因素，局部经络的虚弱也可成为外科疾病发病的条件。如外伤瘀阻经络后可形成瘀血流注，头皮外伤血肿常可导致油风的发生，正所谓"最虚之处，便是容邪之地"。此外，局部经络的特性与外科疾病的发生、发展也有着重要的联系。如生于颈项两侧的有头疽，隶属于足太阳膀胱经，该经既为寒水之经，又为多血少气之经，故难以起发。臁疮属于难以愈合之病，但外臁与内臁相比，外臁较易收口。因外臁为足三阳经所属，为多气多血之经；内臁为足三阴经所属，为多气少血之经。由此可见，经络与外科疾病的发生、变化有着密切的联系。

四、脏腑失和

人体是一个相互联系、相互影响的完整统一的有机体。发于体表皮、肉、脉、筋、骨的外科疾病，不仅可通过经络内传于脏腑，导致脏腑功能的失调，而且脏腑的病变也可以反映于体表，导致疮疡的发生。如《素问·至真要大论》曰："诸痛痒疮，皆属于心。"《外科启玄》亦云："凡疮疡，皆由五脏不和、六腑壅滞，则令经脉不通而生焉。"因此，外科疾病的发生、发展与脏腑功能失调密切相关。如感受热毒、疫毒、蛇毒之邪，分别形成的有头疽、颜面疔疮、疫疔、毒蛇咬伤等，可因毒邪炽盛，或因体虚正不胜邪导致毒邪走散，内攻脏腑。如毒邪攻心，蒙蔽心包，扰乱神明，则出现神昏谵语；毒邪犯肺，可见咳嗽、胸疼、血痰等，形成走黄、内陷危证。故古代医家有"五善""七恶"之说。

总之，外科疾病的发生、发展、变化过程，与人体气血、脏腑、经络、正气的关系极其密切。由于各种致病因素破坏了人体气血、脏腑、经络、正气的平衡关系，而人体气血、脏腑、经络、正气均隶属于阴阳的范畴，从总体来说，就是造成了阴阳平衡的失调，从而导致疾病的发生。因此，尽管临床表现千变万化，总能以阴阳为总纲，分析疾病的基本性质属阴证或阳证，为阴虚或阳虚。只有这样，才能在审证求因过程中，提纲挈领，纲举目张，抓住疾病的本质，确保辨证的正确性。

考纲摘要

1. 外科疾病的致病因素：外感六淫致病、情志内伤致病、饮食不节致病、外来伤害致病、劳伤虚损致病、感受特殊之毒致病、痰饮瘀血致病。

2. 外科疾病的发病机理：邪正盛衰、气血凝滞、经络阻塞、脏腑失和。

复习思考

A1 型题（以下每一道题有 A、B、C、D、E 5 个备选答案，从中选择一个最佳答案）

1. 下列哪项不是特殊邪毒（　　　）

    A. 强酸　　　　　　　　　B. 虫兽毒　　　　　　　　　C. 药毒

    D. 食毒　　　　　　　　　E. 疫疠之毒

2. 下列哪项不是外科疾病的主要发病机制（　　　）

    A. 红肿热痛　　　　　　　B. 气血凝滞　　　　　　　　C. 经络阻塞

    D. 邪正盛衰　　　　　　　E. 脏腑失和

3. 下列哪项不是皮肤作痒的主要原因（　　　）

    A. 风　　　　　　　　　　B. 湿　　　　　　　　　　　C. 热

    D. 血瘀　　　　　　　　　E. 虫

4. 外科疾病的主要发病机制是（　　　）

    A. 外感毒邪，气血凝滞　　　　　　B. 气血凝滞，正气亏虚

    C. 邪正盛衰，阴阳偏胜　　　　　　D. 情志内伤，脏腑失和

    E. 气血凝滞，经络阻塞

5. 不属于外科致病因素的是（　　　）

A. 六淫邪毒 　　　　B. 外来伤害 　　　　C. 感受特殊之毒

D. 气血凝滞 　　　　E. 房事损伤

6. 外科疾病由多种原因引起，其中最主要的是由于（　　　）

A. 风寒、暑湿 　　　　B. 火毒、热毒 　　　　C. 气滞、血瘀

D. 湿邪、虫积 　　　　E. 外来伤害

7. 痈、疽（有头疽）、疔、疖等病的主要致病之因是（　　　）

A. 风 　　　　B. 湿 　　　　C. 燥

D. 火 　　　　E. 暑

8. 有头疽生于项的两侧者，为何经所属（　　　）

A. 足太阳膀胱经 　　　　B. 手阳明大肠经 　　　　C. 足少阴肾经

D. 足厥阴肝经 　　　　E. 手少阴心经

9. 不是外科疾病主要发病机理的是（　　　）

A. 邪正盛衰 　　　　B. 气血凝滞 　　　　C. 经络阻塞

D. 脏腑失和 　　　　E. 阴阳失调

10. 气血凝滞的病机阻于何部位，则出现刺痛、肿胀、瘀斑、血肿（　　　）

A. 肺 　　　　B. 肌肤 　　　　C. 脾

D. 肝 　　　　E. 膀胱

扫一扫，知答案

模 块 四

中医外科疾病辨证

扫一扫，看课件

【学习目标】

1. 掌握：中医外科学阴阳、部位、局部等的辨证方法。
2. 了解：中医外科学辨病与辨证相结合的方法。

项目一 辨 病

辨病，就是通过认识和辨别疾病的外在表现，掌握疾病的本质及其变化规律，从而确定临床诊断，为临床治疗奠定基础。中医外科学历来强调辨病，如《灵枢·痈疽》就列举人体的 17 种痈疽疾病，扼要阐述各种疾病的临床特点，并对痈疽进行了鉴别诊断。清代高锦庭《疡科心得集·疡证总论》曰："凡治痈肿，先辨虚实阴阳。经曰：诸痛为实，诸痒为虚，诸痛为阳，诸疽为阴。又当辨其是疖、是痈、是疽、是发、是疔等证。"凡外科专著均以病名论述，《外科图说》则以图示之法予以辅助说明，为正确辨病提供了思路和依据。

一、正确辨病的方法

1. **具备扎实的中医外科学理论知识** 掌握扎实的中医外科学基本理论知识，是我们进行正确辨病的基础。只有掌握每个疾病的疾病理论知识和临床特征，才能在临证过程中抓住临床疾病的特征性表现，正确鉴别相似疾病之间的区别，从而正确进行辨病。

2. **对患者进行详细、全面的诊察** 在实际临床中，疾病的临床表现错综复杂、千变万化。因此，我们必须对患者进行详细、全面、认真的诊察，全面收集各项临床资料，并进行去伪存真、去粗存精等一系列的分析、归纳、综合，从而抓住疾病的本质，进行正确的辨病。

3. **虚心学习，持续积累临床经验** 我们不仅要注重向书本学习，而且要积极向实践学习，吸取他人的经验和教训，不断提高辨别疾病的水平和能力。

4. **要拥有比较丰富的西医学知识和技能** 作为一名当代的中医医生，不仅要掌握丰富的中医学知识和技能，还要有扎实的西医学知识和技能。在临床工作中，中医辨病重在宏观角度着眼，西医重在微观入手。因此，如果将二者有机地结合起来，不仅可以正确辨别疾病的性质，还可以客观确定疾病发生发展过程中量的变化，使临床辨病更加科学和规范。

二、辨病的程序

1. **询问病史** 主要是询问本次发病的原因或诱因、发病过程、治疗及病情变化，从中抓住可以提示诊断的关键线索，为辨病提供依据。应仔细询问既往的病史（包括个人生活史、职业史、婚姻史等）、既往的诊断、治疗经过和效果，以资参考。如足癣患者，突然出现下肢红肿，一般多为丹毒。

2. **全面体检** 在诊断外科疾病时，应对每位患者的局部表现做全面的检查，既要搜集临床特征比较明显的一般性资料，又要全面了解患者的一般状况，在细微之处找到新的发病线索，避免漏诊或误诊，从而达到正确辨病的目的。如乳房肿块患者，首先应细致诊察乳房局部及同侧腋窝浅表淋巴结的变化，其次还要检查患者的全身情况，以便区分属于乳癖或乳岩。

3. **注重局部** 局部症状与体征是外科疾病临床表现的最大特点，各种疾病的局部表现各具特点，同一种疾病不同发展阶段的表现也不一致。因此，在临床上应十分重视外科疾病的局部诊查，通过明确局部的特征性表现，辨别该临床表现是哪种疾病、处于该病的哪一阶段。故详查局部表现，不仅可以正确诊断疾病和验证疗效，而且还可以积累外科临床经验，不断提高临床诊治水平和质量。

4. **选择必要的辅助检查** 近年来，许多新的诊断和治疗仪器设备进入临床，可提供疾病微观状态或不同侧面的临床情况，为中医外科学诊查疾病提供了良好条件。因此，在临床诊断和治疗中，我们应根据临床的实际情况，合理地选择辅助检查手段，为正确诊断疾病提供客观依据。临床选用时，必须了解辅助检查的原理、目的、适应证、注意事项、不良反应等，同时还应考虑患者的身体条件和经济承受能力。

5. **综合分析** 正确辨病的过程是一项复杂的综合分析的系统性工程。首先通过望、闻、问、切四诊及必要的辅助检查，全面、客观地收集临床资料，然后根据自己所掌握的中医学知识和理论，对这些资料进行认真的分析归纳，去伪存真，去粗存精，从而辨别为某种疾病。因此，在临床过程中，四诊资料是否完备、是否客观决定着辨病的正确性；同时，从医者必须学识渊博、经验丰富、思维严谨，只有这样，才能对四诊资料进行综合分析。所以，每一位医务人员只有在医学知识、临床经验、思维方式三个方面进行持久的锻炼，才能不断提高辨病和治疗水平。

项目二　阴阳辨证

一、阴阳是外科疾病辨证的总纲

在中医临床上，一般辨清疾病的表、里、寒、热、虚、实后，即可判明该病是阴证或阳证，或半阴半阳证。在辨别外科疾病的阴阳属性时，不仅从疾病的发生、发展、全身症状和转归等辨别其为阳证或阴证，还从疾病的局部临床表现直接确定该病为阴证或阳证，这是中医外科学辨证的特点。因此，《疡医大全·论阴阳法》明确指出："凡诊视痈疽，施治必须先审阴阳，乃医道之纲领。阴阳无谬，治焉有差。医道虽繁，而可以一言蔽之者，曰阴阳而已。"从而说明外科疾病阴阳辨证的重要性。所以，后世医家将阴阳辨证置于外科八纲辨证的首位。阴阳不仅是八纲辨证的总纲，而且是一切外科疾病辨证的总纲。

二、阴阳辨证的注意事项

中医外科疾病的阴阳辨证重在局部症状。在阴阳辨证中，要注意以下几个方面：

1. **局部与全身相结合**　虽然外科阴阳辨证以局部症状为主，但不能孤立地辨别局部症状，还要从患者整体表现出发，全面了解、分析、判断其全身表现。如乳痈病位深在，初期时表现多似阴证，实属阳证。

2. **辨别真假**　在外科辨证时，不能只从局部的个别症状着眼，而要采取联系的观点，透过现象深入分析，抓住疾病的实质，才不会被外表的假象所迷惑。如流注，初期局部多色白、漫肿、隐痛，发展至化脓时才微红微热，容易误辨为阴证。这是因为流注病灶深在肌肉，红热不显露，但其化脓很快，脓质稠厚，溃后也易收口，同时伴有急性热病的全身症状，完全是阳证的表现。

3. **消长与转化**　在外科疾病的发展变化过程中，疾病的阴阳性质是可以互相转化的，这是由于阴阳与病位之深浅、正邪之盛衰、寒热之多少等有关。临证中介于阴证、阳证之间者，称为半阴半阳证。如瘰疬本属阴证寒证，随着疾病的发展变化，寒化为热、阴转为阳；脑疽本为实证阳证，由于治疗不当可转化为虚证阴证。在临床上，有许多疾病本属阳证，由于服用大量苦寒剋伐之剂，外敷清凉消肿解毒之药（或使用大量抗生素后），使红热、疼痛等急性症状消失，肿势局限，逐渐形成一个稍红、微热、隐痛的木硬肿块，消之不散，亦不作脓，这是阳证转为半阴半阳证的表现，这种现象应该尽量避免发生。

项目三　局部辨证

局部病灶是外科疾患区别于内科病的显著特征，其主要包括红肿、发热、疼痛、成脓、麻木、溃疡、结节、肿块、瘙痒、功能障碍及皮肤的各种损害等。外科辨证不仅注重从整体观念出发，全面收集临床病变资料，而且以局部症状为重点，围绕局部症状，以联系的、发展的观点，将局部辨证与全身辨证相结合，外在表现与脏腑病变相结合，全面地、动态地分辨疾病的性质，抓住主要致病因素和发病机理，综合分析，为临床治疗提供可靠的依据。

一、辨肿

肿是由各种致病因素导致气血凝滞、经络阻塞而形成的体表症状。肿势的缓急、集散程度，常为判断病情虚实、轻重的依据。由于患者体质的强弱与致病因素不同，发生肿的症状也各有特点。

（一）肿的性质

1. **热肿**　肿势急剧而色红，皮薄光泽，焮热疼痛。常见于阳证疮疡，如疖、疔初期及丹毒等。

2. **寒肿**　肿而不硬，皮色不泽，苍白或紫暗，皮肤清冷，常伴有酸痛，得暖则舒。多见于冻疮、脱疽等。

3. **风肿**　发病急骤，漫肿宣浮，或游走不定，不红微热，或轻微疼痛。常见于痄腮、大头瘟等。

4. **湿肿**　皮肉重垂胀急，按之凹陷，如烂棉不起，浅则光亮如水疱，破流黄水，浸淫肌肤。常见于股肿、湿疮等。

5. **痰肿**　肿势软如棉，或硬如馒，大小不一，形态各异，无处不生，不红不热，皮色不变。常见于瘰疬、脂瘤等

6. **气肿**　皮紧内软，触之凹陷，复手即起，似皮下藏气，富有弹性，不红不热，或随喜怒而消长。常见于气瘿、乳癖等。

7. **瘀血肿**　发病快，肿而胀急，色初暗褐，后转青紫，逐渐变黄至消退；也有血肿染毒、化脓。常见于皮下血肿等。

8. **脓肿**　肿势高突，皮肤光亮，焮红灼热，剧烈跳痛，按之应指。常见于乳痈、肛痈等。

9. **实肿**　肿势高突，根盘收束。常见于正盛邪实之实证疮疡。

10. **虚肿**　肿势平坦，根盘散漫。常见于正虚不能托毒之虚证疮疡。

（二）肿的病位和形色

由于发病的部位、组织结构不同，肿的临床表现也有差异。发生在表浅部位，如在皮毛、肌肉之间者，发病较快，肿势高突，根盘收束，肌肤焮红，易脓、易溃、易敛；手指部因组织致密，故局部肿势不甚，但疼痛剧烈；病发手掌、足底者，因病处组织疏松，肿势易于蔓延；肿在筋骨、关节之间者，发病较缓，有难脓、难溃、难敛之特点；病发皮肉深部，肿势平坦，皮色不变者居多，至脓熟仅透红一点；大腿部由于肌肉丰厚，肿势更甚，但外观不明显；颜面疔疮、有头疽等，若脓未溃时，由红肿色鲜转向暗红甚至无光泽，由高肿转为平塌下陷，大多是危象之候。

二、辨肿块与结节

肿块是指体内比较大的或体表显而易见的肿物，如腹腔内肿物或体表较大的包块等；而较小触之可及者称之为结节，主要见于皮肤或皮下组织。

（一）肿块

1. 大小　肿块一般以厘米为单位测量其大小，从肿块大小的变化观察治疗效果。在具体测量肿块时，要注意肿块覆盖物的厚度，如为哑铃状或其他形状的肿块，体表虽小体内却很大。有些囊性病变或出血性肿块可随时间变化而增大，要随时观察其大小。B超可提供比较有价值的数据。

2. 形态　肿块常见的形态有扁平、扁圆、圆球、卵圆、条索状、分叶状及不规则形态等。从肿物表面是否光滑可判断其病变性质。如良性肿瘤有完整包膜，触诊时多表面光滑；恶性肿瘤多无包膜，其表面多粗糙，高低不平，形状不一。

3. 质地　从肿块质地的软硬可判断其病变性质。如骨瘤或恶性肿瘤质地多坚硬如石，脂肪瘤柔软如馒，囊性肿块则按之柔软。但囊性病变的囊内张力达到一定程度时，触诊也较硬韧。掌握各类肿块的特点，临证时一般比较容易鉴别。

4. 活动度　根据肿块活动度可确定肿块的位置或性质。如皮内肿块可随皮肤提起，推移肿块可见皮肤被牵拉；皮下肿块用手推之可在皮下移动，无牵拉感。一般来说良性肿块多活动度好，恶性肿块活动度较差。但是，个别肿块不活动或活动度极小，却不一定是恶性。如皮样囊肿，镶嵌在颅骨上，致颅骨成凹，推之难移。

5. 位置　肿块的位置对于确定其性质和选择治法具有重要意义。如蔓状血管瘤看似位于体表，却多呈哑铃状，一般为表小里大，深层部分可延伸到人体的骨间隙或内脏间隙，术前必须明确诊断。肌肉层或肌腱处肿块，可随肌肉收缩掩盖或显露，如腱鞘囊肿、腘窝囊肿等。如果平常体位诊断不清的肿块，可采取特殊体位进行检查。如腹部比较深在的肿块，检查时应让患者于平卧位抬头，此时腹肌紧张，如可清楚地触及肿块，说明肿块位于腹壁；若肿块消失，说明肿块在腹肌之下或腹腔内。同时，对某些腹腔肿块须借助仪器检查。

6. 界限 指肿块与周围组织间的关系。一般认为非炎症性、良性肿块常界限明显；而恶性肿块呈浸润性生长，与周围组织融合，界限不清。炎性肿块或良性肿块合并感染，或良性肿块发生恶性变时，均可演变为边界不清，临证中应综合分析，予以鉴别。

7. 疼痛 一般肿块多无疼痛，恶性肿块初期也很少疼痛。当肿块合并感染，或良性肿瘤出现挤压症状，或恶性肿瘤中、后期出现破溃或压迫周围组织时可有不同程度的疼痛。

8. 内容物 由于肿块来源及组织结构的区别，肿块内可有不同的内容物。如某些肉瘿（甲状腺囊肿）内含淡黄色或咖啡色液体；水瘤（淋巴管瘤）内为无色透明液体；胶瘤（腱鞘囊肿）内为淡黄色黏冻状液体；结核性脓肿内为稀薄暗淡、夹有败絮样物质的液体；脂瘤（皮脂腺囊肿）内含灰白色豆腐渣样物质。为了明确肿块内容物的性质，必要时可针吸穿刺或手术活检明确诊断。

（二）结节

结节相对肿块而言，大者为肿块，小者为结节。结节大小不一，多呈圆形、卵圆形、扁圆形等局限性隆起，亦可相互融合成片或相连成串；发于皮下者，不易察觉，触摸才能察觉。结节疼痛多伴有感染；生长缓慢、不红无肿的结节，多考虑良性结节；对不明原因增长较快的结节，应尽快做病理学检查，必要时手术治疗。由于结节发生部位及形态不同，成因及转归各异，应注意仔细辨别。

三、辨疼痛

疼痛是气血凝滞、经络阻塞的反映。历来有"通则不痛，痛则不通"之说。疼痛为疾病的信号，也是疮疡最常见的自觉症状，疼痛程度的变化又是病势进退的标志。疼痛的发作与患者的邪正盛衰、发病部位等密切相关。因此，要了解疼痛的情况，必须从引起疼痛的原因、疼痛的发作、疼痛的性质等进行辨别。

（一）疼痛原因

1. 热痛 皮色焮红，灼热疼痛，遇冷则痛减。多见于阳证疮疡。

2. 寒痛 皮色不红，不热，酸痛，得温则痛舒。常见于阴证疮疡，如脱疽、寒痹等。

3. 风痛 痛无定处，此伏彼起，走注甚速，遇风则剧。见于行痹等。

4. 气痛 攻痛无常，时感抽掣，喜缓怒甚。见于乳癖等。

5. 湿痛 痛而酸胀，肢体沉重，按之呈凹陷性水肿或见糜烂流滋。见于臁疮、股肿等。

6. 痰痛 疼痛轻微，或隐隐作痛，皮色不变，压之酸痛。见于脂瘤、肉瘤等。

7. 化脓痛 痛势胀急，痛无休止，如同鸡啄，按之中软应指。多见于疮疡成脓期。

8. 瘀血痛 初起隐痛、胀痛，皮色不变或皮色暗褐，或见皮色青紫瘀斑。见于创伤或创伤性皮下出血等。

（二）疼痛类别

1. 卒痛 疼痛突然发作，痛势急剧。多见于急性疾患。

2. 阵发痛 时重时轻，发作无常，忽痛忽止。多见于石淋等疾患。

3. 持续痛 痛无休止，持续不减。常见于疮疡初起与成脓时、脱疽等。

（三）疼痛的性质

1. 刺痛 痛如针刺，病变多在皮肤。如蛇串疮等。

2. 灼痛 痛如烧灼，病变多在肌肤。如疖、颜面疔、烧伤等。

3. 裂痛 痛如撕裂，病变多在皮肉。如肛裂、手足皲裂较深者。

4. 钝痛 疼痛迟缓，病变多在骨与关节间。如流痰等。

5. 酸痛 痛而酸楚，病变多在关节间。如鹤膝痰等。

6. 胀痛 痛而紧张，胀满不适。如血肿、癃闭等。

7. 绞痛 痛如刀割，发病急骤，病变多在脏腑。如石淋等。

8. 啄痛 痛如鸡啄，富有节律性，病变多在肌肉。常见于阳证疮疡化脓期。

9. 抽掣痛 痛时扩散，伴放射传导感。如乳岩、石瘿之晚期。

（四）痛与肿的鉴别

1. 先肿而后痛者，其病浅在肌肤。如颈痈。

2. 先痛而后肿者，其病深在筋骨。如附骨疽。

3. 痛发数处，与肿胀并起，或先后相继者。如流注。

4. 肿势蔓延，而痛仅在一处者，是毒已渐聚；肿势散漫而无处不痛者，是毒邪四散，病势鸱张。

四、辨痒

瘙痒是皮肤病的主要自觉症状，且伴有潮红、丘疹、水疱、皮肤脱屑、风团等局部表现。在疮疡的肿疡、溃疡阶段有时也发生瘙痒。中医学认为"热微则痒"，即瘙痒多由风、湿、热、虫之邪客于皮肤肌表，引起皮肉间气血不和，郁而生微热所致；若血虚风燥，皮肤失养，内生虚热亦可导致瘙痒。由于发生瘙痒的原因、病变过程不同，故瘙痒的临床表现也各有特点。

（一）辨原因

1. 风胜 走窜无定，遍体作痒，抓破血溢，随破随收，多为干性。如瘾疹、牛皮癣等。

2. 湿胜 浸淫四窜，滋水淋漓，易沿表皮蚀烂，越腐越痒，多为湿性，或有传染性。

如急性湿疮、脓疱疮等。

3. **热胜** 皮肤焮红灼热作痒，或发于裸露部位，或遍布全身，甚则糜烂，滋水淋漓，结痂成片，一般不传染。如接触性皮炎。

4. **虫淫** 状如虫行皮中，其痒尤甚，浸淫蔓延，黄水频流，最易传染。如手足癣、疥疮等。

5. **血虚** 瘙痒阵发，皮肤变厚，干燥脱屑，很少糜烂流滋水。如牛皮癣、慢性湿疮等。

（二）辨病变过程

1. **肿疡作痒** 如有头疽、疔疮初起，局部肿势平坦，根脚散漫，脓液未化之时，可有瘙痒感，这是毒势炽盛，病情发展之势。特别是疫疗，只痒不痛，病情更为严重。又如乳痈等治疗后局部肿痛已减，余块未消之时，也有瘙痒感，这是毒势已衰，气血通畅，病变肿块消散之势。

2. **溃疡作痒** 如痈疽溃后，肿痛渐消，患部突然发热奇痒，这是溃疡脓液浸渍皮肤，护理不当所致。如溃疡治疗后，排脓流畅、余肿未消之时，或腐肉已脱、新肌渐生之际，有时感觉溃疡处微微作痒，这是毒邪渐化，气血渐充，助养新肉，将要收口之佳象。若应用汞剂、砒剂及敷贴膏药等，亦可引起皮肤瘙痒。

五、辨脓

脓液是由皮肉之间热胜肉腐蒸酿而成的液体。它是外科疾病常见的病理产物，是外科疮疡发展与转归的重要环节。正确辨别脓液的有无、脓肿部位深浅，可为正确治疗提供必要的帮助。辨析脓液的性质、色泽、气味等变化，有助于正确判断疾病的预后顺逆。

（一）成脓的特点

1. **疼痛** 阳证疮疡，因正邪交争剧烈，脓液积聚，脓腔张力不断增高，压迫周围组织而疼痛剧烈，局部按之灼热痛甚，拒按明显；年老体弱者正气虚弱，且反应迟钝，痛感缓和。阴证疮疡则痛热不甚，而酸胀明显。

2. **肿胀** 皮肤肿胀，皮薄光亮为有脓。深部脓肿，皮肤变化不显，但胀感较甚。

3. **温度** 通过用手触摸患部，与周围正常皮肤对比，而感知温度。若为阳证脓疡，则局部温度增高。

4. **硬度** 凡肿疡按之软隐，随手而起者，为有脓；按之坚韧，或按之有凹，不能随手而起者，为脓尚未成。故肿块已软为脓液已成的标志。

（二）辨别成脓的方法

1. **按触法** 将两手食指的指腹置于脓肿处，相隔适当的距离，然后以一手指稍用力按一下，另一手指端即有一种波动的感觉，这种感觉称为应指。应指明显处为有脓。

2. **透光法** 即以患指（趾）遮挡手电筒光线，然后观察患指（趾）部表面，若见局部有阴影即为有脓。此法适用于指、趾部甲下辨脓，因其局部组织纤薄且能透光。如蛇眼疗甲根后的脓液集聚，可在指甲根部见到轻度遮暗；蛇头疗脓液在骨膜部，沿指骨体有增强的阴影而周围清晰；在骨部的，沿着骨有黑色遮暗，并在感染区有明显的轮廓；在关节部的，则关节处有很少的遮暗；在腱鞘内的，有轻度遮暗，其行程沿整个手指的掌面；全手指尖部、整个手指的脓肿则呈一片显著暗区。

3. **点压法** 用于检查脓液较少的手指（趾）处的病灶。用探针在患部轻轻点压，如发现局限性的剧痛点，即为脓肿。

4. **穿刺法** 适用于位置较深的脓肿辨别。该法不仅用来辨别脓肿的有无、深度，而且还可进行脓液培养和药物敏感实验。用注射器穿刺抽脓操作时，必须严格消毒；选定明显疼痛处为穿刺点，边进针边抽吸，若见脓液吸出，即可确定脓肿的部位。

5. **B超** 可确定脓肿部位及脓肿大小，亦可协助引导穿刺或切开排脓。

（三）辨脓的形质、色泽和气味

1. **形质** 如脓液稠厚者，为元气充盛；淡薄者，为元气虚弱。如先出黄白稠厚脓液，次出黄稠滋水，为将敛佳象；若脓液由稠厚转为稀薄，体质渐衰，为溃疡一时难敛。

2. **色泽** 如脓液黄白质稠，色泽鲜明，为气血充足之佳象；如黄浊质稠，色泽不净，为气火有余，尚属顺证；如黄白质稀，色泽洁净，气血虽虚，未为败象；如脓色绿黑稀薄，为蓄毒日久，有损筋伤骨之象；如脓中夹有瘀血者，为血络损伤。

3. **气味** 脓液略带腥味者，其质必稠，多为顺证；脓液腥秽恶臭者，其质必薄，多为逆证，常为穿膜损骨之征。若脓液似蟹沫者，为内膜已透，多为难治之证。

六、辨溃疡

（一）辨色泽

阳证溃疡，色泽红活鲜润，疮面脓液稠厚黄白，腐肉易脱，新肉易生，疮口易敛；阴证溃疡，疮面色泽灰暗，脓液清稀，或时流血水，腐肉不脱，或新肉不生，疮口经久难敛，疮面不知痛痒。如疮顶突然陷黑无脓，四周皮肤暗红，肿势扩散，多为疔疮走黄；如疮面腐肉已尽，而脓水灰薄，新肉不生，状如镜面，为虚陷之证。

（二）辨溃疡形态

1. **化脓性溃疡** 疮面边沿整齐，周围皮肤微有红肿，疮口大而底小，内有少量脓性分泌物。

2. **压迫性溃疡（缺血性溃疡）** 初期皮肤暗紫，很快变黑并坏死，滋水、液化、腐烂，脓液有臭味，可深及筋膜、肌肉、骨膜。多见于褥疮。

3. **疮痨性溃疡** 疮口多呈凹陷，或潜行空洞，或漏管，疮面肉色不鲜，脓水清稀并夹有败絮状物，疮口愈合缓慢或反复溃破，经久难愈。

4. 岩性溃疡　疮面多呈翻花，或状如岩穴，有时溃疡底部可见珍珠样结节，内有紫黑坏死组织，渗流血水，伴恶臭味。

5. 梅毒性溃疡　多呈半月形，边缘整齐，坚硬削直如凿，略微内凹，基底面高低不平，存有稀薄臭秽分泌物。

七、辨出血

中医外科疾病的出血症状，以便血、尿血最为常见。正确辨认出血的性状、部位、原因，对及时诊断、合理治疗具有重要意义。

（一）便血

便血是指血从肛门下泄，包括粪便带血，或单纯下血。便血有"远血""近血"之说。上消化道出血，一般呈柏油样黑便，为远血；直肠、肛门处的便血，血色鲜红，为近血。便血的颜色与出血部位、出血量、血液在肠道内停留时间等有关。一般柏油样黑便的形成，可由自口腔至盲肠任何部位的出血所造成；若肠道蠕动极快时，则血色鲜红或血便混杂；乙状结肠、直肠出血，血液多附着在粪便表面，血便不相混杂；内痔以便血为主，多在排便时呈喷射状出血，或便后滴沥鲜血；肛裂出血色鲜红而量少，并伴剧烈疼痛；结肠癌以腹部包块、血便混杂伴有黏液为特征；直肠癌则表现为便血、肛门下坠、粪便表面附着鲜红或暗红色血液，晚期可混有腥臭黏液，指诊可助确诊。另外，各种类型的败血症及某些食物等也导致黑便，应根据临床表现及病史详细辨别。

（二）尿血

尿血亦称"溲血""溺血"，是指尿液中有血液或血块。一般以无痛为"尿血"，有痛称"血淋"。泌尿生殖系的感染、结石、肿瘤、损伤等均可导致尿血。如肾、输尿管结石，在疼痛发作期间或疼痛后可出现全程血尿；膀胱、尿道结石多为"终末血尿"；肾肿瘤常为间歇性全程无痛血尿；膀胱肿瘤呈持续性或间歇性无痛肉眼血尿，出血较多者可见血块；泌尿系统外伤，如器械检查或手术等均可引起尿血。另外结缔组织疾病及免疫系统、内分泌系统、代谢障碍性疾病等，也可引起尿血。临床上可根据病史、体征及其他检查，明确出血部位。

📝 **考纲摘要**

1. 辨病的概念。
2. 辨病的方法。
3. 中医外科疾病的阴阳辨证。
4. 中医外科疾病的局部辨证。

复习思考

一、选择题

A1 型题（以下每一道题有 A、B、C、D、E 5 个备选答案，从中选择一个最佳答案）

1. 下列各项，属外科辨别阴证、阳证要点的是（　　）
   A. 有无麻木　　　　　　　B. 有无脓液　　　　　　　C. 有无出血
   D. 有无灼热　　　　　　　E. 有无瘙痒

2. 外科辨肿，肿势平坦，根盘散漫。其成因是（　　）
   A. 火　　　　　　　　　　B. 风　　　　　　　　　　C. 气
   D. 郁结　　　　　　　　　E. 虚

3. 下列各项，不属确认成脓方法的是（　　）
   A. 接触法　　　　　　　　B. 推拿法　　　　　　　　C. 穿刺法
   D. 透光法　　　　　　　　E. 点压法

4. 下列辨脓的方法，错误的是（　　）
   A. 按触法　　　　　　　　B. 透光法　　　　　　　　C. 切开法
   D. 穿刺法　　　　　　　　E. 点压法

5. 痒的常见病因是（　　）
   A. 风胜、湿胜、热胜、虫淫、血虚
   B. 风胜、热胜、湿胜、阴虚、血虚
   C. 风胜、湿胜、热胜、燥胜、阴虚
   D. 风胜、热胜、湿胜、虫淫、阴虚
   E. 风胜、湿胜、热胜、血虚、火胜

6. 病变在皮肉者的疼痛性质是（　　）
   A. 胀痛　　　　　　　　　B. 裂痛　　　　　　　　　C. 灼痛
   D. 绞痛　　　　　　　　　E. 抽掣痛

7. 疮疡化脓时，临床常见的疼痛性质是（　　）
   A. 阵发痛　　　　　　　　B. 持续痛　　　　　　　　C. 烧灼痛
   D. 胀裂痛　　　　　　　　E. 跳啄痛

8. 下列关于辨脓的方法，错误的是（　　）
   A. 按触法　　　　　　　　B. 透光法　　　　　　　　C. 切开法
   D. 穿刺法　　　　　　　　E. 点压法

9. 痰肿的临床特点是（　　）
   A. 肿势高突，根盘收束
   B. 坚硬如石，皮色不变

    C. 肿势软如棉或硬如馒

    D. 皮紧内软，喜怒有变

    E. 皮肤漫肿，其色不红

10. 患者赵某，局部肿而色红，皮薄光泽，焮热疼痛，肿势急剧，伴恶寒轻发热重、咳痰等。该患者肿痛属于下列何种性质（　　　）

    A. 气肿　　　　　　　　B. 寒肿　　　　　　　　C. 风肿

    D. 痰肿　　　　　　　　E. 热肿

11. 肿块与周围组织间的关系是指（　　　）

    A. 界限　　　　　　　　B. 位置　　　　　　　　C. 疼痛

    D. 质地　　　　　　　　E. 大小

12. 患者被撞伤后，局部胀痛明显，初起皮色不变，后见皮色青紫瘀斑，属于（　　　）

    A. 痰痛　　　　　　　　B. 瘀血痛　　　　　　　C. 热痛

    D. 湿痛　　　　　　　　E. 风痛

13. 疮疡化脓时，常见的疼痛性质是（　　　）

    A. 刺痛　　　　　　　　B. 持续痛　　　　　　　C. 烧灼痛

    D. 胀裂痛　　　　　　　E. 跳啄痛

14. 牛皮癣、瘾疹等皮肤病痒的症状是走窜无定，遍体作痒，抓破血溢，随破随收，不致化腐，多为干性。属于下列哪种病邪引起（　　　）

    A. 风胜　　　　　　　　B. 热胜　　　　　　　　C. 湿胜

    D. 虫淫　　　　　　　　E. 血虚

15. 辨溃疡，疮面呈翻花或如岩穴属（　　　）

    A. 瘰疬溃疡　　　　　　B. 麻风溃疡　　　　　　C. 梅毒溃疡

    D. 岩性溃疡　　　　　　E. 流痰溃疡

16. 创面边缘整齐，坚硬削直而如凿成，基底部高低不平，有稀薄臭秽分泌物。其溃疡属于（　　　）

    A. 麻风性溃疡　　　　　B. 压迫性溃疡　　　　　C. 疮痨性溃疡

    D. 梅毒性溃疡　　　　　E. 岩性溃疡

17. 疮口呈空腔或伴漏管，脓水稀薄，夹有败絮样物，见于（　　　）

    A. 瘰疬溃疡　　　　　　B. 岩性溃疡　　　　　　C. 附骨疽溃疡

    D. 褥疮溃疡　　　　　　E. 梅毒溃疡

18. 患者李某，女，36岁，会计。平素体弱多病，局部疮口呈半月形，边缘整齐，坚硬削直如凿，略微内凹，基底部高低不平，覆有稀薄臭秽分泌物。属于下列溃疡形态中的哪一种（　　　）

　　A. 化脓性溃疡　　　　B. 压迫性溃疡　　　　C. 疮痨性溃疡

　　D. 岩性溃疡　　　　　E. 梅毒性溃疡

二、问答题

1. 简述外科辨病的程序。

2. 简述疮疡局部症状阴阳辨证的要点。

3. 疮疡成脓期的临床表现特点有哪些?

扫一扫,知答案

模块五

中医外科疾病治法

扫一扫，看课件

【学习目标】

1. 掌握：内治法中消、托、补三法的具体应用；各种外治药物及疗法特点。
2. 熟悉：各种外治法的适应证。

中医外科疾病的治疗方法分内治法和外治法两大类。内治之法基本与内科相同，但其中透脓、托毒等法，以及结合某些外科疾病应用的某些方药，则与内科有显著区别，也为外科内治法之特点。而外治中的外用药物、手术疗法、引流排脓、垫棉、挂线等法，则为外科所独有。在具体应用时，必须根据病种、病情实际，内治和外治相结合，以增强疗效。

项目一 内治法

内治法在整体观念、辨证施治的基础上，根据外科疾病的发生发展过程，比如按照疮疡初起、成脓、溃后三个不同发展阶段，确立消、托、补三个总的治疗法则；然后循此治则，运用具体的治疗方法，如解表、清热、和营等法。

一、内治三法则

（一）消法

消法是指运用不同的治疗方法和方药，使初起的肿疡得以消散，不使邪毒结聚成脓的治疗方法。适用于尚未成脓的初期肿疡和各种皮肤疾病。古人素有"以消为贵"之说。具体应用时，必须针对病情，运用不同的治疗方法。如有表邪者解表，里实者通里，热毒蕴结者清热解毒，寒邪凝结者温通，痰凝者祛痰，湿阻者理湿，气滞者行气，血瘀者和营化瘀等。此外，还应结合患者的体质强弱，肿疡所属经络部位等，选用相应的引经药物。消法可以使未成脓者得以消散，即使不能消散，也可移深居浅，转重为轻。若疮形已成，或脓毒内蓄，侵蚀好肉，甚至腐烂筋骨，不宜使用消法。

（二）托法

托法是用补益气血和透脓的药物，扶助正气，托毒外出，以免毒邪内陷的一种治法。此法适用于外疡中期即成脓期，此时热毒已腐肉成脓，因疮口难溃，或正气虚弱无力托毒外达，均可导致脓毒滞留。治疗上，应根据患者体质强弱和邪毒盛衰状况，分别采用补托法和透托法。补托法用于正虚毒盛，不能托毒外达，疮形平塌，根脚散漫，难溃难腐的虚证；透托法用于毒气盛而正气未衰者，用透脓的药物，促其早日脓出毒泄，肿消痛减，以免脓毒旁窜深溃。

（三）补法

补法是用补养的药物恢复患者的正气，助养其新生，使疮口早日愈合的一种治法。此法适用于溃疡后期，毒势已去，精神衰疲，气血虚弱，脓水清稀，肉芽灰白不实，疮口难敛者。补法主要用于外科虚证，特别疮疡的生肌收口期。凡气血虚弱者，宜补益气血；脾胃虚弱者，宜健脾和胃；肝肾不足者，宜补益肝肾等。但毒邪未尽者禁用补法，以免留邪为患，助邪鸱张，而犯实实之戒。

二、内治法的具体运用

消、托、补三大法则是治疗外科疾病的三个总则。但由于发病原因不同，病情的变化不一，因此在临床具体运用时，治法很多，归纳起来有解表、通里、清热、温通、祛痰、理湿、行气、和营、内托、补益、养胃等11个治法。

（一）解表法

解表法是指用解表发汗的药物达邪外出，使表证得以消散的治疗方法。正如《黄帝内经》所说"汗之则疮已"之意。具体应用时，当分辨风热、风寒，解表法分辛凉解表与辛温解表。

1. 方剂举例　辛凉解表方，如牛蒡解肌汤或银翘散；辛温解表方，如荆防败毒散、万灵丹。

2. 常用药物　辛凉解表药，如薄荷、桑叶、蝉衣、牛蒡子、连翘、浮萍、菊花等；辛温解表药，如荆芥、防风、麻黄、桂枝、生姜、葱白等。

3. 适应证　辛凉解表用于外感风热证，疮疡焮红肿痛，或咽喉疼痛，或皮肤间出现急性泛发性皮损，皮疹色红，伴有恶寒轻、发热重、汗少、口渴、小便黄、苔薄黄、脉浮数者，如颈痈、乳痈初起、瘾疹（风热型）、药毒等；辛温解表用于外感风寒证，疮疡肿痛酸楚，或皮肤间出现急性泛发性皮损，皮疹色白，或皮肤麻木，伴有恶寒重、发热轻、无汗、头痛、身痛、口不渴、苔白、脉浮紧者，如瘾疹（风寒型）。

4. **注意事项** 凡疮疡溃后，日久不敛，体质虚弱者，即使有表证存在，也不宜发汗太过，否则汗出过多，体质更虚，易引起痉厥之变。所以《伤寒论》说："疮家，身虽疼痛，不可发汗，汗出则痉。"

（二）通里法

通里法是指用泻下药物使蓄积在脏腑内部的毒邪得以疏通排出，从而达到除积导滞、逐瘀散结、泄热定痛、邪去毒消的目的。通里法又分为攻下（寒下）和润下两法。

1. **方剂举例** 攻下法方，如大承气汤、内疏黄连汤、凉膈散；润下法方，如润肠汤。

2. **常用药物** 攻下药，如大黄、芒硝、枳实、番泻叶；润下药，如瓜蒌仁、火麻仁、郁李仁、蜂蜜等。

3. **适应证** 攻下法用于表证已罢，热毒入腑，内结不散的实证、热证，如外科疾病的实热阳证，局部焮红高肿、疼痛剧烈或皮肤病的皮损焮红灼热，伴口干饮冷、壮热烦躁、呕恶便秘、苔黄腻或黄糙、脉沉数有力者；润下法用于阴虚肠燥便秘，如疮疡、肛肠病、皮肤病等阴虚火旺，胃肠津液不足而见口干食少、大便秘结、脘腹痞胀、舌干红、苔黄腻或薄黄、脉细数者。

4. **注意点** 运用通里攻下法时，必须严格掌握适应证，年老体衰、妇女妊娠或月经期更宜慎用。使用时应中病即止，不宜过剂，否则会损耗正气，导致疾病缠绵难愈。泻下药物虽然可以直接泻下壅结之热毒，但在使用时应适当加清热解毒之品，以增强清泄热毒的效果。

（三）清热法

清热法是指用寒凉的药物使内蕴之热毒得以清解的治法。由于外科疮疡多因火毒所生，所以清热法是外科的重要治疗法则。在具体运用时，必须分清热之盛衰、火之虚实。实火，宜清热解毒；热在气分者，当清气分之热；邪入营血者，当清血分之热；阴虚火旺者，当养阴清热。

1. **方剂举例** 清热解毒方，如五味消毒饮；清气分之热方，如黄连解毒汤；清血分之热方，如犀角地黄汤、清营汤；养阴清热方，如知柏八味丸；清骨蒸潮热方，如清骨散。

2. **常用药物** 清热解毒药，如蒲公英、紫花地丁、金银花、连翘、野菊花、蚤休等；清气分之热药，如黄连、黄芩、栀子、石膏等；清血分之热药，如水牛角、鲜生地黄、牡丹皮、赤芍、紫草、大青叶等；养阴清热药，如生地黄、玄参、麦冬、龟板、知母等；清骨蒸潮热药，如地骨皮、青蒿、鳖甲、银柴胡等。

3. **适应证** 清热解毒法用于热毒之证，症见局部红、肿、热、痛，伴发热烦躁、口咽干燥、舌红苔黄，脉数等，如疔疮、疖、痈诸疮疡等；清气分之热法适用于红肿或皮色不变、灼热肿痛的阳证，或皮肤病之皮损焮红灼热、脓疱、糜烂，并伴壮热烦躁、口干喜冷饮、大便燥结、小便短赤、舌质红、苔黄腻或黄糙、脉洪数者，如颈痈、流注、接触性皮炎、脓疱疮等。在临床上，清热解毒与清气分热有时不能截然分开，常合并应用。清血分之热法用于邪热侵入营血，症见局部焮红灼热的外科疾病，如烂疔、发、大面积烧伤；或皮肤病出现红斑、瘀点、灼热，如丹毒、红蝴蝶疮、血热型白疕等；可伴有高热、口渴不喜饮、心烦不寐、舌质红、苔黄、脉数等。以上三法在热毒炽盛时可同时运用。若热毒内传而见烦躁不安，神昏谵语，舌质红绛，苔焦黑而干，脉洪数或细数，为疔疮走黄、疽毒内陷，又当加清心开窍法，可用安宫牛黄丸、紫雪丹、至宝丹等。养阴清热法用于阴虚火旺的慢性病证，如红蝴蝶疮、有头疽溃后、蛇串疮恢复期，或走黄、内陷后期阴伤有热者。清骨蒸潮热法用于瘰疬、流痰后期虚热不退的病证。

4. **注意事项**　应用清热药切勿太过，必须兼顾胃气，如过用苦寒，势必损伤胃气而致反酸、呕恶、便溏、纳呆等症状。尤其在疮疡溃后体质虚弱者更宜注意，过投寒凉易影响疮口愈合。

（四）温通法

温通法是指用温经通络、散寒化痰等药物驱散阴寒凝滞之邪以治疗寒证的治法。临床运用时，分温经通阳、散寒化痰和温经散寒、祛风化湿两法。

1. **方剂举例**　温经通阳、散寒化痰方，如阳和汤；温经散寒、祛风化湿方，如独活寄生汤。

2. **常用药物**　温经通阳、散寒化痰药，如附子、肉桂、干姜、桂枝、麻黄、白芥子等；温经散寒、祛风化湿药，如细辛、桂枝、生姜、羌活、独活、桑寄生、秦艽等。

3. **适应证**　温经通阳、散寒化痰法适用于体虚寒痰阻于筋骨，出现患处隐隐酸痛、漫肿不显、不红不热，伴口不作渴、形体恶寒、小便清利、舌淡苔白、脉沉或迟等内寒证，如流痰、脱疽等；温经散寒、祛风化湿法适用于体虚风寒，湿邪袭于筋骨，患处酸痛麻木、漫肿、不红不热，伴恶寒重、发热轻、苔白腻、脉迟紧等外寒证。阳和汤以温阳补虚为主，多用于体虚者；独活寄生汤祛邪、补虚并重，对于体实者，只要去其补虚之品，仍可应用。

4. **注意事项**　证见阴虚有热者不可施用本法，因温燥之药能助火劫阴，若应用不当，能造成其他变证。临床上应用温通法多配以补气养血、活血通络之品，能提高疗效。

（五）祛痰法

祛痰法是用咸寒化痰软坚的药物，使因痰凝聚的肿块得以消散的治法。一般来说，痰不是疮疡发病的主要原因，而是多种致病因素所引起的一种病理产物，多因外感六淫，或内伤情志，以及体质虚弱等，使气机阻滞凝聚成痰。因此，祛痰法在临床运用时，大多是针对不同病因，配合其他治法使用，才能达到化痰、消肿、软坚的目的，故又分为疏风化痰、清热化痰、解郁化痰、养营化痰等法。

1. **方剂举例** 疏风化痰方，如牛蒡解肌汤合二陈汤；清热化痰方，如清咽利膈汤合二母散；解郁化痰方，如逍遥散合二陈汤；养营化痰方，如香贝养营汤。

2. **常用药物** 疏风化痰药，如牛蒡子、薄荷、夏枯草、陈皮、半夏、杏仁等；清热化痰药，如板蓝根、连翘、黄芩、金银花、贝母、桔梗、瓜蒌、天竺黄、竹茹等；解郁化痰药，如柴胡、川楝子、郁金、海藻、昆布、贝母、香附、白芥子等；养营化痰药，如当归、白芍、茯苓、首乌等。

3. **适应证** 疏风化痰法，适用于风热夹痰的病证，如颈痈结块肿痛；清热化痰法，适用于痰火凝聚之证；解郁化痰法，适用于气郁夹痰的病证，如瘰疬、乳癖、肉瘿等；养营化痰法，适用于体虚夹痰的病证，如瘰疬、乳岩日久体虚者。

4. **注意事项** 因痰所致的外科病，每与气滞、火热相合，应配合使用清化之品，以助清热化痰之功。如病在颈项者，应加疏肝泻火之品；如病在乳房者，加以清泻胃热之品。

（六）理湿法

理湿法是指用燥湿或淡渗利湿的药物以祛除湿邪的治法。外科疾病中由湿邪而致者，多夹热、夹风、夹寒。因此，理湿法应配合清热、祛风、散寒等法，湿在上焦宜宣化，在中焦宜燥化，在下焦宜通利，以达到治疗目的。

1. **方剂举例** 清热利湿方，如二妙丸、萆薢渗湿汤、五神汤、龙胆泻肝汤等；祛风除湿方，如豨莶丸；燥湿运脾方，如平胃散等。

2. **常用药物** 燥湿药物，如苍术、佩兰、藿香、厚朴、半夏、陈皮等；淡渗利湿药，如泽泻、萆薢、滑石、薏苡仁、茯苓、车前草等；祛风除湿药，如地肤子、豨莶草、威灵仙、防己、木瓜、晚蚕沙等。

3. **适应证** 燥湿健脾法适用于湿邪兼有脾虚不运之证，如外科疾病兼有胸闷呕恶、腹胀腹满、神疲乏力、食欲不振、苔厚腻者等；清热利湿法适用于湿热并重之证，如湿疮、接触性皮炎、臁疮等见肌肤焮红作痒、滋水淋漓，或肝经湿热引发的子痈、囊痈等；祛风除湿法适用于风湿袭于肌表之证，如白驳风。

4. **注意事项** 湿为黏腻之邪，易聚难化，常与热、风、寒、暑等邪相合而发病，故治疗时必须同时应用清热、祛风、散寒、清暑等法。理湿药过用每能伤阴，故阴虚、津液亏损者宜慎用。

（七）行气法

行气法是指运用理气的药物，使气机流畅、气血调和，从而达到解郁散结、消肿止痛目的的治法。气血凝滞是外科病理变化中的一个重要环节，局部的肿与痛即是因气血凝滞所致。气为血帅，血随气行，气行则血行，所以行气法多与活血药配合使用；又气郁则水湿不行，聚而成痰，故行气药又多与化痰药合用。

1. **方剂举例** 疏肝解郁、行气活血方，如逍遥散、清肝解郁汤；理气解郁、化痰软坚方，如海藻玉壶汤、开郁散等。

2. **常用药物** 疏肝解郁、行气活血药，如柴胡、香附、枳壳、陈皮、木香、延胡索、当归、白芍、金铃子、丹参等；理气解郁、化痰软坚药，如海藻、昆布、贝母、青皮、半夏、川芎等。

3. **适用证** 疏肝解郁、行气活血法适用于肝郁气滞血凝而致肿块坚硬或结块肿痛、不红不热，或痈疽后期寒热已除、毒热已退而肿硬不散者，伴胸闷不舒，口苦，脉弦等，如乳癖、乳岩等；理气解郁、化痰软坚法适用于肿势皮紧内软，随喜怒而消长，伴性情急躁、痰多而黏者，如气瘿、肉瘿等病。

4. **注意事项** 行气药多有香燥辛温之特性，易耗气伤阴，故气虚、阴虚或火盛的患者慎用。此外，行气法在临床上常与祛痰、和营等法配合使用。

（八）和营法

和营法是指用调和营血的药物，使经络疏通，血脉调和流畅，从而达到疮疡肿消痛止目的的治法。疮疡的形成多因"营气不从，逆于肉里"而成，故和营法在外科内治法中应用广泛。和营法又可分为活血化瘀和活血逐瘀两种治法。

1. **方剂举例** 活血化瘀法，如桃红四物汤；活血逐瘀方，如大黄䗪虫丸。

2. **常用药物** 活血化瘀药，如桃仁、红花、当归、赤芍、红藤等；活血逐瘀药，如䗪虫、水蛭、虻虫、三棱、莪术等。

3. **适应证** 活血化瘀法适用于经络阻隔、气血凝滞所引起的外科疾病，如肿疡或溃后肿硬疼痛不减，结块色红较淡或不红或青紫者；活血逐瘀法适用于瘀血凝滞、闭阻经络所引起的外科疾病，如乳岩、筋瘤等。

4. **注意事项** 和营法在临床上常需与其他治法合并应用。若有寒邪者，宜与祛寒药同用；血虚者，宜与养血药同用；痰、气、瘀互结为患，宜与理气化痰药同用。和营活血的药品一般性多温热，所以火毒炽盛的疾病慎用，以防助火；对气血亏损者，破血药也不宜过用，以免伤血。

（九）内托法

内托法是用透托和补托的药物，使疮疡毒邪移深就浅，早日液化成脓，或使扩散的证候趋于局限，邪盛者不致脓毒旁窜深溃，正虚者不致毒邪内陷，从而达到脓出毒泄、肿消痛止的目的一种治法。临床应用时，分为透托法和补托法两类。其中补托法可分为益气补托法和温阳补托法。

1. **方剂举例** 透托方，如透脓散；益气托毒方，如托里消毒散；温阳托毒方，如神功内托散。

2. **常用药物** 如黄芪、党参、白术、当归、白芍、附子、干姜、穿山甲、皂角刺等。

3. **适应证** 透托法适用于肿疡已成，毒盛正气不虚，尚未溃破或溃而脓出不畅，多用于实证；补托法适用于肿疡毒势方盛，正气已虚，不能托毒外出，以致疮形平塌，根盘散漫，用益气托毒法；如见疮形漫肿无头，疮色灰暗不泽，化脓迟缓，或局部肿势已退，腐肉已尽，而脓水灰薄，或偶带绿色，新肉不生，不知疼痛，伴自汗肢冷、腹痛便泄、精神萎靡、舌质淡胖、脉沉细等症，可用温阳托毒法。

4. **注意点** 透脓法不宜用之过早，肿疡初起未成脓时勿用。补托法在正实毒盛的情况下不可施用，否则不但无益，反而能滋长毒邪，使病势加剧，而犯"实实"之戒。透脓散方中的当归、川芎，当湿热火毒炽盛之时，应去而不用。此外，因脓由气血凝滞、热胜肉腐而成，故内托法常需与和营、清热等法同用。

（十）补益法

补益法是指用补虚扶正的药物，使体内气血充足，消除各种虚弱现象，恢复人体正气，助养新肉生长，促进疮口早日愈合的治法。补益法通常分为益气、养血、滋阴、温阳4种类型。

1. **方剂举例** 益气方，如四君子汤；养血方，如四物汤；滋阴方，如六味地黄丸；温阳方，如桂附八味丸或右归丸。

2. **常用药物** 益气药，如党参、黄芪、白术、茯苓；养血药，如当归、熟地黄、白芍、鸡血藤；滋阴药，如生地黄、玄参、麦冬、女贞子、旱莲草、玉竹；温阳药，如附子、肉桂、仙茅、淫羊藿、巴戟天、鹿角片等。

3. **适应证** 凡具有气虚、血虚、阳虚、阴虚症状者，均可用补法。一般适用于疮疡中后期、皮肤病等凡有气血不足及阴阳虚损者。若肿疡疮形平塌散漫，顶不高突，成脓迟缓，溃疡日久不敛，脓水清稀，神疲乏力者，可用补益气血法；若呼吸气短，语声低微，疲乏无力，自汗，饮食不振，舌淡苔少，脉虚无力者，宜以补气为主；若面色苍白或萎黄，唇色淡白，头晕眼花，心悸失眠，手足发麻，脉细无力者，宜以补血为主；若皮肤病皮损出现干燥、脱屑、肥厚、粗糙、皲裂、苔藓样变，毛发干枯脱落，伴有头晕目花、面色苍白等全身症状者，宜养血润燥；若疮疡或皮肤病等症见口干咽燥、耳鸣目眩、手足心热、午后潮热、形体消瘦、舌红少苔、脉细数者，以滋阴法治之；疮疡肿形散漫，不易酿脓腐溃，溃后肉色灰暗，新肉难生，舌淡苔薄，脉微细者，以温阳法治之。此外，乳房病或皮肤病中兼冲任不调者，用补肾法以调冲任。

4. **注意事项** 疾病有单纯气虚或血虚、阴虚或阳虚，也有气血两虚、阴阳互伤者，应用补法时宜以见不足者补之为原则。此外，一般阳证溃后多不用补法，如需应用，也多用清热养阴醒胃方法，当确显虚象之时方加补益之品。若火毒未清而见虚象者，当以清理为主，佐以补益之品，切忌大补。

（十一）调胃法

调胃法是指用扶持胃气的药物，使纳谷旺盛，从而促进气血生化的治法。凡疮疡后期溃后脓血大泄，必须靠水谷之营养，以助气血恢复，加速疮口愈合；若胃纳不振，则生化乏源，气血不充，溃后难敛。调胃法在具体运用时，又分为理脾和胃、和胃化浊及清养胃阴等法。

1. **方剂举例** 理脾和胃方，如异功散；和胃化浊方，如二陈汤；清养胃阴方；如益胃汤。

2. **常用药物** 理脾和胃药，如党参、白术、茯苓、陈皮、砂仁等；和胃化浊药，如陈皮、茯苓、半夏、厚朴、竹茹、谷芽、麦芽等；清养胃阴药，如沙参、麦冬、玉竹、生地黄、天花粉等。

3. **适应证** 理脾和胃法用于脾胃虚弱，运化失职，如溃疡兼纳呆食少、大便溏薄、舌淡苔薄、脉濡等症；和胃化浊法适用于湿浊中阻，胃失和降，如疗疮或有头疽溃后，症见胸闷泛恶、食欲不振、苔薄黄腻、脉濡滑者；清养胃阴法适用于胃阴不足，如疗疮走黄、有头疽内陷，症见口干少津而不喜饮、胃纳不香，或伴口糜、舌光红、脉细数者。

4. **注意事项** 理脾和胃、和胃化浊两法的运用，适应证中均有胃纳不佳之症，但前者适用于脾虚而运化失常，后者适用于湿浊中阻而运化失常，区分的要点在于舌苔是否厚腻、舌质是否淡白，以及有无便溏、胸闷、呕恶之症。而清养胃阴法，重点在于抓住舌质是否光红。如果三法用之不当，则更增胃浊或更伤其阴。

以上各种内治疗法，虽每法均各有其适应证，但病情的变化错综复杂，在具体运用时需数法合并使用。因此，治疗时应根据全身和局部情况、病程阶段，按病情的变化和发展，抓住主要矛盾，辨证选方用药，才能取得满意的治疗效果。

项目二 外治法

外治法是指运用药物、手术、物理方法或配合一定的器械等，直接作用于患者体表某部或病变部位而达到治疗目的的方法。《理瀹骈文》曰："外治之理，即内治之理；外治之药，即内治之药。所异者法耳。"指出了外治法与内治法治疗机理相同，只是在给药途径上不同。外治法使药物直接作用于皮肤和黏膜，通过局部吸收，从而达到治疗目的，这是外科独具而必不可少的重要治法。

外治法是在辨证施治的基础上，根据疾病不同的发展过程，选用不同的治疗方法。常用的方法有药物疗法、手术疗法和其他疗法三大类。

一、药物疗法

药物疗法，就是用药物制成不同的剂型施用于患处，使药物直达病所，从而达到治疗目的的治疗方法。常用的有膏药、油膏、箍围药、掺药、草药等。

（一）膏药

膏药古代称薄贴，现称硬膏。膏药是按配方用若干药物浸于植物油中煎熬，去渣存油，加入黄丹再煎，利用黄丹在高热下发生物理变化凝结而成的制剂，俗称药肉；也有不用煎熬，经捣烂后再用竹签将药肉摊在纸或布上。目前经过改良，有些药品已制成胶布型膏药。膏药总的作用是固定患部，使患部减少活动；保护溃疡疮面，可以避免外来刺激和细菌感染；膏药使用前加温软化，趁热敷贴患部，使患部得到较长时间的热疗，可改善局部血液循环，增加抗病能力。至于具体的功用，则依据所选药物的功用不同，对肿疡起到消肿定痛的作用，对溃疡起到提脓去腐、生肌收口的作用。

1. **适应证**　一切外科疾病初起、成脓、溃后各个阶段。

2. **用法**　由于膏药方剂的组成不同，可应用于不同的适应证。如太乙膏、千捶膏可应用于红、肿、热、痛之阳证疮疡，初起贴之能消，已成贴之能溃，溃后贴之能去腐。太乙膏偏清凉，具有清热解毒、消肿生肌的作用；千捶膏性偏寒凉，功能消肿、解毒、提脓、去腐、止痛。阳和解凝膏性偏温热，功能温经和阳、祛风散寒、调气活血、化痰通络，适用于阴证疮疡未溃者。咬头膏具有腐蚀性，功能蚀破疮头，适用于肿疡脓成，不能自破，以及患者不愿接受手术切开排脓者。此外，膏药摊制的形式有厚薄之分，在具体运用上也各有所宜。如薄型的膏药，多适用于溃疡，宜于勤换；厚型的膏药，多适用于肿疡，宜于少换，一般5～7天调换1次。

3. **注意事项**　凡疮疡使用膏药，有时可能引起皮肤焮红，或起丘疹，或发生水疱，瘙痒异常，甚则溃烂等现象，这是因为皮肤过敏，形成膏药风（接触性皮炎）；或溃疡脓水过多，由于膏药不能吸收脓水，淹及疮口，浸淫皮肤，而引起湿疮。凡见此等情况，可以改用油膏或其他药物。此外，膏药不可去之过早，否则疮面不慎受伤，再次感染，复致溃腐；或使疮面形成红色瘢痕，不易消退，有损美观。

（二）油膏

油膏是将药物与油类煎熬或捣匀成膏的制剂，现称软膏。目前，油膏的基质有猪脂、羊脂、松脂、麻油、黄蜡、白蜡及凡士林等。在应用上，其优点有柔软、滑润、无板硬黏着不舒的感觉，尤其对病灶在凹陷折缝之处，或大面积的溃疡，使用油膏更为适宜，故近代医者常习用油膏来代替膏药。

1. **适应证**　肿疡、溃疡，皮肤病糜烂结痂渗液不多者，以及肛门病等。

2. **用法**　由于油膏方剂的组成不同，疾病的性质和发病阶段各异，其具体运用时应有针对性地进行选择。如金黄油膏、玉露油膏适用于阳证肿疡、肛门周围痈疽等病；冲和膏适用于半阴半阳证；回阳玉龙油膏适用于阴证。生肌玉红膏功能活血去腐、解毒止痛、润肤生肌收口，适用于一切溃疡腐肉未脱、新肉未生之时，或日久不能收口者；红油膏功能防腐生肌，适用于一切溃疡；生肌白玉膏功能润肤生肌收敛，适用于溃疡腐肉已净、疮口不敛者，以及乳头皲裂、肛裂等病；疯油膏功能润燥杀虫止痒，适用于牛皮癣、慢性湿疮、皲裂等；青黛散油膏功能收湿止痒、清热解毒，适用于蛇串疮、急慢性湿疮等皮肤焮红痒痛、渗液不多之症；消痔膏功能消痔退肿止痛，适用于内痔、赘皮外痔、血栓痔等出血、水肿、疼痛之症。

3. 注意事项　凡皮肤湿烂，疮口腐肉已尽者，摊贴油膏应薄而勤换，以免脓水浸淫皮肤，不易干燥。目前调制油膏大多应用凡士林，凡士林系矿物油，也可刺激皮肤引起皮炎，如见此等现象应改用植物油或动物油；若对药物过敏者，则改用其他药。油膏用于溃疡腐肉已脱、新肉生长之时，摊贴宜薄，若过于厚涂则使肉芽生长过剩而影响疮口愈合。

（三）箍围药

箍围药古称敷贴，是药粉和液体调制成的糊剂，是借药粉具有箍集围聚、收束疮毒的作用，从而促使肿疡初起轻者可以消散；即使毒已结聚，也能促使疮形缩小，趋于局限，早日成脓和破溃；即使在破溃后，余肿未消者也可用它来消肿，截其余毒。

1. 适应证　凡外疡不论初起、成脓及溃后，肿势散漫不聚而无集中之硬块者。

2. 用法　由于箍围药的药性有寒、热的不同，所以在应用时分别使用，才能收到预期效果。如金黄散、玉露散可用于红肿热痛明显的阳证疮疡；回阳玉龙散适用于不红不热的一切阴证；冲和散适于疮形肿而不高，痛而不甚，微红微热，介于阴阳之间的半阴半阳证。箍围药使用时，是将箍围药粉与各种不同的液体调剂制成糊状的制剂。调制液体多种多样，临床应根据疾病的性质与阶段不同，正确选择使用。以醋调者，取其散瘀解毒；以酒调者，取其助行药力；以葱、姜、韭、蒜捣汁调者，取其辛香散邪；以菊花汁、丝瓜叶汁、银花露调者，取其清凉解毒，而其中用丝瓜叶汁调制的玉露散治疗暑天疖肿效果较好；以鸡子清调者，取其缓和刺激；以油类调者，取其润泽肌肤。如上述液体取用有困难时，则可用冷茶汁加白糖少许调制。总之，阳证多用菊花汁、银花露或冷茶汁调制，半阴半阳证多用葱、姜、韭捣汁或用蜂蜜调制，阴证多用醋、酒调敷。用于外疡初起时，宜敷满整个病变部位；若毒已结聚，或溃后余肿未消，宜敷于患处四周，不要完全涂布。敷贴应超过肿势范围。

3. 注意事项　凡外疡初起，肿块局限者，一般宜用消散药。阳证不能用热性药敷贴，以免助长火毒；阴证不能用寒性药敷贴，以免寒湿痰瘀凝滞不化。箍围药敷后干燥之时，宜时时用液体湿润，以免药物剥落及干板不舒。

（四）掺药

将各种不同的药物研成粉末，根据制方规律，并按其不同的作用配伍成方，用时掺布于膏药或油膏上，或直接掺于病变部位，谓之掺药，古称散剂，现称粉剂。掺药的种类很多，用来治疗外科疾患时应用范围很广，不论溃疡和肿疡，消散、提脓、收口等均可应用，其他如皮肤病、肛门病等也同样可以施用。由于疾病的性质和阶段不同，应用时应根据具体情况选择用药，可掺布于膏药上、油膏上，或直接掺布于疮面上，或黏附在纸捻上再插入疮口内，或将药粉时时扑于病变部位，以达到消肿散毒、提脓去腐、腐蚀平胬、生肌收口、定痛止血、收涩止痒、清热解毒等目的。

掺药配制时，应研极细，研至无声为度。其植物类药品，宜另研过筛；矿物类药品，宜水飞；麝香、樟脑、冰片、朱砂粉、牛黄等香料贵重药品，宜另研后再与其他药物和匀，制成散剂方可应用，否则用于肿疡药性不易渗透，用于溃疡容易引起疼痛。有香料的药粉最好以瓷瓶贮藏，塞紧瓶盖，以免香气走散。近年来经过剂型的改革，将药粉与水溶液相混合制成洗剂，将药物浸泡于乙醇溶液中制成酊剂，便于患者应用。

1. **消散药** 将具有渗透和消散作用的药物掺布于膏药或油膏上，贴于患处，可以直接发挥药力，使疮疡蕴结之毒移深居浅，肿消毒散。

（1）适应证 肿疡初起而肿势局限、尚未成脓者。

（2）用法 阳毒内消散、红灵丹有活血止痛、消肿化痰之功，适用于一切阳证；阴毒内消散、桂麝散、黑退消有温经活血、破坚化痰、散风逐寒之功，适用于一切阴证。

（3）注意事项 若病变部肿势不局限者，选用箍围药较宜。

2. **提脓去腐药** 具有提脓去腐的作用，能使疮疡内蓄之脓毒早日排出，腐肉迅速脱落。一切外疡在溃破之初必须选用提脓去腐药，若脓水不能外出，则攻蚀越来越深，且腐肉不去则新肉难生，不仅增加患者的痛苦，而且影响疮口的愈合，甚至造成病情变化而危及生命。因此，提脓去腐是处理溃疡早期的一种基本方法。

（1）适应证 凡溃疡初期，脓栓未溶、腐肉未脱，或脓水不净、新肉未生的阶段，均宜使用。

（2）用法 提脓去腐的主药是升丹，升丹以其配制原料种类多少的不同，而有小升丹和大升丹之分。小升丹又称三仙丹，其配制的处方中只有水银、火硝和明矾三种原料。大升丹的配制处方除上述三种药品外，尚有皂矾、朱砂、雄黄及铅等。升药又可依其炼制所得成品的颜色而分为"红升"和"黄升"两种。两者的物理性质、化学成分、药理作用和临床用法等大同小异。升丹是中医外科中常用的一种药品，现代科学研究证明，升丹化学成分主要为汞化合物如氧化汞、硝酸汞等，红升丹中还含有氧化铅，其中汞化合物有毒，有杀菌消毒作用。药理研究证实，汞离子能和病菌呼吸酶中的硫氢基结合，使之固定而失去原有活动力，终致病原菌不能呼吸而趋于死亡；硝酸汞是可溶性盐类，加水分解而成酸性溶液，对人体组织有缓和的腐蚀作用，可使与药物接触的病变组织蛋白质凝固坏死，逐渐与健康组织分离而脱落，具有"祛腐"作用。目前采用的是一种小升丹，临床使用时，若疮口大者，可掺于疮口上；疮口小者，可黏附在药线上插入；亦可掺于膏药、油膏上盖贴。若纯粹是升丹，因药性太猛，须加赋形药使用，常用的如九一丹、八二丹、七三丹、五五丹、九黄丹等。在腐肉已脱、脓水已少的情况下，更宜减少升丹含量。此外，尚有不含升丹的提脓去腐药，如黑虎丹，可用于对升丹有过敏者。

（3）注意事项　升丹属于有毒刺激性药品，凡对升丹过敏者应禁用；对大面积疮面应慎用，以防过多地吸收而发生汞中毒；若病变在眼部、唇部附近者，也应禁用，以免强烈的腐蚀有损容貌。此外，升丹放置陈久使用可使药性缓和，从而减轻疼痛。升丹为汞制剂，宜用黑瓶贮藏，以免氧化变质。

3. **腐蚀药与平胬药**　腐蚀药又称追蚀药，具有腐蚀组织的作用，掺布患处，能使疮疡不正常的组织得以腐蚀枯落。平胬药具有平复胬肉的作用，能使疮口增生的胬肉回缩。

（1）适应证　肿疡在脓成未溃时；痔疮、瘰疬、赘疣、息肉等病；溃疡破溃以后疮口太小、引流不畅时；疮口僵硬、胬肉凸出、腐肉不脱等妨碍收口时。

（2）用法　由于腐蚀、平胬成方的药物组成不同，药性作用有强弱，因此在临床上需根据其适应证而分别使用。如白降丹，适用于溃疡疮口太小、脓腐难去者，用桑皮纸或丝绵纸做成裹药，插入疮口，使疮口开大，脓腐易出；如肿疡脓成不能穿溃，同时素体虚弱而不愿接受手术治疗者，也可用白降丹少许，水调和，点放疮顶，代刀破头；其他如赘疣，点之可以腐蚀枯落；另有以米糊作条，用于瘰疬，则能起攻溃拔核的作用。枯痔散一般用于痔疮，将此药涂敷于痔核表面，能使其焦枯脱落。三品一条枪插入患处，能腐蚀漏管，也可以蚀去内痔，攻溃瘰疬。平胬丹适用于疮面胬肉凸出者，掺药其上，能使胬肉平复。

（3）注意事项　腐蚀药一般含有汞、砒成分，因汞、砒的腐蚀力较其他药物大，在应用时必须谨慎。尤其在头面、指、趾等肉薄近骨之处，不宜使用过烈的腐蚀药物。即使需要应用，必须加赋形药减低其药力，以免伤及周围正常组织；待腐蚀目的达到，即应改用其他提脓去腐或生肌收口药。对汞、砒过敏者禁用腐蚀药。

4. **祛腐生肌药**　具有提脓祛腐、解毒活血、生肌收敛的作用，掺敷在创面上，能改善溃疡局部血液循环，促使脓腐液化脱落，促进新肉生长。

（1）适应证　溃疡日久，腐肉难脱，新肉不生；或腐肉已脱，新肉不长，久不收口者。

（2）用法　取药粉适量，直接掺布在创面上；或制成药捻，插入创口内。回阳玉龙散用于溃疡阴证，腐肉难脱，肉芽暗红，或腐肉已脱，肉芽灰白，新肉不长者，具有温阳活血、祛腐生肌之功。月白珍珠散、拔毒生肌散用于溃疡阳证。月白珍珠散用于腐肉脱而未尽，新肉不生，久不收口者，有清热解毒、祛腐生肌之功；拔毒生肌散用于腐肉未脱，常流毒水，疮口下陷，久不生肌者，有拔毒生肌之功。回阳生肌散用于溃疡虚证，脓水清稀，久不收口者。

（3）注意事项　祛腐生肌药用于慢性溃疡比较适宜，使用时应根据溃疡阴阳属性辨证选药。若全身情况较差、气血虚衰者，还应配合内治法，以促进溃疡愈合。

5. 生肌收口药　具有解毒、收敛、促进新肉生长的作用，掺敷疮面能使疮口加速愈合。疮疡溃后，当脓水将尽，或腐脱新生时，若仅靠机体的修复能力来长肉收口则较为缓慢，因此生肌收口也是处理溃疡的一种基本方法。

（1）适应证　溃疡腐肉已脱、脓水将尽时。

（2）用法　常用的生肌收口药如生肌散、八宝丹等，不论阴证、阳证，均可掺布于疮面上应用。

（3）注意事项　脓毒未清、腐肉未净时，若早用生肌收口药，则不仅无益，反增溃烂，延缓治愈，甚至引起迫毒内攻之变。若已成漏管，即使用之勉强收口，仍可复溃，此时需配以手术治疗，方能达到治愈目的；若溃疡肉色灰淡而少红活，新肉生长缓慢，则宜配合内服药补养和食物营养，内外兼施，以助新生；若臁疮日久难敛，则宜配绑腿缠缚，以改善局部的血液循环。

6. 止血药　具有收涩凝血的作用，掺敷于出血之处，外用纱布包扎固定，可以促使创口血液凝固，达到止血的目的。

（1）适应证　溃疡或创伤出血，属于小络损伤而出血者。

（2）用法　桃花散适用于溃疡出血；如圣金刀散适用于创伤性出血；云南白药对于溃疡出血、创伤性出血均可使用。其他如三七粉调成糊状涂敷局部，也有止血作用。

（3）注意事项　若大出血时，必须配合手术与内治等方法急救，以免因出血不止而引起晕厥之变。

7. 清热收涩药　具有清热收涩止痒的作用，掺扑于皮肤病糜烂渗液不多的皮损处，达到消肿、干燥、止痒的目的。

（1）适应证　急性或亚急性皮炎而渗液不多者。

（2）用法　常用的有青黛散，因其清热止痒的作用较强，故用于皮肤病大片潮红丘疹而无渗液者。三石散收涩生肌作用较好，故用于皮肤糜烂、稍有渗液而无红热之时，可直接干扑于皮损处，或先涂上一层油剂后再扑三石散，外加包扎。

（3）注意事项　一般不用于表皮糜烂、渗液较多的皮损处，用后反使渗液不能流出，容易导致自身过敏性皮炎；亦不宜用于毛发生长的部位，因药粉不能直接掺扑于皮损处，同时粉末与毛发易黏结成团。

（五）酊剂

酊剂是将各种不同的药物浸泡于乙醇溶液内，最后倾取其药液，即为酊剂。

1. 适应证　疮疡未溃及皮肤病等。

2. 用法　红灵酒有活血、消肿、止痛之功，用于冻疮、脱疽未溃之时（如脱疽已溃，疮口上方也可使用）；10%土槿皮酊、复方土槿皮酊有杀虫、止痒之功，适用于鹅掌风、灰指甲、脚湿气等；白屑风酊有祛风、杀虫、止痒之功，适用于面游风。

3. 注意事项　一般酊剂有刺激性，所以凡疮疡破溃后，或皮肤病有糜烂者均应禁用。同时酊剂应盛于遮光密闭容器中，充装宜满，并在凉暗处保存。

（六）洗剂

洗剂是将各种不同的方药先研成细末，然后与水溶液混合在一起而成。因加入的粉剂多系不溶性，故呈混悬状，用时须加以振荡，故也称混合振荡剂或振荡洗剂。

1. 适应证　急性、过敏性皮肤病，如酒齄鼻、粉刺等。

2. 用法　三黄洗剂有清热止痒之功，用于一切急性皮肤病，如湿疮、接触性皮炎，皮损为潮红、肿胀、丘疹等；颠倒散洗剂有清热散瘀之功，用于酒齄鼻、粉刺。上述方剂中常可加入1%～2%薄荷脑或樟脑，增强止痒之功。在应用洗剂时应充分振荡，使药液和匀，以毛笔或棉签蘸之涂于皮损处，每日3～5次。

3. 注意事项　凡皮损处糜烂渗液较多，或脓液结痂，或深在性皮肤病，均应禁用。在配制洗剂时，其中药物粉末应先研细，以免刺激皮肤。

二、手术疗法

手术疗法是运用各种器械和手法操作进行治疗的一种治疗方法，它在外科治疗中占有十分重要的位置。常用的方法有切开法、烙法、砭镰法、挂线法、结扎法等，可针对疾病的不同情况选择应用。手术操作时必须严格消毒，正确使用麻醉，保证无菌操作，并注意防止出血和刀晕等手术并发症的发生。

（一）切开法

切开法，就是运用手术刀把脓肿切开，以使脓液排出，从而达到疮疡毒随脓泄、肿消痛止、逐渐痊愈的目的一种手术方法。

1. 适应证　一切外疡，不论阴证、阳证，确已成脓者。

2. 用法　使用切开法之前，应当辨清脓成熟的程度、脓的深浅、患部的经络位置等情况，然后决定切开与否，具体运用如下：

（1）选择有利时机　即辨清脓成熟的程度，准确把握切开排脓的有利时机。当肿疡成脓之后，脓肿中央出现透脓点（脓腔中央最软的一点），即为脓已成熟，此时予以切开最为适宜。若疮疡脓未成熟，过早切开，则徒伤气血，脓反难成。

（2）切口位置　以低位引流为原则，应使脓液畅流而不致袋脓。

（3）切口方向　一般疮疡宜循经直开，刀头向上，免伤血络；乳房部应以乳头为中心，放射形切开，免伤乳囊；面部脓肿应尽量沿皮肤的自然纹理切开；手指脓肿应从侧方切开；关节区附近的脓肿，切口尽量避免损坏关节；若为关节区脓肿，一般施行横切口，因为纵切口在瘢痕形成后易影响关节功能。总之，除了特殊情况，一般均采用纵切。

（4）切开的深浅　不同的病变部位，进刀深浅必须适度．如脓腔浅的，或疮疡生在皮肉较薄的头、颈、胁肋、腹、手指等部位，必须浅开；如脓腔深的，或生在皮肉较厚的臀、臂等部位，稍深无妨，但总以得脓为度。如疮疡脓浅而深开，则内脓虽出，而好肉损伤；脓深而浅开，则内脓不得外泄，反致走泄。

（5）切口大小　应根据脓肿的范围大小，以及病变部位的肌肉厚薄而定，以达到脓流通畅为度。凡是脓肿范围大，肌肉丰厚而脓腔较深的，切口宜大；脓肿范围小，肉薄而脓肿较浅的，切口宜小。一般切口不能过大，以免损伤好肉筋络，愈合后瘢痕较大；但切口也不能过小，以免脓水难出，延长治愈日期。

（6）操作方法　手术时以右手持刀，刀锋向外，拇、食两指夹住刀口要进刀的尺寸，其余三指把住刀柄，并把刀柄的末端顶在鱼际上 1/3 处，这样能使进刀有力准确，同时左手拇、食两指按在所要进刀部位的两侧，进刀时刀口宜向上，在脓点部位向内直刺，深入脓腔即止；如欲把刀口开大，则可将刀口向上或向下轻轻延伸，然后将刀直出即可。如采用西医手术刀，可应用小号尖角刀以反挑式之执刀法进行直刺；如欲把刀口开大，则可将刀口向上或向下轻轻延伸。

3. 注意事项　在关节和筋脉的部位宜谨慎开刀，以免损伤筋脉，致使关节不利。如患者过于体弱，应先内服调补药物，然后开切，以免晕厥。凡颜面疔疮，尤其在鼻唇部位，忌早期切开，以免疔毒走散，并发走黄危证。切开后，由脓自流，切忌用力挤压，以免感染扩散、毒邪内攻。

（二）砭镰法

砭镰法俗称飞针，是指用三棱针或刀锋在疮疡患处浅刺皮肤或黏膜放出少量血液，促使内蕴热毒随血外泄的一种治疗方法。

1. 适应证　急性阳证疮疡，如丹毒、红丝疔等。

2. 用法　先常规消毒，然后用三棱针或刀锋直刺皮肤或黏膜，迅速移动击刺，以患部出血，或排出黏液、黄水为度。

3. 注意事项　慢性的阴证、虚证禁用。砭刺不可刺得太深，以免伤及经络；刺后可再敷药包扎。

（三）挑治疗法

挑治疗法是在人体的腧穴、敏感点或一定区域内，用三棱针挑破皮肤、皮下组织，甚至挑断部分皮内纤维，通过刺激皮肤经络而调理脏腑气血的治疗方法。其具有调理气血、疏通经络、解除瘀滞的作用。

1. 适应证 内痔出血、肛裂、脱肛、肛门瘙痒、颈部多发性疖肿等。

2. 用法 有选点挑治、区域挑治和截根疗法。

（1）选点挑治 以背部第 7 颈椎至第 5 腰椎为中线，旁及两侧腋后线范围内，寻找疾病反应点。反应点多为棕色、灰白色、暗灰色等按之不退色、粟粒大小的丘疹。多用于颈部多发性疖肿。

（2）区域挑治 在腰椎两侧旁开 1~1.5 寸的纵线上任选一点挑治，尤其在第 2~3 腰椎之间旁开 1~1.5 寸的纵线上挑治效果更好。本法适用于内痔出血、肛裂、脱肛、肛门瘙痒等。

（3）截根疗法 患者反坐在靠椅上，两手扶于靠背架，体弱者可采用俯卧位，暴露背部。以大椎下 4 横指处为圆心，在此处上下、左右约 1cm 范围内寻找反应点或敏感点。治疗前局部消毒，用小号三棱针刺入皮下至浅筋膜层，挑断黄白色纤维数根，挑毕，以消毒纱布覆盖，不愈者可间隔 2~3 周后再选他处挑治。此法适用于颈部牛皮癣等的治疗。

3. 注意事项 注意无菌操作。挑治当日注意休息，禁吃刺激性食物。挑治后 3~5 天内禁止洗澡，防止感染。孕妇、严重心脏病、出血性疾病及身体过度虚弱者禁用。

（四）挂线法

挂线法是采用普通丝线，或药制丝线，或纸裹药线，或橡皮筋线等挂在瘘管或窦道上，利用线的紧箍促使气血阻绝、肌肉坏死，最终达到切开目的的一种治疗方法。

1. 适应证 疮疡溃后，脓水不净，虽经内服、外敷等治疗无效而形成瘘管或窦道者；疮口过深，或生于血络丛处而不宜采用切开手术者。

2. 用法 先用球头银丝自甲孔探入管道，使银丝从乙孔穿出（如没有乙孔的，可在局麻下用硬性探针顶穿，再从顶穿处穿出），然后用丝线做成双套结，将橡皮筋线 1 根结扎在自乙孔穿出的银丝球头部，再由乙孔回入管道，从甲孔抽出。这样，橡皮筋线与丝线贯穿瘘管管道两口。此时将扎在球头上的丝线与橡皮筋线剪开（丝线暂时保留在管道内，以备橡皮筋线在结扎折断时用以另引橡皮筋线作更换之用），再在橡皮筋线下先垫 2 根丝线，然后收紧橡皮筋线，打 1 个单结，再将所垫的 2 根丝线各自分别在橡皮筋线上打结处予以结缚固定，最后抽出管道内保留的丝线。

上面介绍的是橡皮筋线挂线法，如采用普通丝线或纸裹药线挂线法，则在挂线以后须每隔 2~3 天解开线结，收紧 1 次，因而延长切开日期。橡皮筋线因有弹性，一般 1 次结紧后即可自动收紧切开，所以目前多采用橡皮筋线挂线法。

3. 注意事项 如果瘘管管道较长，发现挂线松弛时，必须加线收紧，以免不能达到切开的目的；且须仔细探查瘘管管道，以免形成假道而不能达到治愈的目的。

（五）结扎法

结扎法又名缠扎法，是利用线的紧力，通过结扎，促使患部经络阻塞、气血不通，结扎远端的病变组织失去营养而致逐渐坏死脱落，从而达到治疗目的的一种治疗方法。同时对较大脉络断裂而引起活动性出血者，利用本法结扎血管，可以制止出血。

1. 适应证　瘤、赘疣、痔、脱疽等病；脉络断裂引起的出血之症。

2. 用法　凡头大蒂小的赘疣、痔核等，可在根部以双套结扣住扎紧；凡头小蒂大的痔核，可以缝针引线贯穿它的根部，再用"8"字式结扎法，两线交叉扎紧。如截除脱疽坏死的趾、指，可在其上端预先用丝线缠绕十余转，渐渐紧扎。如较大脉络断裂，可先找到断裂的络头，再用缝针引线贯穿出血底部，然后系紧打结。结扎所使用的线的种类有普通丝线、药制丝线、纸裹药线等，目前多采用较粗的普通丝线或医用缝合线。

3. 注意事项　如内痔用缝针穿线，不可穿过患处的肌层，以免化脓；扎线应扎紧，否则不能达到完全脱落的目的；扎线未脱者应俟其自然脱落，不要硬拉，以防出血。

三、其他疗法

其他疗法有引流法、垫棉法、药筒拔法、针灸法、熏法、熨法、热烘疗法、滚刺疗法、洗涤法等。

（一）引流法

引流法是在脓肿切开或自行溃破后，运用药线、导管或扩创等使脓液畅流，腐脱新生，防止毒邪扩散，促使溃疡早日愈合的一种治法。该法包括药线引流、导管引流和扩创术等。

1. 药线引流　药线俗称纸捻或药捻，大多采用桑皮纸，也可应用丝绵纸或拷贝纸等。按临床实际需要，将纸裁成宽窄长短适度，搓成大小长短不同的线形药线备用。药线的类别有外粘药物及内裹药物两类，目前临床上大多应用外粘药物的药线。它是借着药物及物理作用，插入溃疡疮孔中，使脓水外流；同时利用药线之线形，能使坏死组织附着于药线而使之外出。此外，尚能探查脓肿的深浅，以及有否死骨的存在。探查有否死骨也是利用药线绞形之螺纹，如触及粗糙骨质者，则为疮疡已损骨无疑。采用药线引流和探查，具有方便、痛苦少、患者能自行更换等优点。目前将捻制成的药线经过高压蒸汽消毒后应用，使之无菌而更臻完善。

（1）适应证　溃疡疮口过小，脓水不易排出者；已成瘘管、窦道者。

（2）用法　常用的有外粘药物法和内裹药物法两种。

外粘药物法：又分为两种。一种是将搓成的纸线临用时放在油中或水中润湿，蘸药插入疮口；另一种是预先用白及汁与药和匀，黏附在纸线上，候干存贮，随时取用。目前大多采用前法。外粘药物，多用含有升丹成分的方剂或黑虎丹等，因它有提脓去腐的作用，故适用于溃疡疮口过深过小、脓水不易排出者。

内裹药物法：是将药物预先放在纸内，裹好搓成线状备用。内裹药物多用白降丹、枯痔散等，因其具有腐蚀化管的作用，故适用于溃疡已成瘘管或窦道者。

（3）注意事项　药线插入疮口中，应留出一小部分在疮口之外，并将留出的药线末端向疮口侧方或下方折放，再以膏药或油膏盖贴固定。如脓水已尽，流出淡黄色黏稠液体时，即使脓腔尚深，也不可再插药线，否则影响收口的时间。

2. 导管引流　古代导管用铜制成，目前多采用塑料管或橡皮管。导管引流较之药线引流更能使脓液畅出，从而达到脓毒外泄的目的。

（1）适应证　附骨疽、流痰、流注等脓腔较深、脓液不易畅流者。

（2）用法　将消毒的导管轻轻插入疮口，达到底部后，再稍退出一些即可。当管腔中已有脓液畅流排出时，即用橡皮膏固定导管，外盖厚层纱布，放置数日（纱布可每天更换），当脓液减少后，改用药线引流。导管的另一种用法：当脓腔位于肌肉深部，切开后脓液不易畅流，将导管插入，引流脓液外出，待脓稍少后即拔去导管，再用药线引流。

（3）注意事项　导管的放置应放在疮口较低的一端，以使脓液畅流。导管必须固定，以防滑脱或落入疮口内。管腔如被腐肉阻塞，可松动引流管或轻轻冲洗，以保持引流通畅。

3. 扩创引流　是指采用手术的方法扩大引流创口，使脓腔引流得以通畅的一种治法。

（1）适应证　痈、有头疽溃后有袋脓者；瘰疬溃后形成空腔者；脂瘤继发感染化脓时。

（2）用法　在消毒局麻下，对脓腔范围较小者，只需用手术刀将疮口上下延伸即可；如脓腔范围较大者，则用剪刀做"十"字形扩创。瘰疬之溃疡，除扩创外，尚须将空腔之皮充分修剪，剪后使疮面全部暴露。有头疽溃疡的袋脓，除做"十"字形扩创外，切忌将空腔之皮剪去，以免愈合后形成较大的瘢痕，影响活动功能。脂瘤继发感染化脓的扩创，做"十"字形切开后，将疮面两侧皮肤稍做瘢痕修剪，便于棉花嵌塞，并用刮匙将渣样物质及囊壁一并刮清。

（3）注意事项　扩创后，须用消毒棉花按疮口大小，蘸八二丹或七三丹嵌塞疮口以去腐，并加压固定，以防止出血，以后可按溃疡处理。

（二）垫棉法

垫棉法是用棉花或纱布折叠成块以衬垫疮部的一种辅助疗法。它是借着加压的力量，使溃疡的脓液不致发生潴留，或使过大的溃疡空腔皮肤与新肉得以黏合而达到愈合的目的。

（1）适应证　溃疡脓出不畅有袋脓者；疮孔窦道形成脓水不易排尽者；溃疡脓腐已尽，新肉已生，但皮肉一时不能黏合者。

（2）用法　袋脓者，使用时将棉花或纱布垫衬在疮口下方空隙处，并用宽绷带绷住固定。对窦道深而脓水不易排尽者，用棉垫压迫整个窦道空腔，并用绷带扎紧。溃疡空腔的皮肤与新肉一时不能黏合者，使用时可将棉垫按空腔的范围稍微放大，满垫在疮口之上，再用阔带绷紧。腋部、腘窝部的疮疡最易形成袋脓或形成空腔，影响疮口愈合或虽愈合而易复溃，故应早日使用垫棉法。具体应用时，需根据不同部位，在垫棉后采用不同的绷带予以加压固定，如项部用四头带，腹壁多用多头带，会阴部用丁字带，腋部、腘窝部用三角巾包扎，小范围的用宽橡皮膏加压固定。

（3）注意事项　在急性炎症红肿热痛尚未消退时不可应用垫棉法，否则有促使炎症扩散之弊。如应用本法未能获得预期效果时，应采取扩创引流手术。

（三）药筒拔法

药筒拔法是指采用一定的药物，与若干个竹筒同煎，乘热迅速扣于疮上，借助药筒具有宣通气血、拔毒泄热的作用以吸取脓液毒水，从而达到脓毒自出、毒尽疮愈目的的一种治法。

（1）适应证　有头疽坚硬散漫不收，脓毒不得外出者；毒蛇咬伤，肿势迅速蔓延，毒水不出；反复发作的流火等。

（2）用法　先用鲜菖蒲、羌活、紫苏、蕲艾、白芷、甘草各15g，连须葱60g，以清水10碗煎数十滚，待药浓熟为度，备用；次用鲜嫩竹数段，每段长23cm，径口4.2cm，一头留节，刮去青皮留白，厚约0.3cm，靠节钻一小孔，以杉木条塞紧，放前药水内煮数十滚（药筒浮起用物压住）；如疮口小可用拔火罐筒。将药水锅放在病床前，取筒倒去药水，乘热急对疮口扣上，按紧，自然吸住，待片刻药筒已凉（5～10分钟），拔去杉木塞，其筒自落。视其需要和病体强弱，每天可拔1～2筒或3～5筒。如其坚肿不消，或肿势继续扩散，脓毒依然不能外出者，翌日可以再次吸拔，如此连用数天。如应用于复发性丹毒已形成象皮腿者，患部消毒后，先用砭镰法放血，再用药筒拔吸，待拔吸处血液自然凝固后，用纱布包扎。

（3）注意事项　必须验其筒内拔出的脓血，若红黄稠厚者预后较好；纯是败浆稀水，气秽黑绿者预后较差。此外，操作时须避开大血管，以免出血不止。

（四）针灸法

包括针法与灸法，两者各有其适应证。在外科方面，古代多采用灸法，但近年来针法较灸法应用广泛，很多疾病均可配合针刺治疗而提高临床疗效。灸法是用药物在患处燃烧，借着药力、火力的温暖作用，可以和阳祛寒、活血散瘀、疏通经络、拔引瘀毒。如此则肿疡未成者易于消散，既成者易于溃脓，既溃者易于生肌收口。

（1）适应证　①针刺：瘰疬、乳痈、乳癖、湿疮、瘾疹、蛇串疮、脱疽、内痔术后疼痛、排尿困难等。②灸法：肿疡初起坚肿，特别是阴寒毒邪凝滞筋骨，而正气虚弱，难以起发，不能托毒外达者；溃疡久不愈合，脓水稀薄，肌肉僵化，新肉生长迟缓者。

（2）用法　针刺的用法，一般采取病变远隔部位取穴，手法大多应用泻法，不同疾病取穴各异，详见各论。灸的方法虽多，但主要有两类：一种是明灸，单纯用艾绒做艾炷着皮肤施灸，此法因有灼痛，并容易引起皮肤发生水疱，所以比较少用；一种是隔灸，捣药成饼，或切药成片（如豆豉、附子等做饼，或姜、蒜等切片），上置艾炷，于疮上灸之。此外，还有用艾绒配伍其他药物做成药条，隔纸燃灸，称为雷火神针灸。豆豉饼灸，隔姜、蒜灸等，适用于疮疡初起毒邪壅滞之证，取其辛香之气，行气散邪；附子饼灸适用于气血俱虚、风邪寒湿凝滞筋骨之证，取其温经散寒、调气行血；雷火神针灸适用于风寒湿邪侵袭经络痹痛之证，取其香窜经络、祛风除湿。至于灸炷的大小、壮数的多少，须视疮形的大小及疮口的深浅而定。总之，务必使药力达到病所，以痛者灸至不痛、不痛者灸至觉痛为止。

（3）注意事项　凡针刺一般不宜直接刺于病变部位。疔疮等实热阳证不宜灸之，以免以火济火；头面为诸阳之会，颈项接近咽喉，灸之恐逼毒入里；手指等皮肉较薄之处，灸之更增疼痛。此外，在针灸的同时，应根据病情与内治、外治等法共同施治。

（五）熏法

熏法是指把药物燃烧后，取其烟气上熏，借着药力与热力的作用，使腠理疏通、气血流畅而达到治疗目的的一种治法。该法包括神灯照法、桑柴火烘法、烟熏法等。

1. 适应证　肿疡、溃疡均可应用。

2. 用法　①神灯照法：可活血消肿、解毒止痛；适用于痈疽轻证，未成脓者自消，已成脓者自溃，不腐者即腐。②桑柴火烘法：可助阳通络、消肿散坚、化腐生肌、止痛；适用于疮疡坚而不溃、溃而不腐、新肉不生、疼痛不止之症。③烟熏法：能杀虫止痒；适用于干燥而无渗液的各种顽固性皮肤病。熏法现代临床运用较少，具体用法略。

3. 注意事项　随时听取患者对治疗部位热感程度的反映，不得引起皮肤灼伤。室内烟雾弥漫时，要适当流通空气。

（六）熨法

熨法是把药物加酒、醋炒热，布包后熨摩患处，使腠理疏通、气血流畅而达到治疗目的的一种治疗方法。目前常因药物的炒煮不便而较少应用，但临床上单纯热敷还在普遍使用。

1. 适应证　风寒湿痰凝滞筋骨肌肉等证；乳痈的初起或回乳。

2. 用法　①取赤皮葱连须240g，捣烂后与熨风散药末和匀，醋拌炒热，布包熨患处，稍冷即换，有温经祛寒、散风止痛之功，适用于附骨疽、流痰皮色不变、筋骨酸痛者；②皮硝80g，置布袋中，覆于乳房部，再把热水袋置于布袋上待其溶化吸收，有消肿回乳之功，适用于乳痈初起或哺乳期的回乳。

3. **注意事项** 同熏法，一般阳证肿疡禁用。

（七）溻渍法

溻是将饱含药液的纱布或棉絮湿敷患处，渍是将患处浸泡在药液中。溻渍法是通过湿敷、淋洗、浸泡对患处的物理作用，以及药物对患部的药效作用而达到治疗目的的一种方法。近年来，溻渍法除治疗疾病外，还在药浴美容、浴足保健防病等用途上取得了新的进展。

1. **适应证** 阳证疮疡初起、溃后；半阴半阳证及阴证疮疡；美容、保健等。

2. **用法** 常用方法有溻法和浸渍法。

（1）**溻法** 用6~8层纱布浸透药液，轻拧至不滴水，湿敷患处。①冷溻：待药液凉后湿敷患处，30分钟更换1次。适用于阳证疮疡初起、溃后脓水较多者。②热溻：药液煎成后，趁热湿敷患处，稍凉即换。适用于脓液较少的阳证溃疡、半阴半阳证和阴证疮疡。③罨敷：在冷或热溻的同时，外用油纸或塑料薄膜包扎，可减缓药液的挥发，延长药效。

（2）**浸渍法** 常用的有淋洗、冲洗、浸泡等。①淋洗：多用于溃疡脓水较多，发生在躯干部者；②冲洗：适用于腔隙间感染，如窦道、瘘管等；③浸泡：适用于疮疡生于手、足部及会阴部患者，亦可用于皮肤病全身性沐浴，以及药浴美容、浴足保健防病等。

用2%~10%黄柏溶液或二黄煎冷溻有清热解毒的作用，适用于疮疡溃后，脓水淋漓或腐肉不脱，疮口难敛者；葱归溻肿汤热溻有疏导腠理、调通血脉的作用，适用于痈疽初起之时；苦参汤有祛风除湿、杀虫止痒之功，可以洗涤尖锐湿疣、白疕等病；五倍子汤有消肿止痛、收敛止血的作用，可煎汤坐浴，适用于内、外痔肿痛及脱肛等；鹅掌风浸泡方有疏通气血、杀虫止痒之功，加醋同煎，待温，每日浸泡1~2小时，连续7天，适用于鹅掌风；香樟木有调和营卫、祛风止痒之功，可以煎汤沐浴，适用于瘾疹；桑皮柏叶汤沐头能润泽头发，增添光泽，治发鬓枯黄；鲜芦荟汁、鲜柠檬汁敷面可润肌增白、美容除皱；热水浸浴全身或浸足可发汗排毒、疏通经络、行气活血、保健防病。若配合穴位按摩，效果更佳。

3. **注意事项** 用溻法时，药液应新鲜，溻敷范围应稍大于疮面。热溻、罨敷的温度宜在45~60℃之间。淋浴、冲洗时，用过的药液不可再用。局部浸泡一般每日1~2次，每次15~30分钟。全身药浴可每日1次，每次30~60分钟。

（八）冷冻疗法

冷冻疗法是利用各种不同等级的低温作用于患病部位，使之冰寒凝集，气血阻滞，病变组织失去濡养而发生坏死脱落的一种治疗方法。

1. **适应证** 瘤、赘疣、痔核、痣、早期皮肤癌等。

2. **用法** 目前常用的制冷剂为液氮。液氮制冷温度很低，可达-196℃。应用时根据病变组织的不同情况，可选择不同的操作方法。

（1）棉签法　将液氮从液氮罐中倒出，盛于小保温杯中，用棉签蘸液氮直接涂点患部，使患部皮肤变白为止。此法仅适用于小的浅表病变。

（2）喷射冷冻法　此法是借助液氮在治疗器中蒸发所产生的压力，迫使液氮从喷嘴直接喷射于患部进行冷冻。可用于浅表而面积稍大、表面不平的病变。

（3）冷冻头接触法　亦称封式治疗。液氮经导管由内喷于冷冻头上，使之冷冻，然后将冷冻头放置于患部进行冷冻。此种方法可持续较长时间，并可在治疗中施加压力，适用于部位较深的病变。

（4）冷冻刀接触法　此法是将冷冻刀浸入盛有液氮的广口保温瓶中预冷，1～3分钟后取出即可治疗。冷冻刀接触法使组织降温速度比封式治疗要快，且在一般室温下7～8分钟后，其低温仍保持在 -60℃左右。此法适合于多种病变的治疗。

3. **注意事项**　冷冻疗法使用后，可有疼痛、水肿、水疱、出血或瘾疹发生，应做好相应的预防和处理；亦有患者可能出现色素脱失或色素沉着，一般经数月可自行消退。

（九）激光疗法

目前常用激光治疗各种外科疾病，激光类型有二氧化碳激光、氩离子激光、氦氖激光、绿激光等。临床上常用二氧化碳激光和氦氖激光。

二氧化碳激光治疗的特点为组织吸收无选择性、传播距离短、靶区外组织损伤小，常用于病变组织的烧灼切割。氦氖激光对组织有较深的穿透性，能引起深部组织血管的扩张，血流加快，可加强机体细胞免疫功能，有消炎、止痛、收敛、止痒、消肿的作用，促进肉芽组织生长，加速溃疡愈合。

1. **适应证**　二氧化碳激光适用于微小肿瘤、赘疣、痔核、痣及皮肤疾病等；氦氖激光适用于疮疡初起及肿块、久不愈合的溃疡、皮肤瘙痒症、蛇串疮后遗症、油风等。

2. **用法**　分弱激光治疗和中、强功率激光治疗。

（1）弱激光治疗　二氧化碳激光照射病灶部位，患者有热感，照射时间视激光功率而定，一般控制在十几分钟之内；氦氖激光穴位照射，一般每穴5分钟，病变局部照射一般每次10分钟。

（2）中、强功率激光治疗　常规消毒，以2%利多卡因麻醉，应尽量注入病变基底部，若直接注入病灶，使病灶内水分增加，影响烧灼及汽化效果。再根据病情采用清扫法、切割法或凝固照射等。

1）清扫法　一般用于没有突出皮肤表面的病变，如痣等。从表面开始，逐层向深部扫描照射，将病变烧灼干净，见到健康组织为止。

2）切割法　用于突出皮肤的表层病变，如赘疣、痔核、瘤等。切割时将镊子夹住并提起病变组织切割之，然后适当调低功率清除残余病变组织。

3）凝固照射　以中功率激光照射病变组织，可使其凝固变性从而破坏病变组织。

3. **注意事项** 创面浅而小者，治疗后无渗出及红肿反应，则不需处理；创面面积超过 $1cm^2$ 或有渗液者，应使用无菌敷料包扎，并酌情用散焦二氧化碳激光或氦氖激光照射，可预防感染，加速创面愈合。

考纲摘要

1. 中医外科内治消、托、补三大法的应用与内涵。

2. 清热法、和营法、内托法的代表方剂及应用。

3. 膏药、油膏的临床应用。

4. 箍围药的适应证、用法及注意点。

5. 掺药的种类及临床应用。

6. 切开法的适应证及具体运用。

7. 砭镰法、挑治法、挂线法、结扎法的适应证及用法。

8. 引流法、垫棉法、药筒拔法、针灸法、熏法、熨法、溻渍法、冷冻法、激光疗法的适应证、用法及注意点。

复习思考

A1 型题（以下每一道题有 A、B、C、D、E 5 个备选答案，从中选择一个最佳答案）

1. 中医外科内治法的总则是（　　　）

   A. 温、托、补　　　　　　B. 清、消、补　　　　　　C. 清、补、托

   D. 消、通、补　　　　　　E. 消、托、补

2. 药筒拔法的主要作用是（　　　）

   A. 拔毒　　　　　　　　　B. 祛腐　　　　　　　　　C. 消肿

   D. 止痛　　　　　　　　　E. 软坚

3. 如皮肤出现斑、丘疹、水疱、脓疱、风团、少量渗液损害时，外治应首选（　　　）

   A. 粉剂外敷　　　　　　　B. 溶剂湿敷　　　　　　　C. 洗剂外洗

   D. 软膏外搽　　　　　　　E. 浸泡剂浸泡

4. 肿疡半阴半阳证可用（　　　）

   A. 金黄膏　　　　　　　　B. 疯油膏　　　　　　　　C. 冲和膏

   D. 生肌白玉膏　　　　　　E. 生肌玉红膏

5. 挂线疗法应用于高位肛瘘的主要优点是（　　　）

   A. 没有疼痛　　　　　　　B. 不会造成肛门失禁　　　C. 疗程短

   D. 引流好　　　　　　　　E. 简便

6. 有头疽切开时常用切口为（　　）

    A. 顺皮纹切口　　　　　　　B. 横形切口　　　　　　　　C. 纵形切口

    D. 弧形切口　　　　　　　　E. "十"形切口

7. 阴证疮疡首选外敷药物为（　　）

    A. 金黄膏　　　　　　　　　B. 阳和解凝膏　　　　　　　C. 冲和膏

    D. 生肌白玉膏　　　　　　　E. 生肌玉红膏

8. 肿疡初起，肿势局限尚未成脓者用下列哪种药（　　）

    A. 消散药　　　　　　　　　B. 提脓祛腐药　　　　　　　C. 腐蚀药与平胬药

    D. 祛腐生肌药　　　　　　　E. 生肌收口药

9. 热毒证如疔疮，症见局部红、肿、热、痛，伴发热烦躁、口咽干燥，舌红苔黄，脉数等。应用下列哪种清热法（　　）

    A. 清热解毒法　　　　　　　B. 清热利湿法　　　　　　　C. 清血分热法

    D. 养阴清热法　　　　　　　E. 清心开窍

扫一扫，知答案

各 论

模 块 六
疮 疡

扫一扫，看课件

【学习目标】
1. 掌握：常见疮疡病的辨证类型、治疗方法及方药。
2. 熟悉：疮疡的病因病机、临床特征、鉴别诊断。
3. 了解：常见疮疡的预防和护理。

项目一 概 述

疮疡是指因各种致病因素侵袭人体后引起的体表化脓性疾病的总称，相当于西医学的"外科感染"，是中医外科范围中最普遍、最常见的疾病。历代医家在长期的临床实践中积累了丰富的临床经验，建立了完整的理论体系，在疮疡的辨证施治方面具有独特的优势。

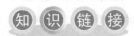

恶 疮

恶疮之名出自《刘涓子鬼遗方》卷五，指脓液多且严重而顽固的外疡。其临床特点为病程长、病位深、范围大、难敛难愈。如蝼蛄疖、有头疽、颜面部疔疮等。

【病因病机】

疮疡的致病因素与其他外科疾病大致相同，分为外感（外感六淫邪毒、感受特殊之毒、外来伤害等）和内伤（情志内伤、饮食不节、劳伤虚损等）两大类。外邪引发的疮疡大多具有起病急、进展快、病情轻等特点，多属阳证、实证，以热毒、火毒表现最为常见，如疖、疔、痈等；内伤引起的疮疡，大多具有起病缓、进展慢、病情重等特点，多属阴证、虚证，如流痰、瘰疬等，大多因虚致病。一般认为，从外感受者轻，五脏蕴毒从内发外者重，如消渴病合并疖、有头疽等。

各种致病因素侵入人体，引起局部气血凝滞，营卫不和，经络阻塞，发生疮疡。

【诊断】

1. **疮疡局部的共有症状**　在肿疡期以肿痛为主，溃疡期多以溃腐流脓及机体组织损伤为主要症状，伴有功能障碍及全身中毒症状，所以疮疡局部的红、肿、热、痛、痒、化脓和功能障碍是其共有症状。

2. **疮疡的转化**　疮疡一般分为初、中、后三期，即肿疡期、成脓期、溃疡期，正邪交争决定着疮疡的发展和转归。疮疡初期，若正能胜邪，使邪热不能鸱张，渐而肿势局限，疮疡消散；若正不胜邪，热毒壅滞不散，热胜肉腐成脓，导致脓肿形成，即为疮疡中期（成脓期）。此时如治疗得当，切开引流，毒随脓泄。形成溃疡，腐脱新生，最后疮口愈合；或正气尚足，可使脓肿自溃，脓毒外泄，同样使溃疡腐脱新生而愈，即为疮疡后期（溃疡期）。在疮疡的初、中期，若邪毒炽盛，又未能得到及时处理，可使邪毒走散，内攻脏腑，形成走黄；若人体气血虚弱，不能托毒外出，可致疮形平塌、肿势不能局限、难溃、难腐等；如病情进一步发展，正不胜邪，内犯脏腑，形成内陷。在疮疡后期，毒从外解，病邪衰退，则渐趋痊愈；若由于气血大伤，脾胃生化功能不能恢复，加之肾气亦衰，可致生化之源，阴阳两竭，同样可使毒邪内陷，危及生命。因此，观察疮疡疾病有无脏腑病理反应可以作为辨别病情轻重的一个依据。

3. **疮疡的特殊形态**　在疮疡发病过程中，因病理变化或功能障碍而致的特殊形态，对诊断有一定的帮助。如颜面部疔疮患者步态蹒跚，局部疮口凹陷，皮色暗红，多为"走黄"的征兆；红丝疔在前臂或小腿内侧皮肤上必有红丝一条或数条红丝向近心端走窜；胸椎流痰可见"鸡胸""龟背"；髋关节流痰除两臀肌肉不对称外，甚至患肢短缩、髋部外凸；膝关节流痰则因肌肉萎缩后其形状如鹤膝；腘窝流注使患肢屈曲而难伸。

4. **疮疡的损骨和透膜**

（1）损骨　疮疡损骨多发生在四肢。肿疡肿势为胖肿，皮肤表面可有细小红丝或青筋暴露，摸之骨骼有增粗，多为损骨；溃疡疮口胬肉外翻，经久不愈，脓出带臭，用探针检查可触及粗糙感，多损骨。

（2）透膜　疮疡透膜多在躯干。肿疡见肿势漫无边际，扪之绵软或有捻发感，多为气肿或透膜；溃疡脓出似蟹沫或夹有气泡，在胸壁有时可听到如儿啼声（贴纸实验：取薄纸片贴疮口上，可见纸片随呼吸而微微扇动），在腹部有时可看到粪便流出，多为透膜。

【治疗】

疮疡的治疗分内治法和外治法两类。较为轻浅的疮疡，有时单用外治即能获得痊愈；病情严重的疮疡如走黄、内陷等，则需要内治和外治结合，必要时配合西医治疗如药物疗法和支持疗法等。

1. 内治法　疮疡内治法的总则是消、托、补三法。

（1）初期：消法　是促使疮疡消散的治疗方法，即在疮疡初期邪毒蕴结、气血凝滞、经络阻塞但尚未成脓时，辨证运用解表、清热、和营、行气、温通、通里、理湿等治则，促使疮疡消散。其中清热解毒为疮疡治疗最常用的治则，以五味消毒饮、黄连解毒汤、仙方活命饮为代表方。

（2）中期：托法　用于疮疡中期脓成不溃或脓出不畅。邪实者用透托法，以透脓散为代表方；正虚者用补托法，以托里消毒饮为代表方。

（3）后期：补法　是运用具有补益作用的药物以治疗虚证的方法，适用于疮疡后期体质虚弱者，以使疮口早日愈合。有益气、养血、滋阴等治则，代表方药有四君子汤、四物汤、六味地黄丸、附桂八味丸等。

2. 外治法　分为箍毒消肿、提脓祛腐、生肌收口三大法则。

（1）初期：箍毒消肿　疮疡初期宜箍毒消肿。阳证可选用金黄散（膏）、玉露散（膏）、太乙膏、千捶膏，可加掺红灵丹、阳毒内消散，或用清热解毒消肿的新鲜草药捣烂外敷；阴证可选用回阳玉龙散（膏）、阳和解凝膏，加掺黑退消、桂麝散、丁桂散；半阴半阳证选用冲和散（膏）。

（2）中期：提脓祛腐　疮疡中期脓熟时宜切开排脓，注意选择切开时机、切口位置、切口方向等；并提脓祛腐，阳证用八二丹、九一丹，阴证用七三丹、五五丹。疮口脓水较多时，不论阳证、阴证均可应用中药溶液湿敷或清洗疮口；疮口太小或成瘘时，用白降丹、千金散药线腐蚀；疮面胬肉凸出时用平胬丹。

（3）后期：生肌收口　疮疡后期宜生肌收口，腐脱脓尽用生肌散、八宝丹，并根据情况配合使用垫棉法或扩创法。同时应注意固定和减少局部活动，以减轻疼痛。

【预防与调护】

重视对患者情志、饮食、起居、换药等几个方面的护理工作。

项目二　疖

疖是发生在肌肤浅表部位的急性化脓性疾病。本病相当于西医学的疖，是单个毛囊及其所属皮脂腺或汗腺的急性化脓性疾病。其特点是突起根浅，肿势局限，范围多小于3cm，色红、灼热、疼痛，易脓、易溃、易敛。

【病因病机】

1. **外感暑湿热毒**　常因内郁湿火，外感风邪，两相搏结，蕴阻肌肤所致；或夏秋季节感受暑毒而生；或酷暑盛夏因天气闷热汗出不畅，暑湿热邪蕴蒸肌肤，引起痱子，复经搔抓，破伤染毒而成。

2. **疖毒内窜**　患疖后若处理不当，疮口过小引起脓毒潴留，或搔抓碰伤，以致脓毒旁窜，在头顶皮肉较薄处尤易蔓延、窜空而成蝼蛄疖。

3. **体虚久病**　凡体质虚弱者，由于皮毛不固，外邪容易侵袭肌肤，更易发生本病。若伴消渴、习惯性便秘等慢性疾病阴虚内热者，或脾虚便溏者，更易染毒发病，并可反复发作，缠绵难愈。

【诊断】

1. 临床表现

（1）有头疖　患处皮肤上有一红色灼热肿块，范围小于3cm，突起根浅，中心有一脓头，出脓即愈。

（2）无头疖　皮肤上有一红色肿块，范围小于3cm，无脓头，表面灼热，压之疼痛，2～3日化脓，溃后多迅速愈合。在头顶者，如脓成未予及时切开排脓，或切口过小，引流不畅，可致头皮窜空，而成蝼蛄疖；在面部者，初起如用力挤压或碰撞则可转成疔疮。

（3）疖病　全身多处同时或反复发生疖者称为疖病。多见于消渴病、习惯性便秘或营养不良患者。好发于项后发际、背部、臀部等处，几个到数十个，破后流脓水成片，局部潮红胀痛，并伴全身症状。反复发作，缠绵不愈。也可在身体各处散发，此处未愈他处又起，或间隔周余、月余再发。

2. 辅助检查　可选择血常规、血糖、免疫功能等检查，以协助治疗。

【鉴别诊断】

1. 痈　常为单发，初起无头，皮紧光亮，肿势范围多在6～9cm，伴有明显的全身症状。

2. 颜面部疔疮　初起或痒或痛，粟粒状脓头，根脚较深，如钉丁之状，肿势散漫，出脓较晚而有脓栓。大多数患者初起即有全身症状。

【治疗】

辨证论治 以清热解毒为主。夏秋发病者兼清暑化湿；疖病多虚实夹杂，虚证者兼养阴或健脾；对伴有消渴病、习惯性便秘或营养不良等慢性病者，应积极治疗原发病。

（1）内治法

①热毒蕴结证

证候：常见于气实火盛的患者。轻者疖肿只有1～2个，严重者可散发全身，或簇集一处，或此愈彼起；伴发热、口渴、溲赤、便秘；舌红苔黄，脉数。

治法：清热解毒。

方药：五味消毒饮和黄连解毒汤加减。大便干结者，加生大黄泄热通便。

②暑热浸淫证

证候：好发于夏秋季节，以儿童及产妇多见。局部皮肤红肿结块，灼热疼痛，突起根浅，范围局限；伴有发热、口渴、便秘、尿赤等；舌苔黄薄腻，脉滑数。

治法：清暑化湿解毒。

方药：清暑汤加减。发于头面部，加野菊花、防风等；发于身体下部者，加黄柏、苍术。热毒内盛者，加黄芩、黄连、栀子；小便短赤者，加滑石、甘草；大便秘结者，加生大黄、枳实等。

③阴虚内热证

证候：疖肿常此愈彼起，或散发全身各处，疖肿较大，易转变成有头疽；常伴口渴唇燥；舌红苔薄，脉细数。

治法：清热养阴解毒。

方药：仙方活命饮合增液汤加减。

如有消渴等病者，宜积极治疗原发疾病。

④脾胃虚弱证

证候：疖肿散发全身各处，成脓、收口时间均较长，脓水稀薄；伴面色萎黄、神疲乏力、纳少便溏；舌淡或边有齿痕，苔薄，脉濡。

治法：健脾和胃，清化湿热。

方药：五神汤合参苓白术散加减。

（2）外治法

①初期：较小的疖用千捶膏盖贴或三黄洗剂外搽；较大者用金黄散或玉露散，以金银花露或菊花露调成糊状外敷；或选鲜野菊花叶、蒲公英、败酱草、丝瓜叶等取其一种，洗净捣烂敷于患处，每日1～2次，或煎水外洗，每日2次。

②成脓期：宜切开排脓，掺九一丹、太乙膏盖贴；疮口较深者可用药线引流。若有袋脓或相互窜通成空壳者，宜做"十"字形剪开；若有出血，可用棉垫加多头带缚扎以压迫

止血；若有死骨者，待松动时可用镊子钳出。可配合垫棉法，使皮肉粘连而愈合。

③溃后期：一般出脓即愈，脓尽用白玉膏掺生肌散收口。

【预防与调护】

1. 保持皮肤清洁，勤换洗衣服，积极锻炼身体，养成良好的卫生习惯。

2. 少食辛辣炙煿及肥甘厚腻之品，患疖时忌食鱼腥发物，保持大便通畅。

3. 应及时治疗消渴病等慢性疾病。

4. 做好防暑降温工作，防止发生痱子。

5. 疖局部应避免搔抓，以防邪毒走散。

项目三　疔　疮

📖 病例导入

某患者，男，48岁。鼻翼右侧疮形如粟，坚硬根深，状如钉丁，或痒或痛，全身热毒症状明显。

问题：①诊断是什么疮疡？②治疗时最重要的措施是什么？

疔疮是指发病迅速且危险性较大的急性化脓性疾病及部分特异性感染性疾病。疔的名称繁多，证因各异。东汉末华佗《中藏经·卷中·论五丁状候第四十》始将颜面部疮疡定名为疔。宋朝窦汉卿《疮疡经验全书·疔疮总论》首次提出疔疮的病名。按照发病部位、原因和性质不同，疔疮可分为颜面部疔疮、手足部疔疮、红丝疔、烂疔、疫疔5种，其中颜面部疔疮和手足部疔疮多发。

一、颜面部疔疮

颜面部疔疮的临床特点是疮形如粟，坚硬根深，状如钉丁，或痒或痛，全身热毒症状明显，病情变化迅速，易成走黄之变。本病相当于西医学的颜面部疖、痈。由于发病部位不同，名称各异，但其病因和辨证施治基本相同。如生于眉心的，名眉心疔；生于两眉棱的，名眉棱疔；生于眼胞的，名眼胞疔；生于颧部的，名颧疔；生于颊车穴的，名颊疔；生于鼻部的，名鼻疔；生于迎香穴的，名迎香疔；生于人中穴的，名人中疔；生于人中两旁的，名虎须疔；生于口角的，名锁口疔；生于唇部的，名唇疔；生于颏部的，名承浆疔；生于地角穴的，名地角疔等。

【病因病机】

本病的发生主要是火热结聚、气血凝滞而成。

1. **脏腑蕴热** 恣食膏粱厚味、醇酒辛辣炙煿，损伤脾胃，内生蕴热；或七情内伤，气郁化火，火炽成毒导致脏腑蕴热，火毒结聚于肌肤为患。

2. **外感火毒** 感受风热火毒，或因昆虫咬伤、抓破皮肤、拔胡须等致皮肤破损染毒，蕴蒸肌肤，以致经络阻隔、气血凝滞而成。

3. **邪毒走散** 头面为诸阳之会，因火毒炽盛，或妄加挤压，或不慎碰伤，或过早切开等致邪毒走散，则成走黄重证。

【诊断】

1. **临床表现** 多发于额前、颧、颊、鼻、口唇等部。

（1）初期 在颜面部某处皮肤上忽起一粟米样脓头，或痒或麻，以后逐渐红肿热痛，肿势范围3～6cm，但根深坚硬，状如钉丁；重者伴有恶寒、发热等症状。

（2）成脓期 经5～7日，肿势逐渐增大，四周浸润明显，疼痛加剧，脓头破溃；伴发热口渴、便秘尿赤等；苔薄腻或黄腻，脉象弦滑数。

（3）溃后期 再过7～10日，肿势局限，顶高根软溃脓，脓栓（疔根）随脓外出，肿消痛止，身热减退。一般10～14天可痊愈。

若处理不当，或妄加挤压，或不慎碰伤，或过早切开等，可引起疔疮顶陷色黑无脓，四周皮肤暗红，头面、耳、项俱肿；伴壮热烦躁、神昏谵语等；舌质红绛，苔黄糙，脉洪数。此为疔毒走散，发为"走黄"之象。

2. **辅助检查**

（1）血常规 白细胞总数及中性粒细胞比例明显增高。

（2）细菌培养加药敏试验 可指导临床选择敏感抗生素。

【鉴别诊断】

1. **疖** 好发于颜面部，但红肿范围不超过3cm，无明显根脚，出脓即愈，一般无全身症状。

2. **有头疽** 初起也有粟粒样脓头，但逐渐形成多头，溃后如蜂窝状；红肿范围常超过9cm；多发生于项背部肌肉丰厚之处；发展缓慢、病程较长。

3. **疫疔** 以从事畜牧业者多见，具有一定的传染性。初起在皮肤上有一小红色丘疹，迅即周围肿胀，作痒不痛，中央呈暗红色或黑色坏死，坏死周围有成群的灰绿色小水疱，形如脐凹，状似牛痘；有严重的全身症状。

【治疗】

1. **辨证论治**

（1）内治法

①热毒蕴结证

证候：疮形如粟，红肿高突，根脚收束，或痒或麻；伴恶寒、发热、头痛；舌红，苔黄，脉数。

治法：清热解毒。

方药：五味消毒饮、黄连解毒汤加减。

②火毒炽盛证

证候：疮形平塌，肿势散漫，皮色紫暗，焮热疼痛；伴高热头痛、烦渴、呕恶、便干尿赤；舌红，苔黄腻，脉洪数。

治法：凉血清热解毒。

方药：犀角地黄汤、黄连解毒汤、五味消毒饮加减。大便秘结者，加生大黄、芒硝；不易出脓者，加皂角刺。

（2）外治法

①初期：箍毒消肿，用金黄散、玉露散以金银花露调敷，或千捶膏盖贴，或六神丸、紫金锭研碎醋调外敷。

②成脓期：提脓祛腐，若脓成有波动感时，可切开排脓；或用九一丹、八二丹撒于疮顶部，再用玉露膏或千捶膏敷贴。

③溃后期：若脓出不畅，用药线引流；脓尽宜生肌收口，用生肌散、太乙膏或红油膏盖贴。

2. 其他疗法

（1）恶寒发热者，加蟾酥丸 3~5 粒吞服；毒盛肿甚者，加大青叶，重用黄连；高热不退者，用犀黄丸，每次 3g，每日 2 次。

（2）必要时中西医结合治疗，配合抗感染、支持、对症治疗。

【预防与调护】

1. 有全身症状者，宜卧床休息。

2. 忌内服发散药，忌灸法，忌早期切开及针挑，忌挤脓，防止跌跤、碰伤患部等，以防疔毒入血而走黄。

3. 饮食宜清淡，忌食膏粱厚味、烟酒及辛辣、鱼腥发物等；忌房事和忿怒。

二、手足部疔疮

手足部疔疮是发生在手足部的急性化脓性疾病。其临床特点是手部发病多于足部，常有外伤诱因，脓成后难于自溃；若治疗不当容易损筋伤骨，影响手足功能。

本病因发病部位、形态及预后的不同而有多种命名。如生在指甲旁的，因其色紫而凸，或溃后胬肉高突，形如蛇眼，称蛇眼疔；生在指头顶端的，肿胀形如蛇头者，叫蛇头疔；生在指腹部，肿如鱼肚、蛇肚的，称鱼肚疔或蛇腹疔；生于手指骨节间的，叫蛀节疔生在手掌中心的，形如盘中托珠之状，称托盘疔；生在足掌中心的，叫足底疔；一指通肿的，叫泥鳅疔等。

【病因病机】

1. 外伤染毒　如针尖、竹、木、鱼骨刺伤，或修甲时刺破皮肤，或昆虫咬伤等，感染邪毒。

2. 脏腑火毒　托盘疔由手少阴心经、手厥阴心包经火毒炽盛为患；足底疔多由湿热下注而成。

【诊断】

1. 临床表现　发病部位多有明显的外伤史。

（1）蛇眼疔　相当于西医学的甲沟炎。初起多局限于指（趾）甲一侧边缘的近端处，有轻微的红肿疼痛，一般2～3天即成脓，可在指（趾）甲背面透现一点黄色或灰白色的脓液积聚阴影。出脓后即肿退痛除，迅速愈合。

如不及时治疗，红肿可蔓延到对侧而形成指（趾）甲周围炎；若脓液侵入指（趾）甲下，可形成指（趾）甲下脓肿，造成指（趾）甲溃空或有胬肉凸出，甚或指（趾）甲脱落。

（2）蛇头疔　相当于西医学的脓性指头炎。初起指端感觉麻痒而痛，继而刺痛，灼热肿胀，色红不明显。中期肿势逐渐扩大，手指末节呈蛇头状肿胀，酿脓时有剧烈的跳痛，患肢下垂时疼痛更甚，局部触痛明显；10天左右成脓，常因剧痛影响食欲和睡眠；伴有恶寒，发热，头痛，全身不适等症状。后期一般脓出黄稠，逐渐肿退痛止，趋向痊愈。若未及时处理，任其自溃，溃后脓水臭秽，经久不尽，余肿不消，或胬肉凸出者，多是损筋伤骨的征象，必待死骨取出后方能愈合。

（3）蛇肚疔　也称蛇腹疔，相当于西医学的化脓性腱鞘炎。患指整个红肿疼痛，呈圆柱状，皮肤色红光亮，关节轻度屈曲，不能伸展，任何伸指动作都会引起剧烈疼痛。发病后7～10天成脓。因指腹部皮肤坚厚，不易测出波动感，也难自溃。溃后脓出黄稠，症状逐渐减轻，经2周左右愈合。若损伤筋脉，则愈合缓慢，并常影响手指的屈伸功能。

（4）托盘疔　相当于西医学的手掌深部间隙感染。整个手掌肿胀高突，失去正常的凹陷，形如托盘之状，手背肿势通常更明显，甚至延及手臂，疼痛剧烈，或并发红丝疔；伴恶寒发热、头痛、纳呆等症状。2周左右成脓，因手掌皮肤坚韧，虽内已化脓，但不易向外透出，可向周围蔓延，损伤筋骨或并发走黄。若溃后脓出，肿消痛减，全身症状随之消失，再过7～10天愈合。

（5）足底疔　相当于西医学的足底皮下脓肿或跖部感染。初期足底部疼痛，不能着地，按之坚硬。3～5天后有啄痛，修去老皮后可见到白色脓点，重者肿势蔓延到足背，痛连小腿，行走受限；伴恶寒发热、头痛、纳呆等症状。偶可并发红丝疔。溃后脓出黄稠，肿消痛止，全身症状也随之消失。

2. 辅助检查

（1）血常规 白细胞总数及中性粒细胞比例明显增高。

（2）细菌培养加药敏试验 可指导临床选择敏感抗生素。

（3）X线摄片检查 可确定有无骨质破坏。

【鉴别诊断】

类丹毒 发病前多有猪骨、鱼虾刺等刺伤皮肤，或破损皮肤接触猪肉、鱼虾史。红肿不如疔疮明显，常表现为游走性的红紫色斑片，一般不会化脓；全身症状不明显。

【治疗】

1. 辨证论治 内治以清热解毒为主，发生在下肢的应注重清热利湿；外治注意局部及时切开排脓或减压；愈后应加强局部功能锻炼，以免因骨坏死或肌腱受损而影响患指（趾）功能。

（1）内治法

①火毒蕴结证

证候：局部红肿疼痛，麻痒并作；全身有畏寒发热、周身不适；舌红，苔黄，脉数。

治法：清热解毒。

方药：五味消毒饮、黄连解毒汤加减。

②热胜肉腐证

证候：红肿明显，疼痛剧烈，肉腐为脓，溃后脓出肿消痛减；或溃后脓泄不畅，肿痛不退，胬肉外突，甚则损筋蚀骨；伴发热、纳呆、周身不适；舌质红，舌苔黄，脉数。

治法：清热透脓托毒。

方药：五味消毒饮、黄连解毒汤合透脓散加减。

③湿热下注证

证候：足底部红肿热痛；伴恶寒、发热、头痛、纳呆；舌质红，舌苔黄腻，脉滑数。

治法：清热解毒利湿。

方药：五神汤合萆薢渗湿汤加减。

（2）外治法

①初期：金黄膏或玉露膏外敷。蛇眼疔也可用10%黄柏溶液湿敷；蛇头疔也可用鲜猪胆1枚套入患指，每日1次。

②成脓期：一般应尽可能循经切开，并根据患病部位选择相应的切口位置。蛇眼疔宜沿甲旁0.2cm处挑开引流；甲下积脓应切除部分指（趾）甲；重者指（趾）甲溃空，需要拔除整个指（趾）甲。蛇头疔有脓后应及早切开，在手指掌侧面做一纵形切口，务必引流通畅，必要时可贯穿指端直至对侧，忌在指掌面正中切开。蛇腹疔应在手指侧面做纵形切口，其长度不得超越上、下指关节面。托盘疔应依掌横纹切开，切口足够大，保持引流

通畅，注意不要因手背肿胀较手掌为甚，而误认为脓腔在手背部而妄行切开。足底疔应先修剪去厚皮，再挑破脓头。

③溃后期：脓尽用生肌散、生肌白玉膏外敷。若有胬肉高突，疮口难愈者，修剪胬肉后，用平胬丹或枯矾粉外敷；若已损骨，溃烂肿胀，脓液污秽不尽，久不收口者，可用2%～10%黄柏溶液浸泡患指（趾），每天1～2次，每次20分钟；有死骨存在，可用七三丹提脓祛腐，待死骨松动时用血管钳或镊子钳出死骨。筋脉受损导致手指屈伸障碍者，待伤口愈合后，用桂枝、桑枝、红花、丝瓜络、伸筋草等煎汤熏洗，并加强患指屈伸功能锻炼。

2. **其他疗法** 参见"颜面部疔疮"。

【预防与调护】

1. 严格遵守操作规程，强化职业保护，防止手足部的意外损伤。

2. 手部疔疮忌持重物或剧烈活动，应以三角巾悬吊固定；生于手掌部者，宜手掌向下，使脓液容易流出；足部疔疮宜抬高患肢，应尽量减少行走。

3. 愈后可能影响手指屈伸功能者，宜适时加强功能锻炼。

4. 其他参照"颜面部疔疮"。

三、红丝疔

红丝疔是发于四肢，皮肤呈红丝显露，迅速向上走窜的急性感染性疾病。相当于西医学的急性淋巴管炎。其临床特点是先有手足疔疮或皮肤破损，红肿热痛，继则患肢内侧皮肤出现红丝一条或数条，迅速向近心端方向走窜，近端臖核肿痛，浅表者鲜红如丝，深在者暗红肿痛；伴恶寒发热等症状；邪毒重者可内攻脏腑，发生走黄。

【病因病机】

内有火毒凝聚，外有手足部疔毒、脚湿气糜烂或皮肤破损感染毒邪，以致毒流经脉，向上走窜而继发本病。若火毒走窜，内攻脏腑，可成走黄之证。

【诊断】

1. 临床表现

（1）好发于四肢内侧，常有手足生疔或皮肤破损等病史。

（2）多先在手足生疔部位或皮肤破损之处有红肿热痛，继则在前臂或小腿内侧皮肤上有一条或多条红丝，迅速向近心端方向走窜，上肢可停于肘部或腋部，下肢可停于腘窝或腹股沟处。肘、腋或腘窝、腹股沟部常有臖核肿大疼痛。

（3）轻者红丝较细，无全身症状，1～2天可愈；重者红丝较粗，并伴有恶寒、发热、头痛、饮食不振、周身无力等全身症状。其中有的可结块，一处未愈，他处又起，有的二三处相互串连。病变在浅部的，结块多而皮色较红；病变在深部的，皮色暗红，或不见

"红丝"，但患肢出现条索状肿块和压痛。如结块不消退而化脓，则肿胀疼痛更剧，化脓在发病后 7～10 天，溃后一般收口较易，如二三处串连贯通，则收口较慢。

（4）若伴有高热神昏、胸痛、咯血等症，是为走黄征象。

2. 辅助检查　血常规示白细胞总数及中性粒细胞比例增高。

【鉴别诊断】

1. 青蛇毒　下肢体表静脉走行部位肿胀灼热、红硬压痛，可触及条索状物（不似红丝）；急性者可出现发热、全身不适等症状；局部病变消退较慢。

2. 股肿　多有长期卧床、产后、腹部手术史等。患肢肿胀、疼痛、增粗，皮肤发白或青紫。失治可遗留肢体肿胀的后遗症。

【治疗】

辨证论治　宜清热解毒，佐以活血化瘀，同时积极治疗原发病灶。

（1）内治法

①火毒入络证

证候：患肢红丝较细，红肿疼痛；全身症状较轻；苔薄黄，脉濡数。

治法：清热解毒。

方药：五味消毒饮加减。

②火毒入营证

证候：患肢红丝粗肿明显，迅速向近端蔓延；全身寒战高热、烦躁、头痛、口渴；苔黄腻，脉洪数。

治法：凉血清营，解毒散结。

方药：犀角地黄汤、黄连解毒汤、五味消毒饮加减。

（2）外治法

①初期：可外敷金黄膏、玉露散；若红丝细者可用砭镰法，局部皮肤消毒后，以刀针沿红丝行走途径寸寸挑断，并用拇指和食指轻捏针孔周围皮肤，微令出血，或在红丝尽头挑断，挑断处均盖贴太乙膏掺红灵丹。

②成脓期：若结块成脓，则切开排脓，用八二丹或九一丹药线引流，外敷红油膏。如二三处串连贯通者，宜彻底切开贯通的脓腔。

③溃后期：脓净后用生肌散、白玉膏收口，并加垫棉压迫以加速疮口愈合。

【预防与调护】

1. 注意劳动保护，防止手足皮肤损伤。

2. 积极治疗原发病。

3. 患病后注意休息，避免多走路。

四、烂疔

烂疔是发生在皮肉之间，腐烂甚剧，病势暴急的急性感染性疾病。相当于西医学的气性坏疽。其临床特点是起病急骤，病情凶险，焮热肿胀，胀裂样剧痛，皮色暗红，然后稍黑或有白斑，迅速腐烂，患处皮肉很快大片腐烂脱落，范围甚大，疮形略带凹形（如匙面），轻按患处有捻发音，溃后流出脓液，稀薄如水，臭秽，易并发走黄，可危及生命。

【病因病机】

本病多因皮肉破损，接触潮湿泥土、脏物等，感染特殊毒气，与内在湿热火毒搏击，致毒聚肌肤，气血凝滞，热胜肉腐而成。湿热火毒炽盛，走窜入营，则易成走黄重证。

西医学认为，本病是梭状芽胞杆菌自伤口感染而成。

【诊断】

1. **临床表现**　以农民和战士多见。患者发病前多有手足创伤和接触泥土、脏物史。潜伏期一般 2 ～ 3 天。好发于足部，臂、手背等也可发生。

（1）初期　患肢有沉重和包扎过紧感觉，继则出现"胀裂样"疼痛，疮口周围皮肤高度水肿，紧张光亮，按之陷下不能即起，迅速蔓延成片，状如丹毒，但皮色呈暗红色；伴寒战、高热（体温 40 ～ 41℃）、头痛、烦躁、呕吐、面色苍白或神昏谵语。一般高热一昼夜后，虽身热略降，但仍神志不清，伴有烦渴引饮、食欲不振、小便短赤等症状。

（2）成脓期　高热 1 ～ 2 天后，肿胀疼痛剧烈，皮肤上出现许多含暗红色液体的小水疱，很快积聚融合成数个大水疱。破后流出淡棕色浆水，气味臭秽。疮口四周皮色转为紫黑色，中央有浅黄色死肌，疮面略呈凹形，轻按患处有捻发音，重按则有污脓溢出，稀薄如水，混以大量气泡。随后腐肉大片脱落，疮口日渐扩大。

（3）溃后期　若患处腐肉与正常皮肉分界明显，四周水肿消失，分界处流出脓液转稠，身热渐退，是为转机之象；之后腐脱新生，即使疮面甚大，也能渐渐收口而愈。若肿势蔓延，腐烂不止，伴高热持续、神昏谵语、黄疸、舌苔黄而焦糙、脉细数，乃正不胜邪，毒邪走窜，不得外泄而内攻脏腑，形成"走黄"征象，可危及生命。

2. **辅助检查**

（1）脓液细菌培养　可发现梭状芽胞杆菌。

（2）X 线检查　患部见气泡阴影。

（3）血常规检查　白细胞总数及中性粒细胞比例明显增高。

【鉴别诊断】

1. **流火**　常有反复发作史，局部皮色鲜红，边缘清楚，高出周围皮肤，压之退色。一般无水疱，即使有也较小，刺破后流出黄水，无恶臭，肉色鲜红，无坏死现象。

2. **发**　发病相对较慢，疼痛逐渐加重，其红肿以中心明显，四周较轻；溃后患处无

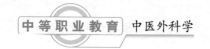

捻发音。全身症状相对较轻。

【治疗】

必须中西医结合抢救治疗。内治宜清热泻火、利湿解毒，佐以和营散瘀；外治宜广泛多处纵深切开，充分引流。

1. 辨证论治

（1）内治法

①湿火炽盛证

证候：初起患肢有沉重和包扎过紧感觉，继则出现"胀裂样"疼痛，疮周皮肤色红，肿胀发亮，按之凹陷，迅速蔓延成片；或肿胀剧烈，水疱，皮肉腐烂；伴寒战、高热、头痛、烦躁；舌质红，舌苔薄白或薄黄，脉弦数。

治法：清热泻火，利湿解毒。

方药：黄连解毒汤合萆薢化毒汤加减。

②毒入营血证

证候：局部胀痛，疮周水肿发亮，暗紫色，间有血疱，肌肉腐烂，溃流血水，脓液稀薄，混有气泡，气味恶臭；伴壮热头痛、神昏谵语、气促、烦躁不安、呃逆呕吐；舌质红绛，舌苔薄白，脉洪滑数。

治法：凉血解毒，清热利湿。

方药：犀角地黄汤、黄连解毒汤加减。神昏谵语者，加安宫牛黄丸2粒，分2次化服；或紫雪丹4.5g，分3次吞服。便秘者加生大黄。

③正虚邪恋证

证候：局部肿痛渐轻，疮口腐肉渐脱，脓液减少，疮面转红；伴见发热不扬或潮热、倦怠无力、胸闷口腻、食欲不振或口渴多饮；舌红少苔，脉虚数或细数。

治法：益气养阴，利湿解毒。

方药：顾步汤加减。

（2）外治法

①初期：玉露膏外敷。

②成脓期：诊断明确后立即手术，广泛多处纵深切开，须切至颜色正常、能够出血的健康组织为止。彻底切除坏死组织，清除异物、碎骨片，用大量双氧水冲洗疮口，疮口完全敞开，双氧水纱布松填。

③溃后期：腐肉与正常皮肉分界明显时，外敷5%～10%蟾酥合剂或五五丹。腐肉脱落，肉色鲜润红活者，生肌散、红油膏盖贴。

2. 其他疗法

（1）早期应用足量、有效、广谱或敏感抗生素。

（2）应用多价气性坏疽抗毒血清。

（3）支持疗法：维持水、电解质平衡，保证营养，必要时少量多次输血。

（4）对症处理，如止痛、降温等。

【预防与调护】

1. 必须严格执行消毒隔离制度。如用过的敷料应予焚毁，换药用具应彻底消毒或灭菌。

2. 加强宣传教育，加强劳动保护。如避免赤足劳动，对污染创口或战伤创口应及时彻底清创，创口敞开，不予缝合，包扎不宜过紧等，预防烂疗的发生。

五、疫疗

疫疗是接触疫畜染毒所致的急性传染性疾病，以其疮形如脐之凹陷，又名鱼脐疗。本病相当于西医学的皮肤炭疽。其临床特点是多发于头面、颈项、前臂等暴露部位，初起如虫叮水疱，很快干枯坏死如脐凹，全身症状明显，有一定的传染性、职业性，可并发走黄。

【病因病机】

本病先有皮肤损伤，后又感染疫死的牛、马、猪、羊之毒，疫毒阻于肌肤，以致气血凝滞、毒邪蕴结而成。疫毒容易内传脏腑而导致走黄。

【诊断】

1. 临床表现　多见于畜牧业、屠宰或皮毛制革等工作者。常在接触疫畜或其皮毛后 1~3 天发病。好发于头面、颈项、手、臂等暴露部位。有一定的传染性。

（1）初期　皮肤上有一个红色的小斑丘疹，奇痒不痛，形如蚊迹蚤斑，伴轻微身热。第 2 天丘疹顶部变成水疱，内有淡黄色液体，周围肿胀焮热。第 3~4 天，水疱很快干燥，形成暗红色或黑色坏死，其在坏死组织周围有成群的绿色小水疱，疮形如脐凹。同时局部肿势散漫，软绵无根，并有臖核肿大。

（2）成脓期　第 10~14 天后，若中央腐肉与正常皮肉开始分离，或流出少量脓水，四周肿势日趋局限，身热渐退者，是为顺证；伴有明显的发热、头痛骨楚、苔黄脉数等症状。

（3）溃后期　腐肉脱落缓慢，3~4 周可愈合。若局部肿势继续发展，伴壮热神昏、痰鸣喘急、身冷脉细者，是合并"走黄"之象。

2. 辅助检查

（1）血液培养或疱液涂片培养　可发现革兰阳性炭疽杆菌。

（2）血常规　白细胞总数及中性粒细胞比例增高。

【鉴别诊断】

1. 颜面部疗疮　疮形如粟，坚硬根深，状如钉丁，或痒或痛。无传染性。

2. **丹毒** 局部皮色鲜红，边缘清楚，灼热疼痛，少有水疱，且无脐凹，常有反复发作史。

【治疗】

严格隔离，防止传染。

1. 辨证论治

（1）内治法

疫毒蕴结证

证候：患部皮肤发痒，出现一蚊迹样红色斑丘疹，继则形成水疱，破溃后成黑色溃疡，疮形如脐凹，疮周肿胀，绕以绿色水疱；伴发热、骨节疼痛，甚则壮热神昏；舌质红，舌苔黄，脉数等。

治法：清热解毒，和营消肿。

方药：仙方活命饮合黄连解毒汤加减。

（2）外治法

①初、中期：消肿解毒，玉露膏掺蟾酥合剂或升丹外敷。

②后期：腐肉未脱，改掺10%蟾酥合剂或五五丹。腐脱后见肉色鲜红，改掺生肌散，外盖红油膏。

2. 其他疗法

（1）蟾酥丸6粒，分2次吞服。

（2）犀黄丸3g，每日2次。

【预防与调护】

1. 必须严格执行消毒隔离制度。如用过的敷料应予焚毁，换药用具应彻底消毒或灭菌。

2. 切实加强屠宰、制革和皮毛职业的劳动保护。如发现疫畜，予以隔离，杀死后焚毁或深埋。对可疑受污染的皮毛必须用高压蒸汽和盐酸及食盐水等浸泡消毒后再加工。对牧民、屠宰牲畜人员、兽医、畜制品加工厂工人等用减毒活疫苗进行预防接种。操作时必须戴橡皮手套、口罩及围巾保护等。

项目四　痈

痈有"内痈""外痈"之分，现仅叙述外痈。痈是指发生于体表皮肉之间的急性化脓性疾病。本病相当于西医学的皮肤浅表脓肿、急性化脓性淋巴结炎。其临床特点是局部光软无头，红肿疼痛（少数初起皮色不变），结块范围多在6~9cm，发病迅速，易肿、易脓、易溃、易敛；或伴恶寒、发热、口渴等症状。一般不会损伤筋骨，也不易造成内陷。如明代汪机《外科理例》曰："痈者，初生红肿，突起阔三四寸，发热恶寒，烦渴或不热，抽掣疼痛，四五日后按之微软。"

一般的痈发无定处，随处可见。因发病部位不同，中医文献中有各种不同的疾病名称。如生于颈部的称颈痈；生于腋下的称腋痈；生于肘部的称肘痈；生于胯腹部的称胯腹痈；生于委中穴的称委中毒；生于脐部的称脐痈。虽其临床表现各有特点，但均具备一般痈的共性，其病因病机、证治基本相同。

【病因病机】

外感六淫及过食膏粱厚味，内郁湿热火毒，或皮肤外伤感染毒邪，引起毒邪壅聚，导致营卫不和、气血凝滞、经络阻塞、化火成毒而成痈。

【诊断】

1. 临床表现

（1）初期　患处皮肉之间突然肿胀，光软无头，迅速结块，皮肤焮红（少数初起皮色不变），灼热疼痛，逐渐扩大；可伴恶寒发热、头痛、口渴；舌质红，舌苔黄腻，脉弦滑或洪数。

（2）成脓期　发病后 7 天左右，肿势逐渐高突，疼痛加剧，痛如鸡啄。若按之中软有波动感者，为脓已成熟；若体质较差，气血虚弱，不易托毒外出成脓者，病程也不超过 2 周。多伴有发热持续不退等全身症状。

（3）溃后期　脓出多而稠厚，色黄白，若为外伤血肿化脓，则可夹杂赤紫色血块。若溃后脓出通畅，则肿消痛止，收口而愈，全身症状也随之消失。若疮口过小或袋脓可致脓流不畅，影响愈合；若气血虚者，则脓水稀薄，疮面新肉难生，不易收口。

2. 辅助检查

（1）血常规　白细胞总数及中性粒细胞比例增高。

（2）细菌培养加药敏试验　可指导临床用药。

【鉴别诊断】

1. 脂瘤染毒　患处平素有结块，中心皮肤常见粗大黑色毛孔，挤之有粉刺样物溢出，且有臭味。染毒后红肿较局限，化脓在 10 天左右，脓出夹有粉渣样物。愈合较为缓慢。

2. 有头疽　多发于项背部肌肉丰厚之处；初起有粟粒样脓头，而后肿势逐渐扩大，红肿范围较大，常超过 9cm，形成多个脓头，溃后如蜂窝状；全身症状明显。发展缓慢，病程较长。

3. 发　在皮肤疏松部位，突然红肿蔓延成片，灼热疼痛，红肿以中心明显，四周较淡，边界不清，范围较痈大，3～5 日皮肤湿烂，随即腐溃，色黑，或中软而不溃。伴有明显的全身症状。

【治疗】

1. 辨证论治　以清热解毒、和营消肿为主，并结合发病部位辨证用药。

（1）内治法

①火毒凝结证

证候：局部突然肿胀，光软无头，迅速结块，皮肤掀红，灼热疼痛，少数皮色不变，酿脓时呈红色；伴恶寒发热、头痛、口渴；舌质红，舌苔黄腻，脉弦滑或洪数。

治法：清热解毒，活血化瘀。

方药：仙方活命饮加减。发于上部，加牛蒡子、野菊花；发于中部，加龙胆、黄芩、栀子；发于下部，加苍术、黄柏、川牛膝等。

②热盛肉腐证

证候：皮肤红热加重，肿势高突，剧烈疼痛，痛如鸡啄，溃后脓泄；舌质红，舌苔黄，脉数。

治法：和营清热，透脓托毒。

方药：仙方活命饮合五味消毒饮加减。

③气血两虚证

证候：溃出脓水稀薄，新肉不生，肉色暗红不泽，久不收口；伴面色无华、神疲乏力、食欲不振；舌质淡胖，舌苔少，脉沉细无力。

治法：益气养血，托毒生肌。

方药：托里消毒散加减。

（2）外治法

①初期：金黄膏外敷。热盛者，用玉露膏或太乙膏外敷，掺药均可用红灵丹或阳毒内消散。

②成脓期：及时切开排脓。

③溃后期：先用药线蘸八二丹插入疮口，3～5日后改用九一丹药线，外盖金黄膏或玉露膏。待肿势基本消退时，改用红油膏盖贴。脓腐已尽，宜改用生肌散、生肌白玉膏或生肌玉红膏盖贴。有袋脓者，先用垫棉法加压包扎，如无效可扩创引流。

2. 其他疗法　参考"颜面部疔疮"。

【预防与调护】

1. 保持局部皮肤清洁。

2. 忌食辛辣炙煿助火及肥甘厚腻之品，戒烟限酒。

3. 全身症状明显者宜卧床休息，并减少患部活动。

一、颈痈

颈痈是发生在颈部两侧的急性化脓性疾病。俗名痰毒，又称时毒。本病相当于西医学的颈部急性化脓性淋巴结炎。其临床特点是多见于儿童，冬春易发，初起时局部肿胀、灼热疼痛而皮色不变，结块形如丸卵，边界清楚，肿胀范围相对较小，经 7～10 日成脓，10～14 日可以愈合。伴有明显的风温外感症状。

【病因病机】

外感风温、风热之邪，或内伤情志，气郁化火，或饮食不节，嗜食辛辣、膏粱厚味，损伤脾胃，脾失运化，痰热内生，或因患乳蛾、口疮、龋齿或头面疮疖，毒邪流窜至颈部，以致外邪、内热夹痰蕴结于少阳、阳明经，阻塞经络，气血凝滞，热胜肉腐而成。

【诊断】

1. 临床表现　多见于儿童，冬春季易发。发病前多有乳蛾、口疮、龋齿或头面疮疖，或附近皮肤黏膜破伤病史。多生于颈旁两侧，也可发生于耳后、项后、颌下、颏下。

（1）初期　结块形如丸卵，肿胀，皮色不变，灼热疼痛，活动度不大，逐渐漫肿坚实，掀热疼痛；伴寒热发热、头痛、项强、舌苔薄腻，脉滑数等症状。

（2）成脓期　若 4～5 日后皮色渐红，肿势高突，疼痛加剧，痛如鸡啄，是欲成脓；伴发热不退、口干、便秘、尿赤、苔黄腻，脉滑数等症状。至 7～10 日，按之中软而有波动感者，为脓已成熟。

（3）溃后期　溃后脓出黄白稠厚，肿退痛减，10～14 日可以愈合。若火毒炽盛或素体虚弱，病变可向对侧蔓延，或压迫结喉，形成锁喉痛，甚则危及生命。部分患者因大量使用抗生素或苦寒药物治疗，形成慢性迁延性炎症者，结块质地较坚硬，需 1～2 个月后才能消散。如不能控制病情，可再次出现红肿热痛而化脓。

2. 辅助检查

血常规　白细胞总数及中性粒细胞比例增高。

【鉴别诊断】

1. 痄腮（流行性腮腺炎）　有传染性。多发于小儿腮部，常双侧发病，色白漫肿，酸胀少痛，口腔颊黏膜腮腺开口处红肿，进食时疼痛，一般不会化脓，7～10 天消退。

2. 臀核（慢性淋巴结炎）　多由头面疮口、口腔感染等疾患引起，但结块较小，推之活动，有轻度压痛，一般不化脓；无全身症状。

【治疗】

辨证论治

（1）内治法

风热痰毒证

证候：颈旁结块，初起色白漫肿，形如鸡卵，灼热疼痛，逐渐红肿、化脓溃破；伴恶寒发热、头痛项强、口干咽痛、便秘尿赤；舌质红，舌苔薄腻，脉滑数。

治法：散风清热，化痰消肿。

方药：牛蒡解肌汤或银翘散加减。

（2）外治法 参见"痈"的外治。

【预防与调护】

1. 积极治疗颜面部原发性疾病，及时控制感染。

2. 饮食清淡、松软，忌食鱼腥、辛辣炙煿之品。

3. 保持情志舒畅，避免情志抑郁不舒。

二、腋痈

腋痈是指发生在腋窝部的急性化脓性疾病。本病相当于西医学的腋部急性化脓性淋巴结炎。其临床特点是腋下暴肿，灼热疼痛，皮色不红，上肢活动不利，溃后易成袋脓；伴恶寒发热。

【病因病机】

1. **毒邪流窜** 常由上肢皮肤破损染毒，或有疮疡等感染病灶，毒邪循经流窜至腋部所致。

2. **脏腑郁热** 素有肝脾郁热，情志内伤，忿怒气郁，导致气血凝滞，经脉阻滞而发病。

【诊断】

1. **临床表现** 发病前多有上肢皮肤破损或疮疡等病史。

（1）初期 多见腋部暴肿，皮色不变，灼热疼痛，同时上肢活动不利；伴有恶寒发热、食欲不振、舌质红、舌苔薄、脉滑数等症状。

（2）成脓期 若疼痛日增、寒热不退，势在酿脓。经2周左右肿块中间变软，皮色转红，按之有明显波动感；伴发热、周身不适、舌质红、舌苔黄、脉数等症状。

（3）溃后期 溃后一般脓出稠厚，肿消痛止，易生肌敛口。若溃后脓流不尽，肿势不退，多因溃口太小，或溃口位置偏高，引起袋脓，以致引流不畅而影响愈合。

2. **辅助检查**

血常规检查 血白细胞总数及中性粒细胞比例增高。

【鉴别诊断】

腋疽 腋窝处肿块初起皮色不变，推之可动，疼痛不甚，约需3个月化脓，溃后脓水稀薄夹有败絮样物质，收口较慢；可伴有午后潮热等症状。

【治疗】

辨证论治

（1）内治法

肝郁痰火证

证候：腋部暴肿热痛；伴发热、头痛、胸胁牵痛、口苦咽干；舌质红，舌苔黄，脉弦数。

治法：清肝解郁，消肿化毒。

方药：柴胡清肝汤加减。脓成者，加炙山甲、皂角刺。

（2）外治法

①参照"颈痈"。

②脓成手术切开时，宜循经直开，低位引流，切口宜足够大。若有袋脓则及时扩创，必要时外盖棉垫，紧压疮口，以加速愈合；如未及时扩创，可迁延日久，难以收口。

【预防与调护】

1. 参照"痈"。

2. 疮口收敛后重视上肢功能锻炼。

三、脐痈

脐痈是指生于脐部的急性化脓性疾病。其临床特点是初起脐部微肿，渐大如瓜，溃后如脓稠无臭则易敛，如脓水臭秽则成漏。其中溃后能较快收口愈合者，乃属痈的范畴，相当于西医学的脐炎；如溃后久不收敛，甚至内溃透膜形成瘘管者，多为卵黄管（脐肠管）残留、脐尿管闭合不全而继发感染所致。

【病因病机】

先天脐部发育不良，复因心脾湿热，火毒下移小肠，结聚脐部，以致血凝毒滞而成本病。或先有脐部湿疮出水，复因搔抓染毒而发病。

【诊断】

1. 临床表现　发病前往往有脐部湿疮病史，或脐部曾有排出尿液或粪便史。

初起脐部微痛微肿，皮色或红或白，渐渐肿大如瓜，或高突如铃，根盘较大，触痛明显，或绕脐而生。酿脓时可伴恶寒发热等全身症状。溃后若脓水稠厚无臭味者易敛；如脓出臭秽，或夹有粪块物质，脐孔正中下方触及条状硬结者，往往形成脐漏，日久不易收口。

2. 辅助检查

瘘管造影　对久不收口者，可做瘘管造影以明确诊断。

【鉴别诊断】

脐风　脐部不痛不肿，潮红湿润，或湿烂流滋，瘙痒不适，可反复发作。

【治疗】

以清热利湿解毒为主，对脐漏者应及时手术治疗。

1. 辨证论治

（1）内治法

①湿热火毒证

证候：脐部红肿高突，灼热疼痛；伴恶寒发热、口苦纳呆；舌质红，舌苔薄黄，脉滑数。

治法：清火利湿解毒。

方药：黄连解毒汤合四苓散加减。脓成或溃脓不畅，加皂角刺、生黄芪；脐周肿痒者，加苦参、白鲜皮、滑石；热毒炽盛者，加败酱草、大青叶、红藤等。

②脾气虚弱证

证候：溃后脓出臭秽，或夹有粪汁，或排出尿液，或脐部胬肉外翻，久不收敛；伴面色萎黄、神疲乏力、纳呆便溏；舌质淡，舌苔薄，脉濡。

治法：健脾益气。

方药：四君子汤合托里消毒饮加减。

（2）外治法

①参照"痈"。

②成漏者，疮口可插入七三丹药线提脓，待腐肉脱尽后，加用垫棉法。

2. 其他疗法　对反复发作，或久不收口而成漏者，应立即行西医手术治疗。

【预防与调护】

1. 保持脐部清洁干燥，切勿过度搔挖脐窝，以免受邪感染。

2. 积极做好脐部卫生保护，及时治疗脐部先天性疾病。

四、委中毒

委中毒是发生在腘窝部的急性化脓性疾病。本病相当于西医学的腘窝部急性化脓性淋巴结炎。其临床特点是腘窝部木硬疼痛，皮色不变，小腿屈伸不利，愈后可有短期屈曲难伸。

【病因病机】

多因寒湿侵袭，蕴积化热，或湿热下注，或患肢皮肤破伤（足跟皲裂、冻疮溃烂、脚湿气、湿疮等）感染毒邪，致使湿热蕴阻，经络阻隔，气血凝滞而成。

【诊断】

1. 临床表现　发病前多有患侧足、腿皮肤破伤史。

患肢委中穴处初起木硬疼痛，皮色如常或微红，形成结块后则患侧小腿屈伸困难，行动不便；伴有恶寒发热、纳呆等全身症状。若肿痛加剧，身热不退，2～3周后可成脓。脓溃后2周左右疮口愈合。疮口愈合后，患肢仍然屈曲难伸者，需经2～3个月的功能锻炼方可恢复正常。

2. 辅助检查

血常规检查　白细胞总数及中性粒细胞比例明显增高。

【鉴别诊断】

胶瘤（腘窝部的腱鞘囊肿）　发生于腘窝部，结块呈圆形，与皮肤不粘连，表面光滑，大小不等，质韧或有囊性感，局部微痛，不发热，不化脓。一般穿刺可吸出胶样液体。治疗用三棱针穿破瘤体，挤出内容物；反复发作者可用手术。

【治疗】

辨证论治

（1）内治法

①气滞血瘀证

证候：腘窝部木硬疼痛，皮色如常或微红，活动稍受限；伴恶寒发热；舌苔白腻，脉滑数。

治法：和营活血，消肿散结。

方药：活血散瘀汤加减。

②湿热蕴阻证

证候：腘窝部木硬肿胀，焮红疼痛，小腿屈曲难伸；伴恶寒发热、口苦且干、纳呆；舌质红，舌苔黄腻，脉滑数。

治法：清利湿热，和营活血。

方药：活血散瘀汤合五神汤加减。

③气血两亏证

证候：起发缓慢，脓成难溃，溃后脓出清稀，久不收敛，小腿屈伸不利；舌质淡，舌苔薄或薄腻，脉细。

治法：补益气血。

方药：八珍汤加减。

（2）外治法

①脓成后应切开引流。若脓成后切口过小，脓流不畅，形成袋脓者，须及时扩创。

②若溃后脓出如鸡蛋清样黏液时，为生肌收口之象，应停用药线，改用生肌散收口，并以棉垫紧压疮口，可加速愈合。

【预防与调护】

1. 及时治疗原发病。

2. 疮口愈合前尽量减少患肢行走；愈合后患肢筋缩难伸者，加强功能锻炼，用脚踏滚轴法。

项目五 发

发是病变范围较痈大的急性化脓性疾病。本病相当于西医学的蜂窝组织炎。其临床特点是初起无头、红肿蔓延成片，中央明显，四周较淡，边界不清，3～5日后中央色褐腐溃，周围湿烂，灼热疼痛，有明显的全身症状。常见的发有生于结喉处的锁喉痈、生于臀部的臀痈、生于手背部的手发背、生于足背的足发背。

发分原发性和继发性两类，原发性的如手发背、足发背，继发性的伴有痈、疽等原发灶。中医文献中，发常与"痈""有头疽"的名称交叉使用，临床应注意区分。《医学大辞典》解释"发"为"痈疽之大者，谓之发"。

一、锁喉痈

锁喉痈是发于颈前正中结喉处的急性化脓性疾病。因其红肿绕喉故名，又称猛疽、结喉痈，俗称盘颈痰毒。本病相当于西医学的口底部蜂窝组织炎。其临床特点是来势暴急，初起结喉处红肿绕喉，根脚散漫，坚硬灼热疼痛，范围较大，肿势蔓延至颈部两侧、腮颊及胸前，可连及咽喉、舌下，并发喉风、重舌甚至痉厥等险症；伴壮热口渴、头痛项强等全身症状。

【病因病机】

外感风温邪毒，客于肺胃经脉，或患麻疹痧痘之后，余毒未清，或素体虚弱，口唇齿龈生疮、咽喉糜烂等感染邪毒，导致痰热上蕴结喉，经络阻塞，气血凝滞，热盛肉腐而致病。

【诊断】

1. 临床表现　多发生于儿童，发病前多有口唇、咽喉糜烂及痧痘史。

发病暴急，初起结喉部红肿绕喉，根脚散漫，坚硬灼热疼痛。2～3天后肿势可蔓延及颈部两侧，甚至上延腮颊，下至胸胁。肿连咽喉、舌下，可并发喉风、重舌，以致汤水难下。全身症状有壮热口渴，头痛项强，大便燥结，小便短赤，甚至气喘痰壅而发生痉厥。若肿势渐趋局限，按之中软应指，为脓已成熟。溃后如脓出黄稠，热退肿消，则收口较快；如溃后脓出稀薄，疮口有空壳，或脓从咽喉部溃出，全身虚弱，则收口较慢。

2. 辅助检查

血常规检查　白细胞总数及中性粒细胞比例明显增高。

【鉴别诊断】

1. 颈痈　多见于儿童，冬春易发。初起时局部肿胀、灼热疼痛而皮色不变，结块形如丸卵，边界清楚，肿胀范围相对较小，经7～10日成脓，10～14日可以愈合；伴有明显的风温外感症状。

2. 瘰痈　发病前多有风温、风热症状，结喉两侧结块，皮色不变，微有灼热，疼痛牵引至耳后枕部，一般不易化脓。

【治疗】

治疗以清热解毒、化痰消肿为主。成脓后应及早切开排脓。必要时配合西医治疗。

1. 辨证论治

（1）内治法

①痰热蕴结证

证候：红肿绕喉，肿势散漫，坚硬疼痛；壮热口渴、头痛项强、大便秘结、小便短赤；舌质红绛，舌苔黄腻，脉弦滑数或洪数。

治法：散风清热，化痰解毒。

方药：普济消毒饮加减。气喘痰壅者，加鲜竹沥、天竺黄、莱菔子；痉厥者，加安宫牛黄丸化服，或紫雪丹吞服；壮热口渴者，加生石膏、生地黄、天花粉；大便秘结者，加生大黄、芒硝等。

②热胜肉腐证

证候：肿势局限，按之中软应指，脓出黄稠，热退肿减；舌质红，舌苔黄，脉数。

治法：清热化痰，和营托毒。

方药：仙方活命饮加减。

③热伤胃阴证

证候：溃后脓出稀薄，疮口有空壳，或脓从咽喉溃出，收口缓慢；伴胃纳不香、口干少津；舌质光红，舌苔少，脉细。

治法：清养胃阴。

方药：益胃汤加减。

（2）外治法

①初期：用玉露散或金黄散或双柏散以金银花露或菊花露调敷。

②成脓期：应及早切开减压，用九一丹药线引流，外盖金黄膏或红油膏。

③溃后期：脓尽改用生肌散、生肌白玉膏。

2. 其他疗法　并发喉风、重舌甚至痉厥等危险证候时应配合西医治疗。

【预防与调护】

1. 积极处理原发病灶。

2. 高热时应卧床休息，气喘痰壅时取半卧位，痉厥时应注意防止受伤。

3. 饮食清淡，半流质为宜，以减少咽喉部的刺激疼痛。

4. 箍围药宜保持湿润，使药力易于透达。

二、臀痈

臀痈是发生于臀部肌肉丰厚处、范围较大的急性化脓性疾病。由肌肉注射引起者俗称针毒。本病相当于西医学的臀部蜂窝组织炎。其临床特点是发病急，位置深，范围大，起发难，成脓快，腐溃难，收口慢。

【病因病机】

急性者多由湿热火毒内生，或注射时感染毒邪而成；或局部疮疖发展而来。慢性者多由湿痰凝结，营气不从，逆于肉理所致；或注射药液吸收不良所引起。

【诊断】

1. 临床表现　局部常有注射史，或患疮疖及臀部周围有皮肤破溃病灶等。

（1）初期　急性者，一侧臀部疼痛，肿胀焮红，红肿以中心最为明显而四周较淡，边缘不清；红肿逐渐扩大而有硬结，患肢步行困难；伴有恶寒发热、头痛、骨节酸痛、胃纳不佳等全身症状。慢性者，初起多漫肿，红热不显，结块坚硬，有疼痛或压痛，患肢步行不便，进展较为缓慢；多无全身症状。

（2）成脓期　急性者2～3天后皮肤湿烂，随即变成黑色腐溃，或中软不溃；壮热不退。慢性者，结块坚硬，成脓缓慢；全身症状也不明显。

（3）溃后期　溃后一般脓出黄稠，经正规治疗后可收口愈合。若疮口有大块腐肉脱落，以致疮口深大而成空腔者，则收口较慢，需1个月左右才能痊愈。待脓出腐脱后，身热也逐渐减轻。慢性者，症状较轻，经过治疗后多能自行消退。

2. 辅助检查

血常规检查　白细胞总数及中性粒细胞比例明显增高。

【鉴别诊断】

1. 有头疽　多发于项背部肌肉丰厚之处。初起有粟粒样脓头，而后肿势逐渐扩大，红肿范围常超过9～12cm，形成多个脓头，溃后如蜂窝状；全身症状明显。发展缓慢、病程较长。

2. 流注　患处漫肿疼痛，皮色如常，并不局限于臀部一处，有此处未愈他处又起的特点。

【治疗】

辨证论治　内治以清热利湿解毒为主，外治切开排脓时应将坏死组织一并切除，充分引流。

（1）内治法

①湿火蕴结证

证候：臀部先痛后肿，焮红灼热，或湿烂溃脓；伴恶寒发热、头痛骨楚、食欲不振；舌质红，舌苔黄或黄腻，脉数。

治法：清热解毒，和营化湿。

方药：黄连解毒汤合仙方活命饮加减。局部红热不严重者，应适当减少清热解毒之品，加大活血祛瘀之品，如桃仁、红花、泽兰等。

②湿痰凝滞证

证候：漫肿不红，结块坚硬，病情进展缓慢；多无全身症状；舌质淡，舌苔薄白或白腻，脉缓。

治法：和营活血，利湿化痰。

方药：桃红四物汤合仙方活命饮加减。

③气血两虚证

证候：溃后腐肉大片脱落，疮口较深，形成空腔，收口缓慢；伴面色萎黄、神疲乏力、胃纳不佳；舌质淡，舌苔薄白，脉细。

治法：调补气血。

方药：八珍汤加减。

（2）外治法

①初期：未溃时红热明显者，用玉露膏；红热不显者，用金黄膏或冲和膏外敷。

②成脓期：待腐黑坏死组织与正常组织分界明显时，可以切开，切口应注意低位、够大够深，并清除腐肉，充分引流。

③溃后期：用八二丹、红油膏盖贴，脓腔深者用药线引流；脓尽用生肌散、生肌白玉膏收口；疮口有空腔不易愈合者，用垫棉法加压包扎促进愈合。

【预防与调护】

1. 肌内注射时必须严格消毒，使用粉针制剂时要充分溶解后再注射。局部注射时要及时给予热敷，以促进药物吸收。

2. 患者须卧床休息，适当限制下肢活动，以防止肿势扩散，避免病情加剧。

3. 若局部患有疮疖，应及时给予必要的处理，以免诱发臀痈。

三、手发背

手发背是发于手背部的急性化脓性疾病。又名手背毒、手背发、蜘蛛背。本病相当于西医学的手背部蜂窝组织炎。其临床特点是全手背漫肿，边界不清，红热疼痛，但手心不肿，溃破时皮肤湿烂，脓液清稀而臭，日久可损筋伤骨。

【病因病机】

饮食不节，恣食膏粱厚味，内郁湿热火毒，或情志内伤，肝郁化火，或手部外伤染毒，导致湿热邪毒结聚于手背，经络阻塞，气血湿火壅滞，热盛肉腐而发病。

【诊断】

1. 临床表现

（1）初期　手背漫肿，边界不清，胀痛不适；伴有恶寒发热等全身症状；舌质红，舌苔黄，脉数。

（2）成脓期 7～10天化脓，患部中间肿胀高突，皮色红紫，灼热，痛如鸡啄，按之有波动者为脓已成熟；全身症状进一步加重。

（3）溃后期 溃破时皮肤湿烂，脓水色白或黄，或夹有血水，逐渐脓少而愈合。如2～3周肿势不局限，脓出稀薄而臭，是为损筋伤骨之征。

2. 辅助检查

（1）血常规检查 白细胞总数及中性粒细胞比例明显增高。

（2）X线摄片 可确定有无死骨。

【鉴别诊断】

1. 托盘疔 相当于西医学的手掌深部间隙感染。整个手掌肿胀高突，失去正常的凹陷，形如托盘之状，手背肿势通常更明显，甚至延及手臂，疼痛剧烈；伴恶寒发热、头痛、纳呆等症状。2周左右成脓，可向周围蔓延，损伤筋骨或并发走黄。若溃后脓出，肿消痛减，全身症状随之消失，7～10天后愈合。

2. 毒虫咬伤 毒虫咬伤手背后，咬伤处可见瘀点，局部迅速肿胀，红热疼痛，或伴有风团。严重者疼痛剧烈，可伴有局部皮肤坏死；若毒邪走散，循经走窜可引起红丝疔；若毒邪走散而入营血，甚至可危及生命。

【治疗】

辨证论治 以疏风清热利湿、和营消肿解毒为主。

（1）内治法

①湿热壅阻证

证候：手背漫肿，红热疼痛，肉腐为脓，皮肤湿烂，易损筋伤骨，疮口难愈；伴壮热恶寒、头痛骨楚、纳差；舌质红，舌苔黄腻，脉数。

治法：清热解毒，和营化湿。

方药：五味消毒饮合仙方活命饮加减。

②气血不足证

证候：日久肿势不趋局限，脓出稀薄；伴面色萎黄、神疲乏力；舌质淡，舌苔薄，脉细。

治法：调补气血。

方药：托里消毒散加减。

（2）外治法

①初期：金黄膏或玉露膏外敷。

②成脓期：脓成则切开排脓，八二丹药线引流，红油膏盖贴。

③溃后期：脓尽改用生肌散、生肌白玉膏。

【预防与调护】

1. 加强劳动保护，及时治疗手部外伤。防止毒虫咬伤，勿使毒邪从皮肤破损处乘隙而入。

2. 注意饮食清淡，保持心情舒畅。

3. 患手忌持重物，并用三角巾悬吊固定，手背朝下以利引流。

四、足发背

足发背是发于足背部的急性化脓性疾病。本病相当于西医学的足背部蜂窝组织炎。其临床特点是全足背高肿，肿势弥漫，边界不清，焮红疼痛，足心不肿。

《刘涓子鬼遗方》称之为"足趺发"。清代顾世澄《疡医大全》详细论述了足发背的病因，认为是"湿热相搏，血滞于至阴之交，或赤足行走沾染毒涎，抑或撞破误触污秽而成"，并指出其比手发背的临床症状更为严重。

【病因病机】

多因局部撞破等外伤感染毒邪，瘀热互结所致；或湿热下注，致湿热毒邪壅阻肌肤，气血凝结，热胜肉腐而成。

【诊断】

1. 临床表现　初起足背红肿灼热疼痛，肿势弥漫，边界不清，患肢活动受限。一般5～7天迅速增大而化脓；伴寒战高热、胃纳不佳甚则恶心欲吐等全身症状；舌质红，舌苔黄腻，脉滑数。溃破后脓出稀薄，夹有血水，皮肤湿烂；全身症状随之减轻。

2. 辅助检查

血常规检查　白细胞总数及中性粒细胞比例明显增高。

【鉴别诊断】

丹毒　起病突然，恶寒发热，局部皮肤忽然出现局限性鲜红色稍隆起的斑片，弥漫性肿胀，边缘清楚，扩大迅速，发无定处。一般不会化脓腐溃，常有原发病灶及反复发作史。

【治疗】

辨证论治　治疗以清热利湿解毒为主。

（1）内治法

湿热下注证

证候：足背红肿弥漫，灼热疼痛，化脓溃破；伴寒战高热、纳呆或泛恶；舌质红，舌苔薄黄腻，脉滑数。

治法：清热解毒，和营利湿。

方药：五神汤加减。脓成者，加皂角刺、炙山甲以排脓。

（2）外治法　参照"手发背"。

【预防与调护】

1. 一旦患病应限制下肢活动，忌行走。

2. 抬高患肢，使患足置于有利于脓液引流的位置。

3. 足部外伤及时治疗，以免诱发足发背。

项目六　有头疽

有头疽是发生在肌肤间的急性化脓性疾病。本病相当于西医学的痈，是发于多个相邻的毛囊及其所属皮脂腺或汗腺的急性化脓性疾病。其临床特点为好发于项后、背部等皮肤厚韧之处，多见于中老年人，尤其是消渴病患者；初起局部皮肤上即有粟粒样脓头，焮红灼热，肿胀疼痛，易向深部及周围扩散，脓头相继增多，溃烂之后，状如蜂窝，容易发生内陷。

有头疽的命名非常复杂，根据发病原因、患病部位和局部表现而有不同的命名。如过饮药酒兼厚味积毒蕴发者，称酒毒发；湿痰郁结而成者，称痰注发。生在头顶部者，叫百会疽；生于鬓角者，叫鬓疽；生于额部者，叫额疽；生在项部的，叫脑疽、对口疽、落头疽；生在脊背部正中者，叫发背疽；生于背之两侧者，叫搭手，又分上搭手、中搭手、下搭手；生在胸部膻中穴处的，叫膻中疽；生在少腹部的，叫少腹疽；生于四肢者有太阴疽、腕部疽、石榴疽、臀疽、腿疽等。由于脓头众多，形似莲蓬、蜂窝，故名莲子发、蜂窝发等。虽然命名繁杂，但其病因、症状和治法基本相同。

【病因病机】

总由外感风温、湿热，内有脏腑蕴毒，内外邪毒互相搏结，凝聚肌肤，以致营卫不和，气血凝滞，经络阻隔而致病。一般而言，发于项后和背部的常不容易透脓，而内陷证较为多见，故病情重；发于四肢的易于透脓，内陷变证少见；体虚或消渴病患者内陷变证多见。有头疽的轻重及是否并发内陷，主要与热毒的轻重、气血盛衰、患者年龄、发病部位等有密切关系。

1. **外感邪毒**　外感风温、湿热，邪毒凝聚肌肤，以致气血运行失常而发病。

2. **脏腑蕴毒**　情志内伤，郁怒伤肝，思虑伤脾，脾失运化，肝脾不调，气郁化火；或劳伤虚损，肾精亏虚，相火炽盛；或恣食膏粱厚味，损伤脾胃，脾胃运化失常，湿热火毒内生。

3. **素体虚弱**　若阴虚之体，因水亏火炽，则热毒蕴结更甚；若气血虚弱之体，因正虚毒滞难化，不能透毒外出。此二者均可使病情加剧，甚至发生疽毒内陷。如消渴病患者更易伴发。

【诊断】

1. 临床表现　好发于皮肤坚韧、肌肉丰厚之处，以项、背部多见，以中老年人发病居多，尤其是糖尿病患者。

按局部症状可分为四候，每候约7天。《疡科心得集·辨脑疽对口论》云："对疽、发背必以候数为期，七日成形，二候成脓，三候脱腐，四候生肌。"

（1）初期（一候）　局部红肿结块，上有粟粒状脓头，作痒作痛，逐渐向周围和深部扩散，脓头增多，皮肤色红、灼热疼痛；伴恶寒发热、头痛、食欲不振等明显的全身症状；舌苔白腻或黄腻，脉多滑数或洪数。

（2）溃脓期（二至三候）　疮面腐烂形似蜂窝，肿势范围大小不一，常超过10cm，甚至超过30cm；伴高热口渴、便秘尿赤等。如脓液畅泄，腐肉逐渐脱落，红肿热痛随之减轻，全身症状也渐减或消失。病变范围大者往往需3～4周。

（3）收口期（四候）　脓腐渐尽，新肉生长，肉色红活，逐渐收口而愈，常需1～3周。少数患者腐肉虽脱，但新肉生长迟缓。

若兼见神昏谵语、胸闷气促、恶心呕吐、腰痛、尿少、尿赤、黄疸、发斑等严重全身症状者，为并发内陷。

以上是有头疽顺证的一般发展规律，整个病程大约1个月时间，即一候成形，二候化脓，三候脱腐，四候生新。

若阴虚之体火毒炽盛，则见局部疮形平塌，根盘散漫，疮色紫滞，难以化脓脱腐，溃后脓液稀少或带血水，疼痛剧烈；伴有高热、口干舌燥、纳少、便秘、尿赤；舌红苔黄，脉细数。多见于老年体弱之人。如阴液回复，火毒渐去，则溃脓期和收口期与顺证相似。

若气血两虚，不能透毒外出，则见局部疮形平塌散漫，疮色晦暗，化脓迟缓，腐肉难脱，脓液清稀色带灰绿，闷肿胀痛，疮口易成空壳；伴发热、精神不振、面色苍白；脉数无力，舌淡红，苔白腻。多见于老年肥胖之人。如气血恢复，毒邪外泄，则溃脓期和收口期与顺证相似。

2. 辅助检查

（1）血常规检查　白细胞总数及中性粒细胞比例明显增高。

（2）脓液培养　多见金黄色葡萄球菌生长。

（3）血糖　消渴病患者血糖水平常较平时明显升高。

【鉴别诊断】

1. 发际疮（发生在项后发际附近的疖病）　初起皮色潮红，肿痛，根脚浮浅，范围局限，不超过3cm。少则几个，多则十余个，2～3天化脓，溃后3～4天即愈合，易脓、易溃、易敛；无明显的全身症状。反复发作，缠绵难愈；或一处将愈，它处又起。

2. 脂瘤染毒　患处平素有结块，中心皮肤常见粗大黑色毛孔，挤之有粉刺样物溢出，且有臭味。染毒后红肿较局限，化脓在 10 天左右，脓出夹有粉渣样物，愈合较为缓慢，全身症状较轻。

【治疗】

有头疽病程较长，病情较重，临床多采用中西医结合治疗。中医宜疏风、清热、利湿，正虚者宜补益气血。西医以抗菌治疗为主。同时应积极治疗消渴等病。

1. 辨证论治　重在辨明虚实，分证论治，防止疽毒内陷。

（1）内治法

①火毒凝结证

证候：多见于壮年正实邪盛者。局部红肿高突，灼热疼痛，根脚收束，上有粟粒样脓头，肿块渐向周围扩大，迅速化脓脱腐，脓出黄稠；伴恶寒发热、口渴、便秘、尿赤；舌质红，舌苔黄，脉数有力。

治法：清热泻火，和营托毒。

方药：黄连解毒汤合仙方活命饮加减。恶寒发热者，加荆芥、防风；便秘者，加生大黄、芒硝、枳实；尿赤者，加木通、灯心草等。

②湿热壅滞证

证候：局部红肿灼热，根脚收束，疮面逐渐腐烂，形似蜂窝，痛如鸡啄，脓出黄稠，腐肉脱落；伴壮热、朝轻暮重、胸脘痞闷、恶心呕吐；舌质红，舌苔白腻或黄腻，脉濡数。

治法：清热化湿，和营托毒。

方药：仙方活命饮加减。胸闷呕恶者，加藿香、佩兰、厚朴、枳壳等。

③阴虚火炽证

证候：多见于消瘦的老人，或有消渴病史者。肿势平塌，根脚散漫，皮色紫滞，脓腐难化，溃后脓液稀少或带血水，疼痛剧烈，愈合迟缓；伴发热烦躁、口干唇燥、饮食少思、大便燥结、小便短赤；舌质红，舌苔黄燥，脉细弦数。

治法：滋阴生津，清热托毒。

方药：竹叶黄芪汤加减。

④气虚毒滞证

证候：多见于年老体虚、气血不足患者。局部肿势平塌，根脚散漫，皮色灰暗不泽，化脓迟缓，腐肉难脱，脓液稀少，色带灰绿，闷肿胀痛，易成空腔；伴低热或身热不扬、小便频数、口渴喜热饮、精神萎靡、面色少华；舌质淡红，苔白或微黄，脉数无力。

治法：扶正托毒。

方药：八珍汤合仙方活命饮加减。

（2）外治法

①初期：患部红肿，脓头未溃。火毒凝结证或湿热壅滞证红肿高突、根脚收束者，用

金黄膏或千捶膏外敷；阴虚火炽证或气虚毒滞证肿势平塌、根脚散漫者，用冲和膏外敷。

②酿脓期：若疮肿有明显波动感、已成脓者，可采用手术扩创排脓，做"十"或"艹"字形切开，务求脓泄畅达。如大块坏死组织一时难脱，可分次切除，以不出血为度，切开时应注意尽量保留皮肤，以减少愈合后瘢痕。

③溃后期：掺八二丹药线提脓祛腐，如脓水稀薄而带灰绿色者，改用七三丹，外敷金黄膏。待脓腐大部脱落，疮面渐洁，改掺九一丹，外敷红油膏。若脓腐阻塞疮口，脓液蓄积，引流不畅者，用五五丹药线或八二丹药线多枚分别插入疮口，蚀脓引流。或用棉球蘸五五丹或八二丹，松松填于脓腔以祛腐。

④收口期：疮面脓腐已净，新肉渐生，以生肌散掺疮口，外敷生肌白玉膏。若疮口有空腔，皮肤与新肉一时不能黏合者，可用垫棉法加压包扎。

2. 其他疗法

（1）对消渴病患者，宜根据血糖、尿糖情况，选择有效药物控制血糖。

（2）可根据病情及脓液培养的结果选用广谱抗生素，采用中西医结合治疗。

【预防与调护】

1. 切忌挤压、碰撞疮口。脑疽用四头带包扎；背疽者睡时宜侧卧；臂疽用三角巾悬吊；腿疽宜抬高患肢并减少活动等。

2. 注意个人卫生，勤洗澡，勤换衣，保持疮口皮肤清洁。

3. 饮食宜清淡，忌食辛辣、鱼腥等发物；消渴病患者给予消渴病患者饮食。气虚毒滞难化者，适当增加营养食品。

4. 高热时应卧床休息，并多饮开水。体虚者注意保暖，避免吹风感邪而加重病情。

5. 换药应及时。初起敷药稍厚，溃后则宜薄。

6. 注意观察病情变化，预防疽毒内陷的发生。

项目七 丹 毒

丹毒是患部皮肤突然发红成片、色如涂丹的急性感染性疾病。本病西医学也称丹毒，或急性网状淋巴管炎。其临床特点是病起突然，局部皮肤忽然变赤，色如丹涂脂染，焮热肿胀，边界清楚，迅速扩大，一般不化脓；有明显的全身症状；数日内可逐渐痊愈，但容易复发。

根据其发病部位的不同，丹毒有不同的病名，如生于躯干部的内发丹毒、发于头面部的抱头火丹、发于小腿足部的流火、多生于新生儿臀部的赤游丹毒等。

【病因病机】

素体血分有热，或在肌肤破损处（如鼻腔黏膜、耳道皮肤或头皮等皮肤破伤，脚湿气糜烂，毒虫咬伤，臁疮等）有湿热火毒之邪乘隙侵入，郁阻肌肤而发。

本病总由血热火毒为患。发于头面部者，多夹风热；发于胸腹腰胯部者，多夹肝脾郁火；发于下肢者，多夹湿热；发于新生儿者，多由胎热火毒所致。

【诊断】

1. 临床表现

（1）病史 发病前多有皮肤、黏膜破损等病史。

（2）部位 多发于小腿、颜面部，有反复发作的特点。

（3）病程 发病急骤，初起往往先有恶寒发热、头痛骨楚、胃纳不香、便秘尿赤等全身症状，舌质红，苔薄白或薄黄，脉洪数或滑数；继则局部皮肤见小片红斑，迅速蔓延成大片鲜红斑，有烧灼感，稍肿胀，界限清楚，边缘似"地图样"并稍隆起，指压退色，去压复原。一般预后良好，经5～6天后消退，皮色由鲜红转为暗红及棕黄色，脱屑而愈。病情严重者，有时皮肤红肿处可伴有水疱、瘀斑、紫癜，附近淋巴结肿大疼痛，或伴高热、烦躁、呕吐等全身症状，或一边消退，一边进展，连续不断，缠绵数周。

（4）特征 ①抱头火丹：如由鼻部破损引起者，多先发于鼻额部，继而两眼睑肿胀不能开视；如由耳部破损引起者，耳之上下前后先肿，再累及头角；如头皮破损引起者，先肿于头额，次肿及脑后。②流火：多由足部皮肤破损引起，肿胀自小腿而延及大腿，愈后易复发。常因下肢肿胀反复发作，导致皮肤粗糙增厚而形成大脚风（象皮腿）。③赤游丹毒：常游走不定，多有皮肤坏死，伴严重的全身症状，有生命危险。

若临床出现红肿斑片自四肢或头面向胸腹部蔓延者，多属逆证。新生儿及年老体弱患者，若火毒炽盛导致毒邪内攻，出现壮热烦躁、神昏谵语、恶心呕吐等全身症状，甚则可危及生命。

2. 辅助检查

血常规检查 白细胞总数及中性粒细胞比例增高；血沉可增快。

【鉴别诊断】

1. 发 局部红肿色紫红或暗红，以中央显著并隆起，周边较轻而边界不清，稍发硬而坚实，疼痛呈持续性胀痛，化脓时呈跳痛，大多化脓溃烂，一般不反复发作。

2. 接触性皮炎 常有接触过敏物质史。皮损以红肿、水疱、丘疹为主，灼热或瘙痒明显，多无疼痛；一般无明显全身症状。

3. 类丹毒 发病前多有猪骨、鱼虾刺等刺伤皮肤，或破损皮肤接触猪肉、鱼虾史。常表现为游走性的红紫色斑片，范围小，症状轻，红肿不明显，一般不会化脓；全身症状不明显。

【治疗】

1. 辨证论治 治疗以清热凉血、解毒化瘀为主，抱头火丹须兼散风清火，内发丹毒须兼清肝泻脾，流火须兼利湿清热；同时结合砭镰、拔罐法放血泄毒。

（1）内治法

①风热毒蕴证

证候：多见于头面部，皮肤焮红灼热，肿胀疼痛，甚则发生水疱，眼胞肿胀难睁；伴恶寒发热、头痛；舌质红，舌苔薄黄，脉浮数。

治法：疏风清热解毒。

方药：普济消毒饮加减。咽痛者，加生地黄、玄参；大便干结者，加大黄、川厚朴等。

②肝脾湿火证

证候：发于胸腹腰胯部，皮肤红肿蔓延，摸之灼手，肿胀疼痛；伴口干口苦；舌质红，舌苔黄腻，脉弦滑数。

治法：清肝泻火利湿。

方药：柴胡清肝汤、龙胆泻肝汤或化斑解毒汤加减。

③湿热毒蕴证

证候：发于下肢，局部红赤肿胀、灼热疼痛，或见水疱、紫斑，甚至结毒化脓或皮肤坏死；或反复发作，可形成象皮腿；伴发热、胃纳不香；舌质红，苔黄腻，脉滑数。

治法：利湿清热解毒。

方药：五神汤合萆薢渗湿汤加减。肿胀严重或形成大脚风者，加防己、赤小豆、丝瓜络、鸡血藤等。

④胎火蕴毒证

证候：发生于新生儿，多见臀部，局部红肿灼热，常呈游走性；或伴壮热烦躁，甚则神昏谵语、恶心呕吐。

治法：凉血清热解毒。

方药：犀角地黄汤合黄连解毒汤加减。壮热烦躁，甚则神昏谵语者，加服安宫牛黄丸或紫雪丹；舌绛苔光者，加玄参、麦冬、石斛等。

（2）外治法

①外敷法：用玉露散或金黄散，以冷开水或鲜丝瓜叶捣汁或金银花露调敷；或鲜荷叶、鲜蒲公英、鲜紫花地丁全草、鲜马齿苋、鲜四季青等捣烂湿敷。

②砭镰法：患处消毒后，用七星针或三棱针叩刺患部皮肤，放血泄毒。适用于下肢复发性丹毒，禁用于赤游丹毒、抱头火丹患者。此外，若流火结毒成脓者，可在坏死部分做小切口引流，掺九一丹，外敷红油膏。

2. 其他疗法

（1）抗生素的应用 应用磺胺药或青霉素，感染严重者用头孢类抗生素，并在临床症

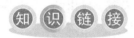

状消失后仍需继续应用3~5天，以免复发。

（2）局部用药　应用抗生素类软膏或溶液。

（3）针灸疗法　取阴陵泉、足三里、血海、行间、三阴交等穴，用泻法，适用于下肢丹毒。

【预防与调护】

1. 有皮肤黏膜破损者应及时治疗，以免感染毒邪。因糜烂型足癣导致下肢复发性丹毒患者，应彻底治愈足癣，以免复发。

2. 卧床休息，多饮开水，床边隔离。

3. 流火患者应抬高患肢30°~40°。

项目八　走黄与内陷

走黄与内陷是阳证疮疡发展过程中，因火毒炽盛，或正气不足，火热毒邪不能内消或随脓出外解，反克于营血，内陷脏腑，引起严重的全身性中毒症状，包括营血分证及脏腑七恶证，是中医外科的险恶性变证。本病相当于西医学的全身化脓性感染。

知识链接

全身化脓性感染

全身化脓性感染通常为继发性。一般分为败血症和脓血症，而以败血症最常见和最重要。

1. **毒血症**　指细菌毒素从局部病灶进入血液循环，产生全身性持续高热，伴有大量出汗，脉细弱。

2. **败血症**　指细菌进入血液循环，并在其中生长繁殖、产生毒素而引起的全身性严重感染，临床表现为发热、严重毒血症状、皮疹瘀点、肝脾大和白细胞计数增高等。

3. **菌血症**　指外界的细菌自体表的入口或感染的入口进入血液系统后，在人体血液内繁殖并随血流在全身播散，后果很严重。

4. **脓血症**　指化脓性细菌侵入血流后，在其中大量繁殖，并通过血流扩散至宿主体的其他组织或器官，产生新的化脓性病灶。

严格地讲，菌血症和毒血症并不是全身化脓性感染。

一、走黄

走黄是疔疮火毒炽盛，早期失治或误治，毒势未能及时控制，走散入营，内攻脏腑而引起的一种全身性危急疾病，尤其是颜面部疔疮和烂疔更易发生走黄。《疮疡经验全书·疔疮》谓之"癀走"，《外科正宗》则有"走黄"的正式名称。其临床特点是疮顶忽然凹陷，色黑无脓，肿势迅速扩散；伴见高热烦躁、胸闷头痛、神昏谵语等全身症状。

【病因病机】

走黄的发生主要在于火毒炽盛，毒邪走散，客入营血，内攻脏腑而成。生疔之后，早期失治，未能控制毒势，或挤压碰伤，过早切开，毒邪扩散，或误食辛热及酒肉鱼腥等发物，或艾灸疮头，更增火毒，均可促使疔毒发散，入营入血，内攻脏腑而走黄。

【诊断】

1. 临床表现　患者多有疔疮病史，其症状与火毒走窜的途径及侵犯部位有关。

（1）局部症状　原发病灶处忽然疮顶凹陷，顶黑无脓，肿势软漫，迅速向周围扩散，边界不清，失去护场，皮色转为暗红。

（2）全身症状　起病急骤，患者寒战、高热（体温39℃以上），头痛、烦躁、胸闷，四肢酸楚无力，舌质红绛，舌苔多黄糙，脉洪数或滑数；或恶心呕吐，口渴喜饮，便秘腹胀或腹泻；或肢体拘急，骨节肌肉疼痛；或并发附骨疽、流注等；或伴身发瘀斑、风疹块、黄疸等；甚至神昏谵语，咳嗽气喘，胁痛痰黄，痉挛厥逆；或伴手足发冷，脉沉细数等。以上诸症常可相兼出现。如《疡科心得集》载："外证虽有一定之形，而毒气之流行亦无定位。故毒入于心则昏迷，入于肝则痉厥，入于脾则腹疼胀，入于肺则喘嗽，入于肾则目暗、手足冷，入于六腑亦皆各有变象，兼证多端，七恶叠见。"

2. 辅助检查

（1）血常规检查　白细胞总数显著增高，或降低，幼稚型增多，出现毒性颗粒。

（2）尿常规检查　可出现蛋白、血细胞、酮体等。

（3）生化检查　电解质、酸碱代谢失衡，肝功能受损。

（4）脓液和血液的细菌培养　可发现相同致病菌。药敏试验结果有助于疾病的诊断和治疗。

【治疗】

采用中西医结合综合治疗。内治根据火毒炽盛的特点可参照温病辨证，急投重剂清热、凉血、解毒之品，随证施治；外治主要是积极处理原发病灶。

1. 辨证论治

（1）内治法

毒盛入血证

证候：局部疮顶陷黑无脓，肿势软漫，迅速扩散，边界不清，失去护场，皮色暗红；伴寒战高热、头痛烦躁、胸闷、肢软无力；舌质红绛，舌苔黄糙，脉洪数；或兼七恶证。

治法：宜凉血清热解毒。

方药：犀角地黄汤、黄连解毒汤、五味消毒饮三方合并加减。若神志昏糊者，加紫雪丹或安宫牛黄丸；咳吐痰血者，加象贝母、天花粉、藕节炭、鲜茅根；咳喘者，另加鲜竹沥；大便溏泄，加地榆炭、黄芩炭；大便秘结，苔黄腻，脉滑数有力者，加生大黄（后下），芒硝（分冲）；呕吐口渴者，加竹叶、生石膏（打碎）、生栀子；阴液损伤者，加鲜石斛、玄参、麦冬；痉厥者，加羚羊角（或用山羊角）、钩藤（后下）、龙齿（先煎）、茯神；并发黄疸者，加生大黄（后下）、生栀子、茵陈等。

（2）外治法 疮顶陷黑处用八二丹，盖以金黄膏，四周用金黄散或玉露散冷开水调制以箍围。其他参考"颜面部疔疮"外治。

2. 其他疗法 ①及时处理原发病灶；②根据细菌培养及药敏试验结果，早期、足量、联合应用有效抗生素；③维持水、电解质平衡；④补充血容量，纠正低蛋白血症；⑤对症处理，降温、止痛等；⑥治疗全身性疾病，保护重要脏器功能。

【预防与调护】

1. 严密观察病情，注意基本生命体征的变化。

2. 绝对卧床休息，并固定患部，减少活动。

3. 颜面部疔疮忌内服发散药；忌灸法；忌早期切开及针挑；忌挤脓；防止跌跤、碰伤患部等，以防疔毒入血而走黄。

4. 加强营养，饮食宜清淡。忌食荤腥发之物及甜腻之品，忌烟酒。

二、内陷

内陷是指除疔疮以外的其他阳证疮疡疾患过程中，因正气内虚，火毒炽盛，正不胜邪，导致毒邪走散，毒不外泄，反陷入里，客于营血，内传脏腑的一种危急疾病。因多由有头疽患者并发，故名疽毒内陷。又称"三陷变局"。其临床特点是肿疡隆起的疮顶忽然凹陷，或溃疡脓腐未净而忽然干枯无脓，或脓净红活的疮面忽变光白板亮，同时伴邪盛热极或正虚邪盛或阴阳两竭的全身证候。

内陷根据病变阶段分为火陷、干陷和虚陷3种证型。火陷发生于有头疽1~2候毒盛期；干陷发生于有头疽2~3候溃脓期；虚陷发生于有头疽4候收口期。

【病因病机】

内陷证发生的根本原因在于正气内虚，火毒炽盛，加之失治或误治后，导致正不胜邪，毒不外泄，反陷入里，客于营血，内犯脏腑。三陷证在不同阶段各有其特点。

1. 火陷 阴液不足，火毒炽盛，复因挤压疮口，或失治，或误治，以致正不胜邪，毒邪客于营血，内犯脏腑而成邪盛热极证。

2. 干陷 气血两亏，正不胜邪，不能酿化为脓，载毒外泄，以致正气愈虚，毒邪愈盛，形成内闭外脱之正虚邪盛证。

3. 虚陷　毒邪虽已衰退，而气血也大伤，脾气不复，肾阳亦衰，导致生化乏源，阴阳两竭，余邪走窜入营导致脾肾阳衰证或阴伤胃败证。

【诊断】

1. 临床表现　多见于老年人，或既往有消渴病患者。常发于脑疽或背疽患者，尤以脑疽患者多见。

（1）局部症状　疮顶不高或陷下，肿势平塌，散漫不聚，疮色紫滞或晦暗，疮面脓少或干枯无脓，脓水灰薄或偶带绿色，腐肉虽脱而疮面忽变光白板亮，新肉难生，局部灼热剧痛或闷胀疼痛或不痛。

（2）全身症状　起病急骤，寒战高热，或体温不升，头痛烦躁，或精神不振，甚至神昏谵语，气粗喘急，或气息低微，胸闷胸痛，咳嗽痰血，胁肋疼痛，恶心呕吐，腹胀腹痛，汗多肢冷，或痉厥等。可发生感染中毒性休克，常伴有水、电解质与酸碱平衡紊乱和肝肾损害，甚至出现黄疸。

2. 辅助检查

（1）血常规检查　白细胞总数及中性粒细胞比例增高。虚陷时有时白细胞总数可降低。

（2）细菌培养和药敏试验　有助于临床诊断和治疗。

（3）血糖和尿糖检查　可出现血糖增高，尿糖阳性。

【治疗】

宜中西医结合治疗。内治当扶正祛邪，并审邪正之消长，随证治之。火陷证，当凉血清热解毒为主，并顾护津液；干陷证，当补养气血，托毒透邪；虚陷证，当温补脾肾或生津养胃。外治参照"有头疽"，及时正确处理原发病灶，保证局部引流通畅。

1. 辨证论治

（1）内治法

①邪盛热极证

证候：多发生于有头疽1～2候的毒盛期。疮顶平塌，根脚散漫，疮色紫滞，疮面干枯无脓，灼热剧痛；伴壮热口渴、便干尿赤、烦躁不安、神昏谵语，或胁肋隐痛；舌质红绛，舌苔黄腻或干糙，脉洪数、滑数或弦数等。

治法：凉血清热解毒，养阴清心开窍。

方药：清营汤合黄连解毒汤、安宫牛黄丸、紫雪丹加减。

②正虚邪盛证

证候：多发生于有头疽2～3候的溃脓期。脓腐不透，脓少而薄，疮面晦暗，肿势平塌，闷胀疼痛或微痛；伴发热或恶寒、神疲食少、自汗、胁痛、神昏谵语、气息粗促；舌淡红，苔黄腻，脉虚数。或伴四肢逆冷、便溏、小便频数、体温反而不高；舌淡，苔灰腻，脉沉细。

治法：补养气血，托毒透邪，佐以清心安神。

方药：托里消毒散加减。或安宫牛黄丸。

③脾肾阳衰证

证候：多发生于有头疽4候。肿退腐脱，脓水灰薄，新肉不生，光白板亮，不知疼痛；伴虚热不退、形神委顿，饮食日减；或伴腹痛便泄、自汗肢冷、气息低促，甚至昏迷厥脱；舌淡红，苔薄白或无苔，脉沉细或虚大无力。

治法：温补脾肾。

方药：附子理中汤加减。自汗肢冷者，加肉桂；昏迷厥脱者，加人参、龙骨、牡蛎等。

④阴伤胃败证

证候：局部症状同脾肾阳衰证；伴口舌生糜、纳少口干；舌质红绛，光如镜面，脉细数。

治法：生津养胃。

方药：益胃汤加减。

（2）外治法　参考"有头疽"外治，保证引流通畅。

2. 其他疗法　参考"走黄"。

【预防与调护】

参考"走黄"。

项目九　瘰　疬

病例导入

某患儿颈部疮口脓出清稀，夹有败絮样物；形体消瘦，精神倦怠，面色无华；舌淡质嫩，苔薄，脉细。

问题：①初步诊断是什么病？②还需要进一步做哪些检查？

瘰疬是指发生在颈部等处结核累累如贯珠之状的慢性化脓性疾病，俗称"老鼠疮"。本病相当于西医学的颈部淋巴结结核，继发于肺结核或肺外器官结核。其临床特点是多见于体弱儿童或女青年，好发于颈部及耳后，病程进展缓慢，初起时结核如豆，不痛不红，缓缓增大，融合成串，溃后脓水清稀，夹有败絮样物，此愈彼溃，经久难敛，易成窦道，愈后形成凹陷性瘢痕。

【病因病机】

多由痰热内生或痰火凝结，聚而成核而发病。病位在颈部，与肝、脾、肺、肾关系密切。总因外邪侵袭，脏腑失和，痰气搏结，上结颈项而成瘰疬。总之，气滞、体虚是成痰之源，痰凝是瘰疬形成之关键。

1. **痰湿内生** 忧思郁怒，情志不畅，肝气郁结，气郁伤脾，脾失健运，痰湿内生，气滞痰凝，阻于经脉，结于颈项，日久痰浊化热而成。

2. **肝郁化火** 七情内伤，肝郁化火，下烁肾阴，阴虚火旺，热盛肉腐而成脓，溃后脓水淋漓，耗伤气血，经久难愈。

3. **肺肾阴亏** 肺痨阴虚，金不生水，肾阴亏虚，阴虚阳亢，阴虚火旺，灼津为痰，或肺失肃降，聚湿生痰，痰火凝结形成结核瘰疬。

若结核数年不溃，增大不显，推之可动，其病较轻；若初起结核累累，数枚相连，坚肿不移，融合成团，其病较重。更有甚者，结核数枚、液化成脓、溃破流脓同时存在，病情更严重。

【诊断】

1. **临床表现** 多见于儿童和青年，发病前常有虚劳病史。好发于颈部两侧，也可延及颌下、锁骨上窝、腋部。病程进展缓慢。颈侧部淋巴结肿大，结节状，无痛。

（1）**初期** 颈部一侧或两侧结块成核如豆，为孤立结节，较光滑，可活动，不热不痛，肤色正常，可延及数月不溃；一般无全身症状。

（2）**成脓期** 结节逐渐增大，皮核粘连。有时相邻的结节可互相融合成块，不规则，推之不移，有隐痛或压痛；肿块可形成脓肿，有波动感；伴低热、食欲不振、神疲乏力、甚至抑郁寡欢等全身症状。

（3）**溃后期** 切开或自行溃破后，疮面灰白，四周皮肤紫暗，脓液稀薄，夹有败絮样坏死组织；破溃后可形成窦道，皮下潜行，经久不愈；伴潮热盗汗、咳嗽等肺阴亏虚之证，或面色少华、精神倦怠、头晕失眠、经闭等气血两亏之证，或出现腹胀便溏、形瘦纳呆等脾虚不运之证。如脓液转厚，或为淡黄色黏液，肉芽红活光鲜，为将愈之象。愈后形成凹陷性瘢痕。

本病可因体质虚弱、抑郁不舒或劳累而复发，尤以产后更为多见。

2. **辅助检查**

（1）**血常规检查** 红细胞沉降率可增快。

（2）**结核菌素试验呈阳性** 脓液涂片检查可找到结核杆菌。脓液培养可有结核杆菌生长。

（3）**病理活检** 可明确诊断。

【鉴别诊断】

1. 颈痈 临床特点是多见于儿童，冬春易发。初起时局部肿胀、灼热疼痛而皮色不变，结块形如丸卵，边界清楚，肿胀范围相对较小，经 7~10 日成脓，10~14 日可以愈合；伴有明显的风温外感症状。

2. 臖核 常由头面、口腔或四肢等部皮肤黏膜破损或生疮诱发，多见于上述部位及其周围。发病迅速，多为单个结块肿大，在颌下、颏下或颈部结核如豆，边界清楚，触痛明显，很少化脓溃破；全身症状不明显。

3. 失荣 常由中、老年人口腔、喉部、鼻咽部或内脏的恶性肿瘤转移至颈部，伴有头痛、鼻血等。多见于耳郭前后及项间。初起肿块坚硬如石，形如堆栗，表面高低不平，推之固定不移，生长迅速，溃破之后，创面如石榴籽样或菜花样，血水浸淫。

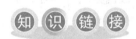

抗结核病药物

抗结核病药物按照使用频率和效果分为 2 类，分别是第一线抗结核病药和第二线抗结核病药。

第一线抗结核病药：异烟肼、利福平、乙胺丁醇、吡嗪酰胺、链霉素。特点：疗效好，毒性低。应用：能有效治疗大部分结核病患者。

第二线抗结核病药：对氨水杨酸、乙硫异烟胺、卷曲霉素、利福定等。特点：或疗效较差，或毒性较大。应用：用于对一线抗结核药产生抗药性或不能耐受的患者。

【治疗】

最佳治疗方案是中医扶正祛邪和西医抗结核药物的规范应用，局部采用消肿、引流、收敛、生肌的方法。必要时辅以心理疏导。

1. 辨证论治

（1）内治法

①气滞痰凝证

证候：多见于瘰疬初期，肿块坚实，皮色不变，不痛不痒；伴情志抑郁、闷闷不乐、纳差，无明显全身症状；舌质淡，舌苔黄腻，脉弦滑。

治法：疏肝理气，化痰散结。

方药：逍遥散合二陈汤加减。

②阴虚火旺证

证候：核块逐渐增大，与皮肤粘连，皮色转暗红；伴午后潮热、夜间盗汗；舌红少苔，脉细数。

治法：滋阴降火。

方药：知柏地黄汤加减。

③气血两虚证

证候：疮口脓出清稀，夹有败絮样物；伴形体消瘦、精神倦怠、面色无华；舌质淡嫩，舌苔薄，脉细弱。

治法：益气养血。

方药：香贝养荣汤加减。

（2）外治法

①初期：局部肿块处可敷冲和膏或阳和解凝膏掺桂麝散或黑退消。

②成脓期：外敷冲和膏，如脓成未熟可用千捶膏。脓熟宜切开排脓，创口宜大，或做"十"字切口，以达到充分引流。

③溃后期：已溃者用七三丹或八二丹药线引流，或药棉嵌入疮口，外敷红油膏或冲和膏。肉芽鲜红，脓腐已尽时，改用生肌散、生肌白玉膏。

若创面肉芽高突，可先用千金散棉嵌，待胬肉平整后改用生肌散、生肌白玉膏。如有空腔或窦道时，可用千金散药线，也可用扩创或挂线手术，清除坏死组织。形成空腔，皮肉不能黏合时，采用垫棉法。

2. 其他疗法

（1）针刺疗法　直接刺入病变淋巴结，配合肝俞、膈俞，中等强度刺激。

（2）拔核疗法　用于患者体质较好，肿块小而浅者。太乙膏掺白降丹，盖贴结核处。通常 7~10 天结核可脱落，继之用生肌散加速疮口愈合。

（3）中成药验方　内服消瘰疬丸或消瘰丸、夏枯草膏、芩部丹、芋艿丸等。

（4）挑治疗法　找到背部结核点，消毒，挑治。结核点的特点：在肩胛骨下方的脊柱两侧或肩井、肺俞附近，略高出皮肤，色红，指压不退色。

（5）抗结核治疗　在早期、足量、规范、联合、坚持的原则指导下，合理使用异烟肼、利福平、链霉素、乙胺丁醇、吡嗪酰胺等抗结核药，持续综合治疗 6 个月以上。如病情严重，应及时转诊到专门的结核病防治机构。

【预防与调护】

1. 保持心情舒畅，情绪稳定。

2. 劳逸结合，避免过度体力劳动，适当休息，节制房事，戒除手淫，保护肾精。

3. 适当增加食物营养，忌鱼腥发物、辛辣刺激性食物。

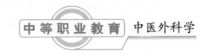
4. 及时规范治疗其他部位的虚痨病变。

项目十　褥　疮

褥疮是指长期卧床患者，由于躯体的重压与摩擦而引起的皮肤溃烂，亦称席疮。本病西医学亦称为褥疮。其临床特点是多见于半身不遂、下肢瘫痪、长期昏迷、卧床不起等患者；好发于易受压和摩擦的部位，如骶尾部、髋部、足跟部、脊背部、肩胛部、髂嵴、股骨大转子等；轻者经治疗护理可以痊愈，重者局部皮肉溃烂，渗流脓水，经久不愈；若处理不当，邪毒内陷，可危及生命。

【病因病机】

内因是由于久卧伤气，气虚而血行不畅；外因为躯体重量对躯体着褥点的压迫及躯体着褥点部位的摩擦挤压而致受压部位气血失于流畅。内外因共同作用，造成局部气虚血瘀，肌肤失养而发病。

【诊断】

1. 临床表现

（1）初期　受压部位皮肤出现暗红，渐趋暗紫，微肿，继而出现破损面，迅速变成黑色而溃腐，疼痛或不痛，坏死皮肤与周围分界明显，周围皮肤肿势平塌散漫。

（2）溃脓期　局部坏死皮肤与正常皮肤分界处逐渐液化溃烂，脓液臭秽，腐烂自疮面四周向坏死皮肤深面扩大，腐肉脱落后形成较大溃疡面，可深及筋膜、肌层、骨膜，附近淋巴结肿痛。

（3）溃后期　若疮面腐肉逐渐脱落，新肉渐生，色泽鲜红，疮面可望愈合。若脓腐不脱，腐烂不止，溃疡面日渐扩大，有灰绿色脓液腥臭稀薄或如粉浆污水，肿势继续发展，伴体弱形瘦、精神萎靡、不思饮食，病情迁延难愈，甚至出现脓毒走窜、内传脏腑之重证，预后较差。

2. 辅助检查　脓液培养及药敏试验有助于指导临床用药。

【治疗】

重在预防，所以对长期卧床患者应加强护理，尤其是年老体弱患者。

以外治为主，配合内治。治疗原则是补益气血、和营托毒，同时积极治疗原有疾病，必要时给予支持疗法，注意饮食营养。

1. 辨证论治

（1）内治法

①气滞血瘀证

证候：局部皮肤出现红斑，继而紫暗红肿，或有破损；舌质红，舌苔薄，舌边有瘀紫，脉弦。

治法：理气活血。

方药：血府逐瘀汤加减。

②蕴毒腐溃证

证候：溃烂化腐，脓水较多或有恶臭，重者溃烂可深及筋骨，四周漫肿；伴有发热或低热、口苦且干、形神萎靡、不思饮食；舌质红，舌苔少，脉细数。

治法：益气养阴，利湿托毒。

方药：生脉散、透脓散加减。

③气血两虚证

证候：疮面腐肉难脱，或腐肉虽脱，新肌色淡，愈合缓慢；伴面色? 白、神疲乏力、纳差食少；舌质淡，舌苔少，脉沉细无力。

治法：气血双补，托毒生肌。

方药：托里消毒饮加减。

（2）外治法

①初期：外擦红灵酒或红花酊，或外撒滑石粉后局部按摩，或红外线照射。

②溃脓期：尽可能清除坏死组织，腐烂组织可用红油膏纱布或九一丹外撒。脓液较多时，可用有清热解毒利湿功效的中药煎汤湿敷患处，如蒲公英、紫花地丁、马齿苋等。

③溃后期：疮口脓腐脱净，可用生肌散换药，或用生肌玉红膏纱布换药。必要时加用垫棉法。

2. 其他疗法

（1）抗生素的应用　根据药敏试验结果选择。

（2）支持疗法　如少量多次输血或血浆、静脉营养等。

（3）手术　植皮术等。

【预防与调护】

1. 定时更换体位，避免骨性突起部位长时间受压。必要时用气垫床。

2. 按揉骨性突起部位，局部外用活血化瘀类药水，以促进血液循环。

3. 骨突部位用气垫、软枕或棉圈等保护。

4. 经常保持骨突部位皮肤清洁、干燥。患者大小便失禁、呕吐、出汗后，及时更衣和换被单，及时换药等。

5. 加强营养，尤其是蛋白质的摄入。

6. 积极治疗原有疾病。

✏️ 考纲摘要

1. 疖的定义与特点、病因病机、临床表现和治疗方法。

2. 疔的特点与种类、内治法原则；颜面部疔疮的临床表现及与疖的鉴别；手足部疔疮的临床表现、成脓期切开引流的要求；红丝疔的定义、特点及外治。

3. 痈的概念与特点、病因病机、辨证论治方法；颈痈的特点与治疗。

4. 发的含义与特点；臀痈的临床特点与治疗。

5. 丹毒的临床特点及不同部位丹毒的病名、病因病机及内外治法。

6. 走黄与内陷的概念、病因病机、分类及治疗原则。

复习思考

A1 型题（以下每一道题有 A、B、C、D、E 5 个备选答案，从中选择一个最佳答案）

1. 阴证疮疡的首选外敷药物是（　　）

    A. 冲和膏　　　　　　　B. 阳和解凝膏　　　　　　C. 疯油膏

    D. 玉露膏　　　　　　　E. 太乙膏

2. 下列适用于阴证的是（　　）

    A. 回阳玉龙膏　　　　　B. 生肌玉红膏　　　　　　C. 金黄散

    D. 消核膏　　　　　　　E. 溃疡散

3. 某患者，女，50 岁。面部出现小结节，红肿热痛，逐渐肿胀并隆起，出现脓栓。其诊断是（　　）

    A. 疖　　　　　　　　　B. 痈　　　　　　　　　　C. 疽

    D. 丹毒　　　　　　　　E. 痰核

4. 局部红肿热痛，突起根浅，肿势局限，范围在 3cm 左右，易脓、易溃、易敛之病是（　　）

    A. 痈　　　　　　　　　B. 疔　　　　　　　　　　C. 疖

    D. 有头疽　　　　　　　E. 无头疽

5. 下列哪项不是疖病的临床特点（　　）

    A. 好发于项后发际部、臀部　B. 好发于夏、秋季节　　C. 好发于消渴患者

    D. 可发生于身体各处　　　　E. 此愈彼起，日久不愈，反复发作

6. 某患者，男，38 岁。左颧面部疔疮，根深坚硬，形如钉丁状，红肿灼痛；伴发热、恶寒、头痛等全身症状；舌红苔腻，脉滑数。其治法是（　　）

    A. 清热消肿　　　　　　B. 和营消肿　　　　　　　C. 清热凉血

D. 清热解毒　　　　　　　　E. 和营托毒

7. 某患者，男，48岁。因鼻部破损引起头额红肿，两目肿胀不能开视；伴形寒发热；舌红苔黄腻，脉滑数。治疗应首选（　　　）

A. 化斑解毒汤　　　　　B. 普济消毒饮　　　　　C. 龙胆泻肝汤

D. 五神汤　　　　　　　E. 仙方活命饮

8. 下列各项中，需用砭镰法治疗的是（　　　）

A. 托盘疔　　　　　　　B. 颜面部疔　　　　　　C. 红丝疔

D. 蛇眼疔　　　　　　　E. 蛀节疔

9. 发于皮肉之间的急性化脓性疾患，局部光软无头，红肿热痛（少数初起皮色不变），范围在6～9cm，发病迅速，易肿、易溃、易脓、易敛。应诊断为（　　　）

A. 疖　　　　　　　　　B. 有头疽　　　　　　　C. 疔

D. 附骨疽　　　　　　　E. 痈

10. 不属于痈的疾病是（　　　）

A. 颈痈　　　　　　　　B. 脐痈　　　　　　　　C. 腋痈

D. 锁喉痈　　　　　　　E. 委中毒

11. 某患儿，5岁。颌下有肿块，形似鸡卵，皮肤焮红灼热，肿势高突，压痛明显，按之中软，有波动感；高热不退。其治法是（　　　）

A. 清热疏风，化痰散结

B. 清热疏风，托里透脓

C. 清热疏风，泻火解毒

D. 清热疏风，利湿消

E. 滋阴清热，托里透脓

12. 某患者，男，40岁。有消渴病史。项后发际处多个红色结块，灼热疼痛，溃脓后愈合，但不久又发，经年难愈。其诊断是（　　　）

A. 痈　　　　　　　　　B. 疔疮　　　　　　　　C. 暑疖

D. 疖病　　　　　　　　E. 有头疽

13. 某患者，男，50岁。1周前项后发际处突发一肿块，红肿热痛，渐渐加剧，其后出现多个粟米样脓头，部分溃破溢脓。其治法是（　　　）

A. 凉血祛风，行瘀通络

B. 凉血清热，解毒利湿

C. 和营托毒，消热利湿

D. 清热解毒，活血通络

E. 养阴清热，托毒透邪

14. 王某，男，69 岁。后项部患有头疽月余，症见疮形平塌，根盘散漫，疮色紫滞，疮腐难脱，脓水稀少；伴身热不高、唇燥口干；舌红苔薄黄中剥，脉细数。患者有消渴证。治疗应首选（　　）

    A. 仙方活命饮　　　　　　B. 托里消毒散　　　　　　C. 竹叶黄芪汤

    D. 十全大补汤　　　　　　E. 五味消毒饮

15. 火陷证的病机特点是（　　）

    A. 正虚邪盛　　　　　　　B. 正虚邪恋　　　　　　　C. 脾肾阳衰

    D. 邪盛热极　　　　　　　E. 阴伤胃败

16. 疮疡三陷证中，火陷证的治法是（　　）

    A. 凉血清热解毒，养阴清心开窍

    B. 补益气血，清心安神开窍

    C. 温补脾肾，清心肝窍

    D. 托毒透邪，养阴清心开窍

    E. 生津养胃，清心解毒

17. 丹毒的主要病因病机是（　　）

    A. 风温夹痰凝结经络

    B. 风温湿热蕴结肌肤

    C. 外邪侵犯，血分有热，郁于肌肤

    D. 经络阻塞，气血凝滞

    E. 暑湿热毒流注肌间

18. 下列哪项不是丹毒的临床特点（　　）

    A. 病起缓慢，恶寒发热

    B. 局部皮肤焮热肿胀，迅速扩大

    C. 局部皮肤忽然变赤

    D. 好发于小腿部

    E. 容易复发

19. 某患者，男，56 岁。右小腿部红肿疼痛 2 天，大片皮色鲜红，压之退色，扪之灼热，边界清楚，触痛明显；伴发热恶寒。治疗应首选（　　）

    A. 普济消毒饮加减　　　　B. 黄连解毒汤加减　　　　C. 萆薢渗湿汤加减

    D. 五味消毒饮加减　　　　E. 凉血地黄汤加减

20. 某患者，男，48 岁。因鼻部破损引起头额红肿，两目肿胀不能开视；伴形寒发热；舌红苔黄腻，脉滑数。治疗应首选（　　）

    A. 化斑解毒汤　　　　　　B. 普济消毒饮　　　　　　C. 龙胆泻肝汤

       D. 五神汤   E. 仙方活命饮

29. 某患者，男，30 岁。颈部肿块，溃后脓水清稀，夹有败絮样物质，经久不敛。应首先考虑的是（　　）

       A. 发   B. 瘰疬   C. 颈痈

       D. 失荣   E. 无头疽

30. 某患儿，女，6 岁。左侧颈旁肿痛结块 3 天，皮色未变，肿核形如鸽卵大，活动度不大。外治应首选（　　）

       A. 冲和膏   B. 金黄膏   C. 青黛膏

       D. 红油膏   E. 白玉膏

    B1 型题（以下提供若干组考题，每组考题共用在考题前列出的 A、B、C、D、E 5 个备选答案，从中选择一个与问题关系最密切的答案）

       A. 螺疔   B. 蛇头疔   C. 蛇眼疔

       D. 蛀节疔   E. 鱼肚疔

1. 生于手指骨节间的疔疮称为（　　）

2. 生于指腹部的疔疮称为（　　）

       A. 痈   B. 瘰疬   C. 流痰

       D. 有头疽   E. 红丝疔

3. 易发生内陷的疾病是（　　）

4. 可发生走黄的疾病是（　　）

扫一扫，知答案

模 块 七

乳房疾病

扫一扫，看课件

【学习目标】

1. 掌握：乳房的检查方法；常见乳房疾病的辨证分型与立法方药。
2. 熟悉：常见乳房疾病的病因病机、临床特点、鉴别诊断。
3. 了解：常见乳房疾病的辅助检查、预防与调护。

项目一　概　述

乳房疾病是指发生于乳房部位的疾病。男女均可发病，女性发病率远高于男性。如《妇科玉尺·妇女杂病》说："妇人之疾，关系最钜者，则莫如乳。"本模块主要学习乳痈、乳癖、乳核、乳岩等乳房疾病。

【乳房与脏腑、经络的关系】

早在《黄帝内经》中就有关于乳房与经络关系的记载：足阳明胃经行贯乳中；足太阴脾经络胃上膈，布于胸中；足厥阴肝经上膈，布胸胁绕乳头而行；足少阴肾经上贯肝膈而与乳联；冲任二脉起于胸中，任脉循腹里、上关元至胸中，冲脉夹脐上行，至胸中而散。后世医家认为：男子乳头属肝，乳房属肾；女子乳头属肝，乳房属胃。故乳房疾病与肝、胃二经及肾经、冲任二脉关系最为密切。

乳汁来源于脾胃水谷精微，因胃主纳谷，脾主运化，同居中央，属土味甘，故乳汁之味甘。脾胃气壮，则乳汁多而浓；血衰则乳汁少而淡。冲任为气血之海，上行为乳，下行为经，妇女哺乳期则经止。乳汁的分泌、控制和肝木之气有关，肝主疏泄，若肝气不舒，疏泄不利，即可发生乳房疾病。

【病因病机】

对于乳房疾病的发生，历代有明确的认识。如清代余听鸿《外证医案汇编》云："乳症，皆云肝脾郁结，则为癖核；胃气壅滞，则为痈疽。"一般而言，感染性乳房疾病多由乳头破碎，感染毒邪，或嗜食厚味，脾胃积热，或情志不畅，肝气郁结，以致乳汁积滞，郁久化热，热盛肉腐而成。肿瘤性乳房疾病，则系忧思郁怒，脾胃受损，以致气郁痰凝，阻于乳络而成。故乳房疾病多由肝、胃二经受病。

【辨证要点】

乳房疾病临床辨证要观察局部病变，又须详究全身症状，从而审症求因，辨证论治。现将辨证要点归纳于下。

1. 肝气郁结

（1）病机　由于忧思郁闷，肝失条达，脾失健运，痰浊内生，以致气滞痰凝，脉络不和，积聚成核。

（2）证候　肿块如桃李样，质坚，表面光滑，推之可动，随喜怒而消长；伴有心烦易怒、胸闷不适、月经不调；舌苔薄黄，脉弦滑。

2. 肝郁胃热

（1）病机　由于情志内伤，肝气郁结，失于条达；饮食不节，胃经积热，气血凝滞，郁久化热而发病。

（2）证候　局部红肿热痛，酿脓时痛如鸡啄；伴恶寒发热、口干欲饮、全身酸痛、小便短赤、大便秘结；舌苔白或黄干，脉弦数或滑数。

3. 肝肾不足

（1）病机　由于先天不足，或后天失调，生育过多，以致肝肾亏损，冲任失调，精血不足，肝失濡养，易致肝火上升，灼津为痰，痰瘀凝结而成隐核。

（2）证候　结块的生长与发展常与发育、妊娠、月经等有关，胀痛常在经前加剧，经后痛减；伴有头晕耳鸣、腰酸肢软、月经不调；舌苔薄，脉弦细数。

4. 阴虚痰凝

（1）病机　由于肺肾阴虚，肺津不能输布，以致阴亏火旺，灼津为痰，痰火凝结于乳络而结块发病。

（2）证候　结块皮色不变，隐隐作痛，化脓迟缓，脓水稀薄；常伴有午后潮热、夜寐盗汗、干咳颧红、形瘦食少；舌质红，苔薄，脉细数。

【乳房检查方法】

正确进行乳房检查，对早期发现乳癌等乳腺疾病有重要意义。月经后1周是乳房病检查的最佳时间。检查时可采用坐位或仰卧位。乳房的检查方法包括望诊和触诊，以触诊最为重要。

1. **望诊** 让患者端坐，将两侧乳房完全暴露并做比较。注意乳房有无增大或缩小，乳头有无内缩或抬高，乳晕有无渗液或结痂，乳房皮肤有无颜色改变、湿疹样或橘皮样改变等。

2. **触诊** 先检查健侧乳房，再检查患侧乳房，以便对比。将四指并拢，以手指末二节指腹平放于乳房上，轻轻按触，切勿用手抓捏，否则会将所抓捏的腺体组织误认为乳房肿块。以乳头为中心，将乳房分为4个象限（图7-1），依次检查内上→外上→外下→内下，然后检查乳晕区，注意有无血性液体自乳头溢出。触诊时应注意：①乳房内肿块的位置、数目、大小、形态、边界、硬度、表面情况及活动度；②肿块是否与皮肤有粘连；③让患者双手叉腰，使胸大肌收缩紧张，确定肿块与胸肌、筋膜是否已粘连固定。

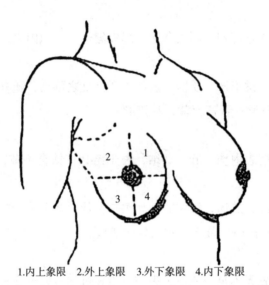

1.内上象限　2.外上象限　3.外下象限　4.内下象限

图7-1　乳房的4个象限

　　腋窝及锁骨上、下淋巴结的检查在乳房疾病诊断中也很重要。按腋窝淋巴结分布情况有序进行检查。检查时医生与患者正对而立，用右手伸入患者左腋窝或左手伸入患者右腋窝，然后让患者将上臂靠近胸壁，前臂松弛放在检查者的手臂上，使腋窝完全松弛，以便清楚地按触腋窝胸肌群、中央群的肿大淋巴结。最后站在患者的背后，检查腋后淋巴结和锁骨上淋巴结。

【辅助检查】

1. **X线检查** 常用钼靶X线摄片检查。乳腺癌的表现为密度增高的肿块影，边界不规则，或有毛刺状，有时可见砂粒样、密集的钙化点。这是鉴别乳房良、恶性肿块较好的方法。

2. **超声检查** 超声检查是一种无创性检查方法，可反复使用。对乳房肿块是囊性或实质性的鉴别具有重要意义，并且对乳房肿瘤性质的确定有一定的价值。

3. **热图像检查** 热图像是根据癌细胞代谢快，产热较周围组织高，液晶膜可显示异常热区的原理所做的检查方法。近红外线扫描是利用红外线透照乳房时，各种密度组织可显示不同灰影的原理，从而检查乳房肿块。

4. **活体组织检查** 组织学检查是目前确定肿块性质最可靠的方法。当怀疑乳房肿块为恶性肿瘤时，应考虑做活体组织检查。活体组织检查一般分为穿刺、切取和切除活组织检查3种。

【治疗】

1. **内治法** 乳房疾病多以气滞血凝为发病基础，故治疗应以理气通络为法则，常用的治法包括以下几种：

（1）**疏表清热法** 适用于乳痈初期，邪阻经络，营卫不和者。症见乳房结块，疼痛；兼见恶寒发热、头痛、苔薄白、脉浮数等。治宜疏表清热解毒；方选瓜蒌牛蒡汤或银翘散等。

（2）**清热解毒法** 适用于乳房病热毒炽盛，肉腐成脓者。症见乳房局部红肿高突，灼热疼痛；兼见壮热、口渴欲饮、尿赤、便秘、舌苔黄、脉弦数等。治宜清热解毒；方选五味消毒饮、内疏黄连汤等。

（3）**托里透脓法** 适用于气血虚弱，不能托毒外出，脓成难溃，或溃脓虽外泄却难以收口者，淋漓不尽者。症见疮形平塌，漫肿不收，日久不溃；或溃后脓水清稀，淋沥难尽，久不收口；伴唇舌淡红、脉沉细无力等。治宜补益托毒，或生肌收口；方选托里消毒散、托里透脓汤等。

（4）**解郁化痰法** 适用于因肝气郁结，疏泄失职，运化失司，痰浊蕴结乳络，导致乳中结核等疾病。症见乳房胀痛，结块形成，质地坚实或坚硬，表面光滑，推之可移或固定不移；伴有胸闷不舒、舌苔白腻、脉弦滑等。治宜疏肝解郁，化痰软坚；方选开郁散、逍遥蒌贝散、香贝养荣汤合小金片等。

（5）**调理冲任法** 适用于肝肾不足，冲任失调者。症见乳房疼痛或乳房结块等，多与青春期发育、月经、妊娠有关；伴腰酸乏力、神疲倦怠、月经不调、舌淡苔淡白、脉沉细等。治宜滋补肝肾，调摄冲任；方选二仙汤、右归饮、六味地黄丸等。

（6）**补益扶正法** 适用于乳房病虚证、阴证，或阳证溃破久不收口者。伴有面色无华、气短无力、食欲不振、唇舌色淡、脉脉细无力；或潮热盗汗、头晕耳鸣、舌质红、脉细数；或形寒肢冷、大便溏薄、舌淡苔白、脉沉迟等；或如乳痈、乳疽溃破，气血虚弱，久不收口者。以上这些均可用补益扶正法。气血虚者，方选补中益气汤、归脾汤、香贝养荣汤等；阴虚火旺者，可用清骨散、知柏地黄丸等；脾肾阳虚者，可用金匮肾气丸、右归丸等。

2. 外治法

（1）敷贴法

①感染性乳房疾病，阳证初起应以清热解毒、活血消肿为主，用金黄散或玉露散或双柏散等以冷开水或醋调外敷，每日1～2次，或用金黄膏或玉露膏；阴证用阳和解凝膏或回阳玉龙膏。溃后可用九一丹、八二丹药线引流。脓尽腐脱，用生肌膏或白玉膏等。

②肿瘤性乳房疾病，宜温经和阳、化痰通络、消肿止痛，用阳和解凝膏掺红灵丹、桂麝散等。

（2）手术　对乳房疾病脓肿形成者，应及时切开引流；对肿瘤性乳房疾病，经用药物积极治疗无明显好转者，疑为癌前病变或恶性肿瘤者，应在明确手术指征的前提下，尽早采取手术治疗。

项目二　乳　痈

病例导入

张某，女，25岁，就诊于2012年9月。自诉：哺乳期3个月，前一日始右乳房疼痛，结肿块；伴恶寒发热、头身疼痛、干哕纳差。在某院以"急性乳腺炎"给予抗生素治疗，并给予乳房按摩排乳、理疗等，诸症非但减轻，却反见加重。刻诊：面色赤红，痛苦病容，体温39.8℃，右乳房通肿，以外上象限至中央区为重，肿块边界不清，皮色鲜红，灼热，触疼拒按，宣浮微硬。舌红，苔黄，脉浮紧而数。

问题：①请判断患者所患是何疾病？②如何治疗？

乳痈是发生于乳房部位的急性化脓性疾病。本病相当于西医学的急性乳腺炎。其临床特点是乳房部结块，红肿热痛，溃后脓出稠厚，伴恶寒发热等全身症状。常发生于哺乳期妇女，尤以尚未满月的初产妇多见。如发生于哺乳期者，称外吹乳痈；发生于妊娠期者，名内吹乳痈；发生于非哺乳期及非妊娠期者，称不乳儿乳痈。

【病因病机】

本病的发生，主要是因情志不畅，肝气郁结，或饮食不节，脾失健运，胃热熏蒸，或乳汁积聚，郁久化热所致。

1. 乳汁郁积　乳汁郁积为乳痈最常见的病因。初产妇乳头破损或畸形、凹陷，影响哺乳，或乳汁旺盛而不能及时排空，或断乳不当，均可造成乳汁积滞，使乳络闭阻，日久败乳蓄积，化热而成痈肿。

2. 肝郁胃热　若情志内伤，肝气不舒，厥阴之气失于疏泄，或产后恣食肥甘厚味而致胃热壅盛，均导致气血凝滞，乳络阻塞，热盛肉腐而发生痈肿。

3. 感受外邪　产妇体虚汗出，或外感风邪，或婴儿含乳而睡，口中热毒之邪侵入乳孔，而致乳络瘀滞阻塞，生热化腐成痈。

【诊断】

1. 临床表现　多发于产后尚未满月的哺乳妇女，尤以乳头破碎或乳汁瘀滞者多见。

（1）初期　患侧乳房肿胀疼痛，乳汁排泄不畅，乳房外下象限多见肿块（或无肿块）；伴有发热、恶寒、头痛、食欲不振等全身症状。

（2）成脓期　患乳肿块逐渐增大，皮肤焮红灼热，疼痛呈搏动性，压痛明显，患侧腋窝淋巴结肿大。若肿块中央渐软，按之有波动感者，表明脓肿已成；深部脓肿因波动感不明显，需穿刺确定。全身症状加重，有壮热、口渴欲饮、小便短赤等。

（3）溃后期　脓肿破溃或切开排脓后，一般肿消痛减，寒热渐退，疮口逐渐愈合。若脓流不畅，肿痛不减，身热不退，可能形成袋脓，或脓液波及其他乳囊（腺叶），形成"传囊乳痈"，亦可形成败血症。若有乳汁从疮口溢出，淋沥不尽，久治不愈，则形成乳漏。

2. 辅助检查

（1）血常规检查　血白细胞总数和中性粒细胞比例增高。

（2）脓液细菌培养及药敏试验　可指导临床用药。

【鉴别诊断】

1. 浆细胞性乳腺炎　多发于非哺乳期妇女，哺乳期也可发生。其肿块发于乳晕部，多伴乳头凹陷内缩，乳晕皮肤红肿，有瘙痒感或烧灼感，后期转为疼痛；乳头溢出红棕色、绿色或黑色液体，乳晕下区可扪及边缘不清的软结节，偶为硬结节。

2. 炎性乳癌　是一种特殊类型的乳腺癌。多发生于年轻妇女，尤其在妊娠或哺乳期。乳房迅速增大，常累及整个乳房的 1/3 以上，并可迅速波及对侧乳房。病变局部皮肤颜色为暗红或紫红色，毛孔深陷呈橘皮样改变，局部肿胀有轻触痛，但患侧乳房多无明显肿块。患侧腋窝淋巴结肿大，固定坚硬。全身症状较轻。针吸或活体组织检查可确诊。

【治疗】

1. 辨证论治

（1）内治法

①气滞热蕴证

证候：乳房结块，乳汁排泄不畅，肿胀疼痛，皮色不变或微红；伴恶寒发热、头痛骨楚、口渴、便秘；舌质红，苔薄黄，脉数。

治法：疏肝清胃，通乳消肿。

方药：瓜蒌牛蒡汤加减。乳汁壅滞甚者，加王不留行、路路通、漏芦等通乳；产后恶露未尽者，加当归尾、川芎、益母草祛瘀；乳房肿块明显者，加当归、赤芍、桃仁等活血祛瘀；大便秘结者，加生大黄、火麻仁通便。

②热毒炽盛证

证候：肿块逐渐增大，皮肤焮红灼热，痛如鸡啄，或溃后脓出不畅，红肿热痛不消，有传囊之象；伴壮热、口渴欲饮、大便秘结、小便短赤；舌质红，苔黄腻，脉洪数。

治法：清热解毒，托毒透脓。

方药：透脓散加味。热甚者，加生石膏、知母、金银花、蒲公英等；口渴甚者，加天花粉、鲜芦根等。

③正虚邪恋证

证候：溃破后乳房肿痛减轻，但疮口脓水不断，脓汁清稀，愈合缓慢，或乳汁从疮口溢出形成乳漏；伴面色少华、全身乏力、头晕目眩，或低热不退、食欲不振；舌质淡，舌苔薄，脉弱无力。

治法：益气和营托毒。

方药：托里消毒散加减。

（2）外治法

①初期：用金黄散或玉露散以醋调敷，或用金黄膏或玉露膏敷贴；或用鲜野菊花、鲜蒲公英、鲜地丁、仙人掌（去刺）等洗净捣烂外敷；或用50%芒硝溶液湿敷。

②成脓期：应及时切开引流。一般应按乳络方向呈放射状切开，避免手术损伤乳络形成乳漏（图7-2）；切口选择脓肿稍低部位，且与脓腔大小一致，使引流通畅不致形成袋脓。乳晕部浅表脓肿、乳房后脓肿或乳房周边脓肿，可在相应部位做弧形切口。若脓腔较大者，可在脓腔最低部位做对口引流；脓肿小而浅者，可穿刺抽脓。

③溃后期：一般用凡士林纱条引流；必要时用八二丹或九一丹药线拔毒排脓，外敷金黄膏；脓尽改用生肌散收口，外用红油膏或生肌玉红膏盖贴。若有袋脓现象，可在脓腔下方垫棉加压，使脓液不致潴留。如有乳汁从疮口溢出，可在患侧用垫棉法束紧，排出乳汁，促进愈合；若成传囊乳痈者，则在肿块按之应指处另做一切口；若形成乳房部窦道者，可用七三丹药捻，插入窦道深处，至脓液减少后用九一丹药线，脓净改用生肌散纱条，直至愈合。

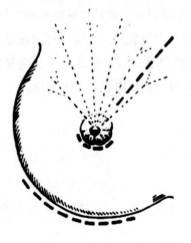

图7-2 乳痈切口

2. 其他疗法

（1）按摩法　乳痈初起，瘀乳明显，局部肿痛者可行乳房按摩。先做热敷，再涂少许润滑油，沿乳络走向轻轻推按，将瘀滞的乳汁逐步排出，以减轻肿痛。

（2）针灸法　取肩井、膻中、足三里、列缺、膈俞穴，针刺用泻法，留针 15～30 分钟，每日 1 次。

【预防与调护】

1. 孕产期妇女应保持精神舒畅，避免情绪过度激动。妊娠 5 个月后经常用温热水等清洗乳头，保持局部卫生；有乳头内陷者，应经常提拉矫正，或用吸乳器吸引。

2. 应指导产妇养成合理哺乳、定时哺乳的习惯，保持乳汁排出通畅；乳汁过多时，可用吸乳器将乳汁吸尽排空，以防瘀乳。保持乳头清洁，如有乳头皲裂、擦伤应及时治疗。

3. 注意婴儿口腔清洁，不可让婴儿口含乳睡觉。断乳时应逐渐减少哺乳次数，然后再行断乳，必要时使用药物辅助。

项目三　乳　癖

病例导入

某患者，女，42 岁，2015 年 3 月 12 日初诊。主诉：乳房胀痛多年，近半年加重，B 超示双乳多发性结节，经期加重；伴痛经，经期尚正常，面部雀斑明显；双脉弦滑，舌质暗，舌苔白腻厚。

问题：请判断患者所患是何疾病？

乳癖是发生于乳腺组织的良性增生性疾病。本病相当于西医学的乳腺囊性增生症。其临床特点是乳房出现疼痛性肿块，经前肿痛加重，经后肿痛减轻，且与情志变化有关。如《疡科心得集》云："有乳中结核，形如丸卵，不疼痛，不发寒热，皮色不变，其核随喜怒消长，此名乳癖。"本病好发于 25～50 岁妇女，约占全部乳腺疾病的 75%，是临床最常见的乳房疾病，其发病率居乳房疾病的首位。本病有一定的癌变危险。

【病因病机】

1. **情志不遂**　由于情志内伤，抑郁不舒，郁怒伤肝，或受到精神刺激，急躁易怒，导致肝气郁结，气机阻滞于乳房，经脉阻塞不通，不通则痛，引起乳房疼痛；肝气郁久化热，灼津为痰，气滞、痰凝、血瘀阻于乳络而形成肿块。

2. **冲任失调**　因肝肾不足，冲任失调，使气血瘀滞；或脾肾阳虚，痰湿内结，经脉阻塞而致乳房结块、疼痛、月经不调。

【诊断】

1. 临床表现　本病好发于中青年妇女，城市妇女的发病率高于农村妇女，尤以月经初潮年龄低、初次怀孕年龄大、未授乳和绝经迟的妇女发病率高。本病主要表现为乳房胀痛和肿块。

（1）乳房胀痛　在月经前加剧，经后胀痛减轻或消失，有时整个月经周期都有疼痛。

（2）肿块　大多位于乳房的外上象限，亦可见于其他象限。肿块与周围组织分界不清，质地中等或硬韧，表面光滑或颗粒状，活动度好，大多有压痛，形状和大小不一，与皮肤和胸肌筋膜无粘连，推之移动，腋下淋巴结不肿大。肿块可在经前增大变硬，经后缩小变软。肿块的形态分为以下类型：

①片块型：肿块呈厚薄不一的片块状、圆形或长圆形，数目不一，质地中等或有韧性，边界清楚，活动度良好。

②结节型：肿块呈串珠状、米粒或砂粒样结节，形态不规则，边界欠清，质地中等或偏硬，活动度好。

③混合型：肿块呈片块、条索、结节、砂粒样等多种形态混合存在。

④弥漫型：肿块呈颗粒状，分布超过乳房3个象限以上者。

本病病程较长，发展缓慢。个别患者有时乳头溢出黄绿色、棕色或血性液体。

2. 辅助检查

（1）超声波检查　可见增生的乳腺组织呈增多、增高、增强的反射波形。

（2）钼靶X线造影检查　显示病变部位呈现棉花团或毛玻璃状、边缘模糊不清的密度增高影，或见条索状结缔组织穿越其间。伴有囊性时，可见不规则增强阴影中有圆形透亮阴影。

（3）分泌物检查　乳头溢液者取分泌物做涂片，可帮助排除癌变的可能。对疑为癌变的肿块应取活体组织做病理切片检查。

【鉴别诊断】

1. 乳核　多见于青年妇女。肿块呈圆形或椭圆形，表面光滑，边缘清楚，质地坚韧，活动度好。常发生于单侧乳房，一般无胀痛感觉。

2. 乳岩　多发生于40岁以上的妇女。肿块质地坚硬如石，表面凹凸不平，边缘不清，活动度差。早期无压痛和自觉痛。晚期溃破后，疮口外翻如菜花状，凹如泛莲，时渗暗红血水或脓水，恶臭难闻，疼痛难忍；甚则转移至腋下及锁骨上窝，出现淋巴结肿大，质硬不痛，黏连成团。

【治疗】

辨证论治

（1）内治法

①肝郁痰凝证

证候：多见于青年女性。乳房胀痛或刺痛，乳房肿块随喜怒消长；伴情志抑郁、心烦易怒、失眠多梦、胸闷胁胀；舌质淡红，苔薄白，脉弦和细涩。

治法：疏肝解郁，化痰散结。

方药：逍遥蒌贝散加减。有疼痛者，加乳香、没药、木香、丹参、川楝子等；有肿块者，加白芷、穿山甲、牡蛎、皂角刺等；有失眠者，加远志、枣仁、柏子仁等。

②冲任失调证

证候：多见于中年妇女。乳房肿块明显，胀痛较轻，且乳房肿块和胀痛在经前加重，经后减缓；伴神疲乏力、腰膝酸软、失眠多梦；月经不调、量少色淡，甚至闭经；舌淡，苔薄白，脉沉细。

治法：调摄冲任。

方药：二仙汤合四物汤加减。气滞血瘀者，加当归、丹参、赤芍等；腰膝酸软者，加补骨脂、肉桂、附子等；气血虚者，加党参、黄芪、白术、山药、何首乌、鸡血藤等；失眠多梦者，加柏子仁、酸枣仁、夜交藤等。

（2）外治法　阳和解凝膏加黑退消外贴，7日换药1次。

【预防与调护】

1. 做好患者的心理疏导工作，解除其思想顾虑，保持心情舒畅，情绪稳定。

2. 及时治疗子宫及附件的慢性炎症、月经不调等疾病。

3. 每3个月复查1次，尤其是未排除乳癌可能的患者，应进行定期随诊。

项目四　乳　核

病例导入

患者刘某，女，23岁，2016年5月3日初诊。主诉：乳腺纤维腺瘤术后1年复发1个月。患者1年前因月经前双侧乳房胀痛，触痛明显，有多个硬结，大小不一，经后可稍缓解，硬结渐增大，于某医院检查后诊为"乳腺纤维腺瘤（双侧）"，遂行手术治疗，术后上述症状较前缓解。近1个月来这些症状再次出现，检查示：乳腺纤维腺瘤术后复发（双侧）。患者不欲手术治疗，遂来求诊。刻诊：上述症状仍见，情绪急躁易怒，纳可，眠可，二便调。既往无重大病史可诉，喜食甜食。平素月经时提前，量偏多，色红，时夹血块。舌尖红苔黄燥，脉细弦舌苔白腻厚。

问题：请考虑该患者如何进行中医辨证治疗？

乳核是以乳中结核，状如丸卵，表面光滑，边界清楚，推之能移，不痛不痒，与月经周期无关为主要表现的良性肿瘤性疾病。本病相当于西医学的乳腺纤维腺瘤。好发于 20 ~ 25 岁青年妇女，其发病约占乳房疾病的 10%。

【病因病机】

1. 情志内伤　郁怒伤肝，忧思伤脾，导致肝脾两伤，肝失疏泄，脾失健运，痰浊内生，痰气互结于乳络而成。

2. 冲任失调　肝肾亏损，冲任失调，气血不和，经血不利，经络阻塞，气血痰浊凝于乳络而成。

西医学认为，本病的发生与乳腺小叶内纤维细胞对雌激素的敏感性异常增高有关，可能是纤维细胞所含雌激素受体的量和质的异常造成的。

【诊断】

1. 临床表现　妇女乳房内出现肿块，常为单发性，各个象限均可发生，而以外上象限多见。肿块形似丸卵，大小不等，皮色不变，质地坚韧，表面光滑，活动度好，边界清楚，与皮肤无粘连，大多无疼痛感，少数可有微痛，但与月经无关。肿块一般生长缓慢，可数年不变；若在妊娠期迅速增大，应考虑恶变的可能。

2. 辅助检查

（1）钼靶摄片　可见圆形或卵圆形致密肿块阴影，边缘清楚，有时肿块周围可见一薄层透亮晕，偶见规则粗大的钙化点。

（2）超声检查　显示肿块均为实质性，边界清楚。

【鉴别诊断】

1. 乳岩　多发生于 40 岁以上女性。肿块坚硬如石，表面凹凸不平，边缘不清，活动度差。早期无压痛和自觉痛。晚期溃破后疮口外翻如菜花状，凹如泛莲，时渗暗红血水或脓水，恶臭难闻，疼痛难忍；甚则腋下及锁骨上窝淋巴结肿大。

2. 乳癖　多为双侧乳房内发生多个大小不等的片块状、条索状或颗粒状肿块，与皮肤及深部组织无粘连，边界不清，质硬不坚。多伴有乳房胀痛，常与月经周期有关。

【治疗】

1. 辨证论治

（1）内治法

①肝郁痰凝证

证候：乳房肿块形似丸卵，质地坚实，皮色不变，表面光滑，推之活动，压之不痛；

伴有乳房不适、烦闷急躁、月经不调；舌淡红，苔薄白，脉弦。

治法：疏肝理气，化痰散结。

方药：逍遥散加减。有肿块者，加当归尾、乳香、没药等；郁而化火者，加夏枯草、栀子、橘叶等。

②血瘀痰凝证

证候：肿块较大，质地坚硬，重坠不适；伴急躁易怒、胸胁牵痛、月经不调、痛经；舌暗红，苔薄白，脉弦滑。

治法：疏肝活血，化痰散结。

方药：桃红四物汤合逍遥散加减。疼痛者，加川楝子、延胡索等；肿块坚实者，加三棱、莪术等；月经不调者，加二仙汤；痛经者，加益母草、泽兰等。

（2）外治法　用阳和解凝膏掺黑退消或桂麝散外贴患部。

2. 其他疗法　手术疗法适用于绝经后或妊娠前患者，或服药期间肿块持续增大者。若术前怀疑肿块有恶变者，在手术中行快速冰冻切片病检，确为恶变者即行乳癌根治术。

【预防与调护】

1. 保持心情舒畅，避免忧思恼怒。忌食辛辣刺激、肥甘厚味之品。

2. 坚持乳房自查或定期检查，发现肿块及时诊治。

3. 乳核患者术后可配合中医药治疗，以减少复发。

项目五　乳　岩

病例导入

某患者，女，69岁，就诊于2011年10月。发现左乳房肿块半年，逐渐增大，时而刺疼，伴有乳头溢液，经某院拍钼靶片及细针穿刺病理涂片诊为"乳癌"，劝其手术，本人及家属均不同意，要求保守治疗。刻诊：体质偏瘦，面色萎黄，精神好，左乳晕外上方有一酒窝征，左乳头轻度内缩，可挤出少许暗红色血样分泌物，近乳晕处至外上象限中区可触及一肿块约3cm×4cm×3㎝，边界不甚清，不光滑，凹凸不平，质地坚硬，与皮肤、胸壁粘连，移动性差，腋下、锁骨上下淋巴结无明显肿大，右乳房无异常发现。舌淡红，苔薄白，脉沉涩。左乳钼靶片见有3cm×2cm×2㎝大小高密度影，边缘有毛刺及异常血管围绕，伴有成簇沙粒状及小叉状钙化灶。针穿病理提示：浸润性导管癌。

问题：①中医诊断该患者是何疾病？②如何辨证施治？

乳岩是指乳房部的恶性肿瘤。本病相当于西医学的乳腺癌。其特点是乳房部出现无痛、无热、皮色不变而质地坚硬的肿块，推之不移，表面凹凸不平，或乳头溢血，晚期溃烂，凹如泛莲。在我国占全身恶性肿瘤的 7% ~ 10% ，在女性仅次于子宫颈癌，且近年有超过子宫颈癌的倾向，是女性最常见的恶性肿瘤之一。无生育史或无哺乳史的妇女、月经过早来潮或绝经期较晚的妇女及有乳腺癌家族史的妇女乳腺癌的发病率相对较高。男性乳腺癌较少发生。

【病因病机】

1. **情志失调** 情志不畅，所愿不遂，肝失条达，气机不畅，气郁则瘀；肝郁犯脾，运化失职则痰浊内生，肝脾两伤，经络阻塞，痰瘀互结而发病。

2. **饮食失节** 久嗜厚味炙煿则湿热蕴结脾胃，化生痰浊，随气流窜，结于乳中，阻塞经络，气血不行，日久成岩。

3. **冲任不调** 冲为血海，任主胞胎，冲任之脉隶属于肝肾。冲任失调，则气血失和，月经不行，气滞血瘀，阻塞经络，结于乳中而成乳岩。乳岩多发于绝经期前后，故与冲任失调有密切关系。

4. **正气不足，复感毒邪** 在身体虚弱或月经来潮等情况下，感受毒邪之气，阻塞经络，气滞血瘀，日久停痰结瘀，亦可导致乳岩。

总之，乳岩的发病，是情志失调、饮食失节、冲任不调及外感风寒之气或先天禀赋不足，引起机体阴阳平衡失调、脏腑失和而发病。

【诊断】

1. **临床表现** 本病好发于 40 ~ 60 岁妇女，绝经期妇女发病率相对较高，尤以心情不畅之女性多见。主要表现为肿块。肿块多见于乳房的外上象限，其次是乳头、乳晕和内上象限。早期为患侧乳房出现无痛性单发的小肿块，质硬，表面不光滑，与周围组织分界不清，在乳房内不易被推动。多数由患者在无意中发现。随着肿块逐渐生长和增大，肿块表面皮肤出现凹陷，乳头内缩或抬高，皮肤呈橘皮样改变。乳癌发展至晚期，肿块固定于胸壁，不易推动，皮面出现多个坚硬的小结或小索，甚至彼此融合，弥漫成片；如伸延至背部和对侧胸壁，则可紧缩胸壁，限制呼吸，称铠甲状癌。有时皮肤可破溃形成溃疡，中央凹陷似弹坑，有时外翻似菜花，时流紫红血水，恶臭难闻。随病情发展逐渐出现形体消瘦、面色苍白无华等恶病质表现。

乳癌淋巴转移最初多见于腋窝，肿大淋巴结先为散在，数目少，质地硬，无痛感，可被推动，以后数目渐多，粘连成团；晚期可发生广泛淋巴结转移，常伴有远处转移。若癌细胞堵塞腋窝主要淋巴管，将引起该侧上肢淋巴水肿。

2. **辅助检查**

(1) **超声检查** 可见实质性占位病变。

（2）分泌物检查　患者如有乳头溢液，可做涂片，寻找癌细胞。

（3）针吸细胞学检查和活体组织切片检查　对确诊具有重要意义。目前，术中快速病理切片为常用方法。

【鉴别诊断】

1. **乳痨**　好发于 20～40 岁女性。肿块可一个或数个，质地坚实，边界不清，和皮肤粘连，肿块成脓时变软，溃破后形成瘘管，经久不愈。

2. **乳核**　好发于 20～25 岁女性。肿块多发生于一侧乳房，形似丸卵，表面坚实光滑，边界清楚，活动度好，可推移。病程进展缓慢。

3. **乳癖**　好发于 25～50 岁女性。月经期乳房疼痛、胀大。有大小不等的结节状或片块状肿块，边界不清，质地柔韧，常为双侧性，肿块和皮肤无粘连。

【治疗】

1. **辨证论治**

（1）内治法

①肝郁痰凝证

证候：乳房肿块，皮色不变，质地坚硬，边界不清；伴情志抑郁，或性情急躁、烦躁易怒，胸闷胁胀，头晕目眩；舌苔薄白或黄，脉弦或弦滑。

治法：疏肝解郁，化痰散结。

方药：神效瓜蒌散和开郁散加减。肿块者，加龙骨、牡蛎、乳香等；烦躁不安者，加石决明、夏枯草等。

②冲任失调证

证候：乳房肿块质地坚硬，表面不甚光滑，活动稍受限；伴月经不调、经前乳房胀痛、经后乳痛缓解、腰膝酸软、烦劳体倦、胸闷不舒；舌淡红，苔薄白，脉弦细。

治法：调摄冲任，理气散结。

方药：二仙汤合开郁散加减。气机不畅者，加香附、益母草等；肿块者，加桃仁、红花、当归、赤芍等。

③正虚毒炽证

证候：乳房肿块扩大，溃后愈坚，渗流血水，不痛或剧痛；伴精神萎靡、面色晦暗或苍白、饮食少进、心悸失眠；舌紫或有瘀斑，苔黄，脉弱无力。

治法：调补气血，清热解毒。

方药：八珍汤加减。酌加半枝莲、白花蛇舌草、石见穿、露蜂房等清热解毒之品。

④气血两亏证

证候：多见于癌肿晚期或手术、放化疗后。术后切口皮瓣坏死糜烂，时流渗液，皮肤灰白，腐肉色暗不鲜；伴形体消瘦、面色萎黄或㿠白、头晕目眩、神倦乏力、少气懒言；

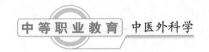
舌质淡，苔薄白，脉沉细。

治法：补益气血，宁心安神。

方药：人参养荣汤加味。

⑤脾虚胃弱证

证候：手术或放化疗后，食欲不振，神疲肢软，恶心欲呕，肢肿怠倦；舌淡，苔白，脉弱。

治法：健脾和胃。

方药：参苓白术散或理中汤加减。

除以上几种常见类型外，还可见到放、化疗后胃阴虚致口腔糜烂、牙龈出血等症者，治宜清养胃阴，方用益胃汤加减。

（2）外治法　有手术禁忌证，或已远处广泛转移，不适宜手术治疗者可采用中药外治。初起，用太乙膏掺黑退消敷贴；溃后，用海浮散或冰狮散、红油膏外敷；坏死组织脱落后，改用生肌散外敷。

2. 其他疗法

（1）手术治疗　乳癌根治切除术是治疗乳癌的主要治疗方法。一旦确诊，而又未发现远处广泛转移者，宜首选手术治疗。

（2）化学疗法　化学药物抗癌治疗是一种必要的全身性辅助治疗。手术后配合化学药物治疗，可提高手术治疗的效果。

（3）放射治疗　通常用于手术后，防止局部复发。

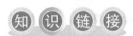

乳腺真空旋切术

乳腺真空旋切术通常被称为乳腺微创手术，是在局/全麻下，借助彩超或X线立体定位系统引导下，将穿刺针放置于乳腺肿块部位，通过负压吸引旋切将肿块完整切除的一种手术方法。本技术是为可疑恶性的乳腺肿瘤组织活检而设计，目前在国内被广泛用于乳腺良性肿瘤的切除治疗。

手术适应证：①直径小于3cm的乳腺良性肿物、纤维腺瘤、结节、不对称密度、多灶性病变及微小钙化；②病理性质不明，需要进行切除活检的乳房肿物（<3cm）。

乳腺真空辅助旋切术尤其适合以下情况：①年轻女性患有乳房良性肿瘤且对乳房有美观要求者，尤其是瘢痕体质患者；②乳房多发良性肿瘤需要手术者；③乳房表面不可触及的良性肿瘤拟切除者；④乳腺深部肿瘤需要活检鉴别良恶性者。

手术禁忌证：①对可疑乳腺癌患者可活检，但应避免行肿块旋切手术；②有出血倾向、血管瘤及糖尿病患者为手术的禁忌证；③对肿块直径 > 3.5 cm 者，个别情况下慎重使用。

【预防与调护】

1. 普及防癌知识，推广乳房自我检查。
2. 优生优育，提倡母乳喂养婴儿。
3. 患者宜保持心情舒畅，避免精神刺激。
4. 局部忌重压，忌艾灸、针刺、切开及外涂腐蚀药。

考纲摘要

1. 乳房疾病的临床表现及检查方法。2. 乳痈、乳核与乳癖的病因病机、临床表现与检查及中医辨证论治。

复习思考

一、选择题

A1 型题（以下每一道题有 A、B、C、D、E 5 个备选答案，从中选择一个最佳答案）

1. 乳痈初期内服方宜选（　　）

   A. 五味消毒饮　　　　　　B. 逍遥蒌贝散　　　　　　C. 瓜蒌牛蒡汤

   D. 仙方活命饮　　　　　　E. 黄连解毒汤

2. 某患者，女，25 岁。产后 1 个月，发现右乳房外上象限有一直径 4cm 大的肿块，疼痛已 2 天，乳房局部微红；伴恶寒发热、胸闷不舒；舌苔薄黄，脉弦数。应诊断为（　　）

   A. 乳癖　　　　　　　　　B. 乳痈　　　　　　　　　C. 乳岩

   D. 乳疬　　　　　　　　　E. 乳痨

3. 乳房部出现肿块，月经前胀痛者多为（　　）

   A. 乳　　　　　　　　　　B. 乳疬　　　　　　　　　C. 乳痨

   D. 乳岩　　　　　　　　　E. 乳癖

4. 乳癖肝郁痰凝证宜服（　　）

   A. 五味消毒饮　　　　　　B. 逍遥蒌贝散　　　　　　C. 瓜蒌牛蒡汤

   D. 仙方活命饮　　　　　　E. 黄连解毒汤

5. 某患者，女，20 岁。左乳房内单个肿块，不疼痛，边界清楚，表面光滑，活动度

好。诊断为（　　）

    A. 乳核　　　　　　　　　B. 乳癖　　　　　　　　　C. 乳疬

    D. 乳痛　　　　　　　　　E. 乳岩

6. 乳腺小叶内纤维组织和腺上皮的良性肿瘤称为（　　）

    A. 乳痈　　　　　　　　　B. 乳漏　　　　　　　　　C. 乳癖

    D. 乳核　　　　　　　　　E. 乳岩

7. 某患者，女，45 岁。右乳外下象限包块，质硬，表面欠光滑，表皮呈橘皮样改变，无压痛。考虑为（　　）

    A. 乳痈　　　　　　　　　B. 乳核　　　　　　　　　C. 乳癖

    D. 乳岩　　　　　　　　　E. 乳疬

8. 下列哪项不是乳岩肿块的特点（　　）

    A. 无痛无热　　　　　　　B. 皮色不变　　　　　　　C. 表面光滑

    D. 质地坚硬　　　　　　　E. 推之不移

二、简答题

简述乳房的触诊方法。

扫一扫，知答案

模 块 八

瘿

扫一扫，看课件

【学习目标】

1. 掌握：瘿病的临床特征和辨证论治。

2. 熟悉：瘿病的病因病机和鉴别诊断。

3. 了解：瘿病的辅助检查、预防与调护。

项目一　概　述

瘿是颈前结喉两侧肿大的一类疾病。本病相当于西医学的甲状腺疾病，包括单纯性甲状腺肿、甲状腺腺瘤、甲状腺癌和急性甲状腺炎等。其临床特征为发于颈前结喉两侧，或为漫肿，或为结块，多数皮色不变，逐渐增大，病程缠绵。宋代陈无择《三因极一病证方论·瘿瘤证治》载："坚硬不可移者曰石瘿，皮色不变者曰肉瘿，筋脉露结者曰筋瘿，赤脉交结者曰血瘿，随喜怒消长者曰气瘿。"中医学现在一般分为气瘿、肉瘿、石瘿、瘿痈。

【甲状腺解剖生理】

甲状腺呈"H"形，分左右两叶，覆盖并黏附在喉和气管起始部的两侧，吞咽时亦随之上下移动。甲状腺的两叶由甲状腺峡部连接，峡部一般位于第2~4气管软骨环之前（图8-1）。甲状腺峡部有时向上伸出一锥状叶，为胎生初期甲状腺舌骨的残余物，常伸至环

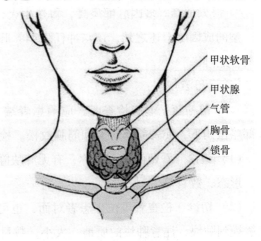

图8-1　甲状腺的位置

甲状软骨
甲状腺
气管
胸骨
锁骨

状和甲状软骨前方。在甲状腺左右两叶的背面，附着四个甲状旁腺，正常成人甲状腺内含有约 7mg 的碘，成人甲状腺约重 30g。

甲状腺的主要生理功能是合成、贮存和分泌含碘的甲状腺素。甲状腺素能够加快全身细胞利用氧的效能，加速蛋白质、碳水化合物和脂肪的分解，全面提高人体的代谢，增加热量的产生；并能促进人体的生长发育，对婴幼儿中枢神经系统和骨骼的发育有重要作用。

【脏腑经络归属】

瘿的病位在颈前结喉两侧，即甲状腺部。颈前属任脉所主，任脉起于少腹中极穴之下，沿腹和胸部正中线直上，抵达咽喉，再上至颊部，经过面部进入两目；颈部也属督脉，盖督脉的分支循少腹直上，贯脐中央，上贯心，入喉；肝脉属肝络胆，上贯膈，布胁肋，循喉咙之后，连目系，出额与督脉会于颠顶；肾脉从肾子上行，穿过肝、膈，入于肺中，沿喉上行，止于舌根两旁；故颈前部位与任、督、肝、肾经络有一定的联系。在瘿病治疗中，结合病位的经络所属辨证施治，才能进行合理的治疗。

【病因病机】

在各种致病因素作用下，脏腑功能失调，形成气滞、血瘀、痰凝结于颈部，逐渐形成瘿病。

1. 气滞 情志不畅，肝失疏泄，气机升降失常，则形成气机郁滞。气郁日久，积聚成形，导致肿块的发生，如蕴结于颈部结喉两侧而为气瘿。

2. 血瘀 气为血之帅，气行则血行，气滞则血凝。如气滞不畅，或气虚无以推动血之运行，而致血液瘀滞，瘀滞日久则凝结成块。

3. 痰凝 多因外邪所侵，或因情志内伤，或因体质虚弱，而使气机阻滞，津液积聚为痰，痰循经结于颈部则成肉瘿。

4. 痰火郁结 多因肝郁痰凝，胃热生火，痰火相互凝聚，搏结于颈，而成瘿痈。

瘿的成因除上述之外，还与冲任失调、肝肾不足等有关，气滞、血瘀、痰凝是瘿形成的基本病理。

【检查方法】

1. 一般检查 瘿病检查时，应嘱患者端坐，双手放于两膝，充分显露颈部并使患者头部略微俯下，使颈前部肌肉和筋膜放松。检查者坐在患者对面。

（1）望诊 看两侧是否对称，有无肿块隆起，有无血管怒张，并注意肿块的位置、大小、形态、数目等。

（2）切诊 检查者可位于患者对面，也可站在患者后面，双手放于甲状腺部切诊。如果触摸到肿块，注意肿块的质地、大小、数目、光滑度、活动度，有无压痛，边界是否清楚，肿块能否随吞咽而上下移动，有无震颤，气管位置是否受压移位，颈部淋巴结有无肿大。

（3）听诊　如甲状腺功能亢进，局部可听到收缩期连续性血管杂音。

2. 辅助检查　瘿病的检查，除靠体格检查外，还应利用西医学某些特殊检查辅助诊断，使瘿病的鉴别诊断和预后估计更趋准确。

（1）基础代谢率测定　在肉瘿或气瘿合并甲状腺功能亢进时，需测定基础代谢率，一般可根据脉压和脉率，在清晨空腹静卧时进行测定。常用的计算公式为：

基础代谢率（％）＝（脉率＋脉压）－111（脉压单位为 mmHg）

基础代谢率正常值为 ±10％，当基础代谢率在 +20％ ~ +30％ 时，提示有轻度甲状腺功能亢进，+30％ ~ +60％ 为中度，+60％ 以上为重度。

（2）血清 T_3 和 T_4 含量测定　甲状腺功能亢进时，血清 T_3 可高于正常 4 倍左右，而 T_4 仅为正常的 2 倍半。因此，T_3 测定对甲亢的诊断具有较高的敏感性。

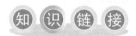

血清 T_3、T_4 测定

血清 T_3、T_4 测定是诊断甲状腺疾病的常用检查项目，包括测定血清总 T_3、总 T_4。一般采用放射免疫方法测定。测定 T_3、T_4 一般需要血液 2~3mL。在甲状腺功能亢进（甲亢）时，血清 T_3、T_4 往往都增高，尤其 T_3 增高更为明显。有的患者只有血清 T_3 增高，血清 T_4 在正常范围，这种患者的甲亢病情较轻。极少数患者血清 T_4 增高，而 T_3 增高不明显。在甲状腺功能减退（甲减）时，血清 T_3、T_4 往往都降低，尤其 T_4 降低更为明显。病情较轻的甲减患者，血清 T_4 降低，而血清 T_3 可在正常范围。

（3）甲状腺摄 ^{131}I 率的测定　给正常人口服 ^{131}I，则在 24 小时内能被甲状腺摄取的 ^{131}I 量为人体总量的 30％ ~40％。如 2 小时内甲状腺所摄取的 ^{131}I 为人体总量的 25％ 以上，或 24 小时为人体总量的 50％ 以上，且吸 ^{131}I 高峰提前出现，都表示甲状腺功能亢进。

（4）B 型超声　甲状腺扪及有结节时首选 B 型超声扫描，能区别结节的囊肿、混合性结节及实体性结节。但对良、恶性肿瘤的鉴别特异性较低。

（5）核素扫描　可作为甲状腺的补充检查。如甲状腺为实体性结节时，应选择核素扫描，如为冷结节，则有 10％ ~20％ 可能为癌肿。

（6）病理学检查　对于判断肿块性质最有价值。

【治疗】

瘿病的治疗以理气解郁、活血祛瘀、化痰软坚、清热化痰为基本原则。历代医家多采用含碘丰富的海生植物类药物如海藻、昆布等，以及富含甲状腺素的动物类药物如猪靥、羊靥等。对瘿瘤患者，当及时采取手术治疗，以免贻误病情。

1. 理气解郁　适用于发病与精神因素有关的患者。症见结块漫肿软绵，或坚硬如石；伴胸胁胀痛、善太息；舌苔薄白，脉弦滑。方用逍遥散、四海舒郁丸。

2. 活血祛瘀　适用于气滞血郁证。症见肿块色紫坚硬，表面凹凸不平，痛有定处，肌肤甲错；舌质紫暗，有瘀点瘀斑，脉涩。方用桃红四物汤。

3. 化痰软坚　适用于气郁痰凝证。症见肿块按之坚实或有囊性感，患处不红不热；伴胸膈痞满；舌苔白腻，脉滑。方用海藻玉壶汤。

4. 清热化痰　适用于痰火郁结证。症见颈前漫肿，色红灼热，疼痛；可伴发热；舌苔黄，脉滑数。方用柴胡清肝汤。

5. 调摄冲任　适用于冲任不调，肾阳虚衰证。症见结块漫肿，面色无华，腰膝酸软，月经量少、色淡，甚至闭经；舌质淡，苔薄白，脉沉细。方用二仙汤等加减。

项目二　气　瘿

气瘿是指以颈前结喉部漫肿伴结块，边缘不清，皮色如常，按之柔软，并可随喜怒而消长为主要表现的一种甲状腺疾病，俗称"大脖子"病。本病相当于西医学的单纯性甲状腺肿及部分地方性甲状腺肿。多流行于缺碘的高原山区，如云贵高原、黄土高原及宁夏等地，但平原地区亦有散发。本病女性发病率高于男性。

【病因病机】

《诸病源候论·瘿候》载："诸山水黑土中出泉流者，不可久居，常食令人作瘿病，动气增患。"又云："瘿者，由忧恚气结所生，亦曰饮沙水，沙随气入于脉，搏颈下而成之。"说明本病的病因与居住地区水质和情志内伤关系最为密切。

1. 肝郁脾虚　忧恚气结，情志抑郁，肝失条达，肝郁气滞，横逆犯脾，脾失健运，痰浊内生，痰气互结，循经上行，结于喉部而成。

2. 水土因素　居住高山地区，久饮沙水，入于脉中，搏结颈下而成。

3. 肝郁肾虚　妇女经期、胎前产后、绝经期，肝气郁结，肾气受损，正气不足，外邪乘虚侵入，亦能引起本病。

西医学认为，本病主要与甲状腺素原料（碘）缺乏、甲状腺素需要量激增、甲状腺素合成和分泌障碍等有关。

【诊断】

1. 临床表现　本病好发于青春期，发病率女性略高于男性，尤以怀孕期及哺乳期的妇女多见，在流行地区常见于学龄儿童。

初起无明显不适感，颈部呈弥漫性肿大，表面较平坦，质软不痛，皮色如常，肿块随吞咽动作可上下移动，可随喜怒而消长。在弥漫性肿块的基础上，也可有单个或多个结节。若肿块进一步发展而成巨大肿物时，可呈下垂状，自觉沉重感，压迫气管、食道、血管、神经等产生一系列症状。气管受压弯曲、移位或变窄，可发生呼吸困难；压迫食道，常引起吞咽不适，但不出现梗阻症状；压迫颈深部大静脉，引起头、颈部血液回流受阻，面部呈青紫色浮肿和颈、胸有浅静脉曲张；压迫喉返神经，可引起声带麻痹，多出现声音嘶哑等。

2. 辅助检查

（1）实验室检查　血清 TSH、T_3、T_4 基本在正常范围。

（2）影像学检查　①B 型超声检查：甲状腺呈均匀、弥漫性肿大，甲状腺内多发囊性、实质性或混合性结节。②颈部 X 线检查：以确定器官受压、移位及狭窄状况，并可发现不规则的胸骨后甲状腺肿及钙化的结节。

（3）病理学检查　发现可疑病变时，可行病理学检查以确诊。

【鉴别诊断】

1. 肉瘿　甲状腺肿多为圆形或椭圆形结节，边界清楚，质地柔韧，多为单侧发病，肿块可随吞咽动作而上下移动。

2. 瘿痈　有急性发病史，甲状腺突然肿大、发硬，吞咽困难及疼痛；常伴发热、恶寒等全身症状。

【治疗】

1. 辨证论治

肝郁气滞证

证候：颈部弥漫性肿大，边缘不清，皮色如常，质软不痛，肿块随吞咽而上下移动，过大时有沉重感；伴急躁易怒、善太息；舌淡红苔薄，脉沉弦。

治法：疏肝解郁，化痰软坚。

方药：四海舒郁丸加减。胸闷胁痛者，加柴胡、郁金、青皮、香附以理气解郁；烦躁易怒者，加夏枯草、龙胆以清肝泻火；咽部不适者，加桔梗、射干、牛蒡子以利消肿；咯痰黄稠者，加栀子、浙贝母、黄芩、瓜蒌以清肺化痰；脾虚纳呆者，加党参、砂仁、白术、麦芽以健脾益气。

2. 其他疗法

（1）针灸疗法　穴取翳风、风池、天突、尺泽、曲池、心俞等，还可在甲状腺两侧局部取穴。主穴一般用泻法，局部穴位斜刺入肿块中心，用补法，留针 30 分钟。

（2）手术治疗　瘿肿巨大而伴明显压迫症状者，可做甲状腺大部切除术。青春期单纯性弥漫性甲状腺肿患者，不宜手术切除治疗。

【预防与调护】

1. 在流行地区内，在改善饮水的基础上，应以碘化食盐（即每千克食盐中加入 5 ~ 10mg 碘化钾）煮菜，作为集体性预防，服用至青春发育期过后。

2. 经常用海带或其他海产植物佐餐，尤其在青春期、妊娠期和哺乳期。

3. 保持心情舒畅，避免忧思郁怒。

项目三　肉　瘿

肉瘿是指以颈前结喉一侧或两侧出现半球形柔韧的肿块，随吞咽动作而上下移动，发展缓慢为主要表现的甲状腺疾病。本病相当于西医学的甲状腺腺瘤或囊肿，属甲状腺的良性肿瘤。好发于青年女性及中年人。

【病因病机】

本病主要由气滞、痰浊、血瘀凝结而成。由于情志抑郁，肝失条达，形成肝郁气滞，气滞久之血瘀；或肝旺乘脾，脾失运化，聚湿成痰，痰浊凝结。气滞、瘀血、湿痰留注于经络，汇集于结喉，聚而成形，遂成本病。

西医学对本病病因的认识尚不清楚，有的学者认为本病是由甲状腺内残存的胚胎细胞发展而来。

【诊断】

1. 临床表现　本病多见于 30 ~ 40 岁女性。起病缓慢，在结喉一侧或双侧有单个肿块，呈圆形或椭圆形，表面光滑，质韧有弹性，可随吞咽而上下移动，生长缓慢，一般无任何不适。若肿块增大，可感到憋气或有压迫感。部分患者可发生肿块突然增大，并出现局部疼痛，是因乳头状囊性腺瘤囊内出血所致。巨大的肉瘿可压迫气管，使之移位，但少有呼吸困难和声音嘶哑。伴有甲亢时，常见急躁易怒、怕热易汗、心悸、双手颤、消谷善饥、形体消瘦、便溏等。极少数患者可发生恶变。

2. 辅助检查

（1）核素扫描　应用 ^{131}I 多显示温结节，囊肿为凉结节，伴甲状腺功能亢进者多为热结节。

（2）B 超检查　提示有液性暗区或实质性肿块。

（3）病理学检查　是确定甲状腺肿块性质的有效方法。

【鉴别诊断】

1. 甲状腺舌骨囊肿　肿块位于颈部正中，位置较低，常在胸锁关节上方。一般不随吞咽动作上下移动，但随伸舌动作上下移动。

2. 颈痈　多见于儿童，冬春季节发病。在颈部两侧出现肿块，初起时局部肿胀、灼热、疼痛而皮色不变，结块边界清楚；常伴明显的风温外感证，如恶寒发热、头痛、项强、舌苔黄腻、脉滑数等。

3. 瘿痈 急性发病，结喉两侧结块，色红灼热，疼痛肿胀，甚至化脓；常有寒战高热、头痛等。多有上呼吸道感染病史。

【治疗】

1. 辨证论治

（1）内治法

①气滞痰凝证

证候：结喉一侧或两侧肿块，呈圆形或卵圆形，不红不热，随吞咽上下移动，肿块较大时可有呼吸不畅或吞咽不利；伴胸闷不舒、咽部憋闷；舌淡，苔薄微腻，脉弦滑。

治法：理气解郁，化痰软坚。

方药：海藻玉壶汤合逍遥散加减。胸闷不舒者，加香附、瓜蒌以理气宽胸；心悸、易汗者，加龙骨、牡蛎以宁心安神；因出血而肿块迅速增大者，加丹参、赤芍以散瘀消肿。

②气阴两虚证

证候：颈部肿块柔韧，随吞咽动作上下移动；伴急躁易怒、怕热、易汗、心悸、失眠多梦、手颤、善食易饥、形体消瘦、月经不调；舌红，苔薄，脉弦。

治法：益气养阴，软坚散结。

方药：生脉饮合海藻玉壶汤加减。性情急躁、眼球突出、手颤者，加钩藤、珍珠母、白芍以养阴柔肝息风；能食善饥者，加知母、生石膏、黄芩以清胃泻火；月经不调者，加熟地黄、首乌、益母草以养血调经。

（2）外治法 用阳和解凝膏掺黑退消或桂麝散外敷。

2. 其他疗法 对年龄较大、病程较长的患者，一般行患侧甲状腺大部切除术（包括腺瘤在内）；如腺瘤小，可行单纯腺瘤切除。在术中必须做速冻切片病理检查，以确定病变性质。

【预防与调护】

1. 保持心情舒畅，避免忧思郁怒。

2. 高原、山区居民应合理食用含碘食盐或进食含碘食物。

3. 手术时注意伤口出血，预防喉痉挛发生。

项目四 石 瘿

瘿病肿块坚硬如石，不可移动者称为石瘿。本病相当于西医学的甲状腺癌。其临床特点是结喉两侧肿块，坚硬如石，凹凸不平，推之不移。好发于 40 岁以上的中老年人，约占全身恶性肿瘤的 1.3%，其中女性占 73%，男性占 27%。

【病因病机】

由于情志内伤，肝气郁结，气郁犯脾，脾失健运，痰湿内生，气郁、痰浊结聚不散，或气滞则血瘀，积久瘀结成毒，气郁、痰浊、瘀毒三者痼结，上逆于颈部而成。

西医学认为，甲状腺癌的发病机制尚不明确，可能与外界放射线照射、低碘饮食、自身免疫性疾病、遗传因素及甲状腺部分切除等因素有关。

【诊断】

1. 临床表现　多见于 40 岁以上中老年人，女性多于男性，或既往有肉瘿病史。颈前结喉侧出现肿块，或原有多年的肿块短期内迅速增大，质地坚硬，凹凸不平，吞咽时肿块上下移动度减少，甚至推之不移，自觉疼痛。若颈丛神经浅支受侵，则耳、枕、肩部发生剧痛；若肿块压迫，引起喉头移位或侵犯喉部神经，可引起呼吸或吞咽困难，甚至出现声音嘶哑；若侵犯气管造成溃疡时，可有咳血；颈部静脉受压时，可发生颈部静脉怒张与面部浮肿。石瘿的淋巴结转移较为常见，有时颈部出现的淋巴结肿大，往往是一些微小而不易触及的乳头状腺癌的最初体征。血行转移多出现在肺和骨。

2. 辅助检查

（1）核素扫描　应用 ^{131}I 扫描，多显示凉结节（或冷结节）。

（2）超声和 CT 检查　可显示较早的病灶及病灶位置。

（3）病理学检查　是目前判断良、恶性病变较有价值的诊查技术。

（4）血清降钙素测定　血清降钙素含量升高者，可考虑甲状腺髓样癌。

【鉴别诊断】

肉瘿　颈前肿块多呈圆形或卵圆形，边界清楚，质地柔韧，表面光滑，能随吞咽而上下移动。核素扫描、超声和 CT 检查有助于诊断，必要时可做病理检查。

【治疗】

石瘿一经确诊即尽早手术切除，手术后或不能手术的可辅以辨证论治。

1. 辨证论治

（1）内治法

①痰瘀内结证

证候：颈部肿块突然增大，质地变硬，表面高低不平，推之不移，吞咽时上下移动受限；全身症状不明显；舌暗红，苔薄黄，脉弦。

治法：解郁化痰，活血消坚。

方药：海藻玉壶汤合桃红四物汤加三棱、莪术、白花蛇舌草等；疼痛剧烈者，加延胡索、徐长卿以消肿止痛。

②瘀热伤阴证

证候：晚期石瘿，或溃破流血水，或颈部发现转移性结块，或声音嘶哑；伴形倦体瘦、纳差、口干；舌紫暗或见瘀斑，脉沉涩。

治法：化瘀散结，和营养阴。

方药：通窍活血汤合养阴清肺汤加减。声音嘶哑者，加木蝴蝶、桔梗以开音利咽；如有骨转移者，加菟丝子、补骨脂、川断、狗脊以强筋壮骨，缓解疼痛。

（2）外治法　皮色不变者，可用阳和解凝膏掺阿魏粉敷贴；如肿块疼痛灼热者，可用生商陆根捣烂外敷。

2. 其他疗法

（1）手术切除　石瘿一经确诊，宜尽早手术切除。这是除未分化癌以外各种类型石瘿的首选治疗方法。

（2）放射治疗　主要用于未分化型癌；若甲状腺癌发生远处转移，一般先切除全部甲状腺，然后用放射线同位素碘进行治疗。

【预防与调护】

1. 肉瘿久治不愈，或结节突然增大变硬者，宜及时手术治疗，以防恶变。

2. 小儿瘿肿患者，如果肿块较硬，因恶变率甚高，应考虑早期手术切除。

3. 保持心情舒畅，帮助患者树立战胜疾病的信心。

考纲摘要

1. 气瘿的病因病机、临床表现、内治法及预防。

2. 肉瘿的概念、特点、病因病机及辨证论治。

3. 石瘿的含义、特点、病因病机、诊断和治疗原则。

复习思考

一、选择题

A1 型题（以下每一道题有 A、B、C、D、E 5 个备选答案，从中选择一个最佳答案）

1. 下列哪项不属于气瘿的表现（　　）

　　A. 肿块坚硬　　　　　　　　B. 随喜怒而消长　　　　　　C. 肿块弥漫

　　D. 肿块柔软　　　　　　　　E. 随吞咽动作上下移动

2. 下列哪个选择是治疗气瘿的首选方（　　　）

　　A. 四海舒郁丸加减　　　　　B. 疏肝和胃丸加减　　　　　C. 逍遥散加减

　　D. 柴胡疏肝散加减　　　　　E. 海藻玉壶汤

3. 用海藻对瘿病进行治疗的记载最早见于（　　）

    A. 《备急千金要方》   B. 《肘后备急方》   C. 《普济方》

    D. 《诸病源候论》   E. 《太平圣惠方》

4. 治疗气阴两虚型肉瘿常用海藻玉壶汤与哪个方剂合用（　　）

    A. 八珍汤   B. 生脉饮   C. 补中益气汤

    D. 六味地黄汤   E. 左归饮

5. 肉瘿伴有急躁、胸闷易汗、心悸、双手颤，有可能是（　　）

    A. 甲状腺囊肿   B. 腺瘤囊内出血   C. 甲状腺腺瘤

    D. 合并甲亢   E. 甲状腺瘤癌变

6. 治疗肉瘿的主要方剂是（　　）

    A. 四海舒郁丸   B. 海藻玉壶汤   C. 右归丸

    D. 桃红四物汤   E. 代抵当丸

7. 肉瘿的同位素^{131}I扫描多显示（　　）

    A. 温结节   B. 热结节   C. 寒结节

    D. 凉结节   E. 冷结节

8. 以下哪项不是石瘿的特征（　　）

    A. 坚硬如石   B. 甲状腺肿块   C. 远处转移

    D. 随吞咽移动   E. 推之不移

9. 痰瘀内结型石瘿内治宜用下列哪一个方剂（　　）

    A. 海藻玉壶汤加减   B. 养阴清肺汤加减   C. 逍遥散加减

    D. 通窍活血汤加减   E. 归脾汤

10. 下列关于肉瘿的描述不正确的是（　　）

    A. 肿块质韧   B. 表面光滑   C. 随吞咽上下移动

    D. 生长缓慢   E. 核素扫描多显示凉结节

A2 型题（以下每个案例有 A、B、C、D、E 5 个备选答案，从中选择一个最佳答案）

1. 某患者，女，50 岁。肉瘿病史 3 年。近来颈前肿块突然增大，质地坚硬如石，推之不动。应首先考虑的是（　　）

    A. 失荣   B. 瘰疬   C. 石瘿

    D. 气瘿   E. 肉瘿

2. 某患者，女，18 岁。20 天前无意中发现颈部粗大，无异常不适。颈部呈弥漫性肿大，边缘不清，皮色不变，无触痛，并可扪及数个大小不等的结节，随吞咽动作而上下移动。首先考虑是（　　）

A. 气瘿   B. 石瘿   C. 肉瘿

D. 瘿痈   E. 失荣

3. 某患者，女，25 岁。发现颈前右侧结块半月，自觉作胀。检查：肿块约 1.5cm × 1.5cm，边界清，表面光滑，柔韧而圆，随吞咽上下移动，无压痛。初步诊断是（　　）

A. 气瘿   B. 肉缨   C. 瘿痈

D. 颈痈   E. 石瘿

4. 某患者，女，23 岁。颈部肿块 4 个月余，质地柔韧；伴有性情急躁易怒、怕热、易汗、口苦、心悸失眠、手颤、善食、消瘦；舌红，苔薄，脉弦。应属肉瘿之哪种证型（　　）

A. 肝郁气滞   B. 脾肾两虚   C. 气阴两虚

D. 肾阳虚   E. 肝肾两虚

5. 某患者，女，53 岁。患肉瘿 5 年，近期颈部肿块迅速增大，坚硬如石，高低不平，活动性差；全身症状尚可；舌暗红，苔薄黄，脉弦。首选的诊疗方案是（　　）

A. 手术切除   B. 辨证论治   C. 进一步检查

D. 局部理疗   E. 外用阳和解凝膏掺阿魏粉敷贴

B1 型题（以下提供若干组考题，每组考题共用在考题前列出的 A、B、C、D、E 5 个备选答案，从中选择一个与问题关系最密切的答案）

A. 不对称肿大   B. 结节性肿大   C. 局限性肿大

D. 弥漫性肿大   E. 坚硬肿大

1. 气瘿常见的形态是（　　）

2. 石瘿常见的形态是（　　）

A. 《诸病源候论》   B. 《备急千金要方》   C. 《普济方》

D. 《疡医大全》   E. 《三因极一病证方论》

3. "瘿者，由忧恚气结所生，亦曰饮沙水，沙随气入于脉，搏颈下而成之。"出自（　　）

4. 肉瘿之名最早见于哪本著作（　　）

A. 四逆散   B. 海藻玉壶汤   C. 柴胡疏肝散

D. 四海舒郁丸   E. 逍遥散

5. 气瘿的治疗主要采用（　　）

6. 肉瘿的治疗主要采用（　　）

A. 气管　　　　　　　B. 喉返神经　　　　　　C. 颈深静脉

D. 食管　　　　　　　E. 颈动脉

7. 气瘿患者如面部出现青紫色浮肿，是什么器官受压所致（　　　）

8. 气瘿患者出现声音嘶哑，是因为肿块压迫了（　　　）

A. 海藻玉壶汤加减　　　B. 手术　　　　　　　　C. 放射疗法

D. 化疗　　　　　　　E. 同位素治疗

9. 石瘿一经确诊，宜早期采用的治疗方法是（　　　）

10. 属于未分化癌的石瘿首选治疗方法是（　　　）

二、问答题

1. 简述气瘿的病因病机、主要临床表现和预防措施。

2. 肉瘿的概念是什么，相当于西医学的什么病？

3. 简述石瘿的含义和特点。

三、病案分析

1. 某患者，女，35 岁，教师。体检时发现喉结左侧有一肿块，无自觉症状。检查：肿块约 1cm×1.5cm，边界清楚，表面光滑，质地柔韧，肤色，可随吞咽上下移动，无压痛。核素扫描：温结节。伴有心烦急躁、胸闷；舌淡，苔白腻，脉弦滑。

要求：写出中医诊断、证型、治法、方药和外治法。

2. 某患者，女，50 岁。结喉部突然发现一肿块。检查：肿块约 2cm×1.5cm，边界不清，质地坚硬，表面不平，随吞咽动作上下移动不明显，颈项及锁骨上下窝未触及肿大淋巴结。核素扫描：冷结节；病理检查：乳头状癌。全身无明显不适；舌暗红，苔薄黄，脉弦。

要求：写出中医诊断及治疗方案。如果辅助中医治疗，如何辨证论治。

扫一扫，知答案

模块九

瘤、岩

扫一扫，看课件

【学习目标】

1. 掌握：瘤、岩的临床特点和辨证施治。

2. 熟悉：瘤、岩的病因病机和临床诊断。

3. 了解：瘤、岩的鉴别诊断、预防与调护。

项目一　概　述

瘤是瘀血、痰滞、浊气停留于人体组织之中而产生的赘生物。本病相当于西医学的部分体表良、恶性肿瘤。其临床特点是：局限性肿块，多数生于体表，发展缓慢，一般没有自觉症状，长期不易消散。瘤的名目很多，《灵枢》中有筋瘤、肠瘤、脊瘤、肉瘤等。《医宗金鉴·外科心法要诀》将其分为六种，即气瘤、血瘤、筋瘤，肉瘤、骨瘤、脂瘤。

岩是发生于体表的恶性肿物的统称，为外科疾病中最凶险者。因其质地坚硬，表面凹凸不平，形如岩石而得名。古代"癌""岩"等字义相同且通用。其临床特点是多发于中老年人，局部肿块坚硬，高低不平，皮色不变，推之不移，溃烂后如翻花石榴状，色紫恶臭，疼痛剧烈，难于治愈，预后不良，故有绝症之称。本模块将要学习的失荣属西医学恶性肿瘤范畴。

【病因病机】

瘤、岩是全身性疾病的局部表现。其发病原因较复杂，但归纳起来不外内因、外因两个方面。外因为六淫之邪，内因为正气不足和七情刺激等。由于致病因素的作用，导致机体阴阳失调，脏腑功能障碍，经络阻塞，气血运行失常，气滞血瘀，痰凝毒聚等相互交结而造成肿瘤的发生。其常见病因病机如下：

1. 情志郁结　人的情志变化与内脏有密切关系。七情所伤，情绪抑郁不畅，气机失于正常运行，气滞日久，必有瘀血，气滞血瘀长期蕴结不散，常可逐渐形成肿瘤。

2. **感受六淫之邪** 六淫之邪为四时不正之气，乘虚内侵，渐成气血凝结，阻滞经络，影响内脏的正常功能，邪浊与郁气、积血相合为病，留积不散，久之结为瘤、岩。

3. **饮食不节** 恣食辛辣厚味，脾胃受损，水湿不化，津液不布，湿蕴日久，久成湿毒，或兼受邪火熬灼，凝结成痰，痰浊积聚而为瘤、岩。

4. **脏腑失调** 脏腑功能失调，正气虚弱，邪气留滞而致气滞血瘀，痰凝毒聚，互相搏结而致瘤、岩。

【检查方法】

瘤、岩的检查，首先要尽量暴露病变所在部位，观察肿块的位置、数目、形态、皮肤表面的变化；再用右手食指和中指平揿肿块，扪触肿块的大小、质地、活动度、有无压痛、肿块与皮肤是否有粘连，或与骨骼的关系等。同时结合病史，进行综合分析，必要时摄 X 线片，配合 B 型超声检查或进行针吸细胞学检查，直至切取活体组织进行病理切片检查，以获得正确诊断。

【治疗】

瘤的治疗，原则上是以手术切除为主，特别是当肿瘤在短期内明显增大，或有癌变危险时，更应及时手术。但对多发性及某些生长在不便于施行手术部位的肿瘤，可运用中药治疗。

岩的辨证论治要求辨证必须与辨病相结合。力求对恶性肿瘤做到早期发现、早期诊断、早期治疗。"三早"是提高癌肿疗效的关键。

内服药应坚持辨证论治的原则，按《外科正宗》所归纳，主要有行气散结、破瘀消肿、化痰软坚 3 大法则。外治法除手术外，还有腐蚀、硬化剂注射、冷冻等方法。

【预防与调护】

1. 保护与改善环境，有效防止污染，避免接触毒性物质。

2. 对于肿块与溃疡要及时检查，以便早期发现，早期治疗。

3. 保持心情舒畅，切忌七情过度。

4. 科学饮食，加强营养，杜绝不良嗜好。

5. 适度锻炼，提高抗病能力。

项目二 脂 瘤

脂瘤是以皮肤间出现圆形质软的肿块，溃破后可见粉渣样物溢出为主要表现的肿瘤性疾病，又称粉瘤。本病相当于西医学的皮脂腺囊肿。《外科真诠·瘿瘤》云："先用线针于瘤头上针一分深，用手捻之，若是白浆便是粉瘤。"

【病因病机】

本病是由于腑脏功能失调，导致湿热内蕴，久而成痰成瘀，痰瘀积聚于肌肤、腠理所致。

【诊断】

临床表现　本病好发于皮脂腺丰富部位，如头皮、颜面、胸背等处。肿物呈半球状隆起，小者如豆粒，大者如柑橘，边界清楚，质地坚实，或有囊性感，张力较大，与皮肤粘连，不易分开，可以推动。在肿块表面皮肤常可见针头大开口，略带黑色，挤之有白色分泌物溢出，且有臭气。肿块生长缓慢，一般无自觉症状。但继发感染时则红、肿、热、痛，甚或形成脓肿，破溃后可自愈或形成瘘管。

【鉴别诊断】

肉瘤　为单个或多个，瘤体大小不一，质地柔软如棉，按之可以压扁，推之可以移动，与皮下无粘连，无囊性感，张力较小，表面无黑色小孔。

【治疗】

1. 辨证论治

（1）内治法

①痰气凝结证

证候：脂瘤表皮中央有黑点；伴咽喉如有梅核堵塞感、胸膈痞闷、情志抑郁、急躁易怒；舌淡，苔腻，脉滑。

治法：理气化痰散结。

方药：二陈汤合四七汤加减。肿物不易消散者，加青皮、僵蚕、夏枯草；若见舌红苔薄黄、脉细数者，加生地黄、玄参、麦冬等。

②痰湿化热证

证候：瘤体红、肿、热、痛，甚至作脓跳痛；伴发热、恶寒、头痛、尿黄；舌红，苔薄黄，脉数。

治法：清热利湿，和营解毒。

方药：龙胆泻肝汤合仙方活命饮加减。热邪明显者，加蒲公英、生地黄、牡丹皮，若反复发作，舌质偏淡，脉濡滑者，加党参、白术、扁豆等。

（2）外治法

①染毒未酿脓者，可用金黄膏或玉露膏外敷。

②已成脓者，应切开引流，清除皮脂和脓液，再用棉球蘸少量升丹或七三丹塞入腔内，待囊壁蚀尽后再用生肌药收口，愈后不易复发。

2. 其他疗法　手术治疗将脂瘤完整切除，是最有效、最根本的治疗方法。

【预防与调护】

1. 平素避免摩擦挤压脂瘤，否则易染毒化脓。

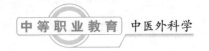
2. 已染毒的脂瘤患者，忌食辛辣刺激之品。

项目三 血 瘤

血瘤是指体表血络扩张，纵横交集而成的肿瘤。本病相当于西医学的血管瘤中的毛细血管瘤和海绵状血管瘤。《类证治裁》云："血瘤自血脉肿起，久而现赤缕或皮色赤。"本病可发生于身体任何部位，大多为先天性，其临床特点是病变部位色泽鲜红或紫，可呈局限性柔软肿块状，边界清或尚清，触之或如海绵。

【病因病机】

本病主要是由先天禀性异常所致，部分是由于心火妄动，逼血入络，血热妄行，或脾气不足，脾不统血，或肝失疏泄，肝不藏血等因素，导致脉络扩张，气血纵横，结聚成形，显露于肌肤而成瘤。

【诊断】

1. 毛细血管瘤　多在出生后 1 ~ 2 个月内出现，多发生在头面、颈、肩部，可单发，也可多发。皮肤上有红色丘疹或小的红斑，逐渐长大，高出皮肤，界限清楚，大小不等，质软可压缩，色泽为鲜红色或紫红色，压之可退色，抬手复原。皮损可以逐渐增大，约 1 年后逐渐开始退化，70% ~ 90% 患者在 5 ~ 7 岁时可以自行消退。

2. 海绵状血管瘤　可发生在身体各部位，如皮肤、骨骼、内脏等。位于体表的瘤体外观呈暗红色或紫蓝色，或正常肤色，质地柔软似海绵，常呈局限性半球形或扁平高出皮面的隆起物，肿物有很大伸缩性，可因体位下垂而充盈，或随患肢抬高而缩小，在瘤内有时可扪及颗粒状的静脉石硬结，外伤后可引起出血，继发感染后可形成慢性出血性溃疡。

【鉴别诊断】

血痣　多为先天性，也可发生于任何年龄。因皮肤表面或黏膜局部毛细血管持续扩张而致，呈红色或棕色、青色，压之不退，大小不一，多数高出皮面。一般不变，也可略微增大，无自觉不适。

【治疗】

瘤体局限者可行手术切除，中医可辨证论治，或配合外治和其他疗法。毛细血管瘤也可以先观察，暂不予治疗。

1. 辨证论治

（1）内治

①心肾火毒证

证候：多见于初生婴儿。肿块大小不一，色泽鲜红，边界不清，不痛不痒；伴五心烦热、面赤口渴、尿黄便干、易口舌生疮；舌质红，苔薄黄，脉细数等。

治法：清心泻火，凉血解毒。

方药：芩连二母丸合凉血地黄汤加减。

②肝经火旺证

证候：多发于头面或大腿部，肿块呈丘疹或结节状，表面呈红色，易出血，常因情志不遂或郁怒而发生胀痛；可伴心烦易怒、咽干口苦等症；舌质红，苔微黄，脉弦细数。

治法：清肝泻火，祛瘀解毒。

方药：丹栀逍遥散合清肝芦荟丸加减。

③脾失统血证

证候：肿瘤体积不大，边界不清，表面色红，好发于下肢，质地柔软易出血，无疼痛；伴肢软乏力、面色萎黄、纳食不佳等；舌质淡，苔白或白腻，脉细。

治法：健脾益气，化湿解毒。

方药：顺气归脾丸加减。

（2）外治法

①小面积毛细血管瘤及海绵状血管瘤，可用五妙水仙膏外搽。

②清凉膏合藤黄膏外敷，包扎固定，每日换药1次，以促其消散。

③若血瘤出血，可用云南白药掺敷伤口，既可止血，又具消散作用。

2. 其他疗法

（1）注射疗法　消痔灵注射液加1%普鲁卡因按1：1混合后注入瘤体，缓慢注入，至整个瘤体稍高起为止，每次用药3~6mL，隔1周可再注射1次。若瘤体尚未发硬萎缩，可用消痔灵2份，普鲁卡因1份，如上法进行注射。

（2）手术疗法　孤立病变可行手术切除。对病在头面部者要注意美容，以防术后瘢痕过大。

（3）冷冻疗法　对于浅表较小的血瘤可采用冷冻方法治疗。

（4）放射疗法　对于范围较大的血瘤也可应用放射治疗。

【预防与调护】

隆起于皮面的血瘤，要注意局部保护，避免擦伤出血。

项目四　肉　瘤

肉瘤是发于皮里膜外、由脂肪组织过度增生而形成的良性肿瘤。本病相当于西医学的脂肪瘤。其临床特点是软似棉，肿似馒，皮色不变，不紧不宽，如肉之隆起。西医学所称的肉瘤是指发生于软组织的恶性肿瘤，如脂肪肉瘤、纤维肉瘤等，与本病有质的区别，临证中不可混淆。

【病因病机】

脾主肌肉，主运化水谷精微。由于思虑过度或饮食劳倦伤脾，脾失运化，痰湿内生，痰气郁结，发为肉瘤；或因郁怒伤肝，肝失疏泄，木旺乘土，气痰阻滞，逆于肉里成为肉瘤。

【诊断】

临床表现　常见于成年人，可发于身体各部，好发于肩、背、腹、臀及前臂皮下。大小不一，边界清楚，皮色不变，生长缓慢，触之柔软，呈扁平团块状或分叶状，推之可移动，基底较广阔，一般无疼痛。多发者常见于四肢、胸或腹部，呈多个较小的圆形或卵圆形肿块，质地较一般肉瘤略硬，压之有轻度疼痛。

【鉴别诊断】

气瘤　常见于皮肤或皮下组织，单发或多发，肿块呈结节状，沿神经走向分布，硬韧而有弹性。相当于西医学的神经纤维瘤。必要时可以做病理学检查进行鉴别。

【治疗】

1. 辨证论治

（1）内治法

①脾虚痰湿证

证候：瘤体较大，软如绵，基底宽大，无触痛；伴面色萎黄、精神疲倦、气短懒言；舌淡苔，薄白，脉缓。

治法：健脾宽中，燥湿化痰。

方药：健脾丸合二陈汤加减。

②肝郁痰凝证

证候：瘤体小，为单个或多发性，大小不一，瘤体柔软如绵，推之可动，皮色不变，生长缓慢；伴精神抑郁、心烦易怒、胸闷、善太息；舌红，苔白，脉滑。

治法：疏肝行气解郁。

方药：化坚二陈丸合十全流气饮加减。

（2）外治法　用阳和解凝膏掺黑退消外敷。

2. 其他疗法　对单发肉瘤，体积较小者可以不处理；但有明显增大趋势，或伴有疼痛，或瘤体较大者，宜及时手术切除。

【预防与调护】

1. 合理饮食，避免辛辣刺激和肥甘厚腻之食品。

2. 保持情绪乐观，阳光心态，忌抑郁恼怒。

项目五 失 荣

失荣是发于颈部及耳之前后的岩肿，因其晚期气血亏虚而瘀滞，出现面容憔悴，形体消瘦，状如树木失去荣华而得名。多发于 40 岁以上的男性，属古代外科四大绝症之一。本病相当于西医学原发于颈部的恶性肿瘤和恶性肿瘤颈部淋巴结转移。

【病因病机】

因足少阳胆经循行耳之前后，肝与胆相表里，故失荣的发生与肝胆关系密切。如七情内伤，忧思郁怒，肝失条达，气机不舒，气滞血瘀，阻于胆经颈络，则结为肿块；或脾虚失运化，津液凝聚为痰，痰瘀脏毒凝结于少阳、阳明之络，日久耗伤气血，可发为本病。溃后破烂出血，外耗于卫，内夺于营，气血耗极，终成败证。

【诊断】

1. 临床表现

（1）原发性颈部恶性肿瘤 肿块质地坚硬，生长较快，早期为圆形或椭圆形，可以活动；后期体积增大，数量增多，融合成团块或连接成串，表面不平，固定不移，日久癌肿溃破，疮面渗流血水，高低不平，形似翻花状，剧烈疼痛，肿痛波及范围可向面部、胸部、肩背部扩展。常见于颈部的原发恶性肿瘤有淋巴瘤、甲状腺癌、恶性腮腺混合瘤等。

（2）转移性颈部恶性肿瘤 大多可以找到原发病灶，颈部肿块初为一个或数个肿大的淋巴结，增大较原发性颈部肿瘤慢，且多数先有原发性肿瘤的相应临床表现。临床以鼻咽癌、口腔癌、食管癌及呼吸系统癌转移至颈部者为多见。

2. 辅助检查

病理学检查 为明确肿大淋巴结的性质，需穿刺或切除淋巴结做病理学检查。

【鉴别诊断】

1. 瘰疬 相当于西医学的颈淋巴结结核。多发于青年及儿童，肿块位于颈部及耳后，起病缓慢，肿块质韧，活动尚可，溃后有脓及豆渣状物。结核菌素试验多阳性，必要时做活检进行鉴别。

2. 肉瘿 发病部位在结喉左右或正中，肿块呈半球状，可随吞咽动作而上下移动，生长缓慢，质韧，无溃烂。

【治疗】

1. 辨证论治

（1）内治法

①气郁痰结证

证候：颈部或耳前、耳后有坚硬之肿块，肿块较大聚结成团，与周围组织粘连而固定，有轻度刺痛或胀痛，颈项牵扯感，活动转侧不利，患部皮色暗红微热；伴胸闷胁痛、心烦口苦等症；舌质红，苔微黄腻，脉弦滑。

治法：理气解郁，化痰散结。

方药：化痰开郁方（经验方）。药物有玄参、牡蛎、夏枯草、天竺黄、川贝母、胆南星、柴胡、青皮、荔枝核、橘核、鹿含草、半枝莲、射干等。

②阴毒结聚证

证候：颈部肿块坚硬，不痛不胀，推之不动，患部初起皮色如常，以后可呈橘皮样变；伴畏寒肢冷、纳呆便溏；舌质淡，苔白腻，脉沉细或弦细。

治法：温阳散寒，化痰散结。

方药：阳和汤加减。

③瘀毒化热证

证候：颈部岩肿迁延日久，肿块迅速增大，中央变软、周围坚硬，溃破后渗流血水，状如翻花，并向四周漫肿，可波及面部、胸部、肩背等处；可出现疼痛、发热、消瘦、头颈活动受限；舌质红，苔黄，脉数。

治法：清热解毒，化痰散瘀。

方药：五味消毒饮合化坚二陈丸加减。

④气血两亏证

证候：颈部肿块溃破翻花，长期渗流脓血，不能愈合，疮面苍白水肿，肉芽高低不平，胬肉翻花；伴低热、乏力、消瘦等；舌质淡，苔白或无苔，脉沉细。

治法：补益气血，解毒化瘀。

方药：八珍汤合四妙勇安汤加减。

（2）外治法

①早期颈部硬肿为气郁痰结证者，可外贴太乙膏；或外敷天仙子膏（取天仙子50g用醋、蜜各半调敷），每日换1次。

②早期颈部硬肿若为阴毒结聚者，可外贴阳和解凝膏。

③岩肿溃破胬肉翻花者，可用白降丹掺于疮面，其上敷太乙膏。若溃久气血衰败，疮面不鲜者，可用神灯照法熏其疮面后掺阴毒内消散，外敷阳和解凝膏。

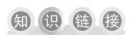

中医药对恶性肿瘤治疗的优势

中医药治疗恶性肿瘤的优势主要有三点：一是矫正西医放疗、化疗后对患者免疫功能造成的破坏；二是全面调节身体内环境，改善癌变过程机体的脏腑功能状态，为宿主重新建立对肿瘤的控制能力提供条件；三是可以有效改善和提高癌症患者的生活质量，有效延长患者的生存时间。20世纪90年代以来，国际上已将癌症患者的生活质量作为临床研究的重要指标，生活质量已成为全面评价肿瘤疗效的重要标准而被广泛应用。

2. 其他疗法　在身体条件允许的情况下，可选择手术治疗、化学药物治疗及放射治疗。

【预防与调护】

1. 指导患者了解疾病发展与治疗效果，使其树立战胜疾病的信心。

2. 发现颈部肿大淋巴结或颈部肿块应高度重视，积极寻找原发病灶，尽早明确诊断。

3. 患部禁用艾灸、针刺、外涂腐蚀药和不规范切开。

4. 加强营养，提高机体抗病能力。

5. 加强创面护理，及时、正确换药。

考纲摘要

1. 脂瘤、血瘤的概念、诊断和治疗。

2. 肉瘤 DE 概念、特点及临床表现。

3. 失荣的概念、病因病机、临床表现、辨证论治.

复习思考题

一、选择题

A1 型题（以下每一道题有 A、B、C、D、E 5 个备选答案，从中选择一个最佳答案）

1. 下列对血瘤的描述哪项是错误的（　　）

　A. 瘤体柔软，状如海绵

　B. 瘤体色泽多鲜红或紫

　C. 在身体任何部位均可发生

　D. 毛细血管瘤多不易自愈

　E. 血络扩张，气血纵横为病机

2. 下列关于脂瘤的说法哪一项是不正确的（　　）

　A. 好发于头皮、颜面、胸背等

　B. 质地坚实

　C. 界限明显

D. 与皮肤粘连

E. 推之不移

3. 下列哪种瘤发病多与先天遗传有关（　　　）

A. 肉瘤　　　　　　　　B. 骨瘤　　　　　　　　C. 血瘤

D. 脂瘤　　　　　　　　E. 失荣

4. 某患者，男，36 岁。背部左侧肿物约 3 年，大小约 3cm × 3cm，经常出现红、肿、热、痛等症状。检查后确诊为脂瘤，其简便有效的治疗方法是（　　　）

A. 金黄膏外敷　　　　　B. 中药内服　　　　　　C. 神灯照法

D. 针刺治疗　　　　　　E. 手术摘除

5. 治疗失荣早期气郁痰结证，应首选（　　　）

A. 化坚二陈汤　　　　　B. 柴胡清肝汤　　　　　C. 阳和汤

D. 化痰开郁方　　　　　E. 二陈汤

6. 某患者，女，62 岁。诊断为"失荣"，见左耳后肿块溃破年余，只流血水，其味臭秽，疮口苍白，凹凸不平；伴乏力、形体消瘦、面色无华；舌质淡苔白，脉细无力。治疗应首选（　　　）

A. 和营散坚丸　　　　　B. 开郁散　　　　　　　C. 香贝养荣汤

D. 五味消毒饮　　　　　E. 八珍汤和四妙勇安汤

A2 型题（以下每个案例有 A、B、C、D、E 5 个备选答案，从中选择一个最佳答案）

1. 某患者，男，41 岁。颜面及背部有散在肿物数十个已近 10 年，如黄豆大小，呈圆形，质地坚实，边界清楚，在肿物中央有针头大小的开口，略带黑色，能挤出白色豆腐渣样分泌物，有臭味。此病应诊断为（　　　）

A. 痤疮　　　　　　　　B. 筋瘤　　　　　　　　C. 脂瘤

D. 肉瘤　　　　　　　　E. 粉刺

2. 某患者，男，17 岁。患血瘤 5 年，瘤体色泽鲜红，按之灼热；伴五心烦热、易口舌生疮、面赤口渴、小便短赤、大便秘结；舌质红，苔薄黄，脉细数。此证型应诊断为（　　　）

A. 心肾火毒证　　　　　B. 脾失统血证　　　　　C. 肝经火旺证

D. 气滞血瘀证　　　　　E. 阴虚火旺证

3. 某患者，男，15 岁。右小臂内侧有一半球形隆起物多年，约鸡蛋大小，触之柔软如绵，用力可以压扁，抬高时缩小，下垂时变大，表面暗红色，无自觉症状。诊断为（　　　）

A. 血瘤　　　　　　　　B. 肉瘤　　　　　　　　C. 脂瘤

D. 骨瘤　　　　　　　　　　E. 气瘤

4. 某患者，女，53岁。颈项近锁骨上窝处出现一肿物6个月，坚硬如石，表面不平，活动度差，与皮下组织发生粘连。此病有可能是（　　）

A. 疰腮　　　　　　　　B. 颈痈　　　　　　　　C. 瘰疬

D. 失荣　　　　　　　　E. 石瘿

5. 某患者，男，45岁。四肢、胸腹有十多个鸡卵大小的肿块，肤色不变，质地略硬，边界清楚，推之可移。应首先考虑的是（　　）

A. 气瘤　　　　　　　　B. 筋瘤　　　　　　　　C. 脂瘤

D. 血瘤　　　　　　　　E. 肉瘤

B1 型题（以下提供若干组考题，每组考题共用在考题前列出的 A、B、C、D、E 5 个备选答案，从中选择一个与问题关系最密切的答案）

A. 气瘤　　　　　　　　B. 血瘤　　　　　　　　C. 筋瘤

D. 脂瘤　　　　　　　　E. 骨瘤

1. 背部肿块如柑子大，形圆质软，与皮肤粘连，边界清楚，皮色不变，生长缓慢，触之柔软，推之可移动。此病属（　　）

2. 面颊部肿块如鸡蛋大，质软如绵，表面紫红，按之缩小、退色，放手即恢复原状。此病属（　　）

A. 经脉不和，气血滞留，阻于经脉

B. 气血纵横，脉络交错，结聚成形

C. 肺气失宣，痰气凝结，营卫不和

D. 脾失健运，肝失疏泄，气痰阻滞

E. 肝气郁结，肝强脾弱，脾胃失运

3. 血瘤的病因病机为（　　）

4. 肉瘤的病因病机为（　　）

A. 开郁散加减

B. 二陈汤合四七汤

C. 芩连二母丸合泻心汤加减

D. 阳和汤加减

E. 柴胡疏肝散加减

5. 脂瘤痰气凝结证治疗选用（　　）

6. 血瘤心肾火毒证治疗选用（　　）

7. 失荣阴毒结聚证治疗选用（　　）

二、问答题

1. 脂瘤、血瘤、肉瘤、失荣的概念是什么？分别相当于西医学的什么病？

2. 简述肉瘤、血瘤的特点。

3. 失荣的主要临床表现是什么？

三、病案分析

1. 某患者，男，30岁。于5年前无意中发现右下腹皮下有一鸡卵大小的包块，无痛质软，边界清，可活动；因忙于工作，未经诊治，也无明显增长，但皮下肿块数目逐渐增多，现在四肢、后背、腹部皮下散在有十多个类似的肿块；伴有气短懒言、便溏腹胀；舌淡苔白，脉缓。

要求：写出中医诊断、证型、治法、主方和预防护理。

2. 某患者，男，28岁。近7年来，前胸靠近中线皮肤间逐渐出现10余个黄豆大结节，右肩胛部有鸡卵大小的结节，边界清楚，质地坚实，与皮肤粘连，可以推动，部分结节有针头大小的黑头，可以挤出白色分泌物，在吃辣椒、饮酒后有轻微疼痛；平素不疼不痒、急躁易发怒；舌淡苔白腻，脉弦滑。

要求：写出中医诊断、证型、治法、主方和护理。

3. 某患者，女，58岁。左颈部有一拳头大肿块半年，曾在某医院诊断为"非霍杰金淋巴瘤"，化疗多次，效果佳，停药1个月后又反复。患者放弃化疗，求中医诊治。查体：肿块坚硬，表面高低不平，推之不动，肤色不变，不疼痛；伴有畏寒肢冷、便溏、精神萎靡；舌微胖，苔白腻，脉沉细。

要求：写出中医诊断、证型、治法和主方。

扫一扫，知答案

扫一扫，看课件

模 块 十

皮肤病和性传播疾病

【学习目标】

1. **掌握**：常见皮肤病和性传播疾病的辨证分型及常用治法和内服、外用药物。

2. **熟悉**：常见皮肤病和性传播疾病的病因病机和临床特征、鉴别诊断。

3. **了解**：皮肤病和性传播疾病常见诊断方法、预防调护，并能开展皮肤病和性传播疾病社会管理的宣传教育。

项目一 概 述

皮肤病是发生于人体皮肤、黏膜及其附属器疾病的统称，其种类很多，目前已认识的有两千余种。

性传播疾病（STD）是通过性接触、类似性行为及间接接触所感染的一类传染性疾病的统称，简称为性病，又称"花柳病"。传统的"经典性病"是指梅毒、淋病、软下疳、性病性淋巴肉芽肿和腹股沟肉芽肿5种，现代性病已达20余种。

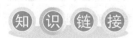

性病防治管理

2013年1月1日起实施的《性病防治管理办法》中，确定需要管理的性病有5种，分别是淋病、梅毒、尖锐湿疣、生殖道沙眼衣原体感染、生殖器疱疹。艾滋病防治管理工作依照《艾滋病防治条例》的有关规定执行。与旧版相比，新修订的《性病防治管理办法》删去了软下疳和性病性淋巴肉芽肿,并将非淋菌性尿道炎调整为生殖道沙眼衣原体感染。

【病因病机】

皮肤病的病因病机复杂繁多。可分为内因和外因两大类,外因主要有风、湿、热、虫、毒,内因主要是情志内伤、饮食劳倦和肝肾亏损等。病机主要因气血不和、脏腑功能失调、邪毒结聚而致生风、化燥、生湿、化热、伤阴、致虚、致瘀,以致产生各种皮肤病。性传播疾病主要通过不洁性接触直接传染,其次还可血循传染或间接接触致病。

1. 风　多具有骤起骤消,游走不定,泛发全身或多发头面,皮肤干燥、脱屑、瘙痒等特点。常见皮损有风团、丘疹、脱屑等,常见疾病有风疹、面游风、瘾疹等。

2. 湿　多发于人体下部,亦可浸淫四窜,具有缠绵难愈、自觉瘙痒、越腐越痒等特点。常见皮损有疱疹、渗液、糜烂、滋水淋漓等,常见疾病有湿疮、蛇串疮等。

3. 热　多发于人体上部,起病急,发展快,得热易发或加剧,得凉则缓或痊愈,具有皮肤色红、自觉灼热或痒痛等特点。热甚则腐肤伤络,迫血妄行,伤阴劫液。常见皮损有红斑、丘疹、脓疱、瘀斑等,常见疾病有丹毒、白疕、面游风等。

4. 虫　虫邪致病包括虫体和虫毒两方面,一是虫体寄生皮肤或肠道中直接致病,二是由昆虫排出的毒素侵入人体或过敏引起的皮肤病。其具有瘙痒剧烈、虫行感、传染性等特点。常见皮损有红斑、丘疹或水疱、糜烂、局部虫斑等。常见疾病有疥疮、癣、虫咬性皮炎等。

5. 毒　常见毒邪有食物毒、药物毒、虫毒、漆毒等。发病多有接触"毒邪"史,有一定的潜伏期,去除毒邪后有自限性,再次接触可复发。常因禀赋不耐、毒邪积聚而成。常见皮损有皮肤焮红、肿胀、丘疹、水疱、风团、糜烂等,或痒或痛,轻则局限一处,重则泛发全身。常见疾病有药疹、漆疮等。

6. 瘀血　瘀血既是一种病理产物,又是导致疾病发生的原因。皮损特点有瘀点、瘀斑、色暗或青紫,或出现肌肤甲错、色素沉着、肥厚、结节、肿块、瘢痕,舌质暗红或有瘀点,脉弦涩等。多见于各种慢性皮肤病。

7. 血虚风燥　血虚风燥多因久病耗伤阴血,或脾胃虚弱,阴血失其化源,以致血虚生风化燥;或风湿之邪郁积日久,化热化火,伤其阴血,阴血亏虚,导致血虚风燥。由于血虚不能濡养肌肤,生风化燥,故皮损的特点有皮肤干燥、脱屑、瘙痒、粗糙等。伴头晕目眩,面色苍白,苔薄,脉濡。病程较长,多见于慢性皮肤病,如牛皮癣、白疕、慢性湿疮、风瘙痒等。

8. 肝肾亏虚　除见血虚风燥的皮损特征外,还有毛发枯槁、脱发、色素沉着、指甲破损、疣目、血痣等。其发生、发展常同患者的生长、发育、月经、妊娠等生理活动有关。伴头晕目眩、耳鸣、腰膝酸软、失眠多梦、遗精、舌红少津、苔少或光剥、脉弦细等肝肾阴虚之证；或伴面色淡白、畏寒怕冷、腰膝酸痛、头昏耳鸣、阳痿、舌体胖且边有齿痕、舌苔白、脉沉细等肾阳不足之证。多见于慢性皮肤病。

【辨证】

皮肤是人体的一个重要组成部分，故皮肤病的辨证必须以整体观念为指导，既要重视局部辨证，又要重视全身辨证，进行综合分析和归纳。本项目重点学习皮肤病的局部辨证。

1. 辨症状

（1）自觉症状 指患者主观感觉到的不适感。

①瘙痒：是皮肤病常见症状。一般急性皮肤病多由外风引起，具有流窜不定、泛发全身的特点；慢性皮肤病多因风、寒、湿、燥、痰、瘀、肝肾亏虚等原因引起瘙痒。

②疼痛：由多种原因导致气血凝滞、经络不通所致，故有"通则不痛，痛则不通"之说。如局部青紫，遇寒加剧，得温则缓为寒痛；如皮肤红肿，得冷则痛减，遇热加重为热痛；痰核结节或瘀斑，色青紫，疼痛多固定不移，为痰凝血瘀所致。

③灼热、蚁行感、麻木：热邪蕴结或火毒炽盛，炙灼肌肤则为灼热；虫淫为患或气血失和则有蚁行感；血虚或湿痰瘀血阻络，导致经脉失养，或气血凝滞，经络不通则致麻木。

（2）他觉症状 指皮肤形态学的改变，即皮肤损害，简称皮损。是通过视诊和触诊收集到的皮肤客观变化，以表现在患部的皮肤损害最具诊断意义。

1）原发性损害 是皮肤病理变化直接产生或初次出现的皮损。

①斑疹：为局限性皮肤颜色的改变，既不高出也不凹陷于皮肤，直径达到或大于1cm时，称为斑片；分为红斑、紫斑、黑斑和白斑。

红斑：色鲜红，压之退色，多属血热，如丹毒。

紫斑：色紫红，多压之不退色，为血热夹瘀或脾虚不统血所致，如紫癜。

黑斑（色素沉着斑）：是肝肾不足、气血瘀滞所致，如黄褐斑。

白斑（色素减退斑）：多由气血凝滞或血虚风搏所致，如白驳风。

②丘疹：为高出皮面的实质性丘形突起，直径一般小于0.5cm，多为风热、血热所致。丘疹顶端扁平者，称为扁平丘疹，如扁平疣；丘疹继发于斑疹之上者，称为斑丘疹。

③风团：为皮肤上暂时性局限性水肿隆起，发生快，消退亦快，消退后不留痕迹，发作时伴有剧痒。有红色与白色之分，红色者为风热所致，白色者为风寒所致，如荨麻疹。

④结节：为隐没于皮下或高出皮面的实质性损害，大小不一，边界清楚，质较硬。多由气血凝滞或痰湿凝聚所致，如结节性红斑。

⑤疱疹：为局限性、隆起性、腔隙性损害，内含液体。腔隙内含有血样液体者称血

149

疱。水疱为白色，血疱为红色或紫红色。因疱疹发生的位置不同，疱壁厚薄不一；疱疹发于红斑之上，多属湿热或热毒所致，如带状疱疹、大疱性类天疱疮等。

⑥脓疱：为局限性、隆起性、腔隙性损害，内含有脓液。其色多为黄色，周围常有红晕，疱破后形成糜烂，结成脓痂。多因湿热或热毒炽盛所致，如脓疱疮、脓疱型银屑病等。

2）继发性皮损　由原发性皮损自然演变而成，或因搔抓、感染、治疗不当所引起。

①鳞屑：为脱落角质层的层状堆积，大小、厚薄不一，可呈糠秕状（玫瑰糠疹）、蛎壳状（银屑病）或大片状（剥脱性皮炎）。多为急性病后余热未清，或慢性病血虚生风、化燥，肌肤失养所致。

②糜烂：为局限性的表皮或黏膜上皮缺损形成的红色湿润创面，常由疱疹破裂、痂皮脱落所致。因损害较浅，愈后一般不留瘢痕。多为湿热所致。

③溃疡：为局限性的皮肤或黏膜缺损形成的创面，可深达真皮或更深位置。因损害破坏基底层细胞，故愈后可留有瘢痕。多为热盛肉腐而形成。

④痂：皮损处的浆液、脓液、血液与脱落组织及药物等混合干燥后而形成。脓痂为热毒未清，血痂为血热络伤、血溢所结，滋痂为湿热所致。

⑤抓痕：由机械性损伤（如搔抓、摩擦等）形成的线状或点状的表皮或深达真皮浅层的剥脱性缺损。多由风盛、血热或血虚风燥所致。

⑥皲裂：为皮肤上的线形裂口，可深达真皮。多由血虚风燥所致。好发于掌跖、指（趾）、口角等处。

⑦苔藓样变：为局限性皮肤增厚粗糙，表现为皮纹加宽、皮嵴隆起、皮沟加深、干燥、边界清楚。多见于慢性瘙痒性皮肤病，如慢性单纯性苔藓。多由血虚风燥、肌肤失养所致。

2. 辨性质　皮肤病依照临床表现可分为急性和慢性，介于二者之间的为亚急性。

（1）急性皮肤病　以实证为主，发病急骤，皮损表现为色红、灼热、丘疹、疱疹、糜烂等，或伴渗出、脓液。多由风、湿、热、虫、毒所致，与肺、脾、心关系最为密切。

（2）慢性皮肤病　以虚证为主，发病缓慢，皮损表现为鳞屑、皲裂、苔藓样变、色素沉着等，或伴脱发、指（趾）改变。多与血瘀、血虚、肝肾亏损、冲任失调有关，与肝、肾关系最为密切。

【治疗】

皮肤病虽发于体表，但与人体的脏腑、气血、经络有着密切的关系，所谓"有诸内必形诸外"。在皮肤病、性病的治疗中，应以整体观念为指导，注意分析是单纯性皮肤病，还是合并有其他系统病变。一般而言，病情较轻的皮肤病仅需局部治疗即可取得疗效，而大多数皮肤病应依据其病因病机、皮损特点、患者体质、病情轻重，采取辨证论治、内外合治的原则。

1. 内治法

（1）祛风法

①疏风清热法：用于风热证。代表方为银翘散、桑菊饮、消风散。常用药物有荆芥、防风、蝉蜕、牛蒡子、桑叶、菊花、连翘、黄芩、生地黄、栀子等。

②疏风散寒法：用于风寒证。代表方为麻黄汤、桂枝汤。常用药物有麻黄、桂枝、羌活、白蒺藜、防风等。

③祛风胜湿法：用于风湿证。代表方为消风散、独活寄生汤。常用药物有细辛、防风、独活、桑寄生、秦艽、茯苓等。

④驱风潜镇法：用于风邪久羁证、顽癣类皮肤病。代表方为天麻钩藤饮。常用药物有天麻、钩藤、牡蛎、磁石、珍珠母、石决明、白芍等。

（2）祛湿法

①清热利湿法：用于湿热证。代表方为茵陈蒿汤、龙胆泻肝汤。常用药物有茵陈、栀子、龙胆、车前草、薏苡仁、泽泻、滑石、萆薢等。

②健脾化湿法：用于脾湿证。代表方为除湿胃苓汤、参苓白术散。常用药物有苍术、厚朴、陈皮、薏苡仁、茯苓、猪苓、扁豆、盐香、佩兰等。

③滋阴除湿法：用于渗利伤阴证。代表方为滋阴除湿汤。常用药物有生地黄、当归、玄参、茯苓、泽泻、黄柏等。

（3）清热法

①清热解毒法：用于实热证。代表方为五味消毒饮、黄连解毒汤。常用药物有蒲公英、野菊花、黄连、黄芩、黄柏、栀子、板蓝根等。

②清热凉血法：用于血热证。代表方为犀角地黄汤、化斑解毒汤。常用药物有牡丹皮、栀子、黄连、赤芍、槐花、紫草、白茅根等。

（4）润燥法

①养血润燥法：用于血虚风燥证。代表方为四物汤、当归饮子。常用药物有熟地黄、当归、川芎、白芍、女贞子、旱莲草、何首乌等。

②凉血润燥法：用于血热风燥证。代表方为凉血消风散。常用药物有生地黄、牡丹皮、当归、川芎、丹参、槐花、白茅根、紫草、生石膏等。

（5）活血法

①行气活血法：用于气滞血瘀证。代表方为桃红四物汤、通络活血方。常用药物有当归、赤芍、桃仁、红花、郁金、香附、青皮等。

②活血化瘀法：用于瘀血凝结证。代表方为通窍活血汤、血府逐瘀汤。常用药物有川芎、赤芍、桃仁、红花、川牛膝、枳实等。

（6）温通法

①温阳通络法：用于寒湿阻络证。代表方为当归四逆汤、独活寄生汤。常用药物有麻黄、桂枝、细辛、羌活、独活、制川乌、红花、川牛膝等。

②通络除痹法：用于寒凝皮痹证。代表方为阳和汤、独活寄生汤。常用药物有麻黄、肉桂、干姜、白芥子、独活、鹿角胶等。

（7）软坚法

①化痰软坚法：用于痰核证。代表方为二陈汤、海藻玉壶汤。常用药物有陈皮、半夏、贝母、青皮、海藻、昆布等。

②活血软坚法：用于瘀阻结块证。代表方为桃红四物汤、血府逐瘀汤。常用药物有当归、川芎、赤芍、丹参、桃仁、红花、三棱、莪术。

（8）补肾法

①滋阴降火法：用于阴虚内热证或肝肾阴虚证。代表方为知柏地黄丸、左归丸。常用药物有熟地黄、山茱萸、玄参、麦冬、旱莲草、女贞子、知母、黄柏、龟板等。

②温补肾阳法：用于脾肾阳虚证。代表方为金匮肾气丸、右归丸。常用药物有肉桂、枸杞子、菟丝子、巴戟天、仙茅、淫羊藿等。

2. 外治法 外治法包括外用药物治疗和非外用药物治疗，本项目主要学习外用药物治疗，也就是将外用药直接使用于病变部位，以达到减轻患者自觉症状，使皮损迅速消退的目的。外用药物治疗是皮肤病的重要治疗方法。在外治时，同一皮肤病若皮损不同，外治方药也不同；而不同的皮肤病，若皮损相同，则处理方法相似。

（1）常用剂型

①溶液：是将药物加水煎熬至一定的浓度，滤渣所得的水溶液。其具有清洁、止痒、消肿、收敛、解毒的作用，适用于渗出较多的急性皮肤病，可清除分泌物及痂皮。常用苦参、黄柏、野菊花等煎出液，或10%黄柏溶液、3%硼酸溶液等。用法为局部湿敷或熏洗。

②粉剂：又称散剂，是将药物研细成粉的制剂。其具有保护、干燥、吸热、止痒的作用，适用于急性或亚急性无渗液的皮损。常用药物有青黛散、六一散、滑石粉、炉甘石粉等。用法为每日2~3次，扑患处。

③洗剂：又称混悬剂、水粉剂，是水和粉剂（30%~50%）混合在一起的制剂，二者互不相溶，久置后不溶于水的药粉沉淀于水底。其具有止痒、保护、干燥、消肿解毒的作用，适用于急性或亚急性无渗液的皮损。常用药物有三黄洗剂、颠倒散洗剂、痤疮洗剂、炉甘石洗剂等。使用前需振荡，均匀涂搽患处。

④酊剂：是药物的酒精浸剂或溶液。其具有收敛、杀虫、止痒的作用，适用于脚湿气、鹅掌风、体癣、牛皮癣等。常用药物有复方土槿皮酊、1号癣药水等。用法为直接外涂皮损区。凡急性炎症性皮肤病皮肤糜烂者及头面、会阴部皮肤嫩薄处禁用，冬天及室温

较低时慎用。

⑤油剂：是将药物置入植物油中煎炸滤渣而成的制剂，或用植物油与药粉调和成糊状的制剂。其具有润泽保护、解毒收敛、止痒生肌的作用，适用于亚急性皮损。常用药物有紫草油、青黛散油、三石散油、5% ~40% 氧化锌油等。用法为每日外搽患处 2 ~3 次。

⑥软膏：是用凡士林、羊毛脂或蜂蜜、蜂蜡等加入药粉调成半固体状的剂型。其具有润滑、保护、杀菌、止痒、去痂的作用，适用于慢性皮肤病。常用药物有青黛膏、疯油膏、5%硫黄软膏等。用法为每日外搽 2 ~3 次。凡滋水较多、糜烂较重的皮损不宜使用。

（2）外用药物使用原则

①正确选用外用药物：应根据皮肤病的病因、病机、自觉症状及表现等进行选择。如因热毒蕴结肌肤，则选用清热解毒的药物；如因虫毒引起的皮肤病，则选用杀虫止痒药物；如为瘙痒性皮肤病，则选用止痒剂；如皮损鳞屑较多，选用角质剥脱剂等。

②外用药物的剂型选择：根据疾病发展阶段选用外用药物的剂型。皮损在急性阶段时，表现为红斑、丘疹、水疱而无渗液，宜用洗剂、粉剂；大量渗液或明显红肿，则用溶液湿敷；皮损在亚急性阶段，渗液较少，红肿较轻，有鳞屑和结痂，则用油剂；皮损在慢性阶段，表现为浸润肥厚、角化过度时，以软膏为主。

③外用药物使用宜先温和后强烈：尽量选择刺激性较弱的药物，尤其是儿童及女性面部、阴部等慎用刺激性强的药物。

④注意用药浓度：宜先用低浓度制剂，根据病情需要再提高浓度。一般急性期用药浓度宜低，顽固性慢性皮损可用浓度较高的药物。

⑤注意药敏反应：用药后一旦出现过敏现象，应立即停用，并及时给予处理。

3. 其他疗法

（1）针灸法　其有止痒、止痛、镇静、安眠、消炎、促进毛发生长、调节血管舒缩、调节内分泌等多种作用，适用于蛇串疮、瘾疹、牛皮癣等。

①体针法：躯干多选肺俞、心俞、膈俞、脾俞；上肢常用曲池、列缺、合谷；下肢常用血海、阴陵泉、三阴交。手法宜提插重刺激，每次留针 15 ~20 分钟，每日 1 次。

②耳针法：取肺、皮质下、神门、肾上腺、交感等穴，或取病变相应的部位。耳针可捻转后留针 20 分钟，每日 1 次。

③梅花针法：在皮损处轻轻叩击，以皮肤潮红，微微出血为度，隔日 1 次。

（2）药浴法　在水中加入药物，结合水的温热作用和清洁作用治疗皮肤病，主要用于银屑病、慢性湿疹、瘙痒症及红皮病等。

【预防与调护】

1. 平素应保持情绪乐观，忌抑郁烦恼，保持心理平衡，维护身心健康。

2. 注意劳逸结合，保养肾精肾气，忌房劳多产，洁身自爱，提倡文明生活。

3. 讲究饮食卫生，饮食宜清淡，忌食辛辣刺激之品和鱼腥发物。

4. 一般皮肤病患者不宜过度搔抓或摩擦、灼烫等恶性刺激。具有过敏性体质者，应做好个人防护。

5. 传染性皮肤病患者，应严格隔离，避免交叉传染。性传播疾病患者，配偶及性伴应同时进行规范治疗。

项目二 热 疮

热疮是在皮肤与黏膜交界处发生的急性疱疹性疾病。本病相当于西医学的单纯疱疹。其临床特点是簇集性水疱，有的相互融合，有自限性，多在 1 周内痊愈，易于复发。

【病因病机】

本病总以热毒蕴蒸而成。其中发于上部者多因风温热毒阻于肺胃二经，蕴蒸皮肤而生；发于下部者多为肝经湿热下注于二阴所致；反复发作者为热盛伤津，阴虚内热而成。

西医学认为，本病是由单纯疱疹病毒（HSV）感染引起。HSV 有 HSV－I 型和 HSV－Ⅱ型两个血清型。HSV－I 型可通过接吻和其他生活密切接触感染，主要引起生殖器以外的皮肤黏膜感染；HSV－Ⅱ型主要引起生殖器部位的皮肤黏膜感染。

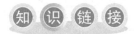

生殖器疱疹

生殖器疱疹通过密切性接触传播，是一种慢性、复发性、难治愈的性传播疾病。该病由 HSV－Ⅱ型感染引起，主要感染生殖器部位的皮肤黏膜，还可引起播散性 HSV 感染、病毒性脑膜炎、盆腔炎等一系列并发症，孕妇还可引起胎儿感染和新生儿疱疹。

【诊断】

1. 临床表现　发病前常有感冒、高热、月经来潮、妊娠、肠胃功能障碍等诱因。本病好发于皮肤黏膜交界处，如口角、唇缘、鼻孔周围及外阴等部位。初起为红斑，继而形成针头大小簇集成群的水疱，内含透明浆液，破裂后露出糜烂面，干燥后结痂脱落而愈，愈后留有轻微色素沉着。轻症多无全身症状，重症则伴有发热、咽干、口渴、便干等。自觉灼热，微痛微痒。病程 1 周左右，有自限性，易反复发作。

2. 辅助检查　疱液涂片检查可见多核巨细胞和核内嗜酸性包涵体。疱液病毒培养是诊断 HSV 感染的确切依据。

【鉴别诊断】

1. **蛇串疮** 好发于胸胁部、腰肋部，多局限于身体一侧，一般不超过人体正中线。皮损为多个簇集水疱群，呈带状分布，疱群间有正常皮肤间隔，灼痛明显，一般愈后不再复发。

2. **黄水疮** 好发于头面、四肢等暴露部位。以脓疱为主，脓痂较厚，未溃时自觉瘙痒。具有传染性，重者有明显的全身症状。

【治疗】

1. **辨证论治** 本病治疗以清热解毒为主；如有反复发作者，可予扶正祛邪

（1）内治法

①肺胃热盛证

证候：好发于口周、鼻孔等处，簇集小水疱，灼热痒痛；伴身体不适、心烦郁闷、便秘、尿赤；舌质红，苔薄黄，脉弦数。

治法：疏散风热，清热泻火。

方药：辛夷清肺饮合竹叶石膏汤加减。

②湿热下注证

证候：好发于外阴，灼热痒痛，水疱易破糜烂；伴发热及尿赤、尿频、尿痛；舌质红，舌苔黄，脉滑数。

治法：清热利湿解毒。

方药：龙胆泻肝汤加板蓝根、白花蛇舌草等。

③阴虚内热证

证候：疱疹反复发作，迁延不愈；伴口干唇燥、午后微热；舌质红，苔少，脉细数。

治法：养阴清热。

方药：增液汤加板蓝根、马齿苋、紫草、石斛、生薏苡仁等。

（2）外治法

①水疱较大者，可先用三棱针刺破疱壁，排出疱液，以减轻局部不适或疼痛感。

②选用紫金锭磨水或青黛散油膏，或黄连膏等外涂，每日2～3次。

2. **其他疗法** 西医常用3%阿昔洛韦软膏或1%喷昔洛韦乳膏，继发感染时可用莫匹罗星软膏。

【预防与调护】

1. 饮食宜清淡，忌辛辣炙煿、肥甘厚腻之品，多饮水，多吃蔬菜、水果，保持大便通畅

2. 保持局部清洁干燥，防止继发感染。

3. 避免诱发因素，增强身体抗病能力，防止反复发作。

项目三　蛇串疮

病例导入

　　某患者，女，58 岁，胸部皮肤疼痛 3 天，右胸部出现簇集性水疱 1 天。3 天前无明显诱因出现右胸部皮肤灼热疼痛，伴有口苦咽干、心烦易怒、大便秘结、小便短赤。2 天后右胸疼痛部位出现红斑，其上覆有米粒至黄豆大小水疱，簇状分布而不融合。在家自服消炎药未见好转。

　　问题：①该患者可能的诊断是什么？②需要与哪些疾病鉴别？③如何进行辨证治疗？

　　蛇串疮是皮肤上出现簇集性水疱，沿身体单侧呈带状分布，痛如火燎的一种急性疱疹性皮肤病。因皮疹状如蛇行，故名蛇串疮。本病相当于西医学的带状疱疹。其临床特点是好发于胸胁、腰肋部，以红斑、簇集性水疱、灼热刺痛为特征，愈后较少复发。本病又称缠腰火丹、火带疮、蛇丹、蜘蛛疮等。

【病因病机】

　　本病多由情志内伤，肝郁化火，或饮食不节，脾失健运，湿浊内生，蕴而化热，或过度劳累，卫外不固，肝火、湿热与外感毒邪搏结，阻遏经络，外溢肌肤而发。或夹风上窜发于头面，或火毒炽盛发于躯干，或湿热下注发于阴部及下肢。经络阻塞、气血凝滞导致疼痛剧烈。总之，本病初期以湿热火毒为主，后期则以正虚血瘀兼夹湿邪为多。

　　西医学认为，本病由水痘－带状疱疹病毒（VZV）感染引起。病毒潜伏于脊髓后根神经节中，当机体免疫功能降低时，病毒被激活，使该神经节发炎坏死，产生严重的神经痛。

【诊断】

1. 临床表现　本病好发于春秋季节，成人多见，老年及体弱者病情较重。

　　发疹前可有轻度发热、倦怠、纳差、皮肤敏感等前驱症状，可伴附近淋巴结肿大。好发于胸胁、腰部及头面部。典型皮损为不规则红斑基础上的簇状水疱，沿身体单侧呈带状分布，一般不超过人体正中线，疱群之间皮肤正常，水疱疱液多透明，亦可见脓疱及血疱，水疱易破裂而呈现糜烂、渗液，数日后干涸、结痂脱落，有暂时性红斑或色素沉着。少数患者仅有红斑、丘疹而无水疱，名为顿挫型带状疱疹；只有神经痛而完全无皮疹者，名无疹型带状疱疹。发于眼部或耳部者，病情较重，可引起失明、耳聋、脑炎，甚至死亡。

神经痛是本病的重要特征，老年患者疼痛较为剧烈，头面部较其他部位疼痛剧烈。临床上，神经痛伴有皮损者应首先考虑本病。

一般病程2周左右，年老体弱者3～4周。愈后很少复发，部分患者在皮疹完全消退后仍遗留有神经痛，称带状疱疹后遗神经痛，可持续数月甚至数年，疼痛剧烈，难以忍受，顽固难愈。

2. 辅助检查

疱液涂片检查　可见多核巨细胞和核内包涵体，病毒培养可作为确诊依据。

【鉴别诊断】

1. 热疮　多见于发热疾病的中后期，好发于皮肤黏膜交界处；皮疹为针尖至绿豆大小的水疱，群集性分布；1周左右痊愈，但易复发。

2. 黄水疮　好发于夏秋季节，以儿童多见。四肢、头面等暴露部位多发；以浅在性脓疱和脓痂为主，自觉瘙痒；具有接触传染和自身接种性。

【治疗】

1. 辨证论治　本病治疗以清热利湿、通络止痛为主。初期以清热利湿解毒为主，后期以活血通络止痛为主；体虚者，扶正祛邪与通络止痛并用。

（1）内治法

①肝经郁热证

证候：常见于胸胁、腰肋部，皮损鲜红，疱壁紧张，灼热刺痛；伴口苦咽干、烦躁易怒、便秘、尿赤；舌质红，苔黄厚，脉弦或滑数。

治法：清肝泻火，解毒止痛。

方药：龙胆泻肝汤加减。发于头面者，加菊花、牛蒡子；有血疱者，加牡丹皮、赤芍；疼痛明显者，加生乳香、生没药。

②脾虚湿蕴证

证候：皮损色淡，疱壁松弛，疼痛略轻；伴口淡不渴、食少腹胀、大便时溏；舌质淡，苔白或白腻，脉沉缓或滑。

治法：健脾利湿，行气止痛。

方药：除湿胃苓汤加减。发于下肢者，加牛膝、薏苡仁；水疱大而多者，加泽泻、车前草。

③气滞血瘀证

证候：多见于年老体弱者，皮疹已干涸或消退，但局部疼痛不止，甚至放射至邻近部位，坐卧不安，持续时间长；舌质暗，有瘀点，苔白，脉弦细。

治法：理气活血，通络止痛。

方药：柴胡疏肝散合桃红四物汤加减。疼痛剧烈者，加穿山甲、蜈蚣；心烦失眠者，加栀子、牡丹皮、珍珠母、生牡蛎。

（2）外治法

①初起：用二味拔毒散，或用玉露膏、青黛膏外涂，或用双柏散、三黄洗剂外涂，每日 3 次。

②水疱破后，用黄连膏或青黛膏外涂。

③水疱较大者，可用三棱针或消毒注射器针头挑破，使疱液流出，以减轻胀痛或不适感。

2. 其他疗法

（1）西医治疗　以抗病毒、止痛为主。尽早使用阿昔洛韦、阿糖腺苷等抗病毒药物，同时应用双氯芬酸二乙氨盐乳胶剂等止痛剂，以及维生素 B_1、维生素 B_{12}抗神经炎；外治以干燥消炎为主，常用炉甘石洗剂、阿昔洛韦乳膏等外擦。

（2）针灸治疗　辨证取穴针刺，亦可局部围刺、贴棉灸。

【预防与调护】

1. 避免焦虑，注意休息，以免肝气郁滞加重病情。

2. 忌食辛辣炙煿、肥甘厚味之物，多吃粗纤维食物，保持大便通畅。

3. 保持局部干燥清洁，内衣宜柔软宽松，以减少摩擦，避免加重疼痛。

项目四　疣

疣是一种发生于皮肤浅表的良性赘生物。中医文献中有疣目、千日疮、枯筋箭、瘊子、鼠乳、线瘊等病名。本病西医学亦称疣，分为寻常疣、扁平疣、传染性软疣、掌跖疣和丝状疣等。尖锐湿疣归入性传播疾病范畴。

【病因病机】

《薛己医案》指出："疣属肝胆少阳经，风热血燥，或怒动肝火，或肝客淫气所致。"故疣多由风热毒邪搏于肌肤而生；或怒动肝火，肝旺血燥，筋气不荣，肌肤不润所致。跖疣多由局部气血凝滞而成。正如《外科正宗》所说："枯筋箭乃忧郁伤肝，肝无荣养，以致筋气外发。"

西医学认为，疣是由人类乳头瘤病毒（HPV）感染而引起的表皮良性赘生物。

【诊断】

1. 临床表现

（1）疣目（寻常疣）　多发于儿童及青年。好发于手背、手指，也可见于头面部。

皮损初为一个针头至绿豆大的疣状赘生物，呈半球形或多角形，色灰白或污黄，表面粗糙，顶端状如花蕊。以后体积逐渐增大，发展成乳头状赘生物，此为母瘊。此后由于自身接种，数目增多，一般为二三个，多则十余个至数十个，有时可呈群集状。搔抓、摩擦易出血。一般无自觉症状。慢性病程，可经 2~3 年自然消退。

（2）扁瘊（扁平疣） 多发于青年人，尤以女性多见。好发于颜面部和手背等处。皮损为表面光滑的扁平丘疹，针头、米粒到黄豆大小，触之稍硬，呈淡黄色、褐色或正常皮肤颜色，数目很多，散在或簇集成群，有的互相融合，常因搔抓沿抓痕形成一条新的线状损害。一般无自觉症状，偶有瘙痒感。慢性病程，有时可自行消退，但也可复发。

（3）鼠乳（传染性软疣） 多见于儿童及青年女性。好发于躯干和颈项部。皮损为 3~5mm 大小的半球形丘疹，呈灰色或珍珠色，表面有蜡样光泽，中央有脐凹，挑破顶端可挤压出白色乳酪样物质（软疣小体）。数目不定，呈散在性或簇集性分布，但相互不融合。自觉微痒。有轻度接触传染性和自体接种感染性。慢性病程，愈后不留瘢痕，亦可自行消失。

（4）跖疣 多见于青壮年或手足多汗者。发生在足底、趾（指）间、手掌。皮损初起为细小发亮的丘疹，渐扩至黄豆大小或更大，因受压而形成淡黄或褐黄色胼胝样斑块或扁平丘疹，表面粗糙，界限清楚，边缘绕以稍高的角质环，去除角质层后，有疏松的白色角质软芯，可见毛细血管破裂出血而形成的小黑点。多单侧发生。一般有明显的压痛。慢性病程，可自然消退。

（5）丝瘊（丝状疣） 多见于中老年妇女。常生于颈项或眼睑等皮肤较疏松的部位。皮损为单个细软的丝状突起，呈褐色或淡红色。一般无明显自觉症状。慢性病程，可自行脱落，不久又可出现新的皮损。

2. 辅助检查

病理学检查

①寻常疣：表皮棘层肥厚，乳头瘤样增生和角化过度，间有角化不全。棘层上部和颗粒层内细胞空泡化，且含有病毒颗粒等。

②跖疣：角化更明显，伴有广泛的角化不全。棘层上部细胞空泡化显著。因常有继发感染，真皮内有炎性细胞浸润。

③扁平疣：明显角化过度，少有角化不全。颗粒层、棘层增生肥厚，无乳头瘤样增生。表皮上部细胞空泡化更广泛，有些基底层内含有大量黑素等。

【鉴别诊断】

1. 扁平苔藓 多发于四肢伸侧、背部、臀部，皮疹为暗红色多角形扁平丘疹，表面有蜡样光泽，可融合成斑片，严重瘙痒。

2. 鸡眼 多发于足底和趾间，皮损为圆锥形的角质增生，表面为褐黄色鸡眼样硬结嵌入皮肉，皮损中心皮纹消失，压痛明显。

3. 胼胝 发于掌跖受压处，皮损为边界不清的角化斑片，中央较厚，范围较大，表面光滑，皮纹清晰，轻度触痛。

【治疗】

1. 辨证论治　本病主要以外治为主，寻常疣、扁平疣宜内外合治，内治以清热解毒散结为主。

（1）内治法

1）寻常疣

①风热血燥证

证候：结节如豆，坚硬粗糙，高出皮肤，色黄或红，轻度瘙痒；舌质红，苔薄，脉弦数

治法：养血活血，清热解毒。

方药：治瘊方加板蓝根、马齿苋、夏枯草等。

②湿热血瘀证

证候：结节疏松，色灰或褐，大小不一，高出皮肤；舌暗红，苔薄，脉细。

治法：清热化湿，活血化瘀。

方药：马齿苋合剂加薏苡仁、冬瓜仁、牡丹皮等。

2）扁平疣

①风热蕴结证

证候：皮疹淡红，数目较多，微痒，病程短；伴口干、不欲饮；舌质红，苔薄白或薄黄，脉弦数

治法：疏风清热，解毒散结。

方药：马齿苋合剂加木贼、郁金、浙贝母、板蓝根等。

②热瘀互结证

证候：病程较长，皮疹较硬，大小不一，色黄褐或暗红，不痒不痛；舌红或暗红，苔薄白，脉沉弦。

治法：活血化瘀，清热散结。

方药：桃红四物汤加生黄芪、板蓝根、马齿苋、紫草、浙贝母、薏苡仁等。

（2）外治法

①熏洗法：各种疣均可用木贼、百部、板蓝根、马齿苋、香附、白鲜皮、苦参、黄柏、薏苡仁等，煎汤熏洗患处，每日2~3次。

②鸦胆子敷贴法：寻常疣、跖疣，可先用热水浸洗患部，再刮去表面的角质层，然后将捣烂如泥的鸦胆子外敷疣上，用塑料薄膜及胶布保护固定，每3日换药1次。

③挑刺法：将传染性软疣局部消毒后，利多卡因软膏涂擦疣体，一小时后用针头插疣体底部挑破，挤尽白色乳酪样物（软疣小体），再用碘酒或浓石炭酸溶液涂患处，一次即

愈。若损害较多，应分批挑治。

④推疣法：在寻常疣根部，用棉签与皮肤平行或呈 30°角向前用力推，推除疣体后加压包扎。

2. 其他疗法

（1）艾灸法　用于寻常疣、跖疣，可用艾炷置于疣体上灸之，每日 1 次，每次 3 壮，至脱落为止。

（2）针刺法　用于跖疣，用针尖从疣顶部刺入达到基底部，四周再用针刺以加强刺激，留针 10 余分钟，针后挤出少许血液，有效者 3 ~ 4 日可萎缩，逐渐脱落。

【预防与调护】

1. 扁平疣忌搔抓，一旦抓破后损害加重，可沿抓痕出现新的皮损。

2. 局部避免摩擦、碰撞、挤压，防止出血，减轻疼痛。

3. 传染性软疣应保持局部清洁，避免继发感染、自身接种及传染他人。

项目五　癣

癣是一种好发于表皮、毛发、指（趾）甲等部位的浅部真菌性皮肤病。本病根据发病部位不同，可有不同的病名。如发于头部的，称白秃疮、肥疮；发于手部的，称鹅掌风；发于足部的，称脚湿气；发于面、颈、躯干、四肢的，称圆癣、紫白癜风等。西医学亦称本病为癣。其临床特点为瘙痒明显、有传染性、病程较长、反复发作。

【病因病机】

癣病总由生活起居不慎，感染癣虫，复因风、湿、热邪外袭，郁于腠理，淫于皮肤所致。

【诊断】

1. 临床表现

（1）头癣

①肥疮（黄癣）：多见于农村儿童。头皮初起红色丘疹或有脓疱，继之形成大小不等的黏着性黄色厚痂，边缘翘起，中心微凹，上有毛发贯穿，有特殊的鼠尿臭味。除去黄癣痂可暴露出鲜红湿润的糜烂面，可相互融合形成大癣痂。病变处毛发干枯，变脆易折断，毛囊破坏，毛发脱落。有轻度瘙痒。本病多由儿童期染病，延至成年始趋向愈，病程数年至数十年，甚至终生不愈。少数糜烂化脓，常致附近淋巴结肿大。本病愈后遗留萎缩性永久瘢痕和秃发。

②白秃疮（白癣）：多见于学龄儿童，男性多于女性，发病部位以头顶、枕部为多。特征性皮损为头皮有圆形或不规则形的覆盖灰白色鳞屑的斑片。皮损区初起毛发干枯不泽，继

之形成大小不等的圆形斑片，上面覆盖白色糠秕样鳞屑。病变处毛发多距头皮0.3～0.8cm处折断，参差不齐，易于拔除而不痛，残根部包绕灰白色鳞屑形成的菌鞘。自觉瘙痒。青春期可自愈，秃发可再生，不留瘢痕。

（2）手足癣 是发生于手、足部的浅部真菌感染性皮肤病，好发于成年人，可有接触传染史。

①鹅掌风（手癣）：多由足癣感染所致，常单侧发病。初起为掌心或指缝处水疱，水疱透明如晶，散在或簇集分布，瘙痒难忍。水疱破后干涸，叠起白屑，中心向愈，继发疱疹，可延及手背部、腕部，甚至损及甲部。若反复发作，致手掌皮肤肥厚，枯槁干裂，疼痛，屈伸不利，形如鹅掌。慢性病程，夏重冬轻，缠绵难愈。

②脚湿气（足癣）：多见于成年人，夏秋季节发病率较高，根据临床表现可分为以下3型：

a. 水疱型：多发在足弓及趾的两侧，出现成群或分散的深在性水疱，疱液清澈，疱壁较厚，不易破溃。数日后干燥脱屑或融合成多房性水疱，除去疱壁基底部呈蜂窝状及鲜红色糜烂面。瘙痒明显。

b. 糜烂型：好发于趾缝间，尤以3、4趾间多见。趾间皮肤浸渍发白，松软易剥，除去白皮，露出潮红糜烂基底面。由于剧烈瘙痒，常搓至皮烂疼痛，渗流血水方止，有恶臭味。易继发感染，发生丹毒等。

c. 鳞屑角化型：好发于足跟两侧及足底。表现为角化过度、干燥粗糙、脱屑皲裂，呈苔藓样变。常由水疱型发展而来，以老年患者居多，自觉瘙痒，皲裂时疼痛。

（3）体癣、股癣

①圆癣（体癣）：是发生于除头皮、毛发、掌跖和甲以外其他部位的皮肤真菌感染。圆癣初起为丘疹、水疱、丘疱疹，逐渐形成边界清楚的钱币形红斑，边界清楚，其上覆盖细薄鳞屑。继之中央皮疹趋于消退，呈自愈倾向，边缘向四周蔓延，有丘疹、水疱、脓疱、结痂等损害，为环形或多环形的斑块。一般为钱币大小或更大，进一步发展可相互融合形成多环形。

②阴癣（股癣）：是腹股沟、会阴、肛周和臀部的皮肤真菌感染。夏秋季节多发，常见于青壮年人。由于患部多汗潮湿，易受摩擦，故瘙痒明显，常因搔抓而出现糜烂，发展较快，皮肤损害类同体癣，可继发湿疹样变或苔藓样变。

（4）灰指甲（甲癣） 是由皮肤癣菌等所致的趾（指）甲感染。多由手足癣继发感染所致。初起时大多发于单个趾（指）甲，继之累及其他趾（指）甲，甲板增厚、翘起，甲板与甲床分离，前缘如虫蚀样，残缺不齐，甲板凹凸不平，失去光泽，变脆，蛀空，呈灰褐色或白色等。一般无自觉症状。

（5）紫白癜风（花斑癣） 是马拉色菌侵犯表皮角质层引起的表浅感染，又称汗斑。

本病常发于多汗的青壮年人，具有一定的传染性。皮损好发于颈、前胸、肩背、腋窝等多汗部位。皮损初起以毛孔为中心，出现大小不一、边界清楚的圆形或不规则形的无炎症性斑片，色淡褐、灰褐至深褐色，或轻度色素减退，或覆少许糠秕状细小鳞屑，常融合成片。有轻微痒感，一般夏发冬愈，复发率较高。

2. 辅助检查

（1）真菌直接镜检　可发现真菌孢子及菌丝。

（2）真菌培养　将病变部位的鳞屑或分泌物进行菌种培养，然后进行菌种鉴别，以便诊断。

【鉴别诊断】

1. 面游风　多见于青年人，病变部位白色鳞屑堆叠，脱发而不断发，无传染性。真菌检查阴性。

2. 白疕　皮损为较厚的银白色鳞屑性斑片，头发呈束状，刮去鳞屑可见薄膜，且有点状渗血，无断发现象。

3. 手部湿疮　常对称发生，皮损呈多形性，边界不明，剧烈瘙痒，可反复发作。

4. 风热疮　初起有玫瑰色母斑，继发子斑，皮损长轴沿肋骨方向排列，瘙痒，有自限性。

【治疗】

本病以外治为主，以杀虫止痒为主要治法。

辨证论治

（1）内治法

①风湿毒聚证

证候：皮损泛发，蔓延浸淫，或黄痂堆积，毛发脱落而头秃，或皮下水疱，或趾间糜烂、浸渍剧痒；苔薄白，脉濡。

治法：祛风除湿，杀虫止痒。

方药：消风散加地肤子、白鲜皮、威灵仙；或苦参汤加白鲜皮、威灵仙。

②湿热下注证

证候：足丫糜烂，渗流臭水或化脓，肿连足背，或红丝上窜，臀核肿痛；甚或形寒高热；舌质红，苔黄腻，脉滑数。

治法：清热化湿，解毒消肿。

方药：湿重于热者，用萆薢渗湿汤加减；湿热兼瘀者，用五神汤加减；湿热并重者，用龙胆泻肝汤加减。

③血虚风燥证

证候：皮损广泛，粗糙开裂，瘙痒难忍或疼痛；舌质红，苔薄白，脉细。

治法：疏风止痒，养血润燥。

方药：四物消风散加减。

（2）外治法

①头癣：治疗程序为：剪发→洗头→搽药→消毒。

剪发：每周剪发 1 次（不用刀剃，以免感染扩散），剪至发根部为宜。

洗头：每日选用温肥皂水，或 2% 蛇床子溶液，或 10% 明矾水洗头。

搽药：可用 5%～10% 硫黄软膏或复方苯甲酸软膏或 2%～5% 碘酊，每日早晚各搽 1 次，涂药后戴帽或用布包扎，连续 2 个月。

消毒：对患者的生活用品应每周煮沸或用其他灭菌方法消毒 1 次。

②手足癣

水疱型：可用 1 号癣药水、复方土槿皮酊外搽；或二矾汤熏洗；或鹅掌风浸泡方或藿黄浸剂（藿香 30g，黄精、大黄、皂矾各 12g，醋 1kg）浸泡。

糜烂型：可选 1∶1500 高锰酸钾溶液、3% 硼酸溶液、二矾汤或半边莲 60g 煎汤先浸泡 15 分钟，再以雄黄膏外搽。

脱屑型：可选 10% 水杨酸软膏外涂，每晚 1 次，使其角质剥脱，然后再用抗真菌药物，如复方水杨酸苯甲酸软膏、1% 酮康唑霜、1% 特比萘芬霜等外搽。

③甲癣：每日刮除病甲变脆部分，然后外搽 2 号癣药水或 3% 冰醋酸浸涂。或拔除病甲，再用抗真菌药物如 1% 联苯苄唑霜等外搽，直至长出正常指甲。

④体癣：可选用 1 号癣药水、2 号癣药水、复方土槿皮酊等外搽。股癣由于患部皮肤薄嫩，不宜选用刺激性强的外用药物。若皮损有糜烂痒痛者，宜选用青黛膏外涂。

⑤花斑癣：用 2 号癣药水，或 1% 土槿皮酊、2% 克霉唑霜、1% 联苯苄唑霜等外搽，每日 2～3 次。治愈后，继续用药 1～2 周，以防复发。

【预防与调护】

1. 注意个人、家庭及集体场所卫生，保持室内干燥通风，被褥衣物应勤换洗，勿与他人共用浴具、鞋袜等，防止癣虫生长及接触传染。

2. 要早发现、早治疗。患者要注意隔离生活，以免传染他人。症状消退后要坚持治疗，以巩固疗效。

项目六　面游风

面游风是指在皮脂丰富处出现红斑、鳞屑的皮肤病，又名白屑风。《外科正宗》载："白屑风多生于头、面、耳、项、发中，初起微痒，久则渐生白屑，叠叠飞起，脱之又生。此皆起于热体当风，风热所化。"本病相当于西医学的脂溢性皮炎。其临床特点是头发、皮肤油腻，瘙痒，迭起白屑，脱去又生。

【病因病机】

本病主因素体湿热内蕴，感受风邪所致。风热之邪外侵，耗伤阴血，阴伤血燥，肌肤失养，导致肌肤鳞屑叠起、瘙痒；或平素血燥之体，复感风热之邪，风热与燥邪侵袭肌肤，肌肤失于濡养而发病；或患者饮食失节，恣食辛辣厚味，以致脾失健运，胃失和降，湿热内生，阻滞肌肤而发病。

西医学认为，本病为皮脂溢出过度引发感染造成的，其他如遗传、精神紧张、饮食结构不合理、化学刺激、B 族维生素缺乏、嗜酒等可加重本病。

【诊断】

临床表现　本病多见于青壮年人。好发于皮脂丰富处，如头皮、前额、眉弓、鼻唇沟、胡须部，并可延及腋窝、胸部等。

（1）干性型　皮损为红色斑片或红色毛囊性丘疹，上覆片状白色糠秕状鳞屑，堆叠层起，瘙痒明显，梳头或搔抓时头屑易于脱落，毛发干枯、稀疏，甚至脱发。

（2）湿性型　皮损多为油腻性鳞屑和痂屑，伴有红斑、糜烂、流滋，瘙痒，头发细软，易于脱落，甚则秃顶。严重者泛发全身，成为湿疹样皮损。病程缓慢，常有急性发作。

【鉴别诊断】

1. 白疕　头部鳞屑呈银白色，无油腻感，刮除鳞屑后红斑上有点状出血，呈束状发，但不脱发。

2. 白秃疮　以儿童多见。头部有灰白色鳞屑，上有参差不齐的断发，发根有白色菌鞘。真菌检查呈阳性。

【治疗】

1. 辨证论治

（1）内治法

①风热血燥证

证候：多发于头面部，呈淡红色斑片，干燥性头屑较多，瘙痒，受风加重，毛发干枯脱落；伴口干、口渴、大便干燥；舌质红，苔薄白，脉细数。

治法：祛风清热，养血润燥。

方药：消风散合当归饮子加减。皮损较红者，加牡丹皮、金银花、青蒿；瘙痒较甚者，加白鲜皮、刺蒺藜；皮损干燥明显者，加玄参、麦冬、天花粉。

②肠胃湿热证

证候：皮损为潮红斑片，有油腻性痂屑，甚至糜烂、渗出；伴口苦、脘腹痞满、小便短赤、大便臭秽；舌质红，苔黄腻，脉滑数。

治法：健脾除湿，清热止痒。

方药：平胃散合茵陈蒿汤加减。糜烂渗出较甚者，加土茯苓、苦参、马齿苋；热盛者，加桑白皮、黄芩、蒲公英。

（2）外治法

①干性者：发于头皮用白屑风酊外搽，每日 3 次；发于面部者，用痤疮洗剂外搽，每日 2 次。

②湿性者：若皮损有少量渗出，可用马齿苋、黄柏、大青叶各 30g 煎汤，外洗或湿敷患处，每日 2 次，每次 30 分钟。湿敷后，外搽青黛膏。

2. 其他疗法

（1）全身治疗　口服维生素 B2、维生素 B6 等，瘙痒剧烈时可用止痒剂、镇静剂。

（2）局部治疗　以去脂、消炎、杀菌、止痒为原则。常用药物有硫黄、复方咪康唑霜、复方益康唑霜等。

【预防与调护】

1. 饮食清淡，少食油腻甘甜、辛辣之物，以及浓茶、咖啡、酒等；多食水果、蔬菜。

2. 生活规律，心情舒畅，睡眠充足，保持大便通畅。

3. 避免各种机械性刺激，避免搔抓。不宜用热水及刺激性较大的肥皂洗浴，以免病情加重。

项目七　油　风

病例导入

某患者，男，28 岁。发现斑片状脱发 3 天。3 天前洗头时发现枕后及右侧头皮 4 处不规则斑块状脱发，边界清楚，脱发处皮肤光滑，无瘢痕，无自觉症状。患者平素工作压力大，经常晚睡及通宵，头发干枯稀疏，偶有眼花腰酸，纳可、眠可、二便正常；舌淡苔白，脉沉细弱。

问题：①该患者可能的诊断是什么？②需要与哪些疾病鉴别？③如何进行辨证治疗？

油风是一种突然发生的毛发局限性斑片状脱落的慢性皮肤病，又名鬼剃头。本病相当于西医学的斑秃。本病可发生于任何年龄，但多见于青年人，以突然脱发、局部皮肤变薄、毛囊萎缩、无自觉症状为临床特征。

【病因病机】

情志不畅，抑郁化火，损阴耗血，或过食辛辣炙煿，肥腻厚味，脾胃积热，血热生风，风热上扰，毛发失于濡养而突然脱落；或跌仆损伤，瘀血阻络，清窍失养，发脱不生；或久病体虚，肝肾不足，精不化血，血不养发，毛根空虚，发落成片。《外科正宗·油风》曰："油风乃血虚不能随气荣养肌肤，故毛发根空，脱落成片，皮肤光亮，痒如虫行，此皆风热乘虚攻注而然。"

西医学目前认为，本病可能与遗传、情绪波动、内分泌失调、自身免疫低下等因素有关

【诊断】

临床表现 头发突然成片脱落，脱发呈圆形、椭圆形或不规则形，边界清楚，患处皮肤光滑略凹，无鳞屑，无瘢痕，边缘头发松动，容易拔出，拔出时可见发根近端萎缩。严重者全身毛发都可脱落，称普秃。多无自觉症状，往往无意中发现。常有过度劳累、睡眠不足、精神紧张等诱发因素。病程可持续数月或数年，多数毛发能再生，也可反复发作或边长边脱。

【鉴别诊断】

1. **面游风** 头发呈稀疏、散在性脱落，脱发多从额角开始，延及头前部及头顶部。头皮覆有糠秕状或油腻性鳞屑，常有不同程度的瘙痒。

2. **头癣** 表现为不完全脱发，毛发易折，残留毛根，覆有鳞屑或癣痂真菌培养阳性。

【治疗】

1. 辨证论治

（1）内治法

①血热风燥证

证候：突然成片脱发，偶有头皮瘙痒；伴头部烘热、心烦易怒、烦躁不安；舌质红，苔薄，脉弦。

治法：凉血息风，养血生发。

方药：四物汤合六味地黄汤加减。若风热偏盛，脱发迅猛者，宜养血散风、清热护发，方用神应养真丹加减。

②气滞血瘀证

证候：病程较长；伴头痛或胸胁疼痛、恶梦纷纭、烦躁难眠；舌质暗红，有瘀点、瘀斑，舌苔薄，脉沉细。

治法：行气活血，祛瘀生发。

方药：通窍活血汤加减。若头痛者，加白芷、藁本、天麻等；胸胁疼痛者，加郁金、柴胡、延胡索等；烦躁难眠多梦者，加栀子、丹参、远志等。

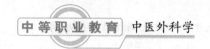

③气血两虚证

证候：多在久病或产后头发呈斑片状脱落，呈渐进性加重，毛发稀疏枯槁，易脱；伴疲乏无力、心悸、气短懒言、面色无华、口唇淡白；舌质淡，苔白，脉细弱。

治法：益气补血，养血生发。

方药：八珍汤加减。若心悸、气短者，加龙眼肉、首乌、炙黄芪。

④肝肾不足证

证候：病程日久，平素头发枯黄或花白，头发大片脱落，甚或全身毛发脱落；伴头晕目眩、耳鸣耳聋、腰膝酸软；舌质淡，苔薄，脉细。

治法：滋补肝肾，养阴生发。

方药：七宝美髯丹加减。若头晕耳鸣者，加天麻、钩藤等；腰膝酸软者，加杜仲、桑寄生、续断等。

（2）外治法　5%～10%斑蝥酊，或10%补骨脂酊，或10%辣椒酊外搽，每日1～2次。

2. 其他疗法

（1）西医治疗　口服胱氨酸、泛酸钙、维生素B族等。局部外搽米诺地尔酊等。

（2）体针法　选百会、头维、生发穴（风池与风府连线中点）、翳明、上星、太阳、风池、鱼腰、丝竹空等。实证用泻法，虚证用补法，每日或隔日1次。

（3）梅花针法　如病期较长，可在脱发区和沿头皮足太阳膀胱经循行部位用梅花针移动叩刺，以微微出血为度，隔日1次。

【预防与调护】

1. 生活规律，劳逸结合，心情舒畅，睡眠充足。

2. 加强营养，多食富含维生素的食物，纠正偏食的不良习惯。

3. 注意头发卫生，加强头发护理，减少烫发、染发等不良刺激。

项目八　虫咬皮炎

病例导入

刘某，男，23岁。全身反复出现皮疹较多、成片红肿6个月。患者半年前到外地出差时不明原因地出现全身起较大水疱、瘀斑明显、臀核肿大等症状。舌质红，舌苔黄，脉微数。

问题：①该患者应诊断为何病？②该病属于中医的哪种证型？

虫咬皮炎是由致病虫类叮咬，接触其毒液或虫体毒毛而引起的一种皮肤病。较常见的致病害虫有蠓、螨、隐翅虫、跳蚤、虱类、臭虫、飞蛾、蜂等。其临床特点是叮咬处皮损呈丘疹样风团，上有针尖大小的瘀点、丘疹或水疱，呈散在性分布。虫咬皮炎为西医学病名，相当于中医学的恶虫叮咬。

【病因病机】

人体皮肤被昆虫叮咬，接触其毒液，或接触虫体的有毒毛刺，邪毒侵入肌肤，与气血相搏；或禀性不耐，过敏而成本病。

【诊断】

1. 临床表现　本病多见于昆虫孳生的夏秋季节，常见于皮肤暴露部位。尤以小儿及青少年多见。

皮损多见丘疹、风团或瘀点，亦可出现红斑、丘疱疹或水疱，皮损中央常可见有刺吮点，散在分布或数个成群。由于搔抓而水疱破裂，引起糜烂，有的可继发感染，或局部臖核肿大。自觉奇痒，灼热红肿或疼痛。一般无全身不适，严重者有畏寒发热、头痛、恶心、胸闷、呼吸困难等全身中毒症状。因虫类不同，其皮损表现也有差异。

（1）蠓虫皮炎　叮咬后局部出现瘀点和黄豆大小的风团，奇痒，个别发生水疱，甚至引起丘疹性荨麻疹。

（2）螨虫皮炎　粟米至黄豆大小的红色丘疱疹，或为紫红色的肿块或风团，有时可见到虫咬的痕迹，或因搔抓而有抓痕和血痂。

（3）隐翅虫线状皮炎　皮损多呈线状或条索状红肿，上有密集的丘疹、水疱或脓疱。自觉灼热、疼痛。

（4）桑毛虫皮炎　皮损为绿豆至黄豆大小的红色斑丘疹、丘疱疹或风团，剧痒。

（5）松毛虫皮炎　皮损为斑疹、风团，间有丘疹、水疱、脓疱、皮下结节等；伴有关节红肿疼痛，甚至化脓。脓液培养无细菌生长。

（6）蜂螫皮炎　伤处有烧灼感，或显著的痛痒感；如被群蜂同时螫伤，可发生大面积的肿胀；可伴头晕、恶心、呕吐等症状，严重者可晕厥。

2. 辅助检查　对疑似桑毛虫、松毛虫皮炎患者，可用显微镜直接检查，或以透明胶纸粘贴皮疹后用显微镜检查，找到毒毛则可予以确诊。

【治疗】

本病以预防为主，发病后以外治为主，轻者外治可愈，重者内外合治。治法主要为清热解毒止痒。

1. 辨证论治

（1）内治法

热毒蕴结证

证候：皮疹较多，成片红肿，水疱较大，瘀斑明显，皮疹附近臖核肿大；伴畏寒、发热、头痛、恶心、胸闷；舌质红，舌苔黄，脉数。

治法：清热解毒，消肿止痛。

方药：五味消毒饮合黄连解毒汤加地肤子、白鲜皮等。

（2）外治法

①初起：以红斑、丘疹、风团等皮损为主者，用1%薄荷三黄洗剂（即三黄洗剂加薄荷脑1g）外搽。发生于毛发处者，应先剃除毛发后，再外搽50%百部酊杀虫止痒。

②感染邪毒：水疱破后糜烂红肿者，可用马齿苋煎汤湿敷，再用青黛散油剂涂搽；或外用颠倒散洗剂外搽。

③毒毛毒刺类皮炎：松毛虫、桑毛虫皮炎可用橡皮膏粘去毛刺，外涂5%碘酒；蜂螫皮炎应先拔去毒刺，火罐吸出毒汁，消毒后用紫金锭磨水外涂。

2. 其他疗法　外涂1%~2%薄荷洗剂或炉甘石洗剂或5%樟脑乙醇以止痒。隐翅虫皮炎外用肥皂水或1:5000~1:8000高锰酸钾溶液湿敷，再涂1:10聚维酮碘溶液。

【预防与调护】

1. 改善环境，消灭害虫　保持环境清洁卫生，消灭有害昆虫。

2. 洗晒衣被，清洁卫生　衣服、被褥应勤洗勤晒，防虫藏身。

3. 饮食清淡，保持大便通畅　发病期间忌海鲜鱼腥发物，多饮水，多吃蔬菜、水果，保持大便通畅。

项目九　疥　疮

病例导入

刘某，女，36岁。全身反复出现皮肤水疱多、丘疱疹泛发6个月。患者于20天前到外地出差，不明原因地全身起丘疱疹，破流脂水，浸淫湿烂，脓疱叠起，起红丝明显，臖核肿大；舌质红，舌苔黄，脉微数。

问题：①该患者应诊断为何病？②该病属于中医的哪种证型？

疥疮是由疥虫（疥螨）寄生在人体皮肤所引起的一种接触传染性皮肤病。本病西医学亦称疥疮。其临床特点是皮肤皱褶处有隧道、丘疹、水疱、结节，夜间剧痒，可找到疥虫。本病由接触传染所致。

【病因病机】

疥疮是由疥虫通过密切接触而传染。其传染性很强，在家庭或集体宿舍中往往相互传播，可因使用患者用过而未经消毒的衣服、被席、用具等传染而得。本病发病后，患者常伴有湿热之邪郁于肌肤的症状。

西医学认为，发病多因与疥疮患者密切接触而直接传染，但也可通过接触患者使用过的日常生活用品（主要为未经消毒的衣服、床被）而间接传染。

【诊断】

1. 临床表现　本病好发于皮肤细嫩、皱褶部位，常从手指缝开始，1~2周内可广泛传播至上肢屈侧、肘窝、腋窝前、乳房下、下腹部、臀沟、外生殖器、大腿内上侧等处，偶尔侵犯其他部位，一般不侵犯头面部，但婴幼儿例外。皮损主要为红色丘疹、丘疱疹、小水疱、隧道、结节。结节常见于阴茎、阴囊、大阴唇、少腹等处，水疱常见于指缝。隧道为疥疮的特异性皮损，长约0.5cm，微微隆起，稍弯曲呈淡灰色或皮色，在隧道末端有针头大的灰白色或微红的小点，为疥虫隐藏的地方。自觉奇痒，遇热或夜间尤甚，常严重影响睡眠。由于剧烈搔抓往往在皮肤上出现抓痕、血痂，日久皮肤出现苔藓样变或湿疹样变。继发感染可引起脓疱疮、疖病、痈等，严重者可并发肾炎。

2. 辅助检查　在显微镜下，可在皮损检材中发现疥虫或虫卵。

【鉴别诊断】

1. 寻常痒疹　多数自幼童开始发病。好发于四肢伸侧，丘疹较大，颜色较深，瘙痒剧烈；常并发腹股沟淋巴结肿大。

2. 皮肤瘙痒症　好发于四肢，重者可延及全身。皮损主要为抓痕、血痂和脱屑，无疥疮特有的丘疹、水疱和隧道等特征性皮损。

3. 丘疹性荨麻疹　多发于儿童，好发于四肢及腰腹部，皮损主要为红斑、风团，皮疹似梭形，顶部有小丘疹或小水疱等。

4. 虱病　主要发于躯干或会阴部位，皮损为继发性损害，如抓痕、血痂，指缝无皮损。在衣缝中可找到虱及虱卵。

【治疗】

1. 辨证论治

（1）内治法

湿热毒聚证

证候：皮肤水疱多，丘疱疹泛发，壁薄液多，破流脂水，浸淫湿烂；或脓疱叠起，或起红丝，臀核肿痛；舌质红，舌苔黄腻，脉滑数。

治法：清热解毒化湿。

方药：黄连解毒汤合五味消毒饮加减。

（2）外治法

①外用药：以杀虫止痒为原则。目前临床上常用5%~20%硫黄软膏，小儿用5%~

10%浓度，成人用10%～15%浓度。

②消毒程序：每次搽药前，坚持用川椒15g，白鲜皮、地肤子各30g煎汤外洗，或用肥皂水洗涤全身后再搽药。先搽皮损部位，再搽全身，每天早、晚各1次。一般治疗1周后，更换衣服、床上用品和生活用品，更换的衣物用品必须严格消毒后再使用。停药后观察1周左右，如无新的皮损出现，即为痊愈。

【预防与调护】

1. 加强卫生宣传，讲究个人卫生　加强卫生宣传，改善环境卫生，对公共浴室、旅馆、车船的衣被用物应定期清洗消毒。注意个人卫生，勤洗澡，勤换衣。

2. 消毒衣被，杀灭虫体　患者衣服、被褥均需煮沸消毒或在阳光下充分暴晒，以杀灭疥虫及虫卵。

3. 消灭传染源，分别治疗　在家庭或集体宿舍里发现患者，应予适当隔离，并积极治疗；接触患者后应用肥皂水洗手，彻底消灭传染源。

项目十　湿　疮

病例导入

章某，女，19岁。全身反复出现皮损色暗、瘙痒6个月。患者于3个月前不明原因地出现皮损粗糙肥厚等症状；伴口干不欲饮、纳差腹胀；舌质淡，舌苔白，脉细弦。

问题：①该患者应诊断为何病？②该病属于中医的哪种证型？

湿疮是一种过敏性炎症性皮肤病。本病相当于西医学的湿疹。其临床特点是多形性皮损，对称分布，易于渗出，自觉瘙痒，反复发作和易成慢性。根据病程可分为急性、亚急性、慢性三类。急性湿疮以丘疱疹为主，炎症明显，易渗出；慢性湿疮以苔藓样变为主，易反复发作；亚急性湿疮介于急性与慢性湿疮之间，渗出较少，局部皮肤增厚或有鳞屑。

本病男女老幼皆可罹患，而以先天禀赋不耐者为多。根据皮损形态和发病部位不同，名称各异。如浸淫全身、滋水较多者，称为浸淫疮；以丘疹为主者，称为血风疮或粟疮；发于耳部者，称为旋耳疮；发于阴囊者，称为肾囊风；发于脐部者，称为脐疮；发于肘、膝弯曲部者，称为四弯风；发于乳头部者，称为乳头风。

【病因病机】

总因禀赋不耐，饮食失节，或过食辛辣刺激荤腥动风之物，脾胃受损，脾失健运，水湿停留，湿热内生，又兼外感风邪，两邪相搏，风湿热邪浸淫肌肤所致。急性者以湿热为主；亚急性者多与脾虚湿恋有关；慢性者则久耗阴血，血虚风燥，乃致肌肤甲错。

西医学认为，本病病因尚不清楚，发病机制与各种外因（食物、吸入物等）、内因（感染病灶、内分泌及代谢改变等）相互作用有关，某些患者可能由迟发型变态反应介导。

【诊断】

临床表现　根据病程和皮损特点，本病一般分为急性、亚急性、慢性三类。

（1）急性湿疮　相当于西医学的急性湿疹。

本病以面部的前额、眼皮、颊部、耳部、口唇周围等处多见，起病较快，常对称发生，可发于身体的任何一个部位，亦可泛发于全身。初起皮肤潮红、肿胀、瘙痒，继而在潮红、肿胀或其周围的皮肤上出现丘疹、丘疱疹、水疱。皮损群集或密集成片，形态大小不一，边界不清。常因搔抓而水疱破裂，形成糜烂、流滋、结痂。如不转化为慢性，1～2个月可脱去痂皮而愈。自觉瘙痒，轻者微痒，重者剧烈瘙痒呈间歇性或阵发性发作，常在夜间增剧，影响睡眠。皮损广泛者，可有发热、大便秘结、小便短赤等全身症状。

（2）亚急性湿疮　相当于西医学的亚急性湿疹。多由急性湿疮未能及时治疗，或处理失当，病程迁延所致；亦可初发即成亚急性湿疮。皮损较急性湿疮轻，以丘疹、结痂、鳞屑为主，仅有少量水疱及轻度糜烂。自觉瘙痒，夜间尤甚。

（3）慢性湿疮　相当于西医学的慢性湿疹。多由急性、亚急性湿疮反复发作而来，也可起病即为慢性湿疮，其表现为患部皮肤增厚，表面粗糙，皮纹显著或有苔藓样变，触之较硬，暗红或紫褐色，常伴有少量抓痕、血痂、鳞屑及色素沉着，部分皮损可出现新的丘疹或水疱，抓破后有少量流滋。发生于手足及关节部位者常易出现皲裂，自觉瘙痒，尤以夜间、情绪紧张、食辛辣鱼腥动风之品时为甚。病程较长，数月至数年不等，反复发作，时轻时重。

（4）特殊类型湿疮　湿疮由于病因和性质有所不同，好发于某些特定部位，临床表现可有一定的特异性。常见特定部位的湿疮有：

①头面部湿疮：发于头皮者，多有糜烂、流滋，结黄色厚结，有时头发黏集成束状，常因染毒而引起脱发。发于面部者，多有淡红色斑片，上覆以细薄的鳞屑。自觉瘙痒。

②耳部湿疮：好发于耳窝、耳后皱襞及耳前部。皮损为潮红、糜烂、流滋、结痂，耳根皮肤皲裂，如刀割之状，痒而不痛，多对称发生。

③乳房部湿疮：女性乳房皮肤潮红、糜烂、流滋，上覆以鳞屑，或结黄色痂皮。自觉瘙痒，或发生皲裂而引起疼痛。

④脐部湿疮：皮损为鲜红色或暗红色斑片，有流滋、结痂，边界清楚，不累及外周正常皮肤。常有臭味，其易染毒而出现红肿热痛，伴发热畏寒、便秘溺赤等。

⑤手部湿疮：皮损形态多种，可为潮红、糜烂、流滋、结痂；反复发作，可致皮肤粗糙肥厚。冬季常有皲裂而引起疼痛。发于手背者，多呈钱币状；发于手掌者，皮损边缘

欠清。

⑥小腿部湿疮：多见于长期站立者，皮损主要发于小腿下 1/3 的内外侧。局部常有青筋暴露，继则出现暗红斑，表面潮湿、糜烂、流滋，或干燥、结痂、脱屑，呈局限性或弥漫性分布。常为臁疮的并发症。病程迁延，反复发作，可出现皮肤肥厚粗糙、色素沉着或减退。

⑦阴囊湿疮：多发于阴囊，有时延及肛门周围，少数累及阴茎部。急性期潮红、肿胀、糜烂、渗出、结痂；慢性期则皮肤肥厚粗糙、纹理加深、色素沉着，有少量鳞屑，常伴有轻度糜烂渗出。病程较长，常数月、数年不愈。

⑧婴儿湿疮：多发于头面部，尤常见于面部。在面部者，初为簇集性或散在的红斑或丘疹；在头皮或眉部者，多有油腻性的鳞屑和黄色痂皮。轻者仅有淡红色的斑片，伴有少量鳞屑；重者出现红斑、水疱、糜烂，浸淫成片，不断蔓延扩大。患儿自觉瘙痒剧烈，常伴有睡眠不安、食欲不振。一般 1~2 岁之后可以痊愈。

【鉴别诊断】

1. **接触性皮炎**　本病有明确的接触史。皮损局限于接触部位，以红斑、潮红、肿胀、水疱为主，形态较单一，边界清楚。去除病因后很快痊愈，不复发。

2. **牛皮癣**　本病皮损好发于颈项、四肢伸侧、尾骶部。初为多角形扁平丘疹，后融合成片，典型损害为苔藓样变，皮损边界清楚，无糜烂渗出。

【治疗】

辨证论治

（1）内治法

①湿热浸淫证

证候：发病急，皮损潮红灼热，瘙痒无休，渗液流滋；伴身热、心烦、口渴、大便干、尿短赤；舌质红，苔薄白或黄，脉滑或数。

治法：清热利湿止痒。

方药：龙胆泻肝汤合萆薢渗湿汤加减。若水疱多，破后流滋多者，加土茯苓、鱼腥草；热盛者，加黄连解毒汤；瘙痒重者，加地肤子、白鲜皮等。

②脾虚湿蕴证

证候：发病较缓，皮损潮红，瘙痒，搔抓后糜烂流滋，可见鳞屑；伴纳少、神疲、腹胀便溏；舌淡胖，苔白或腻，脉弦缓。

治法：健脾利湿。

方药：除湿胃苓汤或参苓白术散加地肤子、白鲜皮等。

③血虚风燥证

证候：病程久，皮损色暗或色素沉着，瘙痒，或皮损粗糙肥厚；伴口干不欲饮、纳差、腹胀；舌质淡，舌苔白，脉细弦。

治法：养血润肤，祛风止痒。

方药：当归饮子或四物消风饮加减。若瘙痒不能入眠者，加珍珠母、夜交藤、酸枣仁、徐长卿以养心安神。

（2）外治法

①急性湿疮：初起仅有皮肤潮红者，可用清热止痒的中药苦参、黄柏、地肤子、荆芥等煎汤外洗；或用10%黄柏溶液、炉甘石洗剂外搽。若水疱糜烂、流滋较多者，可用马齿苋洗剂、黄柏溶液外搽，或蒲公英、龙胆、野菊花、炉甘石、明矾各20g，煎水湿敷；或2%～3%硼酸水、0.5%醋酸铅溶液外洗。急性湿疮后期，滋水减少、结痂时，可用黄连膏、青黛膏外搽。

②亚急性湿疮：以消炎、止痒、干燥、收敛为原则。有少量流滋者，选用苦参汤、三黄洗剂湿敷外搽；无流滋者，可选用青黛散、3%黑豆馏油软膏、新三妙散等油调外敷或黄柏霜外搽。

③慢性湿疮：以祛风止痒、养血润燥为原则。可选用青黛膏、5%硫黄软膏、5%～10%复方松馏油软膏、湿疮膏、皮脂膏、10%～20%黑豆馏油软膏及皮质类固醇激素软膏。

【预防与调护】

1. 寻找传染源，消除致病因素　尽可能寻找疾病发生的原因，深入了解病情，消除可能的致病因素。

2. 合理饮食，忌食辛辣发物　患者要合理饮食，保障营养全面，禁食辛辣、鸡鸭、牛羊肉、鱼腥海鲜等发物。

3. 保护创面，避免过度搔抓　过度搔抓是一种对皮肤有害的物理刺激，要求患者尽可能不要搔抓局部皮损，以免加重病情和继发新的皮损。

项目十一　接触性皮炎

接触性皮炎是指皮肤或黏膜接触某些致病物质所引起的皮肤急性炎症反应。在中医文献中，根据接触物质的不同及引起的症状特点而有不同的名称。如因漆刺激而引起者，成为漆疮；因贴膏药引起者，称为膏药风；接触马桶引起者，称为马桶癣等。其临床特点是有明显的接触史及有一定的潜伏期，皮损局限于接触部位，主要表现为红斑、丘疹、水疱、糜烂及渗液，自觉瘙痒等。病程自限性，除去病因后可自行痊愈。

【病因病机】

由于患者禀赋不耐，皮肤腠理不密，接触某些物质，如漆、药物、塑料、橡胶制品、染料，以及某些植物的花粉、叶、茎等，使毒邪侵入皮肤，蕴郁化热，邪热与气血相搏而发病。但体质因素是发病的主要原因，同一种物质，禀赋不耐者接触后发病，体质强盛者则不发病。

【诊断】

发病前有明确的接触史。除强酸、强碱等一些强烈的刺激物立即引起皮损而无潜伏期外，大多需经过一定的潜伏期才发病。第一次接触某种物质，潜伏期在4～5天以上，再次接触发病时间则缩短。

一般起病较急，皮损主要表现为红斑、丘疹、丘疱疹、水疱，甚至大疱，破后糜烂、渗液，严重者则可有表皮松解，甚至坏死、溃疡。发生于口唇、眼睑、包皮、阴囊等皮肤组织疏松部位者，皮肤肿胀明显，呈局限性水肿而无明显边缘，皮肤光亮，皮纹消失。皮损的形态、范围、严重程度取决于接触物质的种类、性质、浓度、接触时间、接触部位和面积大小，以及机体对刺激的反应程度。皮损边界清楚，形状与接触物大抵一致，一般仅局限于刺激物接触部位，尤以面颈、四肢等暴露部位为多，但亦可因搔抓或其他原因将接触物带至身体其他部位使皮损播散，甚至泛发全身。自觉灼热、瘙痒，严重者感觉灼痒疼痛。少数患者伴畏寒、发热、恶心呕吐、头晕头痛。病程有自限性，一般去除病因且处理得当后，1～2周内痊愈。若反复接触某刺激物或处理不当，可转变为亚急性或慢性，表现为轻度红斑、丘疹、境界不清，或为皮肤轻度增厚及苔藓样变。

【鉴别诊断】

1. **急性湿疮** 无明显的接触史。皮损呈多形性、对称性分布，部位不定，边界欠清，病程较长，易转变为慢性。

2. **颜面丹毒** 无异物接触史。皮损颜色鲜红，边界清楚，形如云片，色若涂丹，局部触痛明显。全身症状严重，伴畏寒、发热、头痛、恶心欲呕等症状。

【治疗】

首先应脱离过敏性物质的接触。急性期以清热祛湿为主，慢性者以养血润燥为主。

辨证论治

（1）内治法

①热毒湿蕴证

证候：起病急骤，皮损鲜红肿胀，其上有水疱或大疱，水疱破后则糜烂、渗液，自觉灼热、瘙痒；伴发热、口渴、大便干结、小便黄赤；舌质红，舌苔微黄，脉弦滑数。

治法：清热祛湿，凉血解毒。

方药：化斑解毒汤合龙胆泻肝汤加减。

②血虚风燥证

证候：病情反复发作，皮损肥厚干燥，有鳞屑，或呈苔藓样变，瘙痒剧烈，有抓痕及结痂；舌淡红，舌苔薄，脉弦细数。

治法：养血润燥，祛风止痒。

方药：消风散合当归饮子加减。若瘙痒甚者，加僵蚕、徐长卿等。

（2）外治法 首先要追寻病因，去除刺激物，避免再次接触。用药宜简单、温和，忌用刺激性药物。

①皮损以潮红、丘疹为主者，选用三黄洗剂外搽，或青黛散冷开水调涂，或1%～2%樟脑、5%薄荷脑粉剂外涂，每天2～3次。若有大量渗出、糜烂，选用马齿苋、黄柏、蒲公英、桑叶等煎水湿敷，或用3%硼酸溶液、10%黄柏溶液湿敷。

②皮损以糜烂、结痂为主者，选用青黛膏、清凉油乳剂或2%雷锁辛硫黄糊剂等外搽。

③皮损肥厚粗糙，有鳞屑，或呈苔藓样变者，选用3%黑豆馏油、糠馏油或皮质类固醇激素类软膏。

【预防与调护】

1. 脱离接触物，避免再次接触 接触致敏物质后，立即祛除致敏物质，避免再次接触刺激物。

2. 清水洗涤局部，合理治疗皮损 治疗期间，首先用清水清洗接触皮肤，不宜用热水或肥皂水洗涤局部，禁止用刺激性强的外用药物。

项目十二 药 毒

药毒是指药物通过口服、注射、皮肤黏膜等途径进入人体所引起的皮肤黏膜的急性炎症反应。早在《诸病源候论》中就有关于"药毒"的记载。本病相当于西医学的药物性皮炎，又称药疹。其临床特点是发病前有用药史，并有一定的潜伏期，常突然发病，皮损形态多样，颜色鲜艳，可泛发或仅限于局部。药毒的发生与患者的体质有关。

【病因病机】

总由禀赋不耐，药毒内侵所致。外感风热之邪侵袭腠理，或湿热蕴蒸，郁于肌肤；或外邪郁久化火，血热妄行，溢于肌肤；或火毒炽盛，燔灼营血，外发于皮肤，内攻于脏腑。久而导致阴液耗竭，阳无所附，浮越于外，病重而危殆。

在临床上，引起药疹的常见药物有抗生素类、磺胺类、解热镇痛类、巴比妥类、安眠药及各种预防接种的生物制品，近年来也有某些中药、中成药引起药毒的报道。

【诊断】

临床表现

（1）基本特征 本病症状多样、表现复杂，但其基本特点为：

①发病前有用药史。

②有一定的潜伏期，第一次发病多在用药后 5～20 天内，重复用药常在 24 小时内发生，短者甚至在用药后瞬间或数分钟内发生。

③发病突然，自觉灼热瘙痒，重者伴有发热、倦怠、全身不适、纳差、大便干、小便黄赤等全身症状。

④皮损形态多样，颜色鲜红，分布为全身性、对称性，可泛发或仅限于局部。

（2）常见类型　药毒常见的临床类型为：

①固定型药毒：为最常见的类型，常由磺胺药、解热镇痛药或巴比妥类药物引起。皮损为类圆形或椭圆形的水肿性紫红色斑，直径 2～3cm，常为一个，偶可数个，边界清楚，严重者其上有水疱。停药后经 1～2 周红斑消退，留下黑色色素沉着斑，经久不退。如再服该药或同类药物，常于数分钟或数小时后在原发皮损处发痒，继则出现同样皮损，并向周围扩大，以致中央色深，边缘潮红，也可出现水疱。复发时，他处也可以出现新的皮损，随着复发次数增多，皮损数目也可增多。皮损可发生在任何部位，但以口唇、口角、龟头、肛门等皮肤黏膜交界处为多，手足背及躯干也常发生。发于皱襞黏膜处者容易糜烂，产生痛感。一般 7～10 天可消退，若已溃烂则愈合较缓。重者可伴有发热、全身不适等症状。

②荨麻疹样型药毒：较常见，多由青霉素、血清制品、痢特灵、磺胺类及水杨酸类等引起。表现与荨麻疹相似，风团大小形态不一，色红，散在分布于躯干、四肢，严重者可出现口唇、包皮及喉头血管神经性水肿，发热，关节疼痛，淋巴结肿大，蛋白尿等。

③麻疹样或猩红热样型药毒：较常见，多由解热镇痛药、巴比妥、青霉素、链霉素及磺胺类等引起。发病多突然，常伴有畏寒、发热等全身症状。麻疹样型药毒的皮损为散在或密集、红色、针头至米粒大的斑疹或斑丘疹，对称分布，泛发全身，以躯干为多，严重者可伴发小出血点。猩红热样型的皮损初起为小片红斑，从面颈、上肢、躯干向下发展，2～3 天内可遍布全身，并相互融合，致全身遍布红斑，面部、四肢肿胀，酷似猩红热的皮损。本型患者的皮损多鲜明，但全身症状较麻疹及猩红热稍轻，无麻疹或猩红热的其他症状，白细胞升高，少数患者肝功能可有一过性异常。停药后 1～2 周病情好转，体温也逐渐下降，皮损颜色变淡，继之以糠秕状或大片脱屑，严重者可发展为重症药毒。

④多形红斑型药毒：常由磺胺药、巴比妥及解热镇痛药等引起。临床表现与多形性红斑相似，皮损为豌豆至蚕豆大的圆形或椭圆形水肿性红斑、丘疹，中心呈紫红色，或有小水疱，境界清楚，多对称分布于四肢伸侧、躯干、口腔及口唇，有痒感，重者可在口腔、鼻孔、眼部、肛门、外生殖器及全身泛发大疱及糜烂，疼痛剧烈，可伴高热、肝肾功能障碍及肺炎等，病情险恶。

⑤湿疹皮炎型药毒：大多先由外用磺胺或抗生素软膏引起接触性皮炎，使皮肤敏感性增高，以后再服用同样的或类似的药物而引发。皮损为粟粒大小的丘疹及丘疱疹，常融合

成片，泛发全身，可有糜烂、渗液，类似于湿疹，自觉瘙痒，或伴有发热等全身症状。

⑥剥脱性皮炎型药毒：为比较严重的一种类型药疹，多由巴比妥类、磺胺、苯妥英钠、保泰松、对氨基水杨酸钠、青霉素、链霉素等药引起。多数病例是在长期用药后发生。起病急，常伴高热、寒战。皮损初起呈麻疹样或猩红热样。在发展过程中逐渐融合成片，终至全身弥漫性红肿，可有糜烂、丘疱疹或小疱，破裂后渗液结痂。至 2 周左右全身皮肤脱屑，呈鳞片状或落叶状，手足部则呈手套或袜套剥脱，以后头发、指（趾）甲也可脱落。口唇黏膜潮红、肿胀，或发生水疱、糜烂，影响进食。眼结膜充血、水肿、畏光、分泌物增多，重者可发生角膜溃疡。全身淋巴结肿大，可伴有支气管肺炎、中毒性肝炎，白细胞显著增高或降低，甚至粒细胞缺乏。病程常超过 1 个月，病情严重者可因全身衰竭或继发感染而死亡。

⑦大疱性表皮松解型药毒：为最严重的一种类型药疹，常由服用磺胺药、解热镇痛药、抗生素、巴比妥类等引起。起病急骤，全身中毒症状较重，有高热、疲乏、咽痛、呕吐、腹泻等症状。皮损常起始于腋部或腹股沟，为弥漫性紫红色或暗红色斑片，迅速遍及全身，触痛显著，在红斑处出现大小不等的松弛性水疱或大疱，稍一触动即成糜烂面，或形成大面积的表皮坏死松解，形似烫伤，尼氏征阳性，呈灰红色的坏死表皮覆于糜烂面上。眼、鼻、口、消化道、呼吸道黏膜均可剥脱。皮肤有明显疼痛感。其他重要脏器如心、肝、肾、脑等均可同时严重受累。部分病例开始时似多形性红斑或固定型药疹，很快泛发全身。严重者常因继发感染、肝肾衰竭、电解质紊乱等而死亡。

【鉴别诊断】

1. 麻疹　呈流行性发病，全身症状较重，先有上呼吸道症状及怕冷、发热，2~3 天后颊黏膜上出现 Koplik 斑，随后成批出疹，出疹 5~7 日后体温下降，皮疹自然消退。

2. 猩红热　无服药史，瘙痒轻微，先有咽痛，全身症状明显，如发热、头痛、恶心、呕吐等，有杨梅舌、口周苍白圈等典型症状。

【治疗】

1. 辨证论治　立即停用一切可疑致敏药物。临床以清热利湿解毒为主，重症须中西医结合抢救治疗。

（1）内治法

①湿毒蕴肤证

证候：皮肤上出现红斑、水疱，甚则糜烂渗液，表皮剥脱，灼热剧痒；伴烦躁、口干、大便燥结、小便黄赤，或有发热；舌质红，苔薄白或黄，脉滑或数。

治法：清热利湿解毒。

方药：萆薢渗湿汤加减。

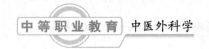

②热毒入营证

证候：皮损鲜红或紫红，甚则紫斑、血疱；伴高热、神志不清、口唇焦燥、渴不欲饮、大便干、小便短赤；舌质绛，舌苔少，或镜面舌，脉洪数。

治法：清营解毒。

方药：清营汤加减。

③气阴两虚证

证候：皮损消退；伴低热、口渴、乏力、气短、大便干、尿黄；舌质红，舌苔少，脉细数。

治法：益气养阴清热。

方药：增液汤合益胃汤加减。

（2）外治法　外治以清热利湿、收敛止痒为原则。

①局部红斑、风团、瘙痒甚者，用炉甘石洗剂、三黄洗剂外搽。

②糜烂、渗液较多者，以黄柏、地榆各15g，水煎湿敷。

③局部干燥结痂者，可外涂黄连膏；结痂较厚，可先予地榆油外涂，待痂去，再涂黄连膏。

2. 其他疗法　本病症状轻者，可给予抗组胺药、维生素C及钙剂等；病情严重者，应积极使用皮质类固醇激素，如氢化可的松每日200~400mg，或地塞米松每日10~20mg，维生素C1~3g，加到5%~10%的葡萄糖水1000~2000mL中，静脉滴注，至病情缓解，再改泼尼松或地塞米松口服。同时应根据病情需要，配合使用抗生素，输入全血或血浆，维持水、电解质和酸碱平衡等。

【预防与调护】

1. 掌握药物特性，规范用药　严格掌握用药指征、药量及使用时限，用药前询问患者有无药物过敏史。对青霉素及抗毒血清制剂等，用药前必须做过敏试验，合理用药。

2. 加强临床观察，及时发现患者用药反应　治疗用药过程中，注意观察用药后的患者反应，遇到全身皮肤瘙痒、出疹、发热者，要考虑药疹的可能，及时停用可疑药物。

3. 规范护理创面，强化饮食调养　皮损局部避免搔抓，忌用水洗及外用刺激性的外用药物。加强营养，多饮开水，忌食辛辣、鱼腥发物。

项目十三　瘾　疹

瘾疹是一种皮肤出现红色或苍白色风团，时隐时现的瘙痒性、过敏性皮肤病。《诸病源候论》曰："邪气客于皮肤，复逢风寒相折，则起风瘙瘾疹。"本病相当于西医学的荨麻疹。其临床特点是皮肤上出现瘙痒性风团，发无定处，骤起骤退，消退后不留任何痕迹。

【病因病机】

本病总由先天禀赋不耐，卫外不固，风邪乘虚侵袭所致。患者表虚不固，风寒或风热之邪外袭，客于肌表，致使营卫失调而发；或饮食不节，过食辛辣厚味，或肠道寄生虫，使胃肠积热，复感风邪，内不得疏泄，外不得透达，郁于皮毛腠理之间而发。此外，情志内伤、冲任不调、肝肾不足，以致血虚生风化燥，肌肤失养而发生。

西医学认为，荨麻疹的病因未明，约 3/4 的患者找不到原因，特别是慢性荨麻疹。

【诊断】

临床表现　皮肤上突然出现风团，色白或红，大小不等，形态不一，局部出现或泛发全身，或稀疏散在，或密集成片，发无定时，但以傍晚为多。风团成批出现，时隐时现，持续时间长短不一，但一般不超过 24 小时，消退后不留任何痕迹，部分患者一日之内反复发作多次。自觉剧痒、烧灼或刺痛，部分患者搔抓后随手起条索状风团；少数患者在急性发作期出现气促、胸闷、呼吸困难、恶心呕吐、腹痛腹泻、心悸失眠等全身症状。急性者发病急来势猛，风团骤然而起，迅速消退，瘙痒随之而止；慢性者反复发作，经久不愈，病程多在 6 周以上，甚至更久。

【鉴别诊断】

丘疹性荨麻疹　儿童多见，好发于四肢、臀、腰等处，夏季多发，为风团性丘疹或小水疱，瘙痒难忍。

【治疗】

1. 辨证论治

（1）内治法

①风热犯表证

证候：风团鲜红，灼热剧痒，遇热则皮损加重；伴发热恶寒、咽喉肿痛；舌质红，舌苔薄黄，脉浮数。

治法：疏风清热。

方药：消风散加减。

②风寒束表证

证候：风团色白，遇风寒加重，得暖则减；伴恶寒发热、身体酸楚、口不渴；舌质淡，舌苔白，脉浮紧。

治法：疏风散寒。

方药：桂枝汤或麻黄桂枝各半汤加减。

③血虚风燥证

证候：风团反复发作，迁延日久，午后或夜间加剧；伴心烦易怒、口干、手足心热；舌红少津，脉沉细。

治法：养血祛风润燥。

方药：当归饮子加减。

（2）外治法

①中药熏洗：风团鲜红，瘙痒明显者，选用马齿苋、白鲜皮等外洗；风团色淡白，皮肤干燥者，选用当归、茯苓、白术等外洗，每日 1 次。

②中药保留灌肠：对于因饮食不慎而诱发者，采用苦参、黄柏等保留灌肠以泻浊解毒，每日 1 次。

2. 其他疗法

（1）针灸治疗

①体针疗法：皮损发于上半身者，取曲池、内关；发于下半身者，取血海、足三里、三阴交；发于全身者，配风市、风池、大肠俞等。手法：除血虚风燥证外，其他均用泻法。

②耳针疗法：耳穴取神门、肺区、枕部、肝区、脾区、肾上腺、皮质下等穴，针刺后留针 10～20 分钟，每次选 2～3 穴。

③放血疗法：分别在双耳尖、双中指尖、双足趾尖经常规消毒后用三棱针刺之，挤出少许血液。

（2）西医治疗　对急性者，可选用抗组胺制剂、钙剂等。病情严重者，可短期应用皮质类固醇激素。若出现喉头水肿、呼吸困难，应给予 0.1% 肾上腺素皮下或肌内注射，静脉注射地塞米松。若出现窒息，应行紧急气管切开术。

【预防与调护】

1. 避免致敏物质，治疗相关疾病　禁用或禁食某些对机体致敏的药物或食物，避免接触致敏物品，积极防治某些肠道寄生虫病。

2. 饮食清淡，忌食鱼腥发物　平素应食用清淡饮食，禁食辛辣、鱼腥等物。

3. 愉悦情志，合理调摄　调情怡神，避免风寒，谨慎起居。

项目十四　牛皮癣

病例导入

朱某，女，33 岁。全身反复出现皮损色红、皮沟增宽 3 个月。患者于 10 天前出现皮嵴隆起；伴心烦易怒、失眠多梦、眩晕心悸、口苦咽干；舌边尖红，脉弦数。

问题：①该患者应诊断为何病？②该病属于中医的哪种证型？

牛皮癣是一种患部皮肤状如牛项之皮，厚而且坚的慢性瘙痒性皮肤病。在中医文献中，因其好发于颈项部，故称为摄领疮；因其缠绵顽固，故亦称为顽癣。《诸病源候论·疮病诸候·摄领疮候》曰："摄领疮，如癣之类，生于颈上，痒痛，衣领拂着即剧，是衣领揩所作，故名摄领疮也。"本病相当于西医学的神经性皮炎。其临床特点是：皮损多为圆形或多角形的扁平丘疹，融合成片，剧烈瘙痒，搔抓后皮损肥厚，皮沟加深，皮嵴隆起，极易形成苔藓样变。

【病因病机】

初起多为风、湿、热之邪阻滞肌肤，或颈项多汗、硬领摩擦等所致；病久耗伤阴液，营血不足，血虚生风化燥，肌肤失养而成。血虚肝旺，情志不遂，郁闷不舒，或精神紧张，心火上炎，以致气血运行失职，凝滞肌肤，每易诱发本病，且致病情反复发作。

西医学认为，本病病因未明，精神紧张、过度疲劳、失眠及搔抓等局部刺激常为本病诱因。

【诊断】

临床表现　本病多发于中青年人，老人及儿童少见。好发于颈项部、肘部、骶部及小腿伸侧等处，也可发生在踝部、女阴、阴囊和肛周等部位，常呈对称性分布，亦可沿皮神经分布呈线状排列。

常先有局部瘙痒，经搔抓或摩擦后出现粟粒大小成簇的圆形或多角形扁平丘疹，皮色略潮红，表面呈蜡样光泽，或覆有菲薄的糠秕状鳞屑；之后由于反复搔抓或摩擦，丘疹逐渐扩大，互相融合成片；继之则局部皮肤增厚，纹理加深，互相交错，皮肤损害可呈圆形或不规则形斑片，边界清楚，表面干燥，并有少许灰白色鳞屑，呈苔藓样变，触之粗糙。患部及其周围伴有抓痕、出血点或血痂，其附近可有新的扁平小丘疹出现。自觉阵发性奇痒，被衣摩擦与汗渍时更剧，入夜尤甚，情绪波动时瘙痒也随之加剧。本病病程缓慢，常数年不愈，反复发作。

临床上按其发病部位、皮损多少分为泛发型和局限型两种。局限型的皮损仅见于颈项等局部，为少数界清楚的苔藓样肥厚斑片；泛发型的皮损分布较广泛，好发于头、四肢、肩腰部等处，甚至泛发全身各处，皮损特点与局限型相同。

【鉴别诊断】

1. **慢性湿疮**　多有皮肤潮红、丘疹、水疱、糜烂、渗出等急性湿疮的发病过程，皮损也可苔藓化，但仍有丘疹、小水疱、点状糜烂、流滋等，边界欠清，病变多在四肢屈侧。

2. **皮肤淀粉样变**　多发在背部和小腿伸侧，皮肤为高粱米大小的圆顶丘疹，色紫褐，质较硬，密集成片而不融合，角化粗糙。

3. **白疕**　皮损基底呈淡红色，上覆以银白色糠秕状鳞屑，剥去后有薄膜现象和点状出血。

【治疗】

1. 辨证论治

（1）内治法

①肝郁化火证

证候：皮损色红，皮沟增宽，皮嵴隆起；伴心烦易怒、失眠多梦、眩晕心悸、口苦咽干；舌边尖红，脉弦数。

治法：清肝泻火。

方药：龙胆泻肝汤加减。

②风湿蕴肤证

证候：皮损呈淡褐色片状，粗糙肥厚，剧痒时作，夜间尤甚；舌苔薄白，脉濡而缓。

治法：疏风利湿。

方药：消风散加减。

③血虚风燥证

证候：皮损灰白，形如枯木，肥厚粗糙似牛皮；伴口唇淡白、心悸、失眠健忘、女子月经不调；舌质淡，脉沉细。

治法：养血祛风润燥。

方药：四物消风饮或当归饮子加减。

（2）外治法

①中药熏洗：适用于泛发型牛皮癣且皮肤干燥者。用鸡血藤、当归、丹参、三棱、莪术、白鲜皮等熏蒸，每日1次，每次15～20分钟。

②中药涂擦：适用于皮疹表面干燥者。选用黄连膏、青黛膏等涂搽，每日1～2次。

③封包疗法：适用于皮损肥厚者。对局部皮损涂擦中药膏后，采用保鲜薄膜进行局部皮损的封包，每日1次。

2. 其他疗法

（1）体针疗法　主穴曲池、血海，选用穴为合谷、三阴交。中等强度刺激，每天1次，留针15～30分钟。

（2）梅花针叩刺　苔藓样变明显者，可用梅花针叩击，以微微渗血为度，隔日1次。

（3）艾灸法　适用于浸润肥厚、范围较小的损害，可选用艾条进行局部灸疗，每天1次，7天为1个疗程。

【预防与调护】

1. 合理饮食，避免过度搔抓　忌烟酒及辣椒等刺激性食物，避免过度搔抓及热水烫洗。

2. **衣被柔软，避免刺激皮肤** 内衣宜穿柔软的棉布制品，不宜穿过硬的衣服，以免刺激皮肤。

3. **心情愉悦，陶冶情操** 保持心情舒畅，避免精神刺激。

项目十五 白 疕

病例导入

徐某，男，42 岁。近日发现上臂皮肤出现片状皮疹，轻度瘙痒，搔抓后有白色皮屑脱落，并且局部皮肤触之光滑；饮食、二便正常；舌质红，脉滑数。

问题：①该患者应诊断为何病？②如何辨证治疗？

白疕是一种以皮肤红斑上覆盖有多层鳞屑为主要表现的慢性炎症性皮肤病。因其"肤如疹疥，色白而痒，搔起白皮"而得名，俗称"松皮癣"。本病相当于西医学的银屑病。其临床特点为以云母状鳞屑、半透明的红膜及点状出血为特征，病程较长，易反复发作。

【病因病机】

本病总因血热内蕴，外感风邪，风盛化燥，热盛伤阴，阴虚生风，肌肤失养而成。

患者素体阴血亏虚，邪热内蕴，或性情急躁，肝郁化火，或饮食不节，食积化热，或外感风热，滞于肌肤，蕴结不散而成病；或素体虚弱，气血两虚，或病久耗伤营血，阴虚生风化燥，肌肤失养而成；或因病久邪郁不散，经脉阻塞，气血瘀结，肌肤失养而反复不愈，或流窜关节，闭阻经络，或热毒炽盛，气血两燔而发病。

西医学认为，本病是遗传因素与环境因素等相互作用的多基因遗传病，通过免疫介导的共同作用，最终引起角质细胞过度增殖而发病。

【诊断】

1. **临床表现** 本病好发于青壮年人，男性多于女性，有一定的遗传倾向。早期有明显的季节性，一般冬季发病或加重，夏季减轻，之后此规律逐渐减弱。白疕临床上可分为寻常型、关节型、脓疱型及红皮病型 4 种类型。这 4 型病变可合并发生也可相互转化，其中以寻常型发病最多。

（1）**寻常型** 皮损初起为针头大小的小丘疹，逐渐扩大为绿豆、黄豆大小的淡红色或鲜红色丘疹或斑丘疹，最终融合成不同形态的斑块（如点滴状、钱币状、地图状等）。边界清楚，表面覆盖多层干燥的银白色鳞屑，刮除鳞屑则露出有光泽的半透明的薄膜（红膜现象），刮除薄膜出现点状出血。多层鳞屑、红膜现象和点状出血是银屑病的特征性表现。自觉有不同程度的瘙痒。

皮损常见于四肢伸侧、头皮、肘、膝关节等处。如发生在头部，头发呈束状，但毛发正常，无脱落；发生在甲部，则甲板呈顶针状；发生在黏膜，则口腔为灰白色环状斑片，四周红晕，基底浸润；发生在龟头，则为境界清楚的暗红色斑块，搔刮则有白色鳞屑。

根据病情的发展过程，可分为以下 3 期：

①进行期：原皮疹不消退，新皮疹不断出现，颜色鲜红，鳞屑较多，针刺、摩擦、外伤等可导致受损处出现新皮疹，即"同形反应"阳性。

②静止期：皮损稳定，无新皮疹出现，原皮疹色暗红，鳞屑减少，皮损面积相对稳定。

③退行期：皮损缩小，颜色变淡，鳞屑逐渐减少，或从中心开始消退，遗留暂时性的色素减退斑或色素沉着斑。

（2）关节炎型　既有寻常型银屑病的基本皮肤损害，又有关节的酸痛肿胀、活动受限，甚至关节变形。多侵犯指（趾）末端关节，严重时累及大关节。关节红肿热痛，X 线检查所示与类风湿关节炎相似，表现为软骨消失、受累关节面侵蚀性破坏、关节间隙变窄、骨质疏松等；可伴有发热等全身症状。但类风湿因子检查呈阴性。

（3）脓疱型　临床上分为泛发型和掌跖型两种。

①泛发性脓疱型：急性发病。皮肤上出现密集的、针尖到粟粒大小、黄白色的小脓疱，可融合成片状脓疱，表面覆盖少量鳞屑，皮损迅速发展至全身；伴有发热、关节肿痛、全身不适等。一般 2 周左右脓疱干燥结痂，病情自然缓解，但可呈反复周期性发作。

②掌跖性脓疱型：皮损局限于手、足部，对称分布。在红斑的基础上成批出现密集的、针尖至米粒大小的小脓疱，2 周左右破裂、干枯、结痂、脱皮。脓疱常反复发生，顽固难愈。

（4）红皮病型　常由寻常型银屑病发展而来。由外用刺激性较强的药物，或长期大量应用激素后突然停药而引起。全身皮肤弥漫性潮红，浸润肿胀，大量脱屑，其间可有少量片状正常皮肤（称"皮岛"），掌跖角化，指（趾）甲增厚甚至脱落；伴有发热、恶寒、浅表淋巴结肿大等全身症状。病程较长，容易复发。

2. 辅助检查

（1）细菌培养　脓疱型银屑病细菌培养阴性。

（2）组织病理学检查

①寻常型：表皮角化不全，颗粒层明显减少或消失，棘层肥厚，表皮突规则下伸，真皮乳头延长呈棒状，内有扩张的毛细血管。真皮轻至中度淋巴细胞浸润。

②脓疱型：表皮角化与寻常型相似，但海绵状脓疱较大，角化不全和表皮突延伸较轻，真皮炎症浸润较重。

③红皮病型：除具有银屑病的特征外，其病理变化与湿疹相似。

【鉴别诊断】

1. **面游风** 皮疹好发于头面部，红斑边界不清，鳞屑多呈油腻性，无点状出血；头发稀疏、变细，甚至脱发，但头发不呈束状。

2. **风热疮** 好发于躯干、四肢近端。皮疹色淡红，为不规则椭圆形，边界高起，上覆糠秕状鳞屑，红斑长轴与皮纹走向一致，无红膜及点状出血现象。

3. **白秃疮** 多见于儿童。皮损上覆盖灰白色糠秕状鳞屑，有断发及脱发，无红膜现象和点状出血。可查到真菌。

【治疗】

1. **辨证论治** 本病中医辨证治疗可以有效改善症状，减少复发，效果良好。

（1）内治法

①血热内蕴证

证候：相当于进行期。新皮疹不断出现，基底颜色鲜红，鳞屑较多，自觉瘙痒，刮去鳞屑后有点状出血；伴口咽干燥、心烦易怒、大便干燥、小便短赤；舌质红，苔薄黄，脉滑数。

治法：清热凉血，解毒消斑。

方药：犀角地黄汤加减（犀角改用水牛角）。若咽喉肿痛者，加板蓝根、山豆根、牛蒡子等；有外感者，加金银花、连翘等；大便秘结者，加生大黄等。

②血虚风燥证

证候：相当于静止期和消退期。病程较久，皮疹呈斑片状，红斑变淡，鳞屑减少，表面干燥，瘙痒减轻；伴口燥咽干、失眠多梦、面色无华、神疲乏力；舌质淡，苔少，脉沉细。

治法：养血润燥，滋阴息风。

方药：当归饮子加减。若脾虚者，加茯苓；风盛瘙痒明显者，加白鲜皮、豨莶草、白僵蚕等。

③气滞血瘀证

证候：相当于静止期。皮损常年不愈，反复发作，呈斑块状，鳞屑较厚，色泽暗红；妇女有痛经或伴有经行血块；舌质紫暗，有瘀点、瘀斑，脉细涩。

治法：活血化瘀。

方药：桃红四物汤加减。若病久反复不愈者，加土茯苓、全蝎、乌梢蛇等；皮损肥厚色暗者，加三棱、莪术、凌霄花等；月经色暗、经前加重者，加益母草、泽兰等。

④湿毒内蕴证

证候：皮损多发于腋窝、腹股沟等皱褶处，可伴有糜烂，鳞屑较厚，瘙痒剧烈，或出现脓疱、脱皮；伴关节肿胀酸痛、下肢沉重、神疲困倦；舌质红，苔黄腻，脉滑。

治法：清利湿热。

方药：萆薢渗湿汤加减。脓疱泛发者，加蒲公英、地丁、土茯苓等；关节肿痛明显者，加羌活、独活、川牛膝、秦艽、忍冬藤等；瘙痒剧烈者，加白鲜皮、地肤子等。

⑤火毒炽盛证

证候：多为红皮病型，皮肤潮红、肿胀，灼热痒痛明显，脱皮较多，出现大量小脓疱；伴壮热、口渴、头痛、大便干燥、小便黄赤；舌红绛，苔黄腻，脉滑数。

治法：清热泻火，凉血解毒。

方药：清瘟败毒饮加减。寒战高热者，加生玳瑁、石决明等；大量脱皮、口干唇燥者，加玄参、天花粉、石斛等；大便秘结者，加生大黄、芒硝等。

（2）外治法

①进行期：一般选用浓度较低的 5% ~ 10% 硫磺膏外涂，每日 1 次。忌用刺激性强的药物。

②静止期、退行期：可外用 1% ~ 2% 斑蝥酊或 10% 雄黄软膏外搽，也可用清热祛湿的中药进行药浴。

2. 其他疗法

（1）西医治疗　常选用抗生素、维生素、免疫抑制剂、免疫调节剂等药物治疗。外用糖皮质激素软膏有明显的疗效。也可选用焦油制剂、蒽林软膏、水杨酸软膏外搽。

（2）针灸疗法

①针法：选大椎、肺俞、曲池、合谷、血海、三阴交等穴，头面部加风池、迎香等，下肢加足三里、丰隆等。手法中等强度，留针 30 分钟，每日 1 次，症状控制后隔日 1 次。

②耳针法：选肺、神门、内分泌、心、大肠等穴。耳穴埋针或压王不留行籽。

③拔罐法：选大椎、陶道、肝俞、脾俞，每日选 1 ~ 2 穴，先用三棱针点刺，再在穴位上拔罐，留罐 5 ~ 10 分钟，隔日 1 次。

【预防与调护】

1. 预防感染、外伤，特别是在季节交替时，应注意防止上呼吸道感染。季节交换时注意增减衣物，以免感冒。

2. 饮食忌辛辣刺激之品，戒烟酒，多食新鲜蔬菜和水果。

3. 避免过度心理紧张，保持情绪稳定；注意劳逸结合，生活规律。

项目十六　粉　刺

病例导入

梁某，女，24岁。主诉：面部、肩胛部经常起红色丘疹，伴有黄白色脓头，加重1周。患者近1年来面部皮肤常出现散在的红色丘疹，以鼻翼、颧部、面颊部多见，丘疹顶部有黑色或黄白色脓头。平时情绪急躁，口干，大便2～3日一行。舌红，苔黄腻，脉滑数。

问题：①该患者应诊断为何种皮肤病？②如何辨证治疗？

粉刺是一种以颜面、胸、背等部位出现丘疹如刺，可挤出白色粉脂样物质为主要临床表现的慢性皮肤病。《医宗金鉴·外科心法要诀》曰："此证由肺经血热而成。每发于面鼻，起碎疙瘩，形如黍屑，色赤肿痛，破出白粉汁。"本病相当于西医学的寻常痤疮。其多发于青春期男女青年。

【病因病机】

本病多见于素体阳盛体质，可由肺经风热，熏蒸面部而发；或过食辛辣肥甘厚味，脾胃湿热内生，上蒸颜面而致；或脾虚失运，湿浊内停，郁而化热，湿热郁结肌肤而发。

西医学认为，本病主要与雄性激素和皮脂分泌增多、毛囊皮脂腺导管角化过度及毛囊内痤疮丙酸杆菌异常增殖等有关。

【诊断】

临床表现　本病多发于青春发育期，与饮食辛辣厚味有关，女性常随月经周期加重。好发部位为颜面、颈、胸背及臀部等皮脂腺丰富处。皮损表现为针头大小的毛囊性丘疹，有白色或黑色脓头，可挤出白色或淡黄色脂栓。在发展过程中，可产生脓疱、结节、囊肿等，愈后可遗留暂时性色素沉着或轻度凹陷性瘢痕。反复发作，此愈彼起。炎症明显时有触痛。病程缓慢，青春期后可逐渐自愈。

【鉴别诊断】

1. 酒齇鼻　多见于壮年人。主要发于鼻尖、鼻翼，两颊、前额等亦可发病。皮疹潮红、充血，毛细血管扩张，无黑头粉刺。

2. 颜面播散性粟粒性狼疮　多见于成年人。主要分布于颊部、眼睑、鼻唇沟等处。损害为粟粒大小的淡红色、紫红色结节，表面光滑。

3. 职业性痤疮　多见于接触沥青、煤焦油及石油制品的工人，具有一定的群发性。皮损为密集的丘疹，伴毛囊角化。多发于身体暴露部位。

【治疗】

1. 辨证论治

（1）内治法

①肺经风热证

证候：颜面色红，时有痒痛，丘疹淡红或正常肤色，可有脓疱；伴口渴喜饮、大便秘结、小便短赤；舌质红，苔薄黄，脉弦滑。

治法：疏风清肺解毒。

方药：枇杷清肺饮去人参。若口渴喜饮者，加生石膏、知母；脓疱较多者，加金银花、连翘、蒲公英；伴随月经周期加重者，加香附、益母草、当归尾；大便秘结者，生大黄。

②肠胃湿热证

证候：皮肤油腻，颜面有丘疹、脓疱或囊肿，红肿疼痛；伴口臭、大便秘结、尿黄；舌质红，苔黄腻，脉滑数。

治法：清热除湿，泻火解毒。

方药：茵陈蒿汤合黄连解毒汤加减。若腹胀，舌苔厚者，加山楂、厚朴、茯苓；脓疱较多者，加白花蛇舌草、野菊花、连翘等。

③痰湿瘀滞证

证候：皮疹颜色暗红，以结节、脓肿、囊肿、瘢痕为主，经久难愈；伴纳呆腹胀；舌质暗，或有瘀点、瘀斑，苔黄腻，脉弦滑。

治法：除湿化痰，活血散结。

方药：二陈汤合桃红四物汤加减。若经期腹痛者，加益母草、泽兰等；囊肿成脓者，加贝母、穿山甲、皂刺、野菊花等；结节、囊肿日久者，加三棱、莪术、皂刺、夏枯草等。

（2）外治法

①面部皮疹较多者，用颠倒散或三黄洗剂外搽，每日1~2次。

②如皮疹为脓肿、囊肿、结节者，可外敷金黄膏，每日1次。

2. 其他疗法

（1）西医治疗　轻症者首选去脂、溶解角质、杀菌消炎的外用药物，如痤疮平、维A酸霜、克林霉素霜等。对重症者需配合内服抗生素、异维A酸、己烯雌酚等。

（2）针灸疗法　选大椎、合谷、四白、太阳、下关、颊车穴。如肺经风热者，加曲池、肺俞等；肠胃湿热者，加大肠俞、足三里、丰隆等；月经不调者，加膈俞、三阴交等。针刺手法为中等刺激，留针30分钟，每日1次。

【预防与调护】

1. 经常用温水、硫黄皂洗面；油性皮肤原则上不使用化妆品。

2. 忌食辛辣刺激性食物，少食油腻、甘甜之品，多食新鲜蔬菜、水果和富含维生素的食物，保持大便通畅。

3. 患者忌挤压及搔抓粉刺，以免炎症扩散，遗留凹陷性瘢痕。

项目十七　红蝴蝶疮

病例导入

卢谋，女30岁。颜面部红斑3年，加重1年。患者3年前在鼻翼两侧出现暗红色斑片，每于日晒后加重。近日耳后也出现大小不等的斑片，伴失眠、纳呆、乏力。西医检查狼疮细胞阳性。脉沉，舌质暗。

问题：该患者应诊断为何病？

红蝴蝶疮是一种可累及皮肤和全身多脏器的自身免疫性疾病，属于结缔组织病。多见于20~40岁女性。本病相当于西医学的红斑狼疮（LE）。根据组织损害可分为盘状红蝴蝶疮和系统性红蝴蝶疮。其临床特点是：七盘状红蝴蝶疮好发于面颊部，主要为皮肤损害，多为慢性局限性；系统性红蝴蝶疮除皮肤损害之外，还可累及全身多脏器，造成多系统损害，治疗不当可危及生命。

【病因病机】

本病发病原因比较复杂，目前尚未统一认识。然而，先天禀赋不足、肝肾亏虚是发病之本。六淫侵袭、劳倦内伤、情志郁结、妊娠分娩、日光曝晒、药物刺激等成为发病诱因。肝肾亏虚，水不涵木，虚火上炎，伤阴耗气；或肝气郁结，郁久化火，致气滞血瘀；或热毒炽盛，灼伤营血，经络阻隔；或思虑过度，劳伤心脾，致脾虚肝旺；病久多阴损及阳，以致脾肾两虚；或六淫邪毒乘虚内犯，气血运行失常，致经络阻塞而发病。

目前西医学认为，本病主要是遗传因素、雌性激素、环境因素等综合作用，导致机体免疫异常所致。

【诊断】

1. 临床表现

（1）盘状红蝴蝶疮　多见于20~40岁女性，男女之比约为1:3，具有一定的家族性发病倾向。

皮损好发于面部，尤见于两颊、鼻部，其次为头、耳、手背等处。典型皮损为扁平或微隆起的覆有黏着性鳞屑的盘状红斑，或边界清楚，边缘略高起，剥去鳞屑可见角栓和扩大的毛囊口，逐渐中央萎缩、色素减退，周围多有色素沉着。若皮损仅累及头面部者为局限性盘状红蝴蝶疮；若同时或相继累及躯干、手足四肢时，则称为播散性盘状红蝴蝶疮。每于曝晒后症状加重，可有轻度瘙痒感。

慢性病程，日久损害可趋于静止状态，但较难治愈，皮损消退后遗留浅在性瘢痕。少数患者可演变为系统性红蝴蝶疮，甚至发生恶变。

（2）系统性红蝴蝶疮　常见于中青年女性，男女之比约为1：10。患者除有皮肤损害外，常侵犯多个系统的器官和组织等。早期即有多种多样表现，初起既可单个器官受累，也可多个系统同时被侵。

1）皮肤、黏膜症状　约80%患者有皮损，一般呈广泛性对称性分布。损害以两颊和鼻部多见，为大小不等、不规则的水肿性红斑，色鲜红或紫红，边界清楚或模糊。严重者可有全身泛发性多形性红斑或紫红斑、水疱等，口腔、外阴黏膜有糜烂，头发可逐渐稀疏或脱落，手部遇冷时有雷诺现象。

2）全身症状

①发热：一般为不规则发热，多为低热。在急性活动期、脑损害、心肺损害时可达40℃以上。

②关节、肌肉疼痛：约90%的患者有此症状，主要表现在四肢大小关节，呈游走性疼痛，软组织肿胀，但很少发生积液和潮红。

③肾脏损害：是患者死亡的重要原因。约75%患者有此损害，早期表现为肾炎，尿中有蛋白、管型和红、白细胞，后期出现尿毒症、肾病综合征表现，常导致患者死亡。

④心血管系统病变：以心包炎、心肌炎、心包积液较为常见。此外，部分患者尚可出现冠状动脉炎和周围血管病变。

⑤呼吸系统病变：多数患者可出现胸膜炎、胸腔积液、间质性肺炎，病久影响肺的通气功能，甚至导致呼吸衰竭。

⑥消化系统病变：可有恶心、呕吐、腹痛腹泻、便血等症状。部分患者可累及肝脏而出现相应的症状。

⑦神经系统病变：多见于病情严重的后期，表现为抑郁、少语，甚至痴呆，或为躁狂、妄想、精神错乱。严重时可出现癫痫样发作、脑炎等。

⑧其他病变：可累及淋巴系统，出现局部或全身淋巴结肿大，质软而无痛；累及造血系统见贫血、全血细胞减少。约有20%患者有眼底病变，如视盘水肿、视网膜病变。

2. 辅助检查

（1）一般检查　血常规检查呈中度贫血，约56%的患者白细胞及血小板减少，血沉加快；尿常规检查可发现尿中有蛋白及红、白细胞及管型；蛋白电泳白蛋白减少，γ球蛋白、α_2 球蛋白增多，白、球蛋白比例倒置，类风湿因子阳性。

（2）免疫学检查

①狼疮细胞检查：阳性率在60%左右，但特异性低。

②抗核抗体检查：阳性率在90%以上。其中抗双链DNA抗体特异性高，阳性率为95%，效价与病情轻重成正比。其他如抗Sm抗体、抗SS－A抗体、抗SS－B抗体阳性率在30%左右。

③补体及免疫复合物检查：循环免疫复合物水平升高，血清总补体及C3、C4均下降，尤以C3下降显著。

④狼疮带试验检查：用直接荧光免疫法在患者皮肤和真皮交界处检查，可见免疫球蛋白和补体沉积，呈颗粒状、球状或线条状排列的黄绿色荧光带。在系统性红蝴蝶疮的正常皮肤暴露部位阳性率为50%~70%，皮损部位高达90%以上，诊断意义较大。

（3）其他 内脏器官受累可出现相应的肺功能、胸部X线、心电图、超声检查、头部磁共振和脑脊液等检查的异常。

【鉴别诊断】

1. **皮肌炎** 多见于40岁以上患者，皮损为双眼眶四周的紫蓝色水肿性红斑，肌痛明显。血清酶、尿肌酸增高。

2. **多型性日光疹** 皮损春夏季节加重，秋冬季节减轻；多发于暴露部位，并在日光曝晒后加剧；皮损形态多样，自觉明显瘙痒，无关节疼痛。

3. **风湿性关节炎** 关节肿痛明显，可出现风湿结节；无系统性红蝴蝶疮特有的皮肤改变；对光照不敏感；抗风湿因子多为阳性，红斑狼疮细胞及抗核抗体阴性。

【治疗】

本病病情复杂，临床应采用中西医结合治疗。中医应以补益肝肾、活血化瘀、祛风解毒为主。

1. **辨证论治**

（1）内治法

①热毒炽盛证

证候：多见于红蝴蝶疮急性活动期。面部蝶形红斑，皮肤紫斑，关节肌肉疼痛；伴高热烦躁、口渴喜饮、神昏抽搐、便干尿赤；舌质红绛，苔黄腻，脉洪数或细数，

治法：清热解毒，凉血化斑。

方药：犀角地黄汤合黄连解毒汤加减。高热烦躁、神昏谵语者，可加服安宫牛黄丸，或紫雪丹、至宝丹。

②阴虚火旺证

证候：多见于红蝴蝶疮缓解期。皮损暗红，关节、足跟痛；伴持续性低热、五心烦

热、失眠多梦、神疲乏力、自汗盗汗、面红、月经量少或闭经；舌质红，苔薄，脉细数。

治法：滋阴降火。

方药：六味地黄丸合大补阴丸、清骨散加减。

③脾肾阳虚证

证候：多见于红蝴蝶疮晚期或长期应用激素的患者。皮疹色暗，隐约可见；伴眼睑、下肢水肿，胸胁胀满，面色无华，尿少或尿闭，腰膝酸软，肢冷，口干不渴，月经量少或闭经；舌质淡胖，边有齿痕，苔少，脉沉细。

治法：温肾助阳，健脾利水。

方药：附桂八味丸合真武汤加减。

④脾虚肝旺证

证候：皮肤紫斑；伴胸胁胀满、腹胀纳呆、头昏头痛、耳鸣失眠、月经不调或闭经；舌质紫暗或有瘀斑，苔薄，脉弦细。

治法：健脾清肝。

方药：四君子汤合丹栀逍遥散加减。

⑤气滞血瘀证

证候：多见于红蝴蝶疮轻型或稳定期。红斑色暗，角质栓形成及皮肤萎缩；伴胸胁胀满、倦怠乏力、经前乳房胀痛、月经有血块；舌质暗红，有瘀点、瘀斑，苔白或光面舌，脉沉细涩。

治法：疏肝理气，活血化瘀。

方药：逍遥散合血府逐瘀汤加减。

（2）外治法　皮损可用白玉膏或黄柏霜外涂，每日1～2次。

2. 其他疗法

（1）西医治疗　常选用皮质类固醇激素、免疫抑制剂，或结合病情使用抗疟药、非甾体抗炎药等进行治疗。

（2）中成药　昆明山海棠片，每片50mg，每次2～4片，口服，每日3次；或雷公藤多苷片，按每天每公斤体重1～1.2mg，分2～3次口服。

【预防与调护】

1. 避免日光暴晒，夏季应佩戴遮阳帽或使用遮阳伞。保持心情舒畅，加强体质锻炼，病情严重者应卧床休息。节制房事和生育，尤其是肝肾功能损害者应避免怀孕。

2. 避免各种诱发因素，避免使用青霉素、链霉素、磺胺类、普鲁卡因酰胺、肼苯哒嗪及避孕药等，皮损处忌涂有刺激性的外用药。

3. 应加强饮食营养，多食富含维生素的蔬菜、水果；忌食辛辣、酒类等刺激性食品。有水肿者应限制钠盐的摄取。肾脏受损害者应忌食豆类及含植物蛋白高的食品，以免加重肾脏负担。

项目十八 淋 病

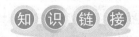病例导入

李某，男，38岁。主诉：排尿时尿道口涩痛伴小便浑浊10日，加重4日。患者10天前出现腰困、小便灼热，后逐渐演变成排尿疼痛、尿液浑浊，近日不排尿时也可见尿道口有白色分泌物；自觉口干口苦，渴喜冷饮，心烦，大便干；舌质红，脉洪数。

问题：①该患者应诊断为何病？②如何辨证治疗？

淋病是由淋病双球菌（简称淋球菌）所引起的泌尿生殖系统感染性疾病。其临床特点是除泌尿系统表现有尿道刺痛、尿道口溢脓外，还可出现眼、脑、咽、肝、肺、直肠等多部位的症状。其发病率在我国性传播疾病中居首位。本病主要通过性交传播，少数通过患者污染的衣物等间接传染，胎儿或新生儿可经过患病母亲感染而发病。

本病与中医内科范畴的淋证是完全不同的两种疾病，不可混淆。

【病因病机】

本病多由不洁性行为直接传染，或秽浊物品间接传染。邪毒之气由前阴窍口入侵，与湿热搏结于膀胱及肝经，致气血运行不畅，湿热熏蒸，精败肉腐，膀胱气化失司而致小便频数，尿道疼痛流脓。淫毒留内日久，耗气伤津，导致肾虚阴亏，瘀结于内，由实转虚，形成虚证或虚实夹杂之证。

西医学认为，淋病为淋球菌感染，主要侵犯泌尿及生殖系统黏膜，引发化脓性感染。

淋病主要通过性接触传染。偶尔患者可因接触含淋球菌的分泌物或被污染的用具而被传染；新生儿经过患病母亲的产道时，眼部被感染可引起淋菌性结膜炎；孕妇感染可累及羊膜腔导致胎儿感染。

知 识 链 接

非淋菌性尿道炎

非淋菌性尿道炎（non - gonococcal urethritis，NGU）是指由淋球菌以外的病原微生物引起的经性接触传染的生殖泌尿道渗出性炎症，其临床症状与淋病相似但较轻缓，相当一部分患者无症状或症状极轻。近年来认为 NGU 主要由衣原体

引起，称为生殖道沙眼衣原体感染（genital chlamydial infections），在 2013 年 1 月 1 日起实施的《性病防治管理办法》中，已修改为生殖道沙眼衣原体感染，同样列为我国需要管理的 5 种性传播疾病之一。

【诊断】

1. 临床表现　本病可发于任何年龄，但多见于性活跃的中青年人。女性有 40% ~ 60% 为亚临床感染者。患者多有不洁性交或间接接触传染史。潜伏期一般为 2 ~ 10 日，平均 3 ~ 5 日，潜伏期患者也具有传染性。

（1）男性淋病　一般症状和体征较明显。

①急性淋菌性尿道炎（急性淋病）：尿道口红肿、发痒、疼痛，继而出现脓性黏液，24 小时后症状加重。排尿时尿道口刺痛或灼痛，排尿后疼痛减轻。尿道口有溢脓，起初为黏性分泌物，继而为黄色黏稠的脓性分泌物，自行流出污染内裤，特别是清晨起床后分泌物较多，有时脓痂堵住尿道外口，尿液呈乳白浑浊样。若包皮过长，可引起包皮炎、包皮龟头炎，甚至并发包茎、尿道黏膜外翻、腹股沟淋巴结肿大等，夜间常有阴茎痛性勃起。部分患者可有尿频、尿急、夜尿增多等。当病变蔓延至后尿道时，可出现终末血尿、血精，会阴部轻度坠胀等。

全身症状一般较轻，少数可伴有发热（体温 38℃ 左右）、全身不适、食欲不振等。

②慢性淋菌性尿道炎（慢性淋病）：多由急性淋病发展而来，或在急性期嗜酒及性交等而转为慢性；也有因体质虚弱或伴贫血、结核而致开始即呈慢性者。慢性淋病尿痛轻微，排尿时有尿道灼热，或轻度刺痛，常见血尿。溢脓不多见，挤压阴茎根部或压迫会阴部可有少量稀薄浆液性分泌物排出。患者可伴有腰痛、会阴部胀感、夜间遗精、精液带血。若淋病反复发作，可出现尿道狭窄，少数可引起输精管狭窄或梗塞。

③有合并症的淋菌性尿道炎：男性淋病可合并淋病性前列腺炎、附睾炎、精囊炎、膀胱炎等。

（2）女性淋病　初期症状轻微，多在病情严重或娩出感染淋病的新生儿时才被发现。

①急性淋病：主要包括淋菌性宫颈炎、淋菌性尿道炎、淋菌性前庭大腺炎等类型。

淋菌性宫颈炎：子宫颈充血、触痛、糜烂，大量脓性白带，若阴道脓性分泌物较多时，外阴常有刺痒和烧灼感。合并尿道炎时，则出现尿频、尿急等症状。

淋菌性尿道炎：可见尿道口充血，有压痛及脓性分泌物。有轻度尿频、尿急、尿痛，排尿时有烧灼感，挤压尿道旁腺有脓性分泌物。

淋菌性前庭大腺炎：出现前庭大腺红、肿、热、痛，严重时形成脓肿，触痛明显。亦可有高热、畏寒等全身症状。

②慢性淋病：多由急性淋病转变而来。一般症状较轻，部分患者有下腹坠胀疼痛、腰

痛、白带量多、月经过多，少数可引起不孕、异位妊娠等。

③幼女淋菌性外阴阴道炎：大多数为接触被淋球菌污染的分泌物或衣物、被褥等间接传染。表现为外阴红肿、灼痛，阴道及尿道有黄绿色脓性分泌物等。

④有合并症的女性淋病：女性淋病波及盆腔等处，则并发盆腔炎、输卵管炎、子宫内膜炎等，甚至发生卵巢脓肿、盆腔脓肿、腹膜炎等。

（3）播散性淋病　指淋球菌通过血行播散到全身，出现较为严重的全身淋球菌感染，表现为淋菌性关节炎，淋菌性败血症、脑膜炎、心内膜炎、心包炎等。可伴有发热、寒战、全身不适等症状。

（4）其他部位的淋病　如新生儿淋菌性结膜炎，由新生儿经过患病母亲的产道时眼部感染所致，多在出生后2～3日发病，表现为双侧眼睑肿胀、结膜充血、脓液外溢，可引起角膜溃疡、虹膜睫状体炎而导致失明。此外，通过不洁口交、肛交可引起淋菌性咽炎、淋菌性直肠炎等。

2. 辅助检查

（1）革兰染色检查　取患者分泌物涂片镜检，找到革兰染色阴性双球菌，即可做初步诊断。

（2）培养和鉴定　取男、女患者的标本进行培养，然后分离到形态典型、氧化酶试验阳性的菌落，取菌落涂片镜检，见到革兰染色阴性双球菌即可确诊。

【鉴别诊断】

1. 非淋菌性尿道炎　潜伏期较长，尿道炎症状较轻，尿道分泌物少。分泌物涂片查不到淋球菌，病原体培养为沙眼衣原体或支原体。有时临床上淋病和非淋病性尿道炎可同时并存。

2. 念珠菌性尿道炎　病程较长，多有反复感染史。尿道口、龟头、包皮潮红，可有白色垢物，明显瘙痒。辅助检查可见念珠菌丝。

【治疗】

本病宜早诊断、早治疗，中西医结合治疗对慢性淋病和有合并症的淋病具有较大的优势。

1. 辨证论治

（1）内治法

①湿热毒蕴证

证候：尿道口红肿、溢脓，尿道灼热，尿频、尿急、尿痛，尿液浑浊；女性外阴红肿，白带量多，色黄气味臭秽；伴发热、全身不适等；舌质红，苔黄腻，脉滑数。

治法：清热利湿，解毒化浊。

方药：龙胆泻肝汤加土茯苓、红藤、萆薢等。若热邪入络者，加清营汤加减。

②阴虚毒恋证

证候：病久不愈，小便艰涩，淋沥不尽，尿道口有少量浆液，女性带下量多；伴体倦乏力、腰酸腿软、五心烦热、食少纳呆；舌质红，苔少，脉细数。

治法：滋阴降火，利湿祛浊。

方药：知柏地黄丸加土茯苓、萆薢、红藤等。

（2）外治法　可选土茯苓、地肤子、苦参、芒硝各30g，煎水外洗局部，每日3次。

2. 其他疗法　西医治疗原则为及时、足量、规范使用抗生素。

（1）青霉素类药物如普鲁卡因青霉素G480万U，1次肌内注射；或氨苄西林3.5g，1次口服或肌内注射，并加服丙磺舒1.0g。

（2）大观霉素（淋必治）2.0g，1次肌内注射；或头孢三嗪（菌必治）250mg，1次肌内注射。初次感染急性发病者，给药1~2次即可，慢性者应给药1周以上。

（3）喹诺酮类药物如诺氟沙星800mg，1次口服，或800mg，每日2次；或氧氟沙星400mg，1次口服，或每日2次，共服10日。

（4）对于淋菌性结膜炎，用生理盐水每小时冲洗眼睛1次，冲洗后用0.5%红霉素眼膏或1%硝酸银液点涂。

【预防与调护】

1. 大力提倡文明生活，倡导健康性道德观和安全性生活，杜绝性乱交，提倡使用安全套。

2. 及时规范治疗，同时治疗性伴侣。治疗期间严禁性交，保持局部卫生清洁。

3. 忌烟、酒，避免辛辣、浓茶、咖啡等刺激性饮食。注意休息，避免疲劳。

项目十九　梅　毒

梅毒是由梅毒螺旋体（TP）引起的一种全身性疾病。中医学称为"霉疮""疳疮""杨梅疮"等。其主要由不洁性交传染，也可通过接吻、哺乳或接触患者污染的衣物、输血等途径传染，还可通过母婴传播，危害性极大。其临床特点为早期皮肤黏膜损害，晚期可侵犯骨骼及眼部、心血管、中枢神经系统等，造成毁容或终身残疾，严重时危及生命。

【病因病机】

本病初因浸染淫秽疫毒，与湿热互结于阴器及肛门等处，发为疳疮；流于经脉，则生横痃；后期疫毒内侵，伤及骨髓、关窍、脏腑，热盛伤阴，肝肾不足；病久阴损及阳，或气血两虚，致心肾阳虚。

西医学认为，本病的病原体为梅毒螺旋体（亦称苍白螺旋体），在免疫功能低下的情况下，通过直接或间接途径经黏膜或破损皮肤进入机体而发病。儿童多由胎盘或产道传染而发病。

【诊断】

1. 临床表现　本病多发于青壮年，男性患者较多。多有不洁性交史，或性伴侣有梅毒病史，其他患者也可由胎传、接触梅毒患者用品等传染。

（1）一期梅毒　主要表现为疳疮，也称为硬下疳。患者多在不洁性交后 2～4 周发病。好发于男女外生殖器部位，男性多发生在阴茎包皮、冠状沟、系带或龟头上，女性多在大小阴唇或子宫颈上；少数发生在唇、舌、口腔、咽及肛门、直肠等处。局部表现为丘疹或浸润性红斑，数日内丘疹形成硬结，继之轻度糜烂或呈浅表性无痛性溃疡，边缘清楚，呈堤状隆起，触之坚韧如软骨，直径 1～2cm，圆形，呈牛肉色，表面有浆液性分泌物，内含大量的梅毒螺旋体，此时传染性极强，常为单发，偶为多发。伴患部淋巴结肿大。若疳疮未经治疗，可在 3～8 周内自然消退；若治疗，则在 1～2 周消退，消退后遗留暗红色表浅性瘢痕或色素沉着，而淋巴结肿大持续较久。

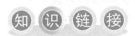

软下疳与性病性淋巴肉芽肿

　　软下疳是指由杜克雷嗜血杆菌感染外生殖器及腹股沟淋巴结引起的急性化脓性性传播疾病。其临床表现为生殖器上发生多个剧痛性溃疡，可伴腹股沟淋巴结化脓性炎症，病程急性。

　　性病性淋巴肉芽肿又称为腹股沟淋巴肉芽肿，是由 L1、L2、L3 血清型沙眼衣原体引起的性传播疾病。其临床表现为外生殖器溃疡、腹股沟淋巴结化脓穿孔和晚期外生殖器象皮肿或直肠狭窄等病变。

　　两种疾病原为我国重点监测的性传播疾病，因近年已较罕见，故于 2013 年新修订施行的《性病防治管理办法》中，未列为确定需要管理的性病。

（2）二期梅毒　二期梅毒的主要表现为杨梅疮。一期梅毒未经治疗或治疗不彻底，梅毒螺旋体进入血液循环形成菌血症，引起皮肤黏膜及系统性损害。常发生在感染后的 7～10 周或硬下疳出现后的 6～8 周。皮疹出现前常有头痛、恶寒、低热、纳呆、咽喉肿痛、肌肉和关节疼痛等流感样症状，伴全身淋巴结肿大。2～3 天后皮疹出现，全身症状消失。继而出现皮肤黏膜损害、骨损害、眼梅毒、神经梅毒等。

1）皮肤、黏膜损害　为二期梅毒的主要损害。其特点是分布广泛、对称，发展和消退均缓慢，自觉症状轻微，传染性较强。

①梅毒疹：皮损呈多形性，个别患者以一种皮损类型为主。主要有玫瑰疹、丘疹和脓

疱。玫瑰疹是二期梅毒最早出现的皮疹，呈玫瑰色或褐红色，圆形或椭圆形，直径 1 ~ 2cm，压之退色，好发于躯干及四肢近端。丘疹较玫瑰疹出现晚，为肉红色或铜红色，质地坚实，表面光滑或覆有黏着性鳞屑，直径 0.5 ~ lcm，好发于面部、躯干和四肢屈侧。脓疱疹较少见，好发于体质虚弱者，表面有表浅或深在性溃疡，愈后可留瘢痕。

②扁平湿疣：好发于肛门周围、外生殖器等部位。初起为表面湿润的扁平丘疹，界限清楚，表面湿烂，其颗粒密集如菜花，覆有灰白色薄膜，内含大量的梅毒螺旋体，传染性强。

③梅毒性脱发：因梅毒螺旋体侵犯毛囊所致。脱发可分为局限性和弥漫性。局限性脱发为 0.5cm 大小的秃发斑，呈虫蚀状；弥漫性脱发面积较大，头发稀疏，参差不齐。

④黏膜损害：多见于口腔、舌、咽喉、外阴及肛周，表现为黏膜红肿糜烂。

⑤梅毒性白斑：多发于女性的颈部、躯干、四肢、外阴及肛周。为局限性的色素脱失斑，一般持续数月。

2）骨损害　梅毒螺旋体侵犯骨骼系统，可发生骨膜炎及关节炎等，晚上和休息时疼痛较重，白天及活动时较轻。多发于长骨和大关节，表现为关节腔积液，关节肿胀、压痛，多见于肩、肘、膝、踝等处，且呈对称性。也可发生于骨骼肌的附着点，如尺骨鹰嘴、髂骨嵴及乳突等处。

3）眼损害　包括虹膜炎、虹膜睫状体炎、视神经炎和视网膜炎等，影响患者的视力。

4）神经损害　无症状的神经梅毒仅有脑脊液异常，梅毒性脑膜炎可引起颅内压增高，梅毒侵犯脑动脉可导致脑供血不足。

（3）三期梅毒　亦称晚期梅毒，是由早期梅毒经过 3 ~ 4 年发展而来，约 40% 的患者可发生三期梅毒。病程长，易复发，除皮肤黏膜损害外，常侵犯多个脏器。

1）皮肤损害　多为局限性、孤立性、浸润性斑块和结节，发展缓慢，破坏性较大，愈后有瘢痕。

①结节性梅毒疹：多见于面部和四肢，皮损为直径 0.2 ~ 1cm 的铜红色浸润性结节，成群而不融合，呈环形、蛇形或星形，质硬光滑，可溃破，愈后留有萎缩性瘢痕。

②梅毒性树胶样肿：是三期梅毒的标志性临床表现。初为无痛性的皮下结节，继之中心软化溃破，溃疡基底面不平，为紫红色肉芽，分泌树胶样黏稠脓汁，好发于小腿，持续数月至 2 年，愈后留下萎缩性瘢痕。

③近关节结节：多发生于肘、膝、髋等大关节附近，结节对称分布，局部坚硬，有轻度压痛，发展缓慢，不溃破，治疗后可消失。

2）黏膜梅毒　主要见于口、鼻腔，表现为坏死、溃疡，上腭及鼻中隔黏膜树胶样肿，可发生骨坏死，死骨排出后形成上腭、鼻中隔穿孔及马鞍鼻，引起吞咽困难及发音障碍；喉部黏膜损害引起呼吸困难、声音嘶哑。

3）骨梅毒　以骨膜炎多见，常侵犯长骨，损害较少，疼痛较轻，病程缓慢。其次为骨树胶肿，常见于扁骨，如颅骨，可形成死骨及皮肤溃疡等。

4）眼梅毒　可发生虹膜睫状体炎、视网膜炎及角膜炎等。

5）心血管梅毒　主要有主动脉炎、主动脉瓣闭锁不全、主动脉瘤和冠状动脉狭窄等。

6）神经梅毒、脑膜及脑血管梅毒、脊髓脑膜血管梅毒和脑实质梅毒　可见麻痹性痴呆、脊髓痨、视神经萎缩等。

（4）潜伏期梅毒（隐性梅毒）　凡梅毒无临床症状，梅毒血清反应阳性，脑脊液检查正常，称为潜伏期梅毒。

（5）胎传梅毒（先天梅毒）母体内的梅毒螺旋体由血液通过胎盘传入胎儿体内，导致胎儿感染梅毒，大于 2 岁者称晚期胎传梅毒，其特点是无硬下疳，早期病变较后天性梅毒重，常有严重的内脏损害，影响患儿的生长发育，或遗留先天性梅毒的体征。

1）早期胎传梅毒　多在出生后 2 周～3 个月内发病，表现为消瘦、皮肤松弛多皱褶、哭声低弱嘶哑、发育迟缓，常因鼻炎导致呼吸困难、哺乳困难。皮肤损害与二期梅毒相似，口周及肛周常形成皲裂，愈后留有辐射状瘢痕为其特征；此外，还可见甲周炎、甲床炎、无发、骨髓炎、骨软骨炎、贫血、血小板减少等。患儿可以有肝脾肿大，少数出现活动性神经梅毒等。

2）晚期胎传梅毒　一般 5～8 岁发病，13～14 岁相继出现各种表现。患儿发育不良，智力低下，可表现为前额圆凸、马鞍鼻、胡氏齿或桑椹齿、视网膜炎、角膜炎、锁骨和胸骨关节骨质肥厚、神经性耳聋、脑脊液异常、镰刀胫、肝脾肿大等，鼻或腭树胶肿导致口腔和鼻中隔穿孔和鼻畸形。皮肤损害与成人相似。

2. 辅助检查

（1）梅毒螺旋体检测　对早期梅毒诊断具有重要意义，包括暗视野显微镜检查、免疫荧光染色、涂片染色和 PCR 检测。

（2）梅毒血清试验　包括非梅毒螺旋体抗原试验、梅毒螺旋体抗原试验。

【鉴别诊断】

1. 软下疳　病原菌为杜克雷嗜血杆菌。多发于男性，潜伏期短，发病急，常为多发。表现为局部化脓性溃疡，溃疡较深，基底部柔软；表面有脓性分泌物，疼痛剧烈。

2. 玫瑰糠疹　为红色或紫红的椭圆形色斑，其长轴与皮纹平行，覆有糠秕状鳞屑，常见较大母斑，自觉瘙痒。淋巴结无肿大。梅毒血清反应阴性。

3. 尖锐湿疣　疣状赘生物呈菜花状或乳头状隆起，基底较细，呈淡红色。梅毒血清反应阴性。

【治疗】

一旦确诊为梅毒，早期、规范、足量的驱梅治疗为首选，中医治疗可作为驱梅治疗的辅助疗法。

1. 辨证论治

（1）内治法

①肝经湿热证

证候：多见于一期梅毒。外阴部疳疮质硬而润，或伴有横痃，杨梅疮多在下肢、腹部、阴部；伴见口苦口干、尿赤、便干；舌质红，苔黄腻，脉弦滑。

治法：清热利湿，解毒驱梅。

方药：龙胆泻肝汤加土茯苓、虎杖、牡丹皮、赤芍等。

②血热蕴毒证

证候：多见于二期梅毒。周身起杨梅疮，色如玫瑰，不痛不痒，或见丘疹、脓疱、鳞屑；伴见口干咽燥、口舌生疮、大便秘结；舌质红绛，苔薄黄或少苔，脉细数。

治法：凉血解毒，泄热散瘀。

方药：清营汤合桃红四物汤加减。

③毒结筋骨证

证候：见于杨梅结毒。患病日久，在四肢、头面、鼻咽部出现树胶样肿；伴关节、骨骼作痛，行走不便，形体消瘦，疼痛夜甚；舌质暗，苔薄白或灰或黄，脉沉细涩。

治法：活血解毒，通络止痛。

方药：五虎汤加减。

④肝肾亏损证

证候：见于三期梅毒脊髓痨者。病程可达数十年，两足逐渐痿弱不行或瘫痪，肌肤麻木或如虫行作痒，筋骨窜痛；伴腰膝酸软、小便困难；舌质淡，苔薄白，脉沉细弱。

治法：滋补肝肾，益精息风。

方药：地黄饮子加减。

⑤心肾亏虚证

证候：见于心血管梅毒患者。症见心慌气短，神疲乏力，下肢浮肿，唇甲青紫，动则气喘，腰膝酸软；舌质淡有齿痕，苔薄白而润，脉沉弱或结代。

治法：养心补肾，祛瘀通阳。

方药：苓桂术甘汤加减。

（2）外治法

①疳疮：糜烂者，可用鹅黄散或珍珠散敷于患处，每日3次。

②横痃、杨梅结毒：未溃时，用冲和膏外敷；溃破时，先用五五丹掺疮面上，外盖生肌玉红膏，每日1次；待腐脓除尽，再用生肌散掺疮面上，盖生肌玉红膏，每日1次。

③杨梅疮：方用土茯苓20g，蛇床子30g，川椒15g，蒲公英30g，白鲜皮30g 地肤子

15g。煎汤外洗，每日 1 次。

2. 其他疗法

（1）早期梅毒　指一期、二期及病程在 2 年以内的梅毒。普鲁卡因青霉素 G80 万 U，肌内注射，每日 1 次，连续 10 日；或苄星青霉素 G240 万 U，分两侧臀部肌内注射，每周 1 次，连用 2 周。青霉素过敏者，可用头孢曲松钠每日 1.0g，静脉滴注，连续 10 ~ 14 日；或口服红霉素每日 2.0g，分 4 次服，连续 15 日。

（2）晚期梅毒　指三期梅毒及晚期潜伏梅毒。普鲁卡因青霉素 G80 万 U，肌内注射，每日 1 次，连续 15 日为 1 个疗程，然后视病情可考虑进行第 2 个疗程，疗程间停药 2 周；或苄星青霉素 240 万 U，分两侧臀部肌内注射，每周 1 次，共 3 次。青霉素过敏者可用四环素或红霉素每日 2.0g，分 4 次口服，连续服 30 日。

（3）胎传梅毒　普鲁卡因青霉素 G 每日每公斤体重 5 万 U，肌内注射，连续 10 日；或苄星青霉素每公斤体重 5 万 U，分两侧臀部肌内注射，1 次即可（较大儿童青霉素用量不应超过同期成人用量）。对青霉素过敏者，可用红霉素每公斤体重 7.5 ~ 25mg，口服，每日 4 次。

【预防与调护】

1. 加强梅毒防治知识的宣传和教育工作，加强卫生管理和性病监测。对高危孕妇做好胎前检查，梅毒患者要避孕，或及时终止妊娠。

2. 一旦确诊，应及时到正规医疗机构规范治疗，使早期患者达到根治，避免发生严重并发症。性伴侣要同时治疗，治疗期间性生活要采取安全措施，避免二次感染。

3. 建立随访追踪制度，进行必要的检查以观察疗效。一般常规随访 3 年，第 1 年每 3 个月复查 1 次，第 2 年每半年复查 1 次，第 3 年在年末复查 1 次。梅毒孕妇分娩的婴儿，应在出生后第 1、2、3、6 和 12 个月进行随访。

项目二十　尖锐湿疣

尖锐湿疣（CA）是由人类乳头瘤病毒所引起的，以生于皮肤与黏膜交界处的赘生物为主要表现的疾病。其临床特点为外生殖器及肛门等皮肤黏膜交界处出现淡红色或污秽色的菜花状或乳头状赘生物。男女均可患病，主要通过性接触传染。其发病率较高，目前在我国仅次于淋病而位居第二位。中医学称之为"臊疣"。

【病因病机】

本病主要因性滥交或房事不洁，感受淫浊之毒，毒邪蕴聚，酿生湿热，湿热下注皮肤黏膜而产生赘生物。

西医学认为，本病的病原体系人类乳头瘤病毒（HPV）。

【诊断】

1. 临床表现　有不洁性行为或生活接触史，或性伴侣有感染史，或新生儿母亲为HPV感染者。潜伏期1~12个月，平均3个月。

男性皮损好发于龟头、冠状沟、系带；女性好发于阴唇、阴蒂、阴道、宫颈和肛门；同性恋者常见于肛门和直肠，部分患者可见于乳头、口唇、腋下、脐窝等处。皮损为单个或多个散在丘疹，逐渐发展为乳头状、鸡冠状、珊瑚状、菜花状的赘生物。大小不一，呈淡红色或灰色、褐色，表面分叶或呈棘刺状，湿润，基底狭窄或有蒂。疣体易擦烂出血，如继发感染，则分泌物增多，可伴恶臭。少数患者疣体过度增生，可形成巨大型尖锐湿疣，可波及整个外阴、肛周及臀沟。女性患者外阴处尖锐湿疣，偶尔可转化为鳞状细胞癌。患者多无自觉症状，部分患者可出现局部轻微灼痛或瘙痒。

2. 辅助检查

（1）醋酸白试验　用3%~5%的醋酸液涂搽或湿敷患处3~10分钟，局部变白，病灶稍隆起者为阳性。

（2）病理学检查　表皮乳头瘤样增生伴角化不全；棘层和颗粒层出现空泡细胞，核周围有透亮的晕（凹空细胞）；真皮乳头内毛细血管增生。

（3）抗原检测　免疫组织化学法检测标本HPV抗原阳性。

（4）聚合酶链反应　PCR为目前临床敏感性、特异性较高的一种检查方法。

【鉴别诊断】

1. 假性湿疣　多见于20~30岁的女性，多发于小阴唇内侧和阴道前庭。皮损为直径1~2mm的白色或淡红色小丘疹，丘疹大小相近，表面光滑如鱼子状，群集分布。无自觉症状，或有轻度瘙痒。醋酸白试验阴性。

2. 阴茎珍珠状丘疹　多见于青壮年男性，多发于龟头冠状沟边缘。皮损可见珍珠样半透明小丘疹，呈半球状、圆锥状或不规则状，色白或淡红，排列成单行或多行，或绕行一周；无自觉症状。

3. 扁平湿疣　二期梅毒的特征性皮肤损害。多发于肛门、外生殖器处，丘疹表面变平，光滑，疣体较大，基底宽，成片或成簇分布。梅毒血清反应强阳性。

【治疗】

本病应早期诊断，早期治疗。目前尖锐湿疣的治疗目的不是根治人乳头瘤病毒，而是祛除疣体，改善症状和体征。多以外治为主，先去除疣体，继用中西医结合的方法内治，防止复发。

1. 辨证论治

（1）内治法

①湿毒下注证

证候：局部有疣状赘生物，色灰褐或淡红，质软，形如鸡冠、乳头，表面秽浊潮湿，触之易出血，恶臭；伴尿黄或不畅；舌质红，苔黄腻，脉滑或弦数。

治法：利湿化浊，清热解毒。

方药：萆薢化毒汤加黄柏、马齿苋、土茯苓、苦参、拳参等。

②湿热毒蕴证

证候：疣状赘生物色淡红，易出血，有大量秽浊分泌物，恶臭，瘙痒，疼痛；伴口渴欲饮、小便短赤、大便干燥；舌质红，苔黄腻，脉滑数。

治法：清热解毒，化浊利湿。

方药：黄连解毒汤加苦参、萆薢、土茯苓、马齿苋等。

（2）外治法

①熏洗法：适用于皮疹广泛者。方用板蓝根、山豆根、木贼、苦参、土茯苓各30g；或白矾、皂矾各120g，侧柏叶250g，生薏苡仁150g，孩儿茶15g。煎水先熏后洗，每日1~2次。

②祛疣法：适用于疣体较小者。用五妙水仙膏点涂疣体；或鸦胆子油点涂患处包扎，2~3日换药1次。

2. 其他疗法

（1）西医选用阿昔洛韦、利巴韦林（病毒唑）、干扰素等抗病毒药物和免疫增强剂。

（2）用足叶草酯素（疣脱欣）、1%~5%5-氟尿嘧啶、30%~50%三氯醋酸、3%~5%酞丁胺霜、咪喹莫特乳膏等涂敷于疣体表面，注意保护正常黏膜。

（3）用激光、冷冻、高频电疗法去除疣体，疣体较大者可手术切除。

【预防与调护】

1. 加强性病知识普及，严禁不洁性交。

2. 性伴侣要同时治疗，避免交叉感染，治疗期间性生活应采取安全措施。

3. 忌烟酒及辛辣刺激食品。

项目二十一　艾滋病

病例导入

曾某，男48岁，曾参与我国援非工作，2个月前归国。归国后持续发热，伴身体酸软乏力、纳呆腹泻。多方诊治，效果不明显。询问病史，患者自诉在非洲工作期间曾有手术输血史。

问题：①该患者有患何疾病的可能？②应做哪些检查？

艾滋病即获得性免疫缺陷综合征（AIDS），是由人类免疫缺陷病毒（HIV）感染所致的以严重免疫缺陷为主要特征的性传播疾病。临床上最终发展为各种机会性顽固感染、恶性肿瘤，并对各系统尤其是神经系统造成致命的损害。其传染性极强，死亡率高，已引起全社会的高度重视。

【病因病机】

因不洁性交、吸毒、输血或胎传，致淫毒之邪、疫疬之气经阴窍或血脉侵入人体，日久耗伤正气，以致邪毒入侵五脏六腑，气血津液耗竭，脏腑衰竭，阴阳离绝而死亡。

西医学认为，艾滋病的病原体为HIV，可引起人体细胞免疫功能缺陷，导致机会性感染、恶性肿瘤等。其传播途径为性接触传播、血液传播、母婴传播等。

【诊断】

1. 临床表现　本病潜伏期一般为6个月至5年或更久。从感染HIV至发展为艾滋病大致分为以下3个阶段：

（1）艾滋病病毒感染期　多发生在感染HIV后的2~6周，50%~70%的感染者可出现HIV病毒血症和免疫系统急性损伤，出现发热、汗出、乏力、肌肉疼痛、厌食、恶心、腹泻、咽痛及全身不适。部分患者出现类似传染性单核细胞增多症的症状，有的发展为慢性淋巴结病综合征，除腹股沟部位以外，全身淋巴结至少2处以上持续肿大3个月以上。

（2）无症状HIV感染期　该期数月至20年，平均8~10年。临床上一般无特殊表现，但部分患者可出现持续性淋巴结肿大。此期感染者血清中能检出HIV及HIV核心蛋白和包膜蛋白的抗体，具有一定的传染性。

（3）艾滋病期　约1%的HIV感染者可发展为艾滋病。患者有发热、腹泻、体重下降、全身表浅淋巴结肿大等症状，合并条件性病原体感染（卡氏肺囊虫肺炎、口腔念珠菌感染、巨细胞病毒感染、疱疹病毒感染、弓形虫病、隐球菌脑膜炎、肺结核）和少见的恶性肿瘤（卡波济肉瘤、淋巴瘤、鳞状细胞癌、基底细胞癌、恶性黑色素瘤等），部分患者可出现消耗综合征、痴呆。未经治疗者在进入此期后的平均生存期为12~18个月。

2. 辅助检查

（1）免疫学检查　CD_4^+淋巴细胞减少，外周血淋巴细胞显著减少，低于$1 \times 10^9/L$；$CD_4^+/CD_8^+ < 1$（正常为1.75~2.1）；自然杀伤细胞（NK）活性下降，B淋巴细胞功能失调。

（2）HIV检测　包括病毒分离培养法、HIV抗原检测、病毒核酶检测、病毒载量检测等。因操作复杂、价格昂贵，不作为常规筛选之用。

（3）HIV抗体检测　是最常用的方法，分为初筛试验和确证试验。初筛试验包括酶联免疫吸附法（ELISA）、间接免疫荧光法（IIF）、明胶颗粒凝集试验（PA）等；确证试验包括蛋白印迹检测法（WB）、免疫沉淀试验（RIP）。

【治疗】

艾滋病尚无确切有效的治疗方法。目前主要采取中西医结合治疗，坚持预防与治疗并举，积极控制病情发展，以延长患者的生存时间，提高患者的生活质量，在临床上取得了一定效果。

1. 辨证论治

（1）肺卫不固

证候：见于急性感染期。症见发热、畏寒、乏力、咳嗽、身痛、咽痛；舌质淡红，苔薄黄，脉浮。

治法：宣肺疏风，清热解毒。

方药：银翘散加土茯苓、夏枯草、板蓝根等。风寒之邪侵袭者，加荆芥、苏叶。

（2）肺肾阴虚

证候：多见于早、中期患者。症见皮疹淡红，轻度瘙痒；发热，咳嗽，痰少或少量黏痰，或痰中带血，气短胸痛，动则气喘；神疲乏力，消瘦，口干咽痛，盗汗；舌质红，少苔，脉沉细数。

治法：滋补肺肾，解毒化痰。

方药：百合固金汤合瓜蒌贝母汤加虎杖、夏枯草等。

（3）脾胃虚弱证

证候：腹泻日久，呈稀水状便，夹有脓血和黏液，里急后重，腹痛，或腹泻肠鸣，口舌生疮，吞咽困难；发热，消瘦，神疲倦怠，纳呆，恶心呕吐；舌质淡有齿痕，苔白腻，脉濡细。

治法：扶正祛邪，培补脾胃。

方药：补中益气汤合参苓白术散加土茯苓、田基黄、猫爪草等。

（4）肺肾亏虚

证候：多见于晚期患者，预后较差。症见发热或低热，极度消瘦，面色苍白，枯槁，神倦乏力，心悸气短，头晕目眩，腰膝酸痛，四肢厥冷，食欲不振，纳呆恶心，腹泻剧烈，五更泄泻；舌质淡或胖，苔薄白，脉细弱。

治法：温补脾肾，益气回阳。

方药：金匮肾气丸合四神丸加减。

（5）气虚血瘀证

证候：多见肿瘤，瘤色紫暗，易于出血，瘰核肿大，神疲乏力，气短懒言，面色苍白，纳呆；舌质暗，苔薄，脉沉细。

治法：补气化瘀，活血清热。

方药：补阳还五汤、犀角地黄汤合消瘰丸加减。

（6）窍闭痰蒙证

证候：多见于晚期患者。发热，头痛，恶心呕吐，神志不清，或谵语，项强惊厥，四肢抽搐，或伴癫痫或痴呆；舌质暗，舌体胖或干枯，苔黄腻，脉细数。

治法：清热化痰，开窍通闭。

方药：安宫牛黄丸、紫雪丹、至宝丹。若为寒甚者，用苏合香丸豁痰开窍。闭证解除后，可用生脉散益气养阴。

2. 其他疗法

（1）抗 HIV 治疗　包括核苷类逆转录酶抑制剂、非核苷类逆转录酶抑制剂和蛋白酶抑制剂。现在主张用蛋白酶抑制剂与逆转录酶抑制剂联合治疗，即"鸡尾酒"疗法，可有效控制 HIV 的复制，增强机体的免疫力，减少条件致病感染的发生。

（2）免疫调节治疗　白细胞介素－2、干扰素、丙种球蛋白、异丙肌苷等。

（3）机会性感染的治疗　针对病原微生物采用相应敏感药物进行治疗。

（4）卡波济肉瘤的治疗　皮损内注射长春碱、放射治疗和联合化疗。

（5）针灸治疗　选关元、命门、腰俞、脾俞、三阴交、内关、合谷、曲池、百会、足三里、委中、列缺等穴位。

【预防与调护】

1. 加强艾滋病防治知识宣传教育，提倡文明卫生的性生活。

2. 加强输血及血液制品管理，严格控制静脉吸毒者共用注射器，有效防止艾滋病经血源传播流行。

3. 艾滋病患者或 HIV 阳性者应严格避孕，一旦发现妊娠须立即采取措施终止；艾滋病患者的婴儿应避免母乳喂养，以防止母婴传染。

4. 对疑似病例，应按照有关法律和程序，尽快报告当地疾病控制中心及行政管理部门。

✍ 考纲摘要

1. 热疮的病因病机与治疗。

2. 蛇串疮的概念与特点。

3. 蛇串疮的辨证论治。

4. 不同疣的特点与好发部位。

5. 寻常疣、扁平疣、传染性软疣的治疗。

6. 脂溢性皮炎的概念与特点。

7. 脂溢性皮炎的辨证论治。

8. 油风的概念与特点。

9. 油风的辨证论治。

10. 白疕（寻常型）的皮损特点。

11. 白疕（寻常型）的辨证治疗。

12. 淋病的病因病机。

13. 淋病的诊断。

14. 淋病的辨证论治。

15. 淋病的其他治疗方法。

16. 梅毒的病因病机。

17. 梅毒的诊断。

18. 梅毒的辨证论治。

19. 梅毒的其他治疗方法。

20. 尖锐湿疣的病因病机。

21. 尖锐湿疣的诊断与鉴别诊断。

22. 尖锐湿疣的辨证论治及其他治疗方法。

复习思考

一、选择题

A1 型题（以下每一道题有 A、B、C、D、E 5 个备选答案，从中选择一个最佳答案）

1. 以下皮损中，消退快、消退后不留痕迹的是（　　）

    A. 斑疹   B. 溃疡   C. 风团

    D. 糜烂   E. 结节

2. 以下论述错误的是（　　）

    A. 溶液湿敷适用于干燥、脱屑的皮肤病

    B. 酊剂不宜用于皮肤薄嫩处

    C. 油剂具有润泽保护的作用

    D. 外用药的浓度宜先用低浓度，再用高浓度

    E. 面部、会阴部不宜使用刺激性较大的药物

3. 热疮相当于西医学的单纯性疱疹，一般在几周可自愈（　　）

    A. 4 周   B. 3 周   C. 1 周

    D. 2 周   E. 5 周

4. 以下疾病中，不会引起脱发的是（　　）

    A. 热疮   B. 肥疮   C. 油风

    D. 白秃疮　　　　　　　　　E. 面游风

5. 苔藓样变常见于（　　　）

    A. 湿疮　　　　　　　　B. 漆疮　　　　　　　　C. 牛皮癣

    D. 白疕　　　　　　　　E. 红蝴蝶疮

6. 下列皮损中，属于原发性皮损的是（　　　）

    A. 水疱　　　　　　　　B. 皲裂　　　　　　　　C. 痂

    D. 鳞屑　　　　　　　　E. 糜烂

7. 下列皮损中，不是继发性皮损的是（　　　）

    A. 溃疡　　　　　　　　B. 糜烂　　　　　　　　C. 脓疱

    D. 痂　　　　　　　　　E. 抓痕

8. 皮肤病中皮损若以疱疹、糜烂、渗液等为主，多为何种邪所致（　　　）

    A. 毒　　　　　　　　　B. 风　　　　　　　　　C. 热

    D. 湿　　　　　　　　　E. 虫

9. 蛇串疮的皮损特点是（　　　）

    A. 瘙痒性风团，发无定处，骤起骤退

    B. 皮肤黏膜交界处成群的水疱

    C. 皮肤上浅在性脓疱和脓痂

    D. 带状分布的红斑上成簇的水疱

    E. 对称分布，多形性损害，剧烈瘙痒

10. 疥疮的皮损特点是（　　　）

    A. 皮肤呈丘疹样风团，上有针头大小的瘀点、丘疹或水疱

    B. 多见于皮肤薄嫩和皱褶处，夜间剧痒，在皮损处有灰白色或普通皮色的隧道

    C. 皮肤上有浅表性脓疱和脓痂，有传染性和自体接种的特性

    D. 躯干部位散在斑块伴大量银白色鳞屑

    E. 对称分布，多形性损害，剧烈瘙痒

11. 接触性皮炎发病过程中主要的特点是（　　　）

    A. 皮损呈多样性

    B. 有明显的接触某物的病史

    C. 有一定的潜伏期

    D. 常见于暴露部位

    E. 自觉瘙痒剧烈

12. 牛皮癣的皮损特点为（　　　）

    A. 瘙痒性风团，发无定处，骤起骤退，消退后不留任何痕迹

    B. 对称分布，多形损害，剧烈瘙痒

C. 皮损是圆形或多角形的扁平丘疹融合成片，极易形成苔藓样变

D. 皮损为暗红、淡紫色或皮肤色多角形扁平丘疹，有蜡样光泽、网状纹

E. 皮损为基底呈淡红色，上覆银白色鳞屑，剥后有薄膜现象和点状出血

13. 下列不是白疕特点的是 （   ）

A. 好发于身体的屈侧

B. 初起形如疹疥，逐渐扩大成片

C. 搔抓之可见层层的银白色鳞屑

D. 刮之可见露水珠样出血点

E. 头部皮损上的头发呈束状

14. 下列关于面游风的描述，错误的是 （   ）

A. 患者以青壮年为多

B. 好发于皮脂溢出部位

C. 皮损以红斑、覆有鳞屑为主

D. 临床上分为局限型、泛发型

E. 中医学认为其多由素体湿热内蕴，感受风邪所致

15. 系统性红斑狼疮病变过程中可累及多个脏器，最容易累及的脏器或系统为（   ）

A. 神经系统   B. 肝脏   C. 肺脏

D. 肾脏   E. 心血管系统

16. 皮肤病在慢性阶段有浸润肥厚、角化过度时，外用药物宜用 （   ）

A. 洗剂   B. 散剂   C. 油剂

D. 软膏   E. 溶液

17. 下列哪项是鼠乳皮损的特点 （   ）

A. 针头或芝麻大扁平丘疹

B. 半球形的丘疹，中有脐窝，蜡样光泽

C. 米粒到豌豆大的角质增生性突起

D. 细软的丝状突起

E. 以上均不是

18. 以下疾病与禀赋不耐无关的是 （   ）

A. 漆疮   B. 湿疮   C. 瘾疹

D. 药毒   E. 热疮

19. 白疕初起，皮损遍身，多呈点滴状，颜色鲜红，层层银屑，瘙痒剧烈，抓之有点状出血；伴口干舌燥、便干溲黄；舌质红，苔薄黄，脉弦滑。证属 （   ）

A. 火毒炽盛证   B. 湿毒蕴阻证   C. 气血瘀滞证

D. 血热内蕴证   E. 以上均不是

20. 红蝴蝶疮红斑色暗滞，角质栓形成及皮肤萎缩；舌暗红、青紫，苔白，脉沉细涩。可用以下何方治疗（ ）

    A. 四君子汤合丹栀逍遥散加减

    B. 逍遥散合血府逐瘀汤加减

    C. 六味地黄丸合大补阴丸加减

    D. 附桂八味丸加减

    E. 半夏白术天麻汤加减

21. 一期梅毒的主要特点是（ ）

    A. 软下疳   B. 硬下疳   C. 扁平湿疣

    D. 结节性梅毒疹   E. 尖锐湿疣

22. 发生于头皮部的白疕，其皮损特征为（ ）

    A. 头发呈束状，但不脱落

    B. 头发稀疏，易脱落

    C. 脱落，头发油腻

    D. 头发成斑片脱落

    E. 头发失去光泽，参差不齐，不脱落

23. 以下疾病中，日晒后加重的是（ ）

    A. 白疕   B. 红蝴蝶疮   C. 摄领疮

    D. 蛇串疮   E. 粉刺

A2 型题（以下每个案例有 A、B、C、D、E 5 个备选答案，从中选择一个最佳答案）

1. 某患者，男，60 岁。腰胁部出现红色成簇丘疹、水疱 3 天，疼痛剧烈；舌红苔薄，脉弦数。应首先考虑的诊断是（ ）

    A. 瘾疹   B. 热疮   C. 丹毒

    D. 药毒   E. 蛇串疮

2. 李某，男，37 岁。白疕初起，形如疹疥，色红而痒，搔抓起白色鳞屑，基底有点状出血；口渴便干；舌红绛，脉数。证属（ ）

    A. 风热血燥   B. 血虚风燥   C. 血瘀风燥

    D. 阴虚火旺   E. 脾虚湿盛

3. 某患者，女，21 岁。白疕日久不退，皮疹暗红，脱屑明显；舌质紫暗。治法宜（ ）

    A. 清热凉血   B. 养血祛风   C. 活血化瘀

    D. 养血祛风   E. 补益肝肾

4. 某患者，女，16 岁。颜面部出现粉刺近一个半月，患部潮红，有大量小丘疹，基底部淡红色，时有轻微痒痛，无明显油腻；口干舌红，苔薄黄，脉弦数。证属（ ）

A. 脾胃湿热   B. 肺经风热   C. 阴虚火旺

D. 冲任不调   E. 气滞血瘀

5. 某患者，男，32 岁。近日出现尿频、尿急、尿痛，尿道口常有较多黄色黏稠分泌物流出，龟头红肿疼痛。5 日前有不洁性生活史。首先考虑的疾病是（　　）

A. 淋证   B. 湿疮   C. 软下疳

D. 淋病   E. 梅毒

6. 李某，男，37 岁。阴茎冠状沟出现一硬币大小的皮疹，质地硬，中央凹陷，不痛不痒。有不洁性生活史。首先应考虑（　　）

A. 硬下疳   B. 软下疳   C. 生殖器疱疹

D. 淋病   E. 性病性淋巴肉芽肿

7. 某男，43 岁。肛门左侧有一淡褐色赘生物，0.7cm×1.0cm 大小，表面潮湿，臭秽；醋酸白试验阳性。该患者应诊断为（　　）

A. 硬下疳   B. 尖锐湿疣   C. 外痔

D. 梅毒   E. 软下疳

B1 型题（以下提供若干组考题，每组考题共用在考题前列出的 A、B、C、D、E 5 个备选答案，从中选择一个与问题关系最密切的答案）

A. 热疮   B. 白疕   C. 蛇串疮

D. 瘾疹   E. 湿疮

1. 多发生在皮肤黏膜交界处的是（　　）

2. 患处皮肤多有灼热疼痛为特点的是（　　）

A. 单纯疱疹病毒

B. 带状疱疹病毒

C. 水痘－带状疱疹病毒

D. 人类乳头瘤病毒

E. 人类免疫缺陷病毒

3. 热疮是由感染何种病毒所致（　　）

4. 蛇串疮是由感染何种病毒所致（　　）

5. 寻常疣是由感染何种病毒所致（　　）

A. 推疣法   B. 湿敷法   C. 挑刺法

D. 挖除法   E. 结扎法

6. 寻常疣的外治法，应选的是（　　）

7. 传染性疣的外治法，应选的是（　　　　）

8. 丝状疣的外治法，应选的是（　　　　）

    A. 龙胆泻肝汤

    B. 增液汤加板蓝根等

    C. 黄连解毒汤

    D. 导赤散

    E. 辛夷清肺饮合竹叶石膏汤

9. 黄某，男，34 岁。日晒后唇缘、口角处见群集的小水疱，灼热痒痛；伴周身不适、心烦郁闷、大便干、小便黄；舌红，苔黄，脉弦数。治疗宜用（　　　　）

10. 许某，女，29 岁。每次月经来潮后，外阴处均会出现成群的水疱，而且劳累后也会间歇发作；伴有口干唇燥、午后微热；舌红，苔薄，脉细数。治疗宜用（　　　　）

    A. 热疮　　　　　　　　B. 白疕　　　　　　　　C. 蛇串疮

    D. 疥疮　　　　　　　　E. 湿疮

11. 一侧腰部皮肤有成簇状丘疱疹，呈带状分布，痛如火燎。应诊断为（　　　　）

12. 夜间剧烈瘙痒，在皮损处有灰白色、浅黑色或普通皮色的隧道，应诊断为（　　　　）

二、问答题

1. 简述皮肤病的外用药使用原则。

2. 简述皮肤病的外用药常用剂型及其功能和适应证。

三、病案分析

1. 某患者，男，65 岁。2 个月前右侧头、面、颈部无明显诱因出现带状分布的簇状水疱，局部伴有灼热疼痛，经治疗（具体不详）后局部水疱很快消退，但头面部患处仍有刺痛，疼痛呈持续性，局部有触痛；舌色紫暗，苔白，脉沉细涩。

    要求：写出患者的中西医诊断、证型、治法和具体方药。

2. 徐某，女，27 岁。因"全身红斑、鳞屑 2 个月，加重 7 天"入院治疗。2 个月前，感冒后头皮、四肢外侧起红色斑丘疹，颜色鲜红，上覆盖银白色鳞屑，刮之有点状出血点，轻微瘙痒；伴有口干舌燥、大便干燥、小便微黄；舌质红，苔薄黄，脉滑数。

    要求：写出患者的中西医诊断、证型、治法和具体方药。

扫一扫，知答案

模块十一

肛门直肠疾病

扫一扫，看课件

【学习目标】

1. 掌握：肛门直肠疾病的检查方法、辨证及治疗。

2. 熟悉：肛门直肠的解剖生理。

3. 了解：肛门直肠疾病的病因病机。

项目一 概 述

肛门直肠疾病是指发生于肛门直肠部位的疾病。常见的有痔、肛隐窝炎、肛裂、肛痛、肛瘘、脱肛、息肉痔、锁肛痔等，中国古代文献中统称为痔疮、痔瘘。

【解剖生理概要】

1. 肛管、直肠解剖

（1）直肠 直肠上端约在第三骶椎平面，上接乙状结肠，下端在尾骨尖稍上方与肛管相连，全长 12～15cm，其上、下两端狭小，中间部分膨大，膨大部分称为直肠壶腹。直肠在盆腔内的位置与骶椎腹面关系密切，与骶椎有相同的曲度。因此，当行乙状结肠镜检查时，要注意顺应这一角度，以避免损伤直肠。直肠两侧上 1/3 有腹膜覆盖；直肠前面上 2/3 有腹膜，并向前反折形成直肠膀胱陷凹或直肠子宫陷凹；直肠后壁无腹膜遮盖。直肠壁由浆膜层、肌层、黏膜下层、黏膜层 4 层组织构成，黏膜层丰厚，黏膜下层疏松，因此易与肌层分离而造成直肠黏膜脱垂。

（2）肛管 肛管是消化道的末端，长 3～4cm，其下界为肛门缘，通于体外；上界为齿线，与直肠相连接。肛管的表层为复层上皮，下部为鳞状上皮，表面光滑，无汗腺、皮脂腺和毛囊。由于直肠下端变得缩窄，肠腔内黏膜被折成了 6～10 个纵形的皱襞，称为直肠柱或肛柱，内有血管和纵行肌。两个相邻直肠柱下端之间有半月形黏膜皱襞，称为肛门瓣。肛门瓣与直肠柱之间的肠壁黏膜形成向上开口的袋状间隙，称为肛隐窝，又称肛窦，肛隐窝底部有肛腺导管开口。由于该处常积存粪屑，因而易发生感染，引发肛隐窝炎，进而导致肛门直肠周围脓肿、肛瘘等疾病。直肠柱的基底部有 2~6 个乳头状突起，称肛乳头。由于这些解剖结构，直肠黏膜与肛管皮肤之间形成一条不整齐的齿状的交界线，称为齿线，是重要的解剖标志（见图 11-1）。

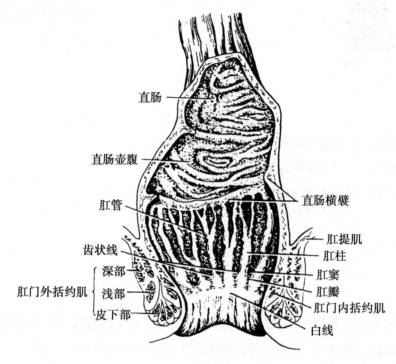

图 11-1　肛管直肠解剖

（3）齿线　为直肠与肛管的交界线，由肛瓣及肛柱下端组成，该线呈锯齿状，故称齿线（或称梳状线）。齿线上、下的组织结构明显不同，为重要的解剖标志。其主要区别见表 11-1。

表 11-1　齿线上、下解剖的比较

部位	齿线以上	齿线以下
组织	黏膜	皮肤
动脉供应	直肠上下动脉	肛管动脉
静脉回流	直肠上静脉丛回流入门静脉	直肠下静脉丛回流入腔静脉
神经支配	自主神经支配，无痛感	阴部内神经支配，疼痛敏感
淋巴回流	腹主动脉周围或髂内淋巴结	腹股沟淋巴结或髂外淋巴结

（4）肛管直肠肌肉　主要有两种功能不同的肌肉：一为随意肌，位于肛管之外，即肛管外括约肌和肛提肌；另一种为不随意肌，在肛管壁内，即肛管内括约肌。

1）肛管括约肌　分为内括约肌与外括约肌。

①肛管内括约肌：是直肠的内环肌向下延伸增厚的部分，为不随意肌，属平滑肌，受自主神经支配，从肛管直肠线到肛门白线围绕肛管上 2/3 段，有协助排便的作用，无括约肛门的功能。

②肛管外括约肌：是围绕肛管全长的骨骼肌，是随意肌，通常自上而下将其分为深部、浅部和皮下部 3 个部分。

深部：是外括约肌肌纤维最发达的部分，呈环形围绕肛管上端，有重要的括约肛管的作用。

浅部：肌纤维相对深部较薄弱，呈梭形包绕肛管的中部，后端附着于肛尾韧带，前端附着于会阴体，具有括约肛管的作用。

皮下部：是外括约肌肌纤维最薄弱的部分，呈环行围绕肛管末端周围，此肌束的上缘与内括约肌下缘相邻，形成括约肌间沟，有括约肛门的作用。

在肛肠手术时，从外括约肌受伤的程度对肛门功能的影响来看，深、浅部完全损伤对肛门功能影响较大，有不同程度的失禁，而皮下部损伤对肛门功能影响较小。

2）肛提肌　由耻骨直肠肌、耻骨尾骨肌和髂骨尾骨肌 3 部分组成，起自骨盆前壁和两侧壁，斜行向下止于直肠壁下部两侧。肌层薄而阔，呈漏斗状。其主要作用是载托盆内脏器、启闭肛门、协助排便。特别是耻骨直肠肌，在收缩时能将肠管向耻骨联合处牵拉，增加肛管直肠交接处的角度，形成"肛直角"，有重要的括约作用。

3）肛管直肠环　是围绕直肠与肛管交接处周围肌群的总称，包括耻骨直肠肌、联合纵肌、肛门内括约肌和肛门外括约肌的深部和浅部。指检时，在肛管后方及两侧可摸到此环。是括约肛管的主要动力装置。此环有重要的括约功能，手术时，若将此环完全切断，可致肛门失禁；部分切断，若括约肌断端未分离，可保持肛门功能。

（5）肛管直肠周围间隙　肛管直肠周围间隙中富含脂肪组织，发生化脓性感染时，脂肪很快坏死，再生较慢，会影响组织愈合；间隙中神经分布较少，感觉迟钝，发生化脓性感染时，患者一般无剧烈疼痛，往往就医较晚。肛管直肠周围间隙可分为高位和低位两部分，其中高位包括左、右骨盆直肠间隙和直肠后间隙，低位包括左、右坐骨直肠间隙和肛门后间隙。

①骨盆直肠间隙：左右各一，位于直肠两侧与骨盆之间，盆膈以上，腹膜返折以下的楔形间隙，内有血管、神经、淋巴管走行，并有结缔组织填充。

②直肠后间隙：位于直肠与尾骨之间的较小间隙，与两侧骨盆直肠间隙相通。当直肠高位发生脓肿时，常经过此间隙左右贯通而形成高位蹄铁形脓肿。

③坐骨直肠间隙：左右各一，位于肛管两侧与坐骨之间，盆膈以下呈楔形的间隙，容量约 60mL，内有血管、神经、淋巴管走行，并有大量脂肪组织填充。

④肛门后间隙：位于肛门后方，以肛尾韧带为界分为深、浅间隙。当坐骨直肠间隙脓肿进一步发展，可经肛门后深间隙蔓延到对侧而形成低位蹄铁形脓肿。

（6）肛管直肠的血管　分为动脉和静脉。

1）动脉　主要来自于直肠上动脉、直肠下动脉、骶中动脉和肛门动脉。

①直肠上动脉：来自于肠系膜下动脉，起于乙状结肠动脉最下支起点的下方，下行至直肠上端的背面分为左右两支，沿直肠两侧下行，穿过肌层至黏膜下层，沿途分布到直肠各层，并向下至齿状线附近与直肠下动脉和肛门动脉吻合。

②直肠下动脉：来自于髂内动脉，经两侧骨盆直肠间隙至直肠下端，分布于直肠下段，并在齿状线附近与直肠上动脉和肛门动脉吻合。

③骶中动脉：来自于腹主动脉，沿骶骨下行，分布于直肠下部后壁。其供血量较少，由于其解剖位置特殊，在直肠手术时应注意保护此血管，以免出血不止。

④肛门动脉：起自阴部内动脉，经两侧坐骨直肠间隙至肛门内、外括约肌和肛管末端，并在齿状线附近与直肠上、下动脉相吻合。

2）静脉　有直肠上静脉丛和直肠下静脉丛 2 个，在齿状线附近存在广泛的吻合支。

①直肠上静脉丛：位于齿状线以上的黏膜下层，无静脉瓣，易发生扩张而形成内痔，该静脉丛在右前、右后和左侧集聚显著，为内痔原发部位，临床上称为母痔区；另外有 3~4 小支，是继发内痔部位，称为"子痔区"。直肠上静脉丛形成静脉细支后，穿过肠壁汇成直肠上静脉，再汇成肠系膜下静脉流入肝门静脉。

②直肠下静脉丛：位于齿状线以下的肛管皮下层，无静脉瓣，易发生扩张而形成外痔。该静脉丛形成静脉细支后，分别汇成直肠中静脉和直肠下静脉，流入髂内静脉（图 11-2）。

【检查】

1. 检查体位　在选择检查体位之前，应当首先对患者病情的一般情况有所了解，再结合患者的身体状况，有目的地选择适当的体位。临床常用的体位有以下 6 种：

（1）侧卧位　患者的身体一侧着床，双膝、髋关节充分屈曲，显露臀部。是最常用的一种体位，方便而易被患者接受，适合年老体弱者，也适用于做简单的肛门直肠疾病的治疗（图 11-3）。

（2）膝胸位　患者跪伏床上，胸部着床，臀部抬高，显露臀部。常用于镜检或体质较好患者的一般检查及换药（图 11-4）。

（3）截石位　患者仰卧床上，双腿抬高放在支架上，屈髋屈膝，臀部显露并移到床边。该体位使臀部显露良好，便于医生操作，常用于病情较重的患者检查或手术（图11-5）。

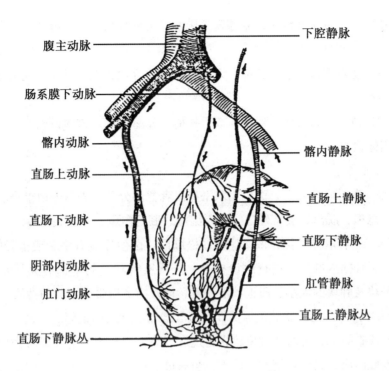

图 11 - 2　直肠肛管部血液供应

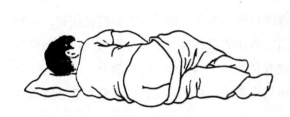

图 11 -3　侧卧位

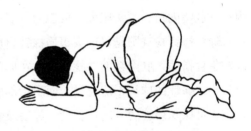

图 11 -4　胸膝位

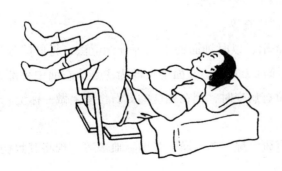

图 11 -5　截石位

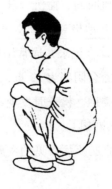

图 11 -6　蹲位

（4）倒置位　患者伏卧床头，双膝跪于床端，头低臀高，显露臀部。适合体质较弱的患者检查。

（5）蹲位　患者下蹲，显露臀部，增加腹压。适合检查患有可自行脱出性疾病的患者检查（图 11 – 6）。

（6）弯腰扶椅位　患者向前弯腰，双手扶椅，显露臀部。该体位患者方便，医生检查快捷，适合团体检查。

2. 检查方法

（1）视诊　患者取侧卧位，医生用双手将患者臀部分开。先从外面检查肛门周围有无内痔、外痔、息肉、脱出、瘘管外口、肛周湿疹、肛门白斑、肛管裂口等。

（2）指诊　患者取侧卧位，做深呼吸放松肛门。医生用戴有手套或指套的右手食指，涂上润滑剂，轻轻插入肛门，进行触诊检查。查看肛管和直肠下部有无异常改变，如狭窄、硬结、肿块及肿块的大小、质地、活动度，以及指套所带分泌物的性质。

（3）器械检查　常用的器械包括探针、窥肛器和乙状结肠镜等。

用窥肛器检查时，患者取侧卧位，先将窥肛器涂上润滑剂，嘱咐患者张口呼吸，慢慢将窥肛器插入肛门内，先向腹侧方向伸入，当通过肛管后，再向尾骨方向推进，待窥肛器全部插入后抽出塞芯，在灯光照明下，观察有无息肉、溃疡；再退至齿线附近，查看有无内痔、肛瘘内口、乳头肥大及肛隐窝等。

球头探针检查则是以球头银质探针自肛瘘外口慢慢插入，按硬索方向轻轻探查，同时以左手食指插入肛内帮助寻找内口，在肛门直肠内如能顺利通过的部分则为内口；如果内口过小，探针的球头不能通过，而手指部感到有轻微触动感，也属内口部分；用球头探针检查，可探知瘘管的方向、长度、深度及管道是否弯曲、有无分支，以及和肛管直肠是否相通，内口与肛管直肠环的关系等。

（4）实验室检查　根据患者的具体情况，可有选择地进行血常规、尿常规、大便常规、出凝血时间、血沉、肝功能、血糖、尿糖等检查。

（5）其他检查　如 X 线、造影剂检查等。

（6）检查记录　通常用截石位表示，以时钟面的十二等分标记法，将肛门分为 12 个部位，前面会阴部为 12 点，后面尾骶部为 6 点，左面中央部为 3 点，右面中央部为 9 点，其余依次类推。检查时发现某一部位有病变时，则在相应的截石位图上做一标记。

【病因病机】

肛门直肠疾病常见的发病因素有风、湿、热、燥、气虚、血虚等。现将其致病特点分述如下：

1. 风　风邪可引起下血。下血多属内风，乃热极而生风。风性善行而数变，且多夹热。风热为患，损伤肠络，血不循经而外溢向下，故引起便血，其色泽较鲜红，下血较急或呈喷射状。

2. **湿** 湿有内外之分。外湿多因久居潮湿之地；内湿多因饮食不节，损伤脾胃，运化失司所致。湿性重着，常先伤于下，故肛门病中，因湿而发病者较多。湿与热结，蕴于肛门，经络阻塞，气血凝滞，热胜肉腐，易形成肛痈；湿热注于大肠，气血凝滞，易发为直肠息肉；本有痔疮，复感湿热之邪，可引起痔核肿痛。

3. **热** 凡热积肠道，耗伤津液，热结肠燥则大便秘结；大便努挣，则肛门撕裂，而致肛裂；热盛迫血妄行，则便血，或发生血栓外痔；热与湿结，蕴于肛门导致肛痈。

4. **燥** 导致肛门直肠疾病者多为内燥。常因过食辛辣、炙煿之品，燥热内生，耗伤津液，肠失濡润，则大便秘结；便时努挣，则易擦破痔核或肛门引起内痔出血或肛裂出血和复发。

5. **气虚** 气虚是肛门直肠疾病的常见病因。禀赋不足，素体气虚，或脾失健运，中气不足，或妇女生育过多，耗伤气血，或慢性患者，气血亏虚，或年老体弱，气血衰退，中气亏虚，摄纳无权，中气下陷，均可引起直肠脱垂或痔核脱出不收。气虚则血行无力，气血瘀滞，加之便时久蹲，则气血更加瘀滞不行，经脉横解，发为内外痔。

6. **血虚** 血虚则生燥，燥邪内生，肠失濡润则便秘；血虚则新肉难生，故肛漏久不收口，或术后伤口久不愈合。

以上病因既可单独致病，亦可合并致病，或互为因果，使病情复杂化。因此，审证求因时要全面分析。

【辨证】

1. **辨症状** 肛门直肠疾病常见的症状有便血、肿痛、脱垂、流脓、便秘、分泌物等。由于病因不同，表现的症状及轻重程度也有别。

（1）**便血** 便血是内痔、肛裂、息肉痔、锁肛痔的共有症状。血不与大便相混，点滴而下，或一线如箭，出血较多且无疼痛者多为内痔；便血少，血附大便表面，或便纸印血，且肛门疼痛者，多为肛裂；儿童大便带血，色鲜红，大便次数和性质无明显改变者，多为息肉痔；血与黏液相混，其色晦暗，肛门有重坠感或便意频繁者，多为锁肛痔。若血色鲜红，血出如箭，并伴口渴、便秘、尿赤、舌红、脉数等症者，多属风热肠燥；便血色淡，伴有面色无华、心悸、神疲、乏力、舌淡、脉沉细等症者，多属血虚肠燥；便血色晦暗夹黏液，常伴口干不欲饮、大便溏薄、小便短赤、舌红苔黄腻、脉濡数者，多为大肠湿热。

（2）**肿痛** 常见于肛痈、痔核嵌顿、外痔水肿、血栓外痔等病变。肿胀高突，疼痛剧烈，多为湿热毒盛；如按之应指，多为肛痈酿脓；外痔突发肿痛，其色紫暗者，多为血栓外痔；肿势平塌，发展缓慢，疼痛较轻，伴全身潮热盗汗、舌红少苔、脉细数者，多为痨性（结核性）肛周脓肿。

（3）脱垂　是Ⅱ、Ⅲ期内痔及息肉痔、直肠脱垂的常见症状。内痔脱出时，脱出物多呈草莓状，其色暗红，或紫暗；息肉痔脱出时，肿物呈圆形带蒂；直肠脱垂时脱出物呈圆柱形或圆锥形。脱垂而不易回纳者，多因气血亏虚、中气下陷所致；内痔脱出，不能还纳，肿痛较甚，多为湿热下迫所致；若复染毒，则可出现肿物糜烂坏死。

（4）流脓　常见于肛痈或肛漏。脓出黄稠者多为湿热壅盛，属实证；脓出稀薄不畅，或夹败絮样物者，多为阴虚湿热，属虚证或虚实夹杂证。

（5）便秘　是肛裂、痔、肛痈等疾病的常见症状。临床需结合其他症状进行辨证，如便秘时大便带血者多为肛裂，便秘并肛周红肿热痛者多为肛痈，便秘且便时滴较多鲜血者多为内痔。

（6）分泌物　是指肛内或肛门周围有液体溢出。常见于内痔脱出、直肠脱垂、肛漏等。分泌物的出现多为湿热下注或热毒蕴结所致。

2. 辨部位　不同的肛肠疾病各有其好发部位，了解这些情况有助于正确诊断和治疗肛肠疾病。内痔好发于齿线上3、7、11点处；赘皮外痔多发于肛缘6、12点处；肛裂好发于肛管6、12点处；血栓外痔好发于3、9点处；肛漏外口在3、9点前面。

【治疗】

肛门直肠疾病的治疗以外治为主，内治为辅，但宜内外结合，尽量达到彻底治愈、防止复发的目的。

1. 内治法

（1）清热凉血　适用于风热肠燥便血，血栓外痔初起。方用凉血地黄汤或槐角丸加减。

（2）清热利湿　适用于肛周脓肿实证，或痔核嵌顿、外痔肿痛，或肛漏。方用萆薢渗湿汤或龙胆泻肝汤加减。

（3）清热解毒　适用于肛周脓肿实证，外痔肿痛。方用黄连解毒汤或仙方活命饮加减。

（4）清热通腑　适用于热结肠燥之便秘。方用大承气汤或脾约麻仁丸加减。

（5）生津润燥　适用于血虚津亏之便秘。方用润肠汤或五仁汤加减。

（6）补中益气　适用于小儿体虚、年老体弱或经产妇气虚下陷之直肠脱垂、痔核脱出。方用补中益气汤加减。

（7）补益气血　适用于素体虚弱、气血亏虚之疾病后期或术后。方用八珍汤加减。

2. 外治法

（1）熏洗法　以药物加水煮沸或散剂用开水冲泡先熏后洗，或用毛巾蘸药汁湿敷患处。此法具有活血、消肿、止痛、止血、收敛等作用。适用于内痔脱垂、嵌顿，结缔组织性外痔肿痛，血栓性外痔初期，脱肛，术后水肿等。常用药物有芒硝、五倍子汤、苦参汤、1∶5000 的高锰酸钾等。

（2）敷药法　将药物敷于患处，一般于每日大便后，先熏洗再敷药。此法具有消肿、止痛、止血、生肌、收敛等作用。常用药物有金黄膏、马应龙痔疮膏、生肌玉红膏、九华膏、生肌散、五倍子散等。

（3）手术　手术是肛门直肠疾病的主要治疗方法，如内痔、息肉的结扎法，外痔的切除术，肛瘘的切除、挂线疗法，脱肛的注射疗法，肛裂的切除术、扩肛术等。各种治疗方法操作详见有关疾病。

【预防与调护】

1. 保持大便通畅，积极防治便秘和腹泻。每天定时排便，不要久忍大便；临厕不宜久蹲努责；不宜长期服泻剂。

2. 注意饮食卫生，少食辛辣刺激食物，多食清淡、纤维多的食物，以帮助大便通畅。

3. 保持肛门清洁，经常用温水清洗肛门；便纸要柔软，防止擦伤。

4. 加强锻炼，增强体质，促进全身气血流畅和增加肠道蠕动。

5. 对肛门附近的疖肿、脓疡、肠道寄生虫病等要及时检查和治疗，以防继发肛瘘、肛门瘙痒症等病。

项目二　痔

病例导入

某患者，女，32 岁。1 个月前因大便干燥开始大便时肛门间歇性出血，无疼痛，鲜红呈点滴状，量时多时少，时作时缓。

问题：①该患者患何疾病？②应如何处理？

痔是直肠末端黏膜下和肛管皮下的静脉丛发生扩大、曲张所形成的静脉性团块。是临床常见病、多发病。本病好发于 20～40 岁的成人，并随着年龄的增长而逐渐加重。以便血、脱出、肿痛为临床特点。根据发病部位分为内痔、外痔和混合痔。

一、内痔

内痔是由直肠黏膜下静脉丛扩大、曲张所形成的柔软静脉团，位于齿线以上。其以便血和脱出为主要症状。多发于 3、7、11 点，称为母痔；其余部位发生的痔则称为子痔。

【病因病机】

内痔的发生多有脏腑本虚，兼因饮食不节，恣食辛辣肥甘厚腻、酗酒等，以致燥热内生，下注大肠所致；或因久坐久立、负重远行、泻痢日久、长期便秘、妇女妊娠等，以致血行不畅，瘀阻魄门，筋脉横解而生。日久气虚下陷，摄纳无权则痔核脱出。

【诊断】

1. 临床表现

（1）症状 初期常以无痛性便血为主要症状，血液与大便不相混合，多在排便时出现手纸带血、滴血或者射血。出血呈间歇性，饮酒、过劳、便秘、腹泻等诱因常使症状加重，出血严重者可出现继发性贫血。随着痔核增大，在排便时可脱出，若不及时回纳可形成内痔嵌顿。患者常伴有大便秘结，内痔持续脱出时有分泌物溢出，并可有肛门坠胀感。

（2）局部检查 指诊可触及柔软、表面光滑、无压痛的黏膜隆起。窥肛镜下见齿线上黏膜呈半球状隆起，色暗紫或深红，表面可有糜烂或出血点。

2. 临床分期 由于病程的长短不同，内痔可分为以下 3 期：

（1）Ⅰ期 痔核较小，无明显自觉症状，仅于排便时出现带血、滴血或喷血现象，出血可较多。痔核不脱出肛门外。肛门镜检查在齿线上见直肠肛柱扩大，呈结节状突起。

（2）Ⅱ期 痔核较大，排便时痔核可脱出肛外，便后自行回纳，排便时可间歇带血。

（3）Ⅲ期 痔核更大，黏膜变厚，暗红色，表面粗糙。脱出后不能自然复位，需用手推回或平卧后始能复位。凡是遇到用力、咳嗽、行走和蹲下时都可能脱出。如脱出后未能及时复位，可形成嵌顿性内痔。

【鉴别诊断】

1. 直肠息肉 低位带长蒂的直肠息肉可脱出肛门，易误诊为内痔脱出。但脱出息肉一般为单个，头圆而有长蒂，质较痔核稍硬，活动度大。多见于儿童。

2. 脱肛 易误诊为环状痔。但直肠黏膜或直肠环状脱出时脱出物呈环状或螺旋状，表面光滑，无静脉曲张，一般不出血；脱出后有黏液分泌，括约肌不松弛。

3. 直肠癌 多见于中老年人。粪便中混有脓血、黏液、腐臭的分泌物，大便次数增多，里急后重，晚期大便变细。指检常可触及菜花状肿物或凸凹不平的溃疡，质地坚硬，不能推动，触之易出血。

4. 肛裂 常为便时出血，色红量少，伴肛门周期性疼痛。局部检查可见 6 点或 12 点处肛管有梭形裂口。

【治疗】

1. 辨证论治

（1）内治法 多适用于Ⅰ、Ⅱ期内痔，或内痔嵌顿有继发感染，或年老体弱，或内痔兼有其他严重慢性疾病而不宜手术治疗者。

①风热肠燥证

证候：大便带血、滴血或喷射状出血，血色鲜红，大便秘结或有肛门瘙痒；伴体质壮实、口渴、便结、溲赤；舌质红，苔薄白或薄黄，脉弦数。

治法：清热凉血祛风。

方药：凉血地黄汤加减。大便秘结者，加润肠汤。

②湿热下注证

证候：便血色鲜红，量较多，肛缘肿物隆起，灼热疼痛，或肛内肿物外脱，可自行回纳，肛门灼热，重坠不适，甚则溃烂流滋水；伴口渴、便结、溲赤；舌红，苔黄腻，脉滑数。

治法：清热利湿止血。

方药：脏连丸加减。出血多者加地榆炭、仙鹤草。

③气滞血瘀证

证候：肛内肿物脱出，甚或嵌顿，肛管紧缩，坠胀疼痛，甚则肛旁痔核突起，坚硬如珠，色青紫，灼热疼痛；或伴口渴、便结、溲赤；舌质暗红，苔白或黄，脉弦细涩。

治法：清热利湿，行气活血。

方药：止痛如神汤加减。

④脾虚气陷证

证候：肛门松弛，内痔脱出不能自行回纳，需用手还纳，肛门坠胀，似有便意，便血色鲜或淡；可出现贫血、面色少华、头昏神疲、少气懒言、纳少便溏；舌淡胖，边有齿痕，舌苔薄白，脉弱。

治法：补中益气，升阳举陷。

方药：补中益气汤加减。血虚者合四物汤。

（2）外治法　适用于各期内痔及内痔嵌顿肿痛，亦可用于术后。

①熏洗法：此法适用于痔核发炎、水肿或糜烂、溃疡，或脱出嵌顿，肿痛不收，或伴肛门瘙痒、湿疹等。将药物加水煮沸，先熏后洗，或用毛巾蘸药液做湿热敷，具有活血、止痛、止血、收敛、消肿等作用。常用五倍子汤、苦参汤等，痒甚加花椒。

②外敷法：适用于内痔发炎、出血、肿痛或初期内痔。肛门温水坐浴后，将药物敷于患处，具有消肿止痛、收敛止血、祛腐生肌等作用。如消痔散、五倍子散等。

③塞药法：适应证同外敷法。将药物制成栓剂，塞入肛内，具有消肿、止痛、止血等作用。如九华痔疮栓、肛泰栓等。

④枯痔法：适用于Ⅱ、Ⅲ期内痔和混合痔的内痔部分。以药物如枯痔散、灰皂散敷于Ⅱ、Ⅲ期能脱出肛外的内痔痔核的表面，具有强烈的腐蚀作用，能使痔核干枯坏死，达到痔核脱落痊愈的目的。此法目前已少采用。

2. 其他疗法

（1）注射法　注射法是目前治疗内痔较好的方法。根据其药理作用的不同，分为硬化萎缩和坏死枯脱两种方法。由于坏死枯脱疗法所致并发症较多，故目前临床上普遍采用内痔硬化剂注射疗法。注射疗法的原理是将硬化剂注入痔块周围，产生无菌炎性反应，使小血管闭塞和痔块内纤维增生、硬化萎缩。

适应证：Ⅰ、Ⅱ、Ⅲ期内痔；内痔兼有贫血者；混合痔的内痔部分。

禁忌证：外痔、内痔伴肛门周围急、慢性炎症或腹泻；内痔伴有严重肺结核、高血压及肝、肾疾病或血液病患者；因腹腔肿瘤引起的内痔和临产期孕妇。

常用药物：5%～10%石炭酸甘油、5%鱼肝油酸钠、4%～6%明矾液、消痔灵（硬化萎缩剂）、枯痔液、新六号枯痔注射液（坏死枯脱剂）等。

操作方法（硬化萎缩注射法）：见图11-7。

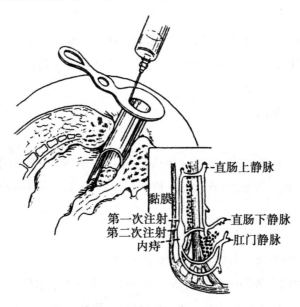

图11-7 内痔硬化萎缩注射法

内痔注射治疗患者术前排空大便，取侧卧位或截石位。局部麻醉消毒后，在肛门镜下或将痔核暴露于肛外，检查内痔的部位、数目、大小、母痔与子痔的关系。并做直肠指检，确定母痔区有无动脉搏动。

在肛镜直视下用0.1%新洁尔灭或络合碘直肠内局部消毒，用皮试针抽取5%石炭酸甘油或4%～6%明矾液，于痔核最高部位进针至黏膜下层，针头斜向上15°进行注射，每个痔核注射0.3～0.5mL（其他药物剂量参照该药物说明书），一般每次注射1～2个痔核。注射当天避免过多活动，24小时内不宜排大便，7～10天后再注射第2次或注射其他痔核。注射不宜太深，否则易引起肌层组织硬化或坏死。

（2）结扎疗法 其原理是通过阻断内痔的血运，使痔缺血、坏死、脱落而痊愈。常见的有贯穿结扎法和胶圈套扎法。

1）贯穿结扎法

适应证：Ⅱ、Ⅲ期内痔，对纤维型内痔更为适宜。

禁忌证：肛门周围有急性脓肿或湿疮者；内痔伴有痢疾或腹泻患者，因腹腔肿瘤引起的内痔；内痔伴有严重肺结核、高血压及肝脏、肾脏疾患或血液病患者；临产期孕妇。

术前准备：清洁灌肠，如在门诊手术者，嘱先排空大便。患者取侧卧位（患侧在下）或截石位。肛门周围剃毛，并用1∶5000的高锰酸钾溶液冲洗，拭净。肛周消毒后铺消毒巾。

操作方法：患者取侧卧位，局麻或腰俞穴麻醉，用0.1%新洁尔灭或络合碘肛周消毒，铺巾，再用双手食指进行扩肛，充分暴露痔核，用弯血管钳夹住痔核基底部，用左手向肛外同一方向牵引，右手用持针钳夹住已穿有丝线的缝针，将双线从痔核基底部中央稍偏上穿过。将已贯穿痔核的双线交叉放置，并用剪刀沿齿线剪一浅表裂口，再行"8"字形结扎。结扎完毕后，用弯血管钳挤压被结扎的痔核，亦可在被结扎的痔核内注射6%明矾注射液，加速痔核的坏死。最后将存留在肛外的线端剪去，再将痔核送回肛内，并用红油膏少许涂入肛内，用纱布、橡皮膏固定（图11-8）。

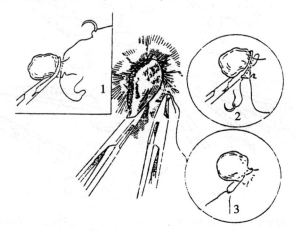

图11-8 贯穿结扎法

注意事项：

①结扎内痔时先结扎小的痔核，后结扎大的痔核。

②缝针贯穿痔核基底时不可穿入肌层，否则结扎后可引起肌层坏死，或并发肛周脓肿。

③结扎紧线时夹住痔的止血钳要随紧线缓慢放松退出，不放松易过多地结扎到直肠黏膜；过早松开则线易向外滑，只结扎住痔的半截。

④结扎术后当天不宜大便，若便后痔核脱出，应立即将痔核送回肛内，以免发生水肿，加重疼痛反应。

⑤痔下端的结扎线要嵌入小切口内，否则扎到肛管皮肤会引起剧痛。

⑥在结扎后的7天左右为痔核脱落阶段，嘱患者减少活动，大便时不宜用力努张，以避免术后的大出血。

2）胶圈套扎法　将特制的0.2～0.3cm宽的乳胶圈套在痔根部，常用内痔套扎器套扎法或双钳套扎法。

适应证：Ⅱ、Ⅲ期内痔及混合痔的内痔部分。

禁忌证：同贯穿结扎法。

操作方法：以双钳套扎法为例。局部消毒、麻醉，待肛门松弛、痔核显露后，将乳胶圈套在一把止血钳的根部，用此钳夹住痔核基底部，用另一把止血钳夹住乳胶圈的一侧，将乳胶圈拉长绕过痔核上端套扎在痔核基底部，放松血管钳退出即可。术后处理同贯穿结扎法（图11-9）。

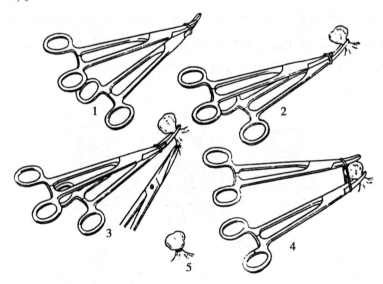

1. 准备；2. 夹住内痔基底部；3. 齿线处剪口；4. 进行套；5. 套扎完成

图11-9　双钳套扎法

（3）手术后的常见反应及处理方法

①疼痛：手术后用1%盐酸普鲁卡因10mL在中髎或下髎穴封闭（每侧5mL），或口服去痛片；必要时肌内注射苯巴比妥钠0.1g或盐酸哌替啶50～100mg。

②小便困难：应消除患者精神紧张；用车前子水煎代茶；下腹部热敷或针刺三阴交、关元、中极等穴，留针15～30分钟；或用1%盐酸普鲁卡因10mL长强穴封闭；因肛门敷料过多或压迫过紧引起者，可适当放松敷料；必要时采用导尿术。

③出血：内痔结扎不牢而脱落或内痔枯萎脱落时可出现创面渗血，甚至小动脉出血。对于创面渗血，可用凡士林纱条填塞压迫，或用桃花散外敷；至于小动脉出血，必须显露

出血点，进行缝合包扎，彻底止血；如出血过多，面色苍白，血压下降者，应快速补液、输血、抗休克。

④发热：一般因组织坏死、吸收而引起的发热不超过38℃，除加强观察外，无需特殊处理。局部感染引起的可应用清热解毒药或抗生素等。

⑤水肿：以芒硝30g煎水熏洗，每日1~2次，或用1:5000高锰酸钾溶液热水坐浴后外敷消痔膏，也可用热水袋外敷。

【预防与调护】

1. 保持大便通畅。养成每天定时排便的习惯，临厕不宜久蹲努责。

2. 注意饮食调和，多喝开水，多食蔬菜，少食辛辣、醇酒、炙煿之品。

3. 避免久坐久立，进行适当的活动。定时做肛门括约肌运动，早、晚各30次。

4. 发生内痔应及时治疗，防止进一步发展。

二、 外痔

外痔是由痔外静脉丛扩大、曲张或痔外静脉丛破裂出血或肛缘皮肤反复发炎纤维增生而成的疾病，多发生于齿状线以下。其临床特点是自觉肛门坠胀、疼痛、有异物感。根据临床症状和病理特点的不同，外痔可分为静脉曲张性外痔、血栓性外痔和结缔组织外痔等。以后两种为多见。

【病因病机】

排便努挣、肛门裂伤、内痔反复脱垂，致使邪毒外侵，气血运行不畅，筋脉瘀阻；或湿热下注，阻塞脉络，气滞血瘀。

【诊断】

1. **结缔组织外痔**　患者初起仅有肛门异物感或便后肛门不易清洁。因少量分泌物或粪便积存刺激，可伴肛门潮湿、瘙痒。一般无疼痛，不出血，如染毒而肿胀时可觉疼痛。

检查：肛门缘皱襞的皮肤发生结缔组织逐渐增生、肥大，又称哨兵痔，质地柔软。若发生于截石位6、12点处的外痔，常由肛裂引起；若发于3、7、11点处的外痔，多伴有内痔；赘皮呈环形或形如花冠状的，多见于经产妇。

2. **静脉曲张性外痔**　由齿线以下的痔外静脉丛发生扩大、曲张而成，初起只感觉肛门部坠胀不适，一般不疼痛，染毒时可肿大疼痛，在排便或用力时明显。患者多伴有内痔。

检查：局部有椭圆形或长形肿物，触之柔软，并呈暗紫色，按之较硬，便后或按摩后肿物缩小变软。

3. **血栓性外痔**　血栓性外痔是指痔外静脉破裂出血，血积皮下而形成的血凝块。排便或用力后肛门部突然剧烈疼痛，肛缘皮下有一触痛性肿物，边界清楚。排便、坐下、行走甚至咳嗽等动作均可使疼痛加重。好发于膀胱截石位的3、9点处。

【鉴别诊断】

1. 内痔嵌顿　齿线上内痔脱出、嵌顿，疼痛时间较长，皮瓣水肿，消退缓慢，痔核表面糜烂，伴有感染时有分泌物和臭味。

2. 肛裂　肛门疼痛呈周期性，便鲜血，局部检查可见6或12点处有纵形裂口。

【治疗】

1. 辨证论治

（1）内治法

①气滞血瘀证

证候：肛缘肿物突起，排便时可增大，有异物感，可有胀痛或坠痛，局部可触及硬性结节；舌紫，苔淡黄，脉弦涩。

治法：活血化瘀。

方药：桃仁承气汤加减。

②湿热下注证

证候：肛缘肿物隆起，灼热疼痛或有滋水，便干或溏；舌红，苔黄腻，脉滑数。

治法：清热利湿，活血散瘀。

方药：防风秦艽汤加减。

③脾虚气陷证

证候：肛缘肿物隆起，肛门坠胀，似有便意；伴神疲乏力、纳少便溏；舌淡胖，苔薄白，脉细无力。多见于经产妇、老弱体虚者。

治法：补中益气，升阳举陷。

方药：补中益气汤加减。

结缔组织外痔一般无需治疗，当外痔染毒肿痛时可用清热利湿之法，方用止痛如神汤或五神汤加减；静脉曲张性外痔染毒者宜清热利湿、活血散瘀，方用萆薢化毒汤合活血散瘀汤加减；血栓性外痔宜清热凉血、消肿止痛，方用凉血地黄汤加减。

（2）外治法　肿胀疼痛者可用苦参汤加减熏洗，外敷黄连膏等。

2. 手术治疗

（1）静脉丛剥离术

适应证：静脉曲张性外痔。

操作方法：取侧卧位或截石位。局部消毒铺巾，局麻。用组织钳提起外痔组织，在痔中心自下缘至齿线做一纵行"V"字形切口，再用剪刀分离皮下曲张的静脉丛，将皮肤及皮下组织一并切除，用凡士林纱条引流，无菌纱布压迫，宽胶布固定。每天便后用1∶5000高锰酸钾溶液坐浴，更换敷料。

（2）血栓性外痔剥离术

适应证：血栓性外痔较大，血凝块不易吸收，炎症水肿局限者。

操作方法：取侧卧位，病侧在下方，局部消毒。局麻后在痔中央做放射状或梭形切口，用止血钳将血块分离并摘除。修剪伤口两侧皮瓣，使创口敞开，用凡士林纱条嵌塞，外盖无菌纱布，宽胶布固定。每日便后熏洗换药。

三、混合痔

混合痔是指同一方位的内、外痔静脉丛曲张，相互沟通吻合，使内痔部分和外痔部分形成一个整体者。二者无明显分界，括约肌间沟消失。多发于截石位 3、7、11 点处，以 11 点处最为多见。兼有内痔、外痔的双重症状。内、外治法亦基本相同。较严重的混合痔可行外痔剥离、内痔结扎术。

操作方法：取截石位或侧卧位，常规消毒肛门部，局部浸润麻醉。充分暴露痔核后将外痔部分做"V"字形或梭形切口，用血管钳钝性剥离外痔皮下静脉丛至齿线稍下方。然后用弯止血钳夹住被剥离的外痔皮瓣和内痔基底部，在内痔基底正中用圆针粗丝线贯穿做"8"字形结扎。剪除"V"字形内皮肤及静脉丛，使肛门部呈一放射状伤口。用相同的方法处理其他痔核（图 11 - 10）。创面用凡士林纱布覆盖，术后当天限制大便，以后每次便后用 1∶5000 高锰酸钾溶液或温开水坐浴并换药。

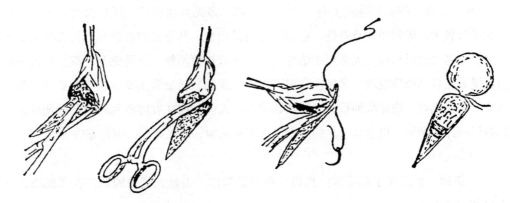

图 11 - 10　混合痔外剥内扎术

注意事项：

①一般每次剥离结扎痔核不超过 4 个，否则易引起肛门变窄，大便难出，且易引起丝线滑脱。

②缝针穿过痔核基底部时不可穿入肌层，否则结扎后可引起肌层坏死。

③外痔剥离切口不能太靠上，否则易引起术后大出血。

④手术中尽量保留肛管皮肤和黏膜，以防术后肛门直肠狭窄。

【预防与调护】

1. 保持大便通畅，定时排便，大便时不要久蹲努责。

2. 及时治疗肠道急、慢性炎症；保持肛门部清洁，坚持便后用温开水坐浴。

3. 少食辛辣刺激之品，多吃蔬菜、水果。

项目三　息肉痔

息肉痔是指直肠黏膜上的赘生物，是一种常见的直肠良性肿瘤。中医文献又称樱桃痔、悬胆痔。西医学称之为直肠息肉。其临床特点是直肠肿物蒂小质嫩，便后出血，其色鲜红。可单发或多发，前者多见于儿童，后者多见于青壮年人。很多息肉积聚在一段或全段大肠内称息肉病，少数可发生恶性变，尤以多发性息肉恶性变较多。

【病因病机】

本病是湿热下迫大肠，以致肠道气机不利、经络阻滞、瘀血浊气凝聚而成。

西医学认为，本病发病可能与遗传有关，或因慢性刺激、炎症、痢疾、血吸虫病感染等所致。

【诊断】

1. 临床表现　初起在黏膜上有一个小的突起，多无其他症状。逐渐长大，小者如黄豆粒，大者如核桃。肿物质软有弹性，色多鲜红而易出血。低位息肉或蒂部较长者排便时可脱出肛外，小者便后可自回，大者需手法送回，常伴有排便不畅、下坠感等。高位息肉一般通过直肠镜或乙状结肠镜发现。多发性息肉以腹痛、腹泻、便血为主要症状。若息肉并发溃疡及感染，表面糜烂，则症状加重，大便次数增多，大便时往往有鲜血及黏液随粪便排出。稀便内常见泡沫，秽臭，里急后重。病久则出现形体消瘦、体弱无力、面色苍白等。

2. 辅助检查

（1）指诊　多适用于儿童低位息肉，可触及圆形、柔软、带蒂肿物，表面光滑，指套上有血和血性黏液。

（2）内窥镜检查　可根据临床需要选用直肠镜、乙状结肠镜或纤维结肠镜检查，以确定息肉的部位、大小、数目，或取活组织做病理检查。

【鉴别诊断】

1. 内痔　二者均可脱出，便血。但内痔多位于齿线上左中、右前、右后三处，基底较宽而无蒂，便血量较多。多见于成年人。

2. 直肠癌　早期为大便带血，血色暗红或血与黏液相混，继则大便习惯改变、便意频繁、大便变形。直肠指检或镜检可发现凹凸不平的肿块，触之质地坚硬不移。组织活检有助于诊断。

【治疗】

直肠息肉早期可采用中药内服配合保留灌肠方法治疗，可起到控制发展的作用。中药硬化剂息肉底部注射可使其脱落或缩小，对预防和控制癌变可起到一定作用。

1. 辨证论治

（1）内治法

①风伤肠络证

证候：便血鲜红，滴血、带血，息肉表面充血明显，脱出或不脱出肛外；舌红，苔白或薄黄，脉浮数。

治法：清热凉血，祛风止血。

方药：凉血地黄汤加减。

②气滞血瘀证

证候：肿物脱出肛外，不能回纳，疼痛甚，表面紫暗；舌紫，脉涩。

治法：活血化瘀，软坚散结。

方药：少腹逐瘀汤加减。

③脾气亏虚证

证候：肿物易于脱出肛外，表面增生粗糙，或有少量出血；伴面色萎黄、纳差消瘦、肛门松弛；舌淡，苔薄，脉弱。

治法：补益脾胃。

方药：参苓白术散加减。

（2）外治

灌肠法：适用于多发性息肉。用 6% 明矾液 50mL 保留灌肠，每日 1 次；或取乌梅 12g，五倍子 6g，五味子 6g，牡蛎 30g，夏枯草 30g，海浮石 12g，紫草 15g，贯众 15g，浓煎为 150~200mL，每次 50mL 保留灌肠，每日 1 次。

2. 其他疗法

（1）注射疗法　适用于小儿无蒂息肉。术前用肥皂水洗肠 1~2 次，侧卧位，局部消毒麻醉，在肛镜下找到息肉，新洁尔灭或络合碘消毒，将 6%~8% 明矾液或 5% 鱼肝油酸钠注入息肉基底部，一般用药 0.3~0.5mL。术后为防止便秘，每日服麻仁丸 9g 或液状石蜡 20ml。常规使用抗生素 2~3 天。

（2）结扎法　适用于低位带蒂息肉。侧卧位或截石位，局部消毒，局麻扩肛后用食指将息肉轻轻拉出肛外，或在肛镜下用组织钳夹住息肉轻轻拉出肛外，用圆针丝线在息肉基底贯穿结扎，然后切除息肉（图 11-11），肛内注入九华膏。常规使用抗生素 2~3 天。

（3）电烙法　适用于较高位的小息肉。膝胸位或俯卧位，在肛镜或乙状结肠镜下直接

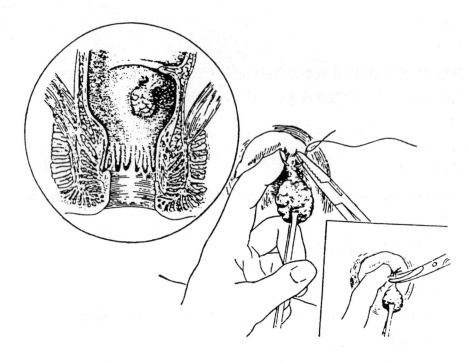

图 11 –11 直肠息肉结扎法

烧灼息肉根部。无蒂息肉可烧灼中央部，但须注意切勿烧灼过深，以免引起肠穿孔。术后卧床休息 1 小时，1 周后复查，如脱落不全，可电灼第二次。

（4）病变肠段切除术　适用于高位多发性腺瘤。必要时可考虑做肠段切除术。

【预防与调护】

1. 及时治疗相关疾病，如慢性肠炎、肛窦炎、内外痔等。

2. 保持肛周清洁卫生，养成定时排便习惯，防止便秘。

3. 息肉脱出肛外要及时回纳，不可盲目牵拉，以免撕伤或断裂造成大出血。

项目四　肛　痈

病例导入

　　某患者，男，38 岁。恶寒发热 3 天，头痛，肛门坠胀疼痛，持续加剧，尾骨与肛门之间有明显压痛。

　　问题：①该患者患何疾病？②应如何处理？

　　肛痈是肛管直肠周围间隙发生急、慢性化脓性感染形成的脓肿。在中医文献中肛痈又称为"脏毒""悬痈""坐马痈"等。任何年龄人群均可发生，但以 20 ~ 40 岁青壮年人发病较多见，男性多于女性。本病相当于西医学的肛门直肠周围脓肿，多与肛门腺感染有关，自溃或切开排脓后常形成肛瘘。根据发生的部位不同，可分为肛门旁皮下脓肿、坐骨直肠窝脓肿、骨盆直肠窝脓肿、直肠后间隙脓肿。

【病因病机】

本病多因饮食不节，过食辛辣厚味，湿热内生，热毒结聚而致；或因肌肤损伤，感染毒邪，瘀血凝滞，经络阻塞，血败肉腐而成。如属虚证，多因肺、脾、肾三阴亏损，湿热乘虚下注肛门所致。

【诊断】

1. 临床表现　主要表现为肛门周围疼痛、肿胀、有结块，伴有不同程度的发热、倦怠等全身症状。由于脓肿的部位和深浅的不同，症状也有差异。如发生在肛提肌以下的间隙脓肿，部位浅，局部红、肿、热、痛明显，而全身症状较轻；发生在肛提肌以上的间隙脓肿，则部位深，局部红肿热痛较轻，而全身症状重。

（1）肛门旁皮下脓肿　发生于肛门周围的皮下组织内，为最常见的一种脓肿，肛门旁有明显红肿、硬结或触痛，如脓成可有波动感。局部疼痛明显，全身症状轻微。

（2）坐骨直肠窝脓肿　发生于肛门与坐骨结节之间，脓肿范围广而深。容量60～90mL，发病时患侧持续性疼痛，逐渐加重，在排便、咳嗽、行走时疼痛加剧，可伴全身感染症状，如发热、畏寒、头痛、食欲不振等，肛门指诊患侧饱满，有明显的压痛和波动感。

（3）骨盆直肠间隙脓肿　此类脓肿少见，局部症状不明显，有时仅有直肠下坠感，但全身症状明显。肛门指诊可触及患侧直肠壁处隆起、压痛及波动感。

（4）直肠后间隙脓肿　症状与骨盆直肠间隙脓肿相同，但直肠内有明显的坠胀感，骶尾部可产生钝痛，并可放射至下肢，在尾骨与肛门之间有明显的深部压痛。肛门指诊直肠后方肠壁处有触痛、隆起和波动感（图11-12）。

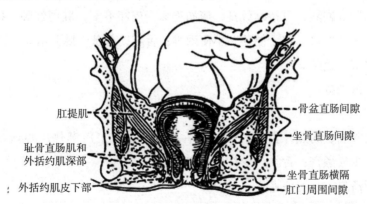

图 11-12　肛周脓肿

若肛周局部红、肿、热、痛不甚明显,成脓较慢,溃后脓液稀薄淡白,不臭或微带粪臭味,溃口凹陷;伴全身倦怠乏力,一般不发热或有虚热;舌苔薄腻,脉弦细或濡缓。此为结核性脓肿。

2. 辅助检查

(1)指诊 对查明脓肿的部位、性质,是否成脓及脓腔的位置、大小和波动情况有重要意义。

(2)窥肛器检查 可检查高位脓肿的位置、对肠腔的压迫情况及内口的位置等。

(3)其他检查 血常规提示白细胞总数及中性粒细胞比例均可增高;超声检查可了解肛痈的大小、位置。

【鉴别诊断】

肛周毛囊炎、疖肿 病灶仅在皮肤或皮下,因发病与肛窦无病理性联系,破溃后不会形成肛漏。

【治疗】

肛痈的治疗以手术为主,注意预防肛漏的形成。

1. 辨证论治

(1)内治法

①火毒蕴结证

证候:肛门周围突然肿痛,持续加剧,肛门红肿结块,触痛明显,质硬,表面灼热;伴有恶寒发热、头身疼痛、便秘、溲赤;舌红,苔黄腻,脉滑数或洪大有力。

治法:清热解毒。

方药:仙方活命饮、黄连解毒汤加减。若有湿热之象,可合用萆薢渗湿汤。

②热毒炽盛证

证候:肛门肿痛剧烈,可持续数日,痛如鸡啄,夜寐不安,肛周红肿,按之有波动感或穿刺有脓;伴恶寒发热、口干便秘、小便困难;舌红,苔黄,脉弦滑。

治法:清热解毒透脓。

方药:透脓散加减。

③阴虚毒恋证

证候:肛门肿痛、灼热,表皮色红,溃后难敛;伴有午后潮热、心烦口干、夜间盗汗、面色苍白、少气懒言;舌红,少苔,脉细数。

治法:养阴清热,祛湿解毒。

方药:青蒿鳖甲汤合三妙丸加减。

(2)外治法

①初起:实证用金黄膏、黄连膏外敷,位置深隐者可用金黄散调糊灌肠;虚证用冲和

膏外敷或阳和解凝膏盖贴。

②成脓：宜早期切开引流，外上咬头膏或苍耳子虫。并根据脓肿部位深浅和病情缓急选择手术方法。

③溃后：用九一丹纱条引流，脓尽改用生肌散纱条。日久成漏者按肛漏处理。

2. **手术疗法** 见图 11 – 13。

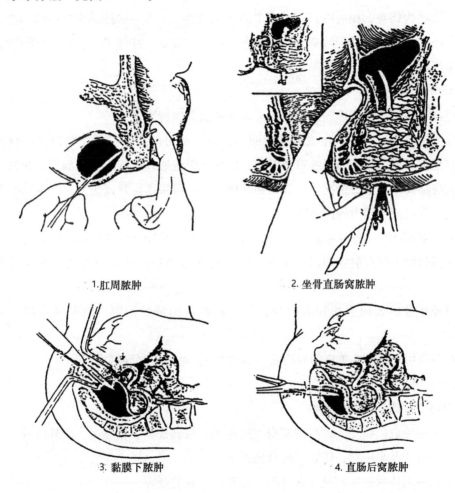

1.肛周脓肿　　　　　　　　　　　2.坐骨直肠窝脓肿

3.黏膜下脓肿　　　　　　　　　　4.直肠后窝脓肿

图 11 – 13　肛痈切开引流

（1）一次切开法

适应证：浅部脓肿。

操作方法：在腰俞穴麻醉或局麻下，取截石位，局部消毒，在脓肿最高处做放射状切口；排出脓液后伸入食指探查脓腔大小，分开其间隔；最后放入油纱条引流。如脓腔与肛窦相通，可在切开脓肿后用探针仔细探查内口，将切口与内口之间的组织切开，并搔刮清除，以避免形成肛漏。术后每次便后用苦参汤或 1∶5000 高锰酸钾液坐浴，每天换药。常

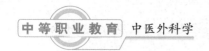

规使用抗生素、中药及缓泻剂。

（2）一次切开挂线法

适应证：高位脓肿（坐骨直肠间隙脓肿，骨盆直肠间隙脓肿，直肠后间隙脓肿）。

操作方法：在腰俞穴麻醉下，患者取截石位，局部消毒、铺巾，做放射状或弧形切口；再用组织钳分离至脓腔，引流脓液，然后用双氧水和生理盐水清洗脓腔；然后再用探针从脓腔向肛内探查，探通内口，用橡皮筋从内口穿出（另一端从脓腔拉出），将两端收拢结扎，脓腔内填以红油膏纱条，外敷纱布，宽胶布固定。挂线者一般约10天自行脱落，可酌情紧线或剪除。

（3）分次切开法

适应证：适用于体质虚弱或不愿住院治疗的深部脓肿患者。

操作方法：切口应在压痛或波动感明显部位，尽可能靠近肛门，切口呈弧状或放射状，须有足够长度，用红油膏纱布条引流，以保持引流通畅。待形成肛漏后，再按肛漏处理。病变炎症局限和全身情况良好者，如发现内口，可采用切开挂线法，以免二次手术。

肛痈切开引流手术中的注意事项：

①定位要准确，一般在脓肿切开引流前应先穿刺，待抽出脓液后再行切开引流。

②浅部脓肿可行放射状切口，深部脓肿应行弧形切口，避免损伤括约肌而导致肛门失禁。

③切开脓肿后要用手指探查脓腔，分开脓腔内的纤维间隔，以利于引流；引流要彻底。

④术中应切开原发性感染的肛隐窝（即内口），可防止肛漏形成。

【预防与调护】

1. 保持肛门清洁及大便通畅。

2. 积极防治肛门病变，如肛隐窝炎、肛腺炎、肛乳头炎、直肠炎、内外痔等。

3. 患病后应及早治疗，防止炎症范围扩大。

4. 手术后须注意有无高热、寒战等，如有则应及时处理。

项目五　肛　漏

病例导入

某患者，男，30岁。肛旁时流脓水，伴瘙痒1年。检查见肛旁有一外口，呈凸型，脓水较稠厚。曾有肛旁脓肿病史。

问题：①该患者患何疾病？②应如何治疗？

肛漏是肛管或直肠腔与肛门外皮肤相通的一种异常管道，又称为肛管直肠漏。本病相当于西医学的肛瘘。一般由原发性内口、漏管和继发性外口三部分组成，也有仅具内口或外口者。内口为原发性，绝大多数在肛管齿线处的肛窦内；外口是继发的，在肛门周围皮肤上，常不止一个。肛漏多是肛痈的后遗症，临床上分化脓性和结核性两类。其特点是以局部反复流脓、疼痛、瘙痒为主要症状。在肛门直肠病中发病率仅次于痔疮。

【病因病机】

肛痈溃后，湿热余毒未尽，蕴结不散，血行不畅，疮口不合，日久成漏；或因脾、肺、肾三阴亏损，或因肛裂损伤感染，邪乘于下，郁久肉腐成脓，溃后成漏。

【诊断】

1. 临床表现　本病可发生于各种年龄和不同性别，但以成年人为多见。通常有肛痈反复发作史，并有自行溃破或切开排脓的病史。

（1）流脓　外口间歇性或持续性流脓、不易收口是肛漏的主要症状。一般初形成的肛漏流脓较多，有粪臭味，脓液色黄质稠；以后逐渐减少，时有时无，色白，质稀淡。有时外口暂时封闭，流脓停止。如脓水突然增多，兼有肛门部疼痛者，常表示有急性感染或有新的肛漏支管形成。

（2）疼痛　当漏管引流通畅时，则局部无疼痛，仅有轻微发胀不适。若外口暂时闭合，脓液积聚，则有胀痛；若溃破后脓水流出，症状可迅速减轻或消失。但也可因内口较大，粪便流入管道而引起疼痛，尤其是排便时疼痛加剧。

（3）瘙痒　由于脓液不断刺激肛门周围皮肤而引起瘙痒，有时可伴发肛周湿疮。

（4）全身症状　一般的肛漏常无全身症状，但复杂性肛漏和结核性肛漏因病程长，有的带病数十年，常出现身体消瘦、贫血、便秘和排便困难等症状；如继发感染，再发脓肿时，则出现相应的症状。

2. 分类　1975 年全国肛肠外科会议制定了肛漏的统一分类标准，以外括约肌深部画线为标志，漏管经过此线以上者为高位，在此线以下者为低位。其具体分类如下：

（1）低位单纯性肛漏　只有 1 个漏管，并通过外括约肌深部以下，内口在肛窦附近。

（2）低位复杂性肛漏　漏管在外括约肌深部以下，外口和管道有 2 个以上者，内口在肛窦部位（包括多发性漏）。

（3）高位单纯性肛漏　仅有 1 个管道，漏管穿过括约肌深部以上，内口位于肛窦部位。

（4）高位复杂性肛漏　有 2 个以上外口及管道，有分支，其主管道通过外括约肌深部以上，有 1 个或 2 个以上内口。

3. 肛漏管道走行规律（梭罗门定律）　将肛门两侧的坐骨结节画一条横线，当漏管外口在横线之前距离肛缘 4cm 以内，内口在齿线处与外口位置相对，其管道多为直行；如外口在距离肛缘4cm以外，或外口在横线之后，内口多在后正中齿线处，其漏管多为弯曲或马蹄形（图11-14）。

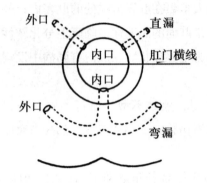

图11-14 肛漏管道走行规律

4. 局部检查

（1）肛门视诊 在肛门周围皮肤或臀部可见外口，外口呈乳头状突起或肉芽组织隆起，压之有少量脓液流出。如外口较大，不整齐，呈潜行性边缘，周围皮肤红紫色，多为结核性漏管。单纯性肛漏仅有1个外口，复杂性肛漏则在2个以上。

（2）触诊 低位肛漏之漏管在皮下可以摸到绳状硬条，由外口行向肛门，用手指按压有脓液由外口流出。高位或结核性者一般不易触及。以探针探查常可找到内口。

（3）直肠指检 常在肛管后侧、齿线附近可摸到中心凹陷的小硬结，有轻微压痛，即是原发内口。

5. X线造影 对一般检查很难判定漏管高度和走行的，可采用X线碘化油管道造影。

【鉴别诊断】

肛门部化脓性汗腺炎 是皮肤及皮下组织的慢性炎症性疾病，其病变范围较广泛，呈弥漫性或结节状。在肛周皮下形成漏管及外口，流脓，并不断向四周蔓延。检查时可见肛周皮下多处漏管及外口，皮色暗褐而硬，肛管内无内口。

【治疗】

一般以手术治疗为主；内治法多用于手术前后，以增强体质，减轻症状，控制炎症发展。

1. 辨证论治

（1）内治法

①湿热下注证

证候：肛周经常流脓液，脓质稠厚，有臭味，肛门胀痛，局部灼热，肛周有溃口，按之有索状物通向肛内；大便不畅，小便短赤；舌红，苔黄腻，脉弦或滑数。

治法：清热利湿。

方药：二妙丸合草薢渗湿汤加减。

②正虚邪恋证

证候：肛周流脓液，质地稀薄，肛门隐隐作痛，外口皮色暗淡，漏口时溃时愈，肛周有溃口，按之较硬，或有脓液从溃口流出，且多有索状物通向肛内；可伴有神疲乏力；舌淡，苔薄，脉濡。

治法：托里透毒。

方药：托里消毒散加减。

③阴液亏损证

证候：肛周有溃口，颜色淡红，按之有索状物通向肛内；可伴有形体消瘦、潮热盗汗、心烦口干、食欲不振；舌红，少苔，脉细数。

治法：养阴清热。

方药：青蒿鳖甲汤加减。肺虚者加沙参、麦冬；脾虚者加白术、山药。

（2）外治法 肛瘘脓水淋沥，肛周潮湿者，苦参汤煎水坐浴，每日1次，每次20~30分钟。

2. **其他疗法** 肛漏以手术治疗为主，手术成功的关键在于正确地找到内口，并将内口及漏管周围瘢痕组织同时切除。根据漏管位置的高低及复杂程度，其手术方式可分为挂线疗法、肛漏切开或切除术、切开加挂线疗法等。

（1）**挂线疗法** 其原理是利用结扎线的机械作用，使结扎处组织发生血运障碍，逐渐压迫坏死，慢性勒开管道，同时结扎线可作为漏管引流物，使漏管内渗液排出。肛管括约肌被缓慢切开，给断端造成生长并和周围组织产生炎症粘连的机会，防止了肛管直肠环突然断裂回缩而引起肛门失禁的发生。

适应证：适用于距离肛门3~5cm以内，有内、外口的低位肛漏或高位单纯性直漏；或作为复杂性肛漏切开或切除的辅助方法。

禁忌证：肛门周围有皮肤病者；漏管仍有酿脓现象存在者；有严重的肺结核、梅毒等或极度虚弱者；有癌变者。

操作方法：腰俞穴麻醉或局部浸润麻醉，取侧卧位或截石位。常规消毒、铺巾。先在球头探针尾端缚扎一橡皮筋，再将探针从漏管外口轻轻地向内探入，将食指伸入肛管协助探针，摸查探针头，将探针弯曲，从肛门口拉出，使橡皮筋通过漏管，由内口拉出，提起橡皮筋，切开漏管内、外口之间的皮肤及皮下组织，拉紧橡皮筋，紧贴皮下切口用止血钳夹住，在止血钳下方用粗丝线收紧橡皮筋并双重结扎之，然后在结扎线外1.5cm处剪去多余的橡皮筋。松开止血钳，用红油膏纱布条填塞伤口压迫止血，外垫纱布，宽胶布固定。一般在术后10天左右肛漏组织被橡皮筋切开，如橡皮筋不脱落者，可用剪刀将剩余管壁剪开。2~3周后创口即能愈合（图11-15）。

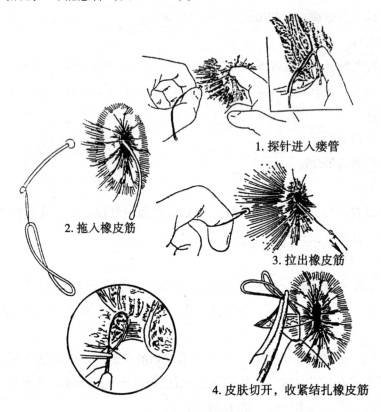

1. 探针进入瘘管
2. 拖入橡皮筋
3. 拉出橡皮筋
4. 皮肤切开，收紧结扎橡皮筋

图11-15 挂线疗法

（2）切开疗法

适应证：低位单纯性肛漏和低位复杂性肛漏。

禁忌证：同挂线疗法。

操作方法：腰俞穴麻醉或局部浸润麻醉，取截石位或侧卧位。常规消毒后铺巾。先在肛门内塞入一块盐水纱布，再用钝头针头注射器由漏管外口注入1%亚甲蓝溶液，如纱布染有颜色，则可有助于寻找内口，也便于在手术时辨认漏管走向。将有槽探针从瘘管外口轻轻插入，然后沿探针走行切开皮肤和皮下组织及漏管外壁，使漏管部分敞开，再将有槽探针插入漏管残余部分。同样方法切开探针的表面组织，直到整个漏管完全切开为止。漏管全部敞开后用刮匙将漏管壁上染蓝色的坏死组织和肉芽组织刮除，修剪创口两侧的皮肤和皮下组织，形成一口宽底小的创面，使引流通畅。仔细止血，创面填塞红油膏纱布条，外垫纱布，宽胶布压迫固定。

（3）手术时注意事项

①探针由外口探入时不能用力，以免造成假道。

②如漏管在肛管直肠环下方通过，可以一次全部切开漏管。如漏管通过肛管直肠环的

上方，必须加用挂线疗法，即先切开外括约肌皮下部浅部及其下方的漏管，然后用橡皮筋由剩余的管道口通入，由内口引出，缚在肛管直肠环上，这样可避免由于一次切断肛管直肠环而造成失禁。如肛管直肠环已纤维化者，也可一次全部切开，无需挂线。

③漏管若在外括约肌深、浅两层之间通过者，该处肌肉未形成纤维化时，不能同时切断两处外括约肌，在切断外括约肌时要与肌纤维成直角，不能斜角切断。

④高位肛漏通过肛尾韧带，可以做纵行切开，不能横行切断肛尾韧带，以免造成肛门向前移位。

（4）术后处理

①术后须保持大便通畅，必要时可给予润下剂。

②术后疼痛者可给予对症治疗。

③每天便后用苦参汤或 1∶5000 高锰酸钾溶液坐浴、换药。

④一般挂线后橡皮筋在 7 天左右可以脱落，若 10 天橡皮筋不脱落者，可用剪刀将剩余管壁剪开。若结扎橡皮筋较松，需再紧线一次。

⑤伤口必须从基底部开始生长，防止表面过早粘连封口而形成假愈合。

⑥管道切开或挂开后，改用生肌散纱条或生肌玉红膏纱条换药至收口。

⑦肛漏在切开或挂开后可有少量脓水流出，四周肿胀逐渐消散；如仍有较多脓水，应检查有无支管或残留的管道。

⑧如有局部感染，应及时予以治疗。

【预防与调护】

1. 经常保持肛门清洁，养成良好的卫生习惯。

2. 发现肛痈宜早期治疗，可以防止后遗肛漏。

3. 肛漏患者应及早治疗，避免外口堵塞而引起脓液积聚，排泄不畅，引发新的支管。

项目六 肛 裂

肛裂是指肛管皮肤纵行全层裂开所形成的感染性溃疡。其好发于肛门的前后方，即截石位 6 点和 12 点处。一般男性多发于后方，女性多发于前方，青壮年人多见。在中医学中属于"钩肠痔""裂肛痔"等范畴。其临床特征为肛门周期性疼痛、出血、便秘和瘙痒。

【病因病机】

多由血热肠燥或素体阴虚，致使大便秘结，排便过于用力，使肛门皮肤破裂，反复感染而发病；也有因肛管狭窄、肛门湿疹、痔疮损伤等感染而发病。

【诊断】

1. 临床表现

（1）疼痛 肛门部周期性疼痛是肛裂的主要特征。排便时立刻感觉肛门内灼痛或刀割样疼痛，称为便痛；持续数分钟至10分钟后疼痛停止或减轻，这个时期称为疼痛间歇期；然后因肛门括约肌痉挛收缩，患者又感觉剧烈疼痛。疼痛的程度随着肛裂的大小和深浅的不同而有轻有重，疼痛常持续半小时至数小时，当括约肌因痉挛而疲乏时疼痛才逐渐停止。临床上通常把这种疼痛称为周期性疼痛（图11－16）。以后又因排便或因喷嚏、咳嗽、排尿等，都能引起周期性疼痛反复发作。

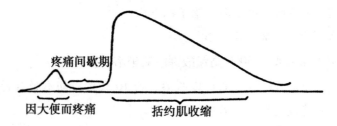

疼痛间歇期

因大便而疼痛　　　括约肌收缩

图11－16　肛裂周期性疼痛图解

（2）出血 大便时出血，量不多，色鲜红，有时染红便纸，或附着于粪便表面，有时滴血。出血量的多少与肛裂的大小和深浅有关，裂口越大、越深则出血越多。

（3）便秘 患者多数有习惯性便秘。

（4）瘙痒 患者多因分泌物自肛门流出，刺激肛门周围皮肤而引起肛门瘙痒。

2. 分类 根据病程不同，肛裂可分为早期肛裂和陈旧性肛裂。

（1）早期肛裂 病程较短。可见肛管纵行裂口或纵行梭形溃疡，色鲜红，底浅，边缘整齐有弹性，触之敏感。容易痊愈。

（2）陈旧性肛裂 病程较长。反复发作，疼痛剧烈，肛裂创面裂口深，色灰白，边缘变硬增厚，底部形成平整而硬的灰白色组织（栉膜带）。由于裂口周围慢性炎症，常可伴发结缔组织外痔（哨兵痔）、单口内瘘、肛乳头肥大、肛窦炎、肛乳头炎等。因此，裂口、栉膜带、哨兵痔、肛乳头肥大、单口内瘘、肛窦炎、肛乳头炎等7种病理改变为陈旧性肛裂的病理特征。

【鉴别诊断】

1. 肛门结核 多有结核病史。溃疡形态不规则，边缘不整齐，有潜行，溃疡底部呈污灰色苔膜，有脓血分泌物。疼痛轻，出血少，无赘皮性外痔。在病理切片中可见结核结节及干酪样坏死病灶。

2. 肛门皮肤癌 溃疡形态不规则，表面凹凸不平，边缘隆起，质硬，并有奇臭味和

持续疼痛。在病理切片中可见癌细胞

【治疗】

早期肛裂可采用非手术疗法，陈旧性肛裂应予以手术并同时切除附近其他病变组织。治疗原则是泄热通便，养阴生津，保持大便通畅，制止疼痛，解除括约肌痉挛，中断恶性循环，促使创面愈合。

1. 辨证论治

（1）内治法

①血热肠燥证

证候：大便两三日一行，质干硬，便时滴血或手纸染血，肛门疼痛，裂口色红；伴腹部胀满、溲黄；舌质偏红，苔黄燥，脉弦数。

治法：清热润肠通便。

方药：凉血地黄汤合脾约麻仁丸。

②阴虚津亏证

证候：肛门裂口深红，大便干燥，数日一行，便时疼痛、点滴下血；伴口干咽燥、五心烦热；舌红，少苔或无苔，脉细数。

治法：养阴清热润肠。

方药：润肠汤。

③气滞血瘀证

证候：肛门刺痛，便时便后尤甚，肛门紧缩，裂口色紫暗；舌质紫暗，脉弦或涩。

治法：理气活血，润肠通便。

方药：六磨汤加红花、桃仁、赤芍等。

（2）外治法

①早期肛裂：每日便后运用清热解毒、清热燥湿的药物水煎后熏洗局部，常用药物有苦参汤等；亦可运用收敛止血、祛腐生肌的药物敷于患处，常用药物有生肌玉红膏、马应龙痔疮膏、九华膏、生肌散等。

②陈旧性肛裂：可用七三丹或枯痔散等腐蚀药搽于裂口，2～3天腐脱后改用生肌白玉膏、生肌散收口；也可选用封闭疗法，用0.5%～1%普鲁卡因5～10mL在长强穴做扇形注射，隔天1次，5天为1个疗程；亦可于裂口基底部注入长效止痛液（亚甲蓝0.2g，盐酸普鲁卡因2g，加水至100mL，过滤消毒）3～5mL，每周1次。

2. 其他疗法 陈旧性肛裂和非手术疗法治疗无效的早期肛裂可考虑手术治疗，并根据不同情况选择不同的手术方法。

（1）扩肛法 适用于急性肛裂或慢性肛裂不并发乳头肥大及前哨痔者。取截石位或侧卧位，腰麻或局麻后，术者戴橡皮手套，并将双手食指和中指涂上润滑剂，先后将右、左手食指插入肛内，两指掌侧向外侧扩张肛管，以后逐渐伸入两中指，持续扩张肛管 3～4 分钟，扩张至能容纳 4 指即可。术后每天便后用 1:5000 高锰酸钾溶液坐浴。肛管扩张后可去除肛管括约肌痉挛，故能立即止痛。术后肛裂创面经扩大，引流通畅，创面很快愈合。但此法不足之处是可并发出血、肛周脓肿、痔脱垂及短时间大便失禁，复发率较高。

（2）切开疗法　适用于陈旧性肛裂伴有结缔组织外痔、乳头肥大等。取侧卧位或截石位，局部消毒、麻醉，在肛裂正中纵行切口，上至齿线，切断栉膜带及部分内括约肌环形纤维，下端向下适当延长，切断部分外括约肌皮下部肌纤维，使引流通畅，同时将赘皮性外痔、肥大乳头等一并切除，修剪溃疡边缘发硬的瘢痕组织，形成一个顶小底大的"V"字形开放创口，用红油膏纱条嵌压创面，再用纱布覆盖固定。术后每天便后坐浴，换药至痊愈。

（3）纵切横缝法　适用于陈旧性肛裂伴有肛管狭窄者。在腰俞穴麻醉下，取侧卧位或截石位，局部消毒后，沿肛裂正中做一纵切口，上至齿线上 0.5cm，下至肛缘外 0.5cm，切断栉膜带及部分内括约肌纤维，如有潜行性皮下瘘管、赘皮痔、肛乳头肥大、肛窦炎也一并切除，修剪裂口创缘，再游离切口下端的皮肤，以减少张力，彻底止血；然后用细丝线从切口上端进针，稍带基底组织，再从切口下端皮肤穿出，拉拢切口两端丝线结扎，使纵切口变成横缝合，一般缝合 3～4 针；外盖红油膏纱布，纱布压迫，胶布固定。

术后进流质饮食或软食 2 天，控制大便 1～2 天。便后用 1:5000 高锰酸钾液坐浴，肛内注入九华膏换药，5～7 天拆线。

【预防与调护】

1. 养成良好的排便习惯，及时治疗便秘。

2. 保持大便通畅，饮食中应多含蔬菜、水果，防止大便干燥。可服用蜂蜜、麻油或麻仁丸等缓泻剂，润滑粪便，防止肛门损伤。

3. 扩肛和肛门镜检查时禁用猛力。

4. 及时治疗炎性肠病，防止并发肛裂。

项目七　脱　肛

病例导入

某患者，13 岁。大便时有肿物脱出肛外，脱出物呈淡红色，长约 3cm，触之柔软，无弹性，便后能自行回纳。

问题：①该患者患何疾病？②应如何治疗？

脱肛是指肛管、直肠黏膜、直肠全层或部分乙状结肠向下移位甚至脱出肛门外的一种疾病。本病相当于西医学所称的肛管直肠脱垂。各种年龄的人均可发病，但多见于儿童、经产妇和年老体弱者。其临床特点是直肠黏膜及直肠反复脱出肛门外，并伴肛门松弛。

【病因病机】

多因气血不足，气虚下陷，不能固摄，以致肛管直肠向外脱出。如小儿稚嫩，气血未旺，或年老体衰，气血双亏，或妇人经产，耗伤气血，或劳倦过度，久病体弱，或久泻久痢，大肠虚冷，以上诸多因素均可导致气血不足，中气下陷，肛门失于固摄而发病。

【诊断】

1. 临床表现

（1）脱出　是肛门直肠脱垂的主要症状。起病缓慢，无明显全身症状，早期便后有黏膜从肛门脱出，便后能自行还纳。随着病情的发展，日久失治，致使直肠各层组织向下移位，直肠或部分乙状结肠脱出，甚至咳嗽、蹲下或行走时也可脱出。不能自然回复，须手托或平卧方能复位。

（2）坠胀感　由于黏膜下脱，引起直肠或结肠套叠，压迫肛门部，产生坠胀感，患者常有大便不尽和大便不畅感，或出现下腹部坠痛，腰部、腹股沟及两侧下肢有酸胀和沉重感觉。

（3）瘙痒　因直肠黏膜反复脱出，常发生充血、水肿、糜烂、出血，故肛门可流出黏液，刺激肛周皮肤，可引起瘙痒。

（4）嵌顿　肛门直肠脱出时间稍长，局部静脉回流受阻，因而发炎肿胀，并导致嵌顿。这时，黏膜由红色逐渐变成暗红色，甚至出现表浅黏膜糜烂坏死，或脱垂肠段因肛门括约肌收缩而绞窄坏死。全身可出现体温升高，食欲减退，小便困难，大便干结，疼痛坠胀加剧，坐卧不安，甚者发生肠梗阻症状。

2. 分度　根据直肠脱垂的程度可分为三度：

（1）Ⅰ度脱垂　可分为内脱出和外脱出。内脱出者患者自觉肛内胀满，经常有便意而无大便，肛外无任何体征，肛内指诊通常在直肠壶腹内触及折叠的黏膜，可上下移动，光滑质软，脱出部分与肠壁之间有环行沟，肛镜下可见脱出部分填满肠腔；外脱出患者在下蹲等腹压增加时发生，脱出物长度 3～5cm，多呈环形，色淡红，无便血，质地柔软，便后能自行还纳，指诊可触及两层折叠的黏膜。

（2）Ⅱ度脱垂　下蹲增加腹压时出现，脱出物长度 5～10cm，呈圆锥状，色淡红，无便血，质地柔软，表面黏膜间断折叠隆起呈同心圆状的环行皱襞，两层黏膜之间可触及肠壁肌层。需被动复位，长期反复脱出者，复位后可有肛门松弛，括约肌收缩无力等。

（3）Ⅲ度脱垂　下蹲、咳嗽或行走时均可脱出，脱出物长度 10cm 以上，呈圆柱状，色深红，表面可有瘀点，无便血，环行皱襞消失，两层黏膜之间可触及肠壁肌层。长期反复脱出者出现不同程度的肛门失禁，被动复位后常需加压固定。肛外被分泌物污染常伴有肛门湿疹。

【鉴别诊断】

脱肛应与内痔后期伴脱垂相鉴别（表11-2）。

表11-2 内痔脱垂与脱肛鉴别

	内 痔	脱 肛
形状	痔核分颗脱出	呈环状、不分颗、表面光滑
颜色	深红	呈淡红色
便血	有较长时间便血史	一般不出血
发病年龄	中年人多见	多见于儿童或老人

【治疗】

儿童患者脱肛宜采用保守治疗；老年患者宜采用手术疗法，不宜手术者宜采用中医辨证论治。

1. 辨证论治

（1）内治法

①脾虚气陷证

证候：便时肛内肿物脱出，轻重程度不一，色淡红，肛门坠胀，大便带血；伴神疲乏力、食欲不振，甚则头昏耳鸣、腰膝酸软；舌淡，苔薄白，脉细弱。

治法：补气升提，收敛固涩。

方药：补中益气汤加减。若不能自行还纳者加五倍子、诃子，重用黄芪、升麻、柴胡等；出血者加侧柏炭、地榆、槐花等；腰酸耳鸣者加山茱萸、覆盆子、诃子等。

②湿热下注证

证候：肛内肿物脱出，色紫暗或深红，甚则表面部分溃破、糜烂，肛门坠痛，肛内指检有灼热感；舌红，苔黄腻，脉弦数。

治法：清热利湿。

方药：萆薢渗湿汤加减。出血多者，加地榆、槐花、侧柏炭。

（2）外治法

①熏洗法：采用清热解毒、收敛固涩的药物，以苦参汤加石榴皮、枯矾、五倍子煎水熏洗，每天2次。

②外敷：以五倍子散或马勃散调凡士林外敷。

2. 其他疗法

（1）注射法 将药液注入直肠黏膜下层或直肠周围，使分离的直肠黏膜与肌层粘连固定，或使直肠与周围组织粘连固定（图 11 – 17）。

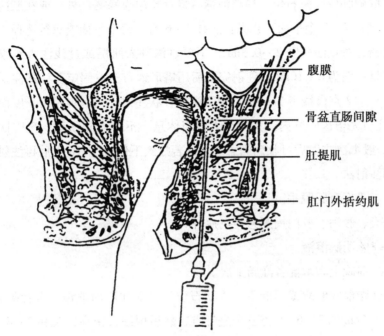

1.骨盆直肠间隙注射

右侧标注（自上而下）：腹膜、骨盆直肠间隙、肛提肌、肛门外括约肌

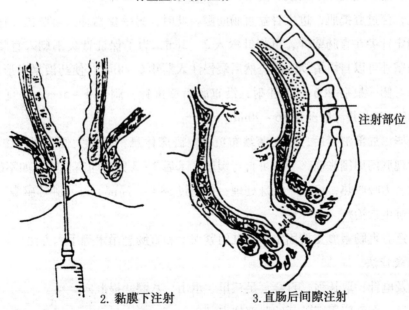

2.黏膜下注射　　3.直肠后间隙注射

右侧标注：注射部位

图 11 – 17　直肠脱垂的注射疗法

①黏膜下注射法：此法分为黏膜下层点状注射法和柱状注射法两种。

适应证：Ⅰ、Ⅱ度直肠脱垂，以Ⅰ度直肠脱垂效果最好。

禁忌证：直肠炎、腹泻、肛周炎及持续性腹压增加疾病者。

药物：6%~8%明矾溶液。

操作方法：取侧卧位或截石位，局部消毒后将直肠黏膜暴露肛外，或在肛门镜下，在齿线上1cm环形选择2~3个平面，或纵行选择4~6行。每个平面或每行选择4~6个点，各点距离相互交错，每点注药0.2~0.3mL，不要过深刺入肌层或过浅注入黏膜内，以免无效或坏死。总量一般为6~10mL。注射完毕后用塔形纱布压迫固定。柱状注射是在肛外直肠黏膜3、6、9、12点齿线上1cm的黏膜下层做柱状注射。长短视脱出长度而定，每柱药量2~3mL，注射完毕送回肛内。注射当天适当休息，不宜剧烈活动。流质饮食，控制大便1~3天。一般1次注射后可收到满意效果，若疗效不佳，7~10天后再注射1次。

②直肠周围注射法

适应证：Ⅱ、Ⅲ度直肠脱垂。

禁忌证：肠炎、腹泻、肛门周围急性炎症者。

药物：6%~8%明矾溶液。

术前准备：术前晚上和术前各灌肠1次。

操作方法：在腰俞穴麻醉或局麻下，取截石位。局部和肛内消毒，术者戴无菌手套，选定在距离肛缘1.5cm的3、6、9点三个进针点，然后用细长腰穿针头和20mL注射器吸入注射药液，选3点处刺入皮肤、皮下，进入坐骨直肠窝，进入4~5cm时针尖遇到阻力，即达肛提肌，穿过肛提肌，进入骨盆直肠间隙。此时，另手食指伸入直肠内，仔细寻摸针尖部位，确定针尖在直肠壁外，再将针深入2~3cm，为了保证针尖不刺入直肠壁内，以针尖在直肠壁外可以自由滑动为准，然后缓慢注入药物6~8mL，使药液呈扇形均匀散开。用同法注射对侧。最后在6点处注射，沿直肠后壁进针，刺入4~5cm，到直肠后间隙，注药4~5mL。三点共注射药量16~20mL。

注射完毕，局部消毒后，用无菌纱布覆盖。卧床休息，控制大便3天。注射后1~3小时内可出现肛门周围胀痛，一般可自行缓解。术后2~3天有时有低热，如不超过38℃，局部无感染者为吸收热，可不予特殊处理；如超过38℃，局部有红、肿等感染性炎症改变时，应给予抗生素治疗。

此外，还有直肠瘢痕支持固定术、肛门紧缩术和直肠悬吊术等手术方法。

（2）针灸疗法

①体针及电针：取长强、百会、足三里、承山、八髎、提肛穴。

②梅花针：在肛门周围外括约肌部位点刺。

【预防与调护】

1. 早诊断，早治疗，防止病情加重。

2. 纠正便秘，养成良好的排便习惯。

3. 防止腹压过度增高，积极治疗慢性腹泻、便秘、慢性咳嗽等。

4. 加强身体锻炼，增强体质，每天进行提肛运动。

项目八　锁肛痔

锁肛痔是指发生于直肠肛管的恶性肿瘤。因病至后期，肛门狭窄，排便困难，犹如锁住肛门一样，故称锁肛痔。《外科大成》曰："锁肛痔，肛门内外如竹节锁紧，形如海蜇，里急后重，便粪细而带扁，时流臭水。"本病相当于西医学的肛管直肠癌。多发于 40 岁以上中老年人，亦偶见青年人。其临床特点是便血、大便习惯改变、直肠肛管肿块。

【病因病机】

多因忧思抑郁，内伤七情，气血瘀滞，或饮食不节，湿热内蕴，或久泻久痢，脾失健运，湿毒内生，浊气下迫大肠，致使气血、湿毒、瘀滞结块而发病。病至后期肿块破溃，臭水、脓血淋漓，耗伤气血，导致气阴两伤。

【诊断】

1. 临床表现　本病好发于肛管、直肠处，初为直肠黏膜或肛管皮肤上小结节，质硬而无明显症状。随着病情进一步发展，可出现下列病变：

（1）便血　为早期症状，便血呈持续性，色暗红，量不多，多伴有黏液。病情持续发展，粪便中夹有脓血、黏液，并有特殊臭味。

（2）排便习惯改变　多在本病的早期出现，表现为排便次数增多，便意频频，总有排便不尽之感；有时为便秘，肛门常有不适或下坠感。

（3）大便变形　病至后期，随着肿块的增大，肠腔逐渐狭窄，粪便减少，大便形状变细、变扁；并出现腹胀、腹痛及肠鸣音亢进等肠梗阻征象。

（4）转移征象　锁肛痔可通过直接蔓延、血行播散、淋巴转移、脱落细胞种植等途径发生转移。可通过直接蔓延，穿过肠壁，侵入膀胱、阴道壁、前列腺等邻近器官组织。如侵及膀胱、尿道时，可有排尿不畅及尿痛、尿频；如侵及骶前神经丛，在直肠内或骶尾部出现剧烈持续性疼痛，并向下腹部、腰部或下肢放射。可经淋巴向上转移至沿直肠上静脉走行的淋巴结。10%～15% 的患者确诊时，癌症已经门静脉血行播散至肝脏，可出现肝大、腹水和黄疸等。

2. 局部检查　是诊断锁肛痔的重要方法。肛内指诊一般可触及瘤体，为硬结性肿块或溃疡，底宽质坚，高低不平，推之不移，肠腔常有狭窄。指套上染有脓、血和黏液，并伴有特殊臭味。

3. 辅助检查

（1）肠镜检查　直肠镜或乙状结肠镜检查可看到直肠内的病变状态，必要时可在直视下取活体病理组织送检。

（2）病理组织学检查　可分辨病损组织的性质，是诊断恶性病变最可靠的方法之一。

（3）CT检查　可确定癌肿侵犯的范围和程度，可作为手术切除的依据。

【鉴别诊断】

1. 内痔　多见于成年人。早期可有无痛性便血，呈间歇性，甚则出现贫血；痔核增大时，可脱出肛外，严重者须用手回纳；痔核较大可形成嵌顿，导致复位困难。

2. 息肉痔　成人呈多发性特点，小儿为单发表现。患者间断性小量出血，多附于大便表面，血色鲜红；便秘，或排便不畅；便时腹痛或便后加重；息肉较大时可脱出肛外。

3. 肛乳头肥大　病初肛门处不适，排便时疼痛。日久则肛乳头增大，大便时常脱出肛外，肛门局部潮湿瘙痒，有坠胀不适感。

【治疗】

本病治疗首先应采取根治性手术，但许多患者就诊时已至晚期，失去了根治性手术的时机。在患者身体允许的条件下，可配合放、化疗。在本病的治疗中，中医药治疗须贯穿于整个过程，其疗效确切，可显著提高患者的生活质量，延长其寿命。

1. 辨证论治

（1）内治法

①湿热蕴结证

证候：肛门灼热坠胀，便次增多，大便带血，血色暗红，或带黏液，里急后重，腹部阵痛；伴有发热、口渴、口臭、脘腹胀满、小便黄；舌红，苔黄腻，脉滑数。

治法：清热利湿解毒。

方药：槐角丸加减。

②气滞血瘀证

证候：肛周肿物隆起，触之坚硬如石，肛门坠痛不休，尤以夜间为甚，大便变细或有沟痕，或大便带血，色紫暗，里急后重，排便困难；伴躁动不安；舌质紫暗，脉弦涩。

治法：行气活血，破瘀散结。

方药：桃红四物汤合失笑散加减。

③气阴两虚证

证候：大便难出，或便中带血，颜色紫暗，肛门坠胀；伴口干心烦、疲乏无力、面色少华、身体消瘦、夜间盗汗；舌红或绛，少苔，脉细弱或细数。

治法：益气养阴，清热解毒。

方药：八珍汤合增液汤加减。

（2）外治疗法

①灌肠疗法：常用明矾、五倍子、乌梅、夏枯草、牡蛎、贯众和紫草等，每日1次，保留灌肠；或败酱草30g，白花蛇舌草30g，水煎浓缩至100～150mL，每次50～60mL，每

日 2 次，保留灌肠，适用于直肠癌出血严重者。

②敷药法：直肠、肛管癌溃烂时，可外敷九华膏或黄连膏等。

2. **手术疗法** 本病一旦确诊，在条件允许的情况下，应尽早手术。若肿瘤局限于直肠壁，只有局部淋巴结转移者，可行根治性切除术。若肿瘤广泛转移，不能行根治性手术者，可行乙状结肠造瘘术。直肠癌深入盆腔，不易彻底治愈，术后局部复发率较高。中、下段直肠癌与肛门括约肌接近，不宜保留肛门。

【预防与调护】

1. 应使患者了解本病的发生发展规律，确立积极的心理状态，增强治疗信心，提高免疫力。

2. 大力做好卫生保健宣传，普及肿瘤常识。积极开展肿瘤普查工作，如发现 40 岁以上的高危人群出现排便习惯改变及便血者，应及时进行有针对性的体检。

考纲摘要

1. 齿状线的意义。

2. 肛门括约肌、肛门直肠周围脓肿的解剖。

3. 肛门直肠疾病常见的症状。

4. 肛门直肠疾病的检查方法。

5. 痔的概念与分类。

6. 内痔、外痔、混合痔的诊断。

7. 内痔、外痔、混合痔的手术疗法。

8. 息肉痔的概念。

9. 息肉痔的手术疗法。

10. 肛漏的诊断与分类。

11. 肛漏的挂线疗法和切开疗法的适应证、禁忌证及治疗原理。

12. 肛裂的主要症状与分类。

13. 肛裂手术治疗的不同方法及其适应证。

14. 脱肛的症状与分类。

15. 度直肠黏膜脱垂与内痔脱出的鉴别。

16. 脱肛的内治法。

17. 脱肛的手术疗法。

18. 锁肛痔的主要症状。

19. 直肠指诊的意义和方法。

复习思考

一、选择题

A1 型题（以下每一道题有 A、B、C、D、E 5 个备选答案，从中选择一个最佳答案）

1. 以下表述不正确的是（　　　）

　　A. 齿状线以上对痛觉不敏感

　　B. 齿状线以下受阴部内神经支配

　　C. 齿状线以上受自主神经支配

　　D. 齿状线以下对痛觉不敏感

　　E. 齿状线以上是黏膜，齿状线以下是皮肤

2. 手术时切断可导致大便失禁的是（　　　）

　　A. 肛门内括约肌　　　　　B. 齿状线　　　　　C. 肛窦

　　D. 肛管直肠环　　　　　　E. 肛乳头

3. 适合检查患有自行脱出性疾病的体位是（　　　）

　　A. 膝胸位　　　　　　　　B. 下蹲位　　　　　C. 侧卧位

　　D. 弯腰扶椅位　　　　　　E. 截石位

4. 对肛肠疾病检查记录的表示方法通常用（　　　）

　　A. 膝胸位　　　　　　　　B. 倒置位　　　　　C. 侧卧位

　　D. 弯腰扶椅位　　　　　　E. 截石位

5. 混合痔的手术宜选用（　　　）

　　A. 注射术　　　　　　　　B. 结扎法　　　　　C. 外剥内扎术

　　D. 塞药法　　　　　　　　E. 挂线术

6. 内痔主要根据下列哪项症状进行分期的（　　　）

　　A. 便血　　　　　　　　　B. 脱出　　　　　　C. 疼痛

　　D. 患病时间　　　　　　　E. 出血色泽

7. Ⅰ期内痔的主要症状是（　　　）

　　A. 便血　　　　　　　　　B. 周期性疼痛　　　C. 痔核脱出

　　D. 黏液血便　　　　　　　E. 嵌顿

8. 内痔好发的部位是（　　　）

　　A. 3、7、11 点　　　　　B. 3、6、9 点　　　C. 3、9 点

　　D. 6、12 点　　　　　　　E. 11 点

9. 肛肠病诊断中，无痛性的便血首先应考虑（　　　）

　　A. 内痔　　　　　　　　　B. 肛裂　　　　　　C. 环形外痔

　　D. 脱肛　　　　　　　　　E. 肛窦炎

10. 血栓性外痔好发于截石位（　　　）

    A. 6、12 点位   B. 3、7、11 点位   C. 3、9 点位

    D. 5、7 点位   E. 9、12 点位

11. 首选硬化萎缩注射法的痔疮是（　　　）

    A. Ⅰ、Ⅱ期内痔   B. Ⅱ、Ⅲ期内痔   C. Ⅰ、Ⅲ期内痔

    D. Ⅰ、Ⅱ、Ⅲ期内痔   E. 环形痔

12. 血栓性外痔肿块较大，疼痛剧烈。手术宜选用（　　　）

    A. 外剥内扎术   B. 血栓剥离术 C. 硬化萎缩注射术

    D. 贯穿结扎术   E. 直接切除术

13. 下列何种外治法不适用于息肉痔（　　　）

    A. 注射疗法   B. 结扎法   C. 电烙法

    D. 熨法   E. 直肠结肠切除术

14. 儿童便血，大便次数和性质无明显改变者，可考虑（　　　）

    A. 内痔   B. 肛裂   C. 息肉痔

    D. 锁肛痔   E. 溃疡性结肠炎

15. 以突发性肛门周围有结块、肿痛、坠胀为主要症状的疾病是（　　　）

    A. 内痔   B. 肛瘘   C. 脱肛

    D. 肛裂   E. 肛痈

16. 肛痈多由哪个部位的感染所致（　　　）

    A. 肛隐窝   B. 肛腺   C. 肛门瓣

    D. 肛柱   E. 肛乳头

17. 肛痈一次切开挂线术适用于（　　　）

    A. 高位脓肿   B. 浅部脓肿   C. 气虚者

    D. 体虚者   E. 血虚者

18. 肛门旁皮下脓肿切开时应采取什么切口（　　　）

    A. 放射状   B. "十"字形   C. 弧形

    D. 平行纵切开   E. 梭形

19. 肛门直肠周围脓肿破溃后多形成（　　　）

    A. 肛裂   B. 肛瘘   C. 肛周湿疹

    D. 结缔组织外痔   E. 肛乳头肥大

20. 挂线疗法应用于高位肛漏的主要优点是（　　　）

    A. 不会造成肛门失禁   B. 没有疼痛   C. 疗程短

    D. 引流效果好   E. 简便

21. 肛漏的主要症状是（   ）

    A. 便血、便秘、脱出

    B. 肛门肿物、疼痛、不出血

    C. 周期性疼痛、便血、便秘

    D. 肛门流脓、疼痛、瘙痒

    E. 肛门异物感、肿胀、疼痛

22. 肛漏手术成败的关键在于（   ）

    A. 切除漏管管壁

    B. 避免损伤内括约肌

    C. 正确找到内口并切开或切除

    D. 将外口及漏管切除

    E. 以上都不是

23. 不属于肛裂的出血特点的是（   ）

    A. 大便带血   B. 便后滴血   C. 出血呈喷射状

    D. 血色鲜红   E. 便纸带血

24. 肛裂好发于截石位肛管的（   ）

    A. 3、6 点处   B. 6、9 点处   C. 3、7、11 点处

    D. 3、9 点处   E. 6、12 点处

25. 不属于早期肛裂的表述的是（   ）

    A. 病程较短   B. 梭形溃疡裂口浅   C. 边缘柔软有弹性

    D. 有瘢痕形成   E. 不合并肛裂其他病理改变

26. 肛裂疼痛的特点是（   ）

    A. 不规律性疼痛   B. 游走性疼痛   C. 持续性疼痛

    D. 周期性疼痛   E. 断续性疼痛

27. 对脱肛病因的表述不正确的是（   ）

    A. 小儿稚嫩，气血未充

    B. 年老体弱，气血双亏

    C. 妇人经产，耗伤气血

    D. 湿热侵袭，下注大肠

    E. 久泻久利，大肠虚冷

28. 中医治疗脱肛宜选（   ）

    A. 防风通圣散加减

    B. 六味地黄汤加减

C. 四神丸加减

D. 龙胆泻肝汤加减

E. 补中益气汤加减

29. 肛门直肠指诊对下列哪种病有重要的参考价值（　　）

    A. 内痔　　　　　　　　B. 锁肛痔　　　　　　　　C. 肛漏

    D. 息肉痔　　　　　　　E. 肛裂

30. 出现黏液脓血便的是（　　）

    A. 内痔　　　　　　　　B. 混合痔　　　　　　　C. 锁肛痔

    D. 裂肛痔　　　　　　　E. 哨兵痔

31. 对锁肛痔的早期临床表现，错误的描述是（　　）

    A. 便血呈持续性，多伴有黏液

    B. 粪便中夹有脓血、黏液，并有特殊臭味

    C. 多有排便次数增多，便意频频，总有排便不尽之感

    D. 有时为便秘，肛门常有不适或下坠感

    E. 无痛性便血，为鲜血，呈间歇性，甚则出现贫血

A2 型题（以下每个案例有 A、B、C、D、E 5 个备选答案，从中选择一个最佳答案）

1. 某患者，男，35 岁。便血，血不与大便相混，附于大便表面，或便时点滴而下，或一线如箭，色红而无疼痛。首先应考虑（　　）

    A. 肛裂　　　　　　　　B. 溃疡性结肠炎　　　　C. 锁肛痔

    D. 内痔　　　　　　　　E. 息肉痔

2. 某患者，女，28 岁。大便带血，血色鲜红，便后痔核脱出，自行回纳，无疼痛。可能的诊断是（　　）

    A. 脱肛（一度脱垂）　　B. 脱肛（二度脱垂）

    C. 脱肛（三度脱垂）　　D. 内痔一期

    E. 内痔二期

3. 某患者，男，30 岁。肛门缘 6 点处赘生皮瓣，逐渐增大，质地柔软，多无疼痛，不出血，仅觉肛门有异物感。应考虑为（　　）

    A. 内痔　　　　　　　　B. 脱肛　　　　　　　　C. 直肠息肉

    D. 锁肛痔　　　　　　　E. 结缔组织外痔

4. 某患者，男，25 岁。突然肛门旁肿痛，可触及结块，当咳嗽和排便时加重。应考虑为（　　）

    A. 血栓外痔　　　　　　B. 结缔组织外痔　　　　C. 内痔

D. 肛痛   E. 脱肛

5. 某患者，女，8 岁。便后脱出乳头状小肉，头圆而有蒂，细长，伴少量滴血。应考虑为（ ）

    A. 内痔   B. 脱肛   C. 直肠息肉

    D. 锁肛痔   E. 结缔组织外痔

6. 某患者，男，30 岁。肛旁肿痛 3 天，持续加剧，肛周红肿，质硬，触痛明显；伴有恶寒、发热、便秘、溲赤；舌红，苔薄黄，脉数。诊断为（ ）

    A. 血栓性外痔   B. 肛裂   C. 肛窦炎

    D. 混合痔   E. 肛痈

7. 某患者，男，37 岁。恶寒、发热 3 天，头痛，肛门坠胀疼痛，尾骨与肛门之间有明显压痛。诊断为（ ）

    A. 肛门旁皮下脓胀   B. 坐骨直肠窝脓肿

    C. 骨盆直肠窝脓肿   D. 直肠后间隙脓肿

    E. 直肠膀胱凹陷脓肿

8. 某患者，男，36 岁。肛门部潮湿瘙痒，自觉肛门坠胀感，偶有疼痛，伴有少量脓液流出。应考虑为（ ）

    A. 肛痈   B. 肛漏   C. 锁肛痔

    D. 血栓外痔   E. 脱肛

9. 某患者，女，26 岁。便血伴肛门疼痛 6 个月余，病起于产后，因大便干结所致，每次便后肛门疼痛，持续数小时方缓，大便带血，量少色红，大便干结，状如羊屎；伴面色潮红、形体消瘦；舌红，苔少，脉细数；截石位 12 点，肛管裂创，溃疡面约 0.2cm × 0.8cm，伴见赘皮外痔。其诊断为（ ）

    A. 结缔组织性外痔   B. 内痔   C. 早期肛裂

    D. 陈旧性肛裂   E. 肛窦炎

10. 某患者，女，52 岁。排便后脱出物长度 6cm 左右，呈圆锥状，色淡红，无便血，质地柔软，表面黏膜间断折叠，隆起呈同心圆状的环行皱襞，需用手送回。应考虑诊断为（ ）

    A. Ⅰ度脱肛   B. Ⅱ度脱肛   C. Ⅲ度脱肛

    D. 直肠息肉   E. 内痔

二、问答题

1. 简述肛门直肠疾病常见的症状、检查方法。

2. 注射疗法、结扎疗法的治疗原理分别是什么？

3. 简述述息肉痔、肛痈、肛漏、早期肛裂、锁肛痔的临床表现。

4. 简述肛痈手术疗法的分类及适应证。

5. 简述陈旧性肛裂的病理改变。

6. 简述内痔脱出与脱肛的不同点。

扫一扫，知答案

模块十二

泌尿男性疾病

扫一扫，看课件

【学习目标】

1. 掌握：常见泌尿、男性疾病的证型及立法方药。

2. 熟悉：泌尿、男性疾病的病因病机及临床特点。

3. 了解：泌尿、男性疾病的预防与调护及生殖健康教育。

项目一　概　述

泌尿、男性疾病包括泌尿系统（肾、输尿管、膀胱）和男性生殖系统（睾丸、附睾、输精管、前列腺、精囊、阴囊、阴茎等）所发生的疾病。

【前阴与脏腑经络的关系】

1. 前阴与经络的关系　《灵枢·经脉》曰：膀胱足太阳之脉"夹脊抵腰中，入循膂，络肾，属膀胱"；肾足少阴之脉"贯脊属肾，络膀胱"；肝足厥阴之脉"循股阴，入毛中，过阴器，抵小腹"。说明前阴与足太阳、足少阴、足厥阴等经脉关系密切。

2. 前阴与脏腑的关系　《外科真诠》云：玉茎（阴茎）属肝，马口（尿道口）属小肠，阴囊属肝，肾子（睾丸、附睾）属肾，子系（精索）属肝，将男性外阴与脏腑的隶属关系进行了具体的划分。《素问·金匮真言论》指出，肾"开窍于二阴"。清代林佩琴《类证治裁》提出："肾有两窍，一溺窍，一精窍……"精与尿均出于尿道而泄之于外，故精与尿的病变也属前阴病范畴。

3. 精与尿的生成和排泄

（1）精的生成和排泄　《素问·上古天真论》曰："肾者主水，受五脏六腑之精而藏之；故五脏盛乃能泻。"说明精来源于五脏六腑，而藏之于肾。关于精的排泄，《证治汇补》说："精之主宰在心，精之藏制在肾。"表明精液的排泄是在心、肾二脏主导下进行的。

（2）尿的生成和排泄　《素问·经脉别论》云："饮入于胃，游溢精气，上输于脾。脾气散精，上归于肺，通调水道，下输膀胱。"《素问·灵兰秘典论》载："膀胱者，州都之官，津液藏焉，气化则能出矣。"又曰："三焦者，决渎之官，水道出焉。"说明饮食经过脾胃的消化吸收，变为精微物质，输布全身，供给营养；部分剩余的水和废物，经过三焦水道，下输膀胱，经肾的气化，变为尿液排泄于体外。故尿的产生、排泄与脾、胃、肺、肾、膀胱、三焦等脏腑密切相关。

【病因病机】

泌尿、男性疾病是由各种致病因素导致脏腑功能失常而引起的。

1. 心火妄动　心为君主之官，为阳中之阳，为君火。心主血脉而藏神，与小肠相表里，易受火邪扰动。若心火亢盛，移热小肠，表现为小便短赤、涩痛，发为热淋；如心火妄动，灼伤血络，或迫血妄行，下出阴窍，则为血淋、尿血。心与肾在生理上水火相济。若心火偏亢，可下劫肾阴，或肾水不足，心火失养而致心火偏亢，可出现精浊、血精等。

2. 肝失疏泄　肝藏血，主疏泄，主筋，筋得其养乃能运行有力，玉茎为宗筋所聚。若肝气郁结，疏泄失司，筋失其养可致阳痿；或气郁化火，灼伤肾阴，水不涵木，肝失疏泄，精窍被阻而不能射精。肝脉络阴器，肝气郁结，气滞血瘀，水液不行，湿热浊精阻于前阴，可致子痈、囊痈、水疝、癃闭等。

3. 脾失健运　脾为后天之本，主运化，为气血生化之源。若脾失健运，水谷精微不能输布，五脏六腑失养，导致泌尿生殖功能失调，可出现遗尿、遗精、阳痿、不育等。脾虚不能运化水液，水湿积聚，可形成水疝；湿聚成痰，痰邪凝滞于阴茎，则发为阴茎痰核；水湿蓄于膀胱，则为癃闭。脾虚中气下陷，膀胱失约，则为遗尿或尿失禁；脾虚不摄，水精下流，则为尿浊；脾不统血，血液溢出脉外，可致血尿。故泌尿男性疾病病在肝肾，其源在脾。

4. 肺失肃降　肺主气司呼吸，主宣发肃降，为水之上源，通调水道而下输膀胱。若肺失宣降，影响水液代谢，水道不利，可发生尿少、癃闭。肺气虚弱，不能制下，开阖失司，可发生遗尿或小便失禁。

5. 肾精亏损　肾藏精，主生殖，主封藏与气化，为水之下源，与膀胱相表里，开窍于二阴。若肾精亏损，阴虚火旺，可见遗精、早泄；相火下移膀胱，可发为热淋、血淋；热扰精室而为遗精或精浊，灼伤血络可出现血精、尿血；灼津为痰，聚于前阴，发为阴茎痰核或子痰。肾阳不足，封藏无力，精关不固，可致白浊、遗精、早泄；肾精亏虚，出现精少、精弱、无精，可引起不育；肾阳虚弱，宗筋失温，可发阳痿不举；肾阳虚衰，膀胱气化失司，开阖失常，可引起癃闭、尿失禁等。故精、溺二窍之生理病理与肾和膀胱密切相关。

【专科检查】

在诊断上，鉴于男性患者的病理特点，应重视专科检查，详细收集四诊资料，以明确临床诊断，为正确治疗提供依据。

1. 外生殖器检查　观察阴茎、阴囊发育情况。是否隐睾、两性畸形；有否精索静脉曲张、鞘膜积液、疝气等；睾丸、附睾有无肿大、结节或触痛。

2. 前列腺和精囊检查　肛门指诊，检查前列腺的大小、形态、硬度，表面是否光滑。精囊是否有肿大、结节、压痛。若患者肛门括约肌张力降低，则提示神经源性膀胱。

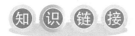

神经源性膀胱

正常的排尿活动由脊髓反射中枢及交感、副交感、体神经共同参与。任何与排尿有关的神经受到损害后，引起的排尿功能障碍称为神经源性膀胱。根据逼尿肌功能的不同，其可分为逼尿肌反射亢进、逼尿肌无反射两类。神经源性膀胱尿道功能障碍是一类由神经病变或损害引起的膀胱和（或）尿道的功能障碍性疾病，常同时伴有膀胱尿道功能的协调性失常。神经源性膀胱尿道功能障碍产生复杂的排尿症状，排尿不畅或尿潴留是其中最常见的症状之一。

【辨证论治】

泌尿、男性疾病种类较多，证候表现各有特点。

1. 湿热下注证

病机：湿热邪毒下注，蕴结二窍，可发生各种泌尿男性病证。

证候：尿频，尿急，茎中热痛，阴囊、睾丸红肿热痛，附睾、睾丸肿痛，囊内积液，小便短赤，血淋，白浊，外阴多汗潮湿等；伴口苦纳呆；舌苔黄腻，脉滑数。

治法：清利湿热。

方药：尿窍异常多为膀胱湿热，用八正散、导赤散等加减；精窍异常多为脾肾湿热，用程氏萆薢分清饮加减；肝经湿热用龙胆泻肝汤加减。

2. 气滞血瘀证

病机：久病气血虚弱，运化无力，气血瘀滞于经络。

证候：睾丸硬结，少腹、会阴及睾丸胀痛或刺痛，排尿困难或癃闭，血尿或尿中有血块，血淋；伴烦躁易怒；舌有瘀点或瘀斑，脉细涩。

治法：理气活血化瘀。

方药：气滞为主者，用橘核丸、枸橘汤等加减；血瘀为主者，用代抵当丸、活血散瘀汤加减。

3. 痰浊凝结证

病机：脾失健运，聚湿生痰，浊痰凝结于前阴。

证候：睾丸或附睾慢性肿块或阴茎结节，皮色不变，不痛或微痛；若浊痰化热，局部可红肿热痛，甚则化脓破溃；浊痰凝滞于尿窍，可有排尿不畅、尿线变细；浊痰阻于精窍，可不射精。

治法：化痰散结。

方药：寒痰凝结者，可温阳化痰散结，用阳和汤、橘核丸、化坚二陈丸等加减；浊痰化热者，当清热化痰散结，用消核丸加减；痰阻精窍者，当化痰通窍散结，用苍附导痰汤加减。

4. 肾阴不足证

病机：肾阴不足，阴虚火亢。

证候：阳事易兴，精浊，血精，遗精早泄等；伴腰膝酸痛、头晕目眩、形体消瘦、盗汗失眠、五心烦热；舌质红，少苔，脉细数。

治法：滋肾养阴。

方药：六味地黄丸、知柏地黄丸、左归丸、大补阴丸等。

5. 肾阳虚衰证

病机：肾阳亏损，气化失司。

证候：小便清长，夜尿频多或癃闭，性欲减退，阳痿不举，遗精滑精，精冷不育等；伴形寒肢冷、腰膝酸痛；舌质淡，舌苔白，脉沉细。

治法：温补肾阳。

方药：金匮肾气丸、右归丸、济生肾气丸等。

此外，还有脾肾两虚、心火亢盛、中气下陷、肺失宣降、寒湿凝聚、肝郁气滞、心肾不交等证候。

项目二　子　痛

📖**病例导入**

患者张某，男，4 岁。右侧睾丸红肿疼痛 1 天。母代诉：患儿 2 天前因摔倒伤及右侧睾丸，昨天开始睾丸红肿疼痛、哭闹不休等，随来就诊。检查：右侧睾丸纵行伤口约 0.3cm，周围发红，肿胀，无波动感，触痛明显；体温38℃，口渴纳呆，小便短赤；舌苔黄腻，脉象弦数。

问题：①该患儿的中医诊断是什么？②如何进行辨证治疗？

子痈是睾丸及附睾的感染性疾病。本病相当于西医学的急慢性睾丸炎、附睾炎。其临床特点是阴囊胀痛下坠，睾丸或附睾肿胀疼痛。急性子痈发病急骤，睾丸或附睾红肿热痛，伴有发热、恶寒等全身表现；慢性子痈睾丸或附睾有硬结，隐痛作胀，轻度触痛等。

【病因病机】

肝脉循会阴，络阴器，肾子属肾。子痈的发病与肝、肾两脏密切相关。

1. 湿热下注　外感六淫或过食辛辣炙煿，湿热内生，阻于经络，凝滞气血，郁久则热胜肉腐；或因房事不洁，外染湿热秽毒；或跌仆损伤，肾子受损，络伤血瘀，瘀久化热，热毒壅结而发病。

2. 气滞痰凝　情志不畅，郁怒伤肝，肝失疏泄，气血瘀滞；木气乘土，脾失健运，聚湿生痰；血瘀痰凝，结聚于肾子，则为慢性子痈。

【诊断】

1. 临床表现

（1）急性子痈　附睾或睾丸红肿热痛，突然发作，疼痛程度随体位而变化，行走或站立时加重，疼痛可沿输精管放射至腹股沟及下腹部。化脓时阴囊皮肤紧张光亮，附睾或睾丸肿大，触痛明显。伴恶寒发热、头痛、口渴、小便短赤，或小便刺痛、痛引少腹等全身症状。脓肿自溃或切开排脓后，脓出毒泄，诸症消退迅速，疮口易于愈合。

（2）慢性子痈　临床多有急性子痈史，或开始即为慢性，可有急性发作。患者常有阴囊轻度不适，或坠胀痛，疼痛甚者可放射到下腹部及同侧的腹股沟部。检查时可触及附睾增大、变硬、有结节，伴轻度压痛，同侧输精管多增粗。

2. 辅助检查

（1）血常规检查　血液白细胞总数及中性粒细胞比例增高。

（2）尿常规检查　尿液中可见白细胞。

【鉴别诊断】

1. 卵子瘟　患者多有流行性痄腮（腮腺炎）病史，睾丸肿痛，局部压痛与急性子痈类似，但一般无化脓过程。

2. 子痰　常有结核病史。多发于附睾尾部，附睾可触及结节，疼痛轻微；一般为慢性病程，易出现输精管增粗，或形成串珠状结节；溃破后形成窦道，常有稀薄豆腐渣样物排出。

【治疗】

子痈为肾子（睾丸和附睾）的非特异性急慢性炎症，在辨证治疗时应将疏肝理气贯穿始终。急性子痈可配合使用抗生素，慢性子痈应以中医药治疗为主。

1. 辨证论治

（1）内治法

①湿热下注证

证候：多见于成人。睾丸或附睾肿大疼痛，阴囊皮肤红肿，焮热疼痛，少腹抽痛，脓肿形成时按之应指；伴恶寒、发热、食欲不振；舌质红，舌苔黄腻，脉滑数。

治法：清热利湿，解毒消肿。

方药：枸橘汤或龙胆泻肝汤加减。疼痛较剧者，加延胡索、川楝子；如成脓者，加透脓散。

②气滞痰凝证

证候：多见于慢性子痈。附睾结节，子系粗肿，轻微触痛，或牵引少腹不适；全身症状不明显；舌质淡或有瘀斑，苔薄白，脉弦滑。

治法：疏肝理气，化痰散结。

方药：橘核丸加减。

（2）外治法

①急性子痈：未成脓者，可用金黄膏或玉露膏贴敷。病灶化脓者，应及时切开引流，避免损伤肾子。脓稠、腐肉较多时，可选用九一丹或八二丹药线引流。脓净而溃口未敛时，可外用生肌白玉膏。

②慢性子痈：可用葱归溻肿汤坐浴，或用冲和膏外敷。

2. 其他疗法　急性子痈应首先使用抗菌谱较广的抗生素治疗；在药敏试验结果明确后，可选用特异性较强的抗生素。

【预防与调护】

1. 应及时治疗包茎、龟头炎、尿道狭窄等疾病，消除子痈的诱因。

2. 急性子痈患者应卧床休息，并托起阴囊。已经切开排脓的患者，要保持引流通畅。

3. 应养成良好的生活习惯，戒烟禁酒，饮食清淡。

项目三　子　痰

子痰是发于肾子的疮痨性疾病。本病相当于西医学的附睾结核。其临床表现为肾子有慢性硬结，逐渐增大，形成寒性脓肿；破溃后排出稀薄如痰的脓液，并夹有败絮状物，疮口凹陷；后期易形成窦道，经久难愈。

【病因病机】

患者素体肝肾亏虚，寒湿之邪乘虚而入，凝聚成痰浊，结滞于肾子发为本病。或阴虚内热，相火亢盛，炼津成痰，痰瘀互结，阻滞经络而发病。或浊痰日久，郁而化热，热胜则肉腐酿脓。如脓水淋漓，病久不愈，损伤气血，可出现气血两虚，甚至阴损及阳，出现阴阳俱损之象。

【诊断】

1. 临床表现　本病多发于中青年男性，以 20～40 岁发病率最高，患者常有结核病史。病初阴囊肿胀增大，附睾尾部有不规则的结节，触之质韧，疼痛不明显，轻者仅有不适。之后结节与阴囊相连逐步形成脓肿。脓肿破溃，脓出稀薄如痰，或夹有豆腐渣样絮状物，疮口凹陷，易反复发作而形成窦道。其输精管可增粗变硬，呈串珠状改变。患者有五心烦热、潮热盗汗、倦怠乏力、纳差等全身症状。

2. 辅助检查

（1）尿液常规检查　可发现有红细胞、白细胞和脓细胞。

（2）血常规检查　见血细胞沉降率增高。

（3）脓液细菌培养　可有结核杆菌生长。

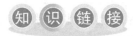

附睾结核

　　附睾结核发病率较低，但误诊率高。主要原因有：有的患者曾有急性附睾炎或淋病病史，易被误诊为慢性炎症；有的疑似附睾结核，但患者胸部 X 片检查结果无任何异常，穿刺细胞学检查显示有慢性炎症，接受抗感染治疗后症状有所改善，而未接受进一步的治疗；有的患者则缺乏典型临床表现，也无明显结核中毒的表现，就医不及时；还有部分患者害怕穿刺等检查影响其性功能，不愿意行此类创伤性检查，影响确诊。

【鉴别诊断】

1. 精索囊肿　多见于附睾尾部，形圆光滑，肿物有波动，透光试验阳性，穿刺有乳白色液体溢出，镜检有死精子。

2. 慢性子痈　常有急性子痈发病史。附睾肿块触痛明显，一般无阴囊壁粘连及输精管串珠状变化。

【治疗】

在辨证论治时，要注意肝肾亏损为本，气滞痰凝为标，必须处理好扶正与祛邪的关系；同时要进行 6 个月以上的规范抗结核治疗。

1. 辨证论治

（1）内治法

①浊痰凝结证

证候：多见于硬结初期。肾子肿大坠胀不适，附睾硬结，精索肿硬如串珠样；全身症状不明显；舌苔薄，脉滑。

治法：温经通络，化痰散结。

方药：阳和汤加减，或配服小金丹。

②阴虚内热证

证候：见于成脓期。附睾结节日渐增大，与阴囊皮肤相连，阴囊红肿疼痛，触之应指；伴潮热、盗汗、倦怠乏力；舌质红，少苔，脉细数。

治法：养阴清热，化痰散结，佐以透脓解毒。

方药：滋阴除湿汤合透脓散加减。

③气血两虚证

证候：多见于溃脓期。病久脓溃，脓出稀薄如痰，夹有败絮状物，疮口凹陷，形成窦道；伴面色无华、虚热不退、腰膝酸软；舌质淡，舌苔白，脉沉细无力。

治法：益气养血，化痰生肌。

方药：十全大补汤加减，或兼服小金丹。

（2）外治法

①未成脓者：应消肿散结，可用冲和膏合桂麝散，每日 1 次外敷。

②已成脓者：应及时切开排脓。若窦道形成，可选用平胬腐蚀药线置入引流。

③脓净而疮口未愈：可外用生肌玉红膏掺生肌散贴敷。

2. 其他疗法　应用抗结核治疗，常用药物有异烟肼、利福平、吡嗪酰胺、乙胺丁醇等，一般主张联合使用。

【预防与调护】

1. 患者要注意保养肾精，已婚者要节制房事，未婚者应戒除手淫。

2. 要增加营养，特别是溃脓患者更要进食高蛋白饮食，提高自身抗病能力。

3. 要讲究卫生，咳嗽或喷嚏时要做好个人防护，防止结核杆菌的传播蔓延。

项目四　尿石症

📖 病例导入

　　林某，男，40 岁。左侧腰部疼痛 3 天。患者 3 天前开始出现左侧腰部阵发性疼痛，发作时辗转不安，不能直立，疼痛缓解时如常人，小便顺畅，尿黄。检查：左腰部叩击痛；尿 RBC（++）；B 超显示：左侧集合系统分离约 15mm，下极肾盏内 3mm×4mm 强光团，后伴声影，右集合系统未见分离；舌质红，苔黄，脉弦数。

问题：①该患者的中医诊断是什么？②如何进行辨证治疗？

尿石症包括肾、输尿管、膀胱和尿道结石。本病属于中医学"石淋"范畴。其临床特点以疼痛、血尿为主。我国长江以南和西北沙漠地带为高发区，男女发病率之比为 3∶1，好发于 25~40 岁的人群，常与感染、畸形、梗阻等因素有关。

【病因病机】

本病多由肾虚和下焦湿热、气滞血瘀引起，肾虚为本，湿热、气滞血瘀为标；病位在肾、膀胱和尿道。肾虚则气化无力，膀胱开阖不利，导致尿液生成与排泄失常；或摄生不慎，感受湿热之邪，或饮食不节，嗜食辛辣肥甘醇酒之品，致湿热内生，蕴结下焦，煎熬尿液，结为砂石；气滞血瘀，气机不利，结石梗阻，不通则痛；热伤血络，可引起血尿、血淋。

【诊断】

1. 临床表现　见图 12-1。

（1）上尿路结石　上尿路结石包括肾和输尿管结石。

突然发作的腰腹部疼痛和血尿，其程度与结石的部位、大小、活动及损伤、感染、梗阻等有关。绞痛发作剧烈时，可出现面色苍白、恶心、呕吐、冷汗等症状。疼痛为阵发性，并向下放射到大腿内侧及外阴部。如为肾结石，可有肾区叩击痛或压痛。结石较大或固定不动时，可出现钝痛、胀痛，以及肾积水或感染。绞痛发作后，多出现镜下血尿，肉眼血尿较少见；或为排石现象。有时活动后镜下血尿是上尿路结石唯一的临床表现。

结石合并膀胱感染时，可有尿频、尿急、尿痛；伴发急性肾盂肾炎或肾积脓时，可有发热、畏寒、寒战等全身症状。双侧上尿路结石或孤肾伴输尿管结石完全梗阻时，可出现无尿，甚至导致尿毒症。

（2）膀胱结石　典型症状为排尿中断，疼痛可放射至远端尿道及阴茎头。患儿常抓握阴茎，蹲坐哭叫，多在变换体位后又可顺利排尿。患者平素多有排尿不畅、尿频、尿急、尿痛和终末血尿。前列腺增生继发膀胱结石时，排尿困难可加重。结石位于膀胱憩室内时，多有尿路感染的表现。

（3）尿道结石　主要表现为排尿困难，排尿费力，呈点滴状，或出现尿流中断，甚至发生急性尿潴留。排尿时疼痛明显，可放射至阴茎头部；后尿道结石可伴有会阴和阴囊部疼痛。

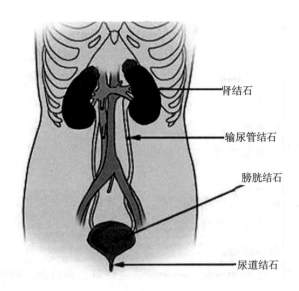

肾结石

输尿管结石

膀胱结石

尿道结石

图 12 - 1 尿石症

2. 辅助检查

（1）B 型超声检查 可发现直径 2mm 以上结石，但由于肠道内容物的影响，对中下段输尿管结石不敏感。

（2）尿路 X 线平片 可发现 90% 左右的阳性结石，并可确定结石的大小、形态、数量和位置。

此外，必要时可行排泄性尿路造影、膀胱镜、CT 等检查，以明确结石与肿瘤的鉴别。

【鉴别诊断】

1. 胆囊炎 为右上腹疼痛且牵引背部作痛，一般疼痛不向下腹及会阴部放射；墨菲征阳性。腹部 X 线平片、B 超及血、尿常规检查，可明确二者的区别。

2. 急性阑尾炎 以转移性右下腹痛为主，麦氏点压痛，且有反跳痛，腹肌紧张。腹部 X 线平片和 B 超检查可鉴别。

【治疗】

在进行结石治疗时，直径小于 1cm 且表面光滑，无肾功能损害者，可采用中医辨证排石治疗；对于较大的结石可先行体外震波碎石，然后配合中药治疗。初期宜宣通清利，日久则补肾活血、行气导滞。

1. 辨证论治

（1）湿热蕴结证

证候：腰痛或小腹痛，或尿流突然中断，尿频、尿急、尿痛，小便短赤，或血尿；伴口干欲饮；舌质红，苔黄腻，脉弦数。

治法：清热利湿，通淋排石。

方药：三金排石汤加减。

（2）气血瘀滞证

证候：腰腹部突然胀痛或绞痛，并向外阴部放射，尿频、尿急，尿黄或赤；舌暗红或有瘀斑，脉弦数。

治法：理气活血，通淋排石。

方药：金铃子散合石韦散加减。

（3）肾气不足证

证候：结石日久，留滞不去，腰部胀痛，反复发作，遇劳加重，尿少或频数不爽；伴颜面浮肿、疲乏无力；舌质淡，苔薄，脉细无力。

治法：补肾益气，通淋排石。

方药：济生肾气丸，可酌加黄芪、海金沙、金钱草、鸡内金、丹参、穿山甲等。

2. 总攻疗法

（1）适应证　结石直径小于1cm，表面光滑；双肾功能基本正常；无明显尿路狭窄或畸形。

（2）治疗方法　见表12-1。

表12-1　尿路结石总攻疗法

时间	方法
7：00	排石中药头煎300mL，口服
7：30	氢氯噻嗪50mg，口服
8：30	饮水500~1000mL
9：00	饮水500~1000mL
9：30	排石中药二煎300mL，口服
10：30	阿托品0.5mg，口服
10：40	针刺肾俞、膀胱俞（肾盂、输尿管中上段结石）；肾俞、水道（输尿管下段结石）；关元、三阴交（膀胱、尿道结石）。电针刺激初弱后强，共20分钟
11：00	跳跃

总攻治疗以6~7次为1个疗程，隔天1次。该疗法治疗后结石下移或排而未净者，休息2周后可继续进行下一个疗程，一般不超过2个疗程。如多次使用氢氯噻嗪等利尿药进行总攻疗法，必要时可口服补钾，以维持血钾平衡。

3. 其他疗法

（1）若结石横径>1cm者，及时选用体外震波碎石等保守治疗。

（2）如结石横径较大，保守治疗无效而无手术禁忌证者，应择期手术治疗。

【预防与调护】

1. 每天饮水应 2000～3000mL，饮水宜分次进行。以饮用矿物质含量较低的饮用水较为理想。

2. 应合理进食蛋白质饮食，菠菜、豆腐、竹笋、苋菜之类不宜多食。痛风患者应少食动物内脏、海鲜、肥甘之品。

3. 积极治疗尿路感染，及时解除尿路梗阻。

项目五　精　浊

病例导入

李某，男，50 岁。尿频、尿急、尿痛 3 天。患者平素嗜酒及辛热煎炒食物，近 3 天来尿频、尿急、尿痛，终末有白色黏液泌出，大便艰燥，小腹胀痛等。检查：直肠指检前列腺左右叶肿大，表面光滑，有明显触痛，中央沟存在；前列腺液镜检，白细胞（++），卵磷脂小体（+），脓细胞（++）；舌苔黄腻，脉象弦数。

问题：①该患者的中医诊断是什么？②如何进行辨证治疗？

精浊是中青年男性常见的一种生殖系统炎症性疾病。其临床表现以会阴、小腹部胀痛，排尿不适，尿道灼热，尿道口有精液溢出为主，病程缓慢，缠绵难愈。本病相当于西医学的急、慢性前列腺炎。可分为急性和慢性、细菌性和非细菌性、特异性和非特异性数个类型，其中以慢性无菌性非特异性前列腺炎最为常见。

【病因病机】

本病多由相火妄动，所愿不遂，或房事延时，强忍不泄，或房事中断，肾火郁而不散，离位之精化成白浊；或房事不洁，湿热秽浊之邪乘虚而入，湿热秽毒壅滞，气血瘀滞而成。病久伤及肾阴，阴虚阳亢，相火亢盛，出现阴虚火旺证；或素体阳虚，久则命门之火衰微，多见肾阳不足之象。

【诊断】

1. 临床表现　本病多见于青壮年男性。患者可有尿频、尿急、尿痛，排尿时茎中灼热不适或排尿不净感；有的患者排尿和大便后常有少量白浊物自尿道溢出；合并精囊炎时，可有血精。

多数患者伴有腰骶、腹股沟、小腹及会阴部隐痛不适及坠胀感，有时可牵扯至耻骨上、阴茎、睾丸和股内侧等。病程较长者，可出现阳痿、遗精、早泄或射精痛等。同时伴有头晕耳鸣、腰膝酸软、倦怠乏力、失眠多梦等。直肠指诊可发现前列腺大小正常，或增大或稍小，轻度压痛；病程较长者，腺体软硬不均或有小硬结等。

2. 辅助检查

（1）前列腺液检查　每高倍镜视野白细胞数＞10个（正常10个以下）或成堆聚集，而卵磷脂小体减少。

（2）前列腺液培养　慢性细菌性前列腺炎有较固定的致病菌生长；慢性非细菌性前列腺炎无致病菌生长。

（3）B型超声检查　前列腺内部回声强弱不均，可见增强的光斑及结节回声，被膜回声欠清晰。

【鉴别诊断】

1. 慢性子痈（附睾炎）　阴囊、腹股沟部隐痛不适，类似慢性前列腺炎。但慢性子痈（附睾炎）附睾部可扪及增粗的结节，并有轻度压痛。

2. 前列腺增生症（精癃）　多见于老年人，小便频数且伴排尿困难，尿线变细，残留尿增多。B超、肛诊检查可进行鉴别。

3. 血精（精囊炎）　精囊炎和慢性前列腺炎多同时发生，除有类似前列腺炎的症状外，还有血精及射精疼痛的特点。

【治疗】

在临床治疗上，要注意本病以肾虚为本，湿热为标，气滞血瘀是关键，从而分清轻重缓急，规范用药治疗。

1. 辨证论治

（1）内治法

①湿热蕴结证

证候：尿频、尿急、尿痛，有灼热感，排尿末或大便时偶有白浊，会阴、腰骶及少腹部坠胀疼痛；苔黄腻，脉滑数。

治法：清热利湿。

方药：八正散或龙胆泻肝汤加减。

②气滞血瘀证

证候：病程较长，少腹、会阴、睾丸及腰骶部坠胀不适、疼痛，有尿不净感，或有血尿、血精；舌暗或有瘀点，苔白或薄黄，脉沉涩。

治法：活血祛瘀，行气止痛。

方药：前列腺汤加减。若有血尿者，加三七、白茅根以化瘀止血。

③阴虚火旺证

证候：排尿或大便时尿道有白浊溢出，尿道不适，遗精或血精，或阳事易兴；伴腰膝酸软、头晕耳鸣、五心烦热、失眠多梦；舌质红，少苔，脉细数。

治法：滋阴降火。

方药：知柏地黄汤加减。

④肾阳虚损证

证候：多见于中年人，阳痿早泄，排尿淋沥，稍劳后即有白浊溢出；伴腰膝酸软、形寒肢冷；舌淡胖边有齿痕，苔白，脉沉细。

治法：温肾助阳。

方药：济生肾气丸加减。若伴脾虚症状，可加炙黄芪、炒白术等。

（2）外治法

①坐浴法：可用朴硝 30g，野菊花 15g，黄柏 20g，血竭 9g，苏木 10g，煎汤坐浴，温度不宜超过 45℃，每次 15 分钟，每晚 1 次；亦可温水坐浴，每次 20 分钟，每日 1 次。未婚或虽婚而未生育者不宜坐浴。

②栓塞法：野菊花栓、前列安栓或解毒活血栓塞入肛门内 3～4cm，每次 1 枚，每日 12 次。

③前列腺按摩：适用于慢性前列腺炎，每周 1 次。

2. 其他疗法

（1）西药疗法　可根据病原体合理选择抗生素；或用 α-受体阻滞剂（如特拉唑嗪、坦索罗辛等）或植物药（如舍尼通、通尿灵等）。

（2）针灸疗法　针刺关元、肾俞、膀胱俞、三阴交等穴，一般采用平补平泻法，每次 15～30 分钟，隔日 1 次。

（3）手术疗法　如急性前列腺炎形成脓肿者，可进行手术排脓治疗。

（4）物理疗法　局部超短波透热或有效抗生素离子导入治疗。

【预防与调护】

1. 急性前列腺炎患者应禁止房事，或戒除手淫；慢性患者要保持规律适度的性生活。

2. 合理饮食，戒酒禁烟，忌食肥甘及辛辣炙煿食物。

3. 保持乐观情绪，劳逸适度，避免久坐或骑车时间过长。

项目六　精　癃

病例导入

秦某，男，63 岁。小便点滴不通 2 天。2 天前开始出现小便点滴不通，小腹坠胀尤甚，有尿意但排而不出。胃纳欠佳，眼睑微浮。前列腺指检：前列腺增大明显，表面尚光滑，中央沟变浅。尿检正常。舌质淡红，苔薄白腻，脉象细弦。

问题：①该患者的中医诊断是什么？②如何进行辨证治疗？

精癃是以尿频，排尿困难，甚至尿潴留或尿失禁为主要表现的泌尿男性生殖系统疾病。本病相当于西医学的前列腺增生症，俗称前列腺肥大，是老年男性的常见病，发病率随年龄增大呈递增趋势。

【病因病机】

本病多因老年人肾气衰弱，气化不利，血行不畅，导致痰瘀互结，与肾和膀胱的功能失调密切有关。

1. 脾肾两虚　年高体衰，脾肾两虚，肾失气化，脾失健运，运化乏力，水湿凝聚，阻滞尿道则发病。

2. 气滞血瘀　情志抑郁，肝气郁结，疏泄不畅，导致气血瘀滞，阻塞水道；或年高体弱，气虚阳微，水湿不化，聚而为痰，痰瘀凝滞于尿道；或持久憋尿，败精瘀浊停滞下焦，凝聚于尿道，致膀胱气化失司而发病。

3. 湿热蕴结　若水湿内停，郁久化生湿热，或饮食失节，酿生湿热，或恣食醇酒厚味，聚湿生热，或外感湿热等，均致湿热下注，壅遏气机，阻滞于下焦而发病。

西医学认为，前列腺增生与雌 – 雄激素协同致病、前列腺生长因子、胚胎再唤醒等学说有关，但目前尚无定论。有功能的睾丸与年龄的增长是本病发生的两个必要条件。

【诊断】

1. 临床表现

（1）症状　本病多见于 50 岁以上的老年男性。尿频是前列腺增生最早的症状，以夜间为甚。随着病情发展，尿频进行性加重，并出现尿急，排尿困难，如排尿迟缓断续，尿流变细无力，排尿时间延长，终末滴沥，且有尿不尽感。由于尿液长期不能排尽，膀胱余尿增多，导致患者尿液自溢或夜间遗尿。患者常因受寒、劳累、饮酒、便秘等，可发生急性尿潴留，出现下腹疼痛难忍。有的可并发尿路感染、膀胱结石、疝气或脱肛等，严重者可引起肾积水、肾功能损伤，表现为纳差、恶心、呕吐、乏力、贫血等。

（2）专科检查　直肠指检可见前列腺常有不同程度的增大，表面光滑而无结节，边缘清楚，中等硬度而富有弹性，中央沟变浅或消失。

2. 辅助检查　B 型超声、CT、膀胱尿道造影、膀胱镜检查可判断前列腺增生症是否恶变；尿流动力学检查可判别逼尿肌功能是否损伤。

【鉴别诊断】

1. 前列腺癌　多发生在前列腺后叶，早期尿路梗阻不明显，当病灶侵犯前列腺侧叶时，直肠指检可触及硬结或坚硬肿块，表面不光滑，两侧不对称，界限不清，甚至与骨盆固定。且前列腺癌早期多发生骨骼与肺转移，出现骨骼与肺部的症状。盆腔 CT 或前列腺穿刺活体组织检查可确定诊断。

2. **神经源性膀胱功能障碍** 部分脑神经及周围神经系统病、糖尿病的老年患者，可发生排尿困难、尿失禁或尿潴留，多伴有肛门括约肌松弛、阴茎海绵体反射消失等症状。尿流动力学及膀胱镜检查可与前列腺增生症鉴别。

【治疗】

本病的病机关键是闭塞不通，治疗应以通为用，以补肾益气、活血利尿为基本法则。急性尿潴留时，须中西医结合，尽快解除患者的痛苦。

1. 辨证论治

（1）内治法

①湿热下注证

证候：小便频数黄赤，尿道热涩疼痛，排尿不畅，甚至点滴不通，小腹胀痛；伴口苦口黏、发热、大便燥结；舌质暗红，苔黄腻，脉滑数或弦数。

治法：清热利湿，消癃通闭。

方药：八正散加减。

②脾肾气虚证

证候：尿频，滴沥不尽，尿线细，甚者夜间遗尿或尿闭不通；伴神倦乏力、纳谷不香、面色无华、便溏脱肛；舌质淡，苔薄白，脉细无力。

治法：补脾益气，温肾利尿。

方药：补中益气汤加菟丝子、肉苁蓉、补骨脂、车前子等。

③气滞血瘀证

证候：小便不畅，尿线变细，或点滴而下，或尿道涩痛，闭塞不通，或小腹胀痛，偶有血尿或血精；舌质暗或有瘀点、瘀斑，苔白或薄黄，脉弦或涩。

治法：理气活血，通窍利尿。

方药：沉香散加减。若有血尿者，可加大蓟、小蓟、参三七等；血瘀甚者，可加穿山甲、蜣螂虫等。

④肾阴亏虚证

证候：小便频数不爽，尿少热赤，或闭塞不通；伴头晕耳鸣、腰酸膝软、五心烦热、失眠多梦、大便秘结；舌红少津，苔薄或黄，脉细数。

治法：滋肾养阴，通窍利尿。

方药：知柏地黄丸加丹参、琥珀、王不留行、地龙等。

⑤肾阳不足证

证候：小便频数，夜间尤甚，尿线变细，余沥不尽，尿程缩短，或点滴不爽，甚者尿闭不通；伴面色无华、精神萎靡、腰膝酸软、畏寒肢冷；舌淡而润，苔薄白，脉沉细。

治法：补肾温阳，通窍利尿。

方药：济生肾气丸加减。

此外，如排尿困难伴有咳嗽、气喘、胸闷等肺热失宣的症状者，可用黄芩清肺饮加减。

（2）外治法　多为急则治标之法，必要时可行导尿术。

①脐疗法：独头蒜 1 个，生栀子 3 枚，芒硝 3g，盐少许。先将生栀子碾成粉末，次入芒硝、大蒜捣烂如泥，混合均匀敷脐部，外以胶布固定；或以葱白适量捣烂如泥，加少许麝香和匀敷脐部，外用胶布固定；或以食盐 250g 炒热，布包熨脐腹部，冷后再炒再熨。

②灌肠法：大黄 15g，白芷、泽兰各 10g，肉桂 6g。煎汤 150mL，每日保留灌肠 1 次。

2. 其他疗法

（1）西药治疗　常用的有 α-受体阻滞剂，如坦索罗辛、多沙唑嗪等；激素类药物包括 5α-还原酶抑制剂，如非那雄胺等；雌激素，如己烯雌酚等；生长因子抑制剂，如通尿灵等。

（2）手术治疗　若反复出现尿潴留，伴膀胱憩室、结石、肾积水等并发症者，可行经尿道前列腺电切术、开放性前列腺摘除术。开放摘除术能将前列腺完全摘除，解除梗阻。但开放手术对患者损伤较大，出血多，危险性亦较大，应严格掌握手术适应证。

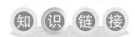

电切术

在药物保守治疗前列腺增生无法取得令人满意的疗效，而长期留置导尿管等又需定期更换的情况下，经尿道前列腺等离子双极汽化电切除、经尿道前列腺电切术等是临床常采用的手术方法。临床普遍认为，经尿道前列腺电切术是有效的治疗方法，但该法术中出血量多，易引发各种并发症。研究显示，与经尿道前列腺电切术比较，经尿道前列腺等离子双极汽化电切术能够促使术中出血量及并发症显著降低，因此在临床得到了日益广泛的应用。

（3）物理疗法　可选用微波、射频、激光等。

（4）针灸疗法　主要用于尿潴留患者。选中极、归来、三阴交、膀胱俞、足三里等穴，强刺激，反复捻转提插；体虚者，灸气海、关元、水道等穴。

【预防与调护】

1. 老年人要养成定时排尿的习惯，避免膀胱过度充盈；保持大便通畅。

2. 慎起居，避风寒，忌酗酒及嗜食辛辣刺激之品。

考纲摘要

1. 子痈的含义、病因病机、诊断及治疗。
2. 子痰的含义、病因病机、诊断与治疗。
3. 尿石症的病因病机、诊断与治疗方法。
4. 精浊的病因病机、诊断与辨证论治。
5. 精癃的主要临床表现、辨证论治及其他疗法。

复习思考

一、选择题

A1 型题（以下每一道题有 A、B、C、D、E 5 个备选答案，从中选择一个最佳答案）

1. 在泌尿、男性疾病中，治疗肝经湿热证的方剂是（　　）

   A. 萆薢分清饮　　　　　　B. 龙胆泻肝汤　　　　　　C. 八正散

   D. 萆薢渗湿汤　　　　　　E. 导赤散

2. 子痈与哪几个脏腑相关（　　）

   A. 肝、肾　　　　　　　　B. 肝、肺　　　　　　　　C. 脾、胃

   D. 肺、肾　　　　　　　　E. 心、肾

3. 下列预防与调护精浊的方法哪一项是错误的（　　）

   A. 禁止触诊前列腺　　　　B. 急性精浊禁忌按摩　　　C. 禁酒

   D. 避免频繁性冲动　　　　E. 忌过食肥甘及刺激性食物

4. 尿石症的临床特点是指（　　）

   A. 血尿　　　　　　　　　B. 会阴部坠胀　　　　　　C. 血精

   D. 冷汗　　　　　　　　　E. 白浊

5. 临床上子痈的气滞痰凝证应选方药是（　　）

   A. 橘核丸　　　　　　　　B. 理中丸　　　　　　　　C. 龙胆泻肝汤

   D. 银翘散　　　　　　　　E. 枸橘汤

6. 临床上子痈的湿热下注证应选方药是（　　）

   A. 橘核丸　　　　　　　　B. 理中丸　　　　　　　　C. 阳和汤

   D. 银翘散　　　　　　　　E. 枸橘汤

7. 临床上子痰浊痰凝结证应选方药是（　　）

   A. 阳和汤　　　　　　　　B. 龙胆泻肝汤　　　　　　C. 橘核丸

   D. 滋阴除湿汤　　　　　　E. 五味消毒饮

8. 子痰未成脓者，可采用的外敷药物是（　　）

    A. 生肌白玉膏   B. 冲和膏   C. 玉露膏

    D. 升丹   E. 白降丹

9. 下列不属于子痰的表现的是（   ）

    A. 不规则结节   B. 质韧   C. 疼痛不甚

    D. 脓出黄稠   E. 五心烦热

10. 治疗尿石症湿热蕴结证的方药是（   ）

    A. 萆薢渗湿汤   B. 龙胆泻肝汤   C. 黄连解毒汤

    D. 三金排石汤   E. 导赤散

11. 关于精浊的主要临床特征，错误的是（   ）

    A. 会阴、小腹胀痛   B. 便后流白浊   C. 腰部坠痛

    D. 排尿涩痛   E. 尿闭

12. 精癃的脾肾气虚证应选方药是（   ）

    A. 人参养荣汤   B. 补中益气汤   C. 八珍汤

    D. 十全大补汤   E. 金匮肾气丸

13. 精浊之湿热蕴结证应选方药是（   ）

    A. 八珍汤   B. 八正散   C. 六味地黄汤

    D. 右归丸   E. 知柏地黄丸

14. 下列哪个不属于精癃的临床表现（   ）

    A. 尿频   B. 尿细无力   C. 排尿困难

    D. 尿潴留   E. 尿痛

15. 精癃之肾阳不足证应选方药是（   ）

    A. 济生肾气丸   B. 六味地黄丸   C. 人参养荣汤

    D. 八珍汤   E. 十全大补汤

16. 与男性前阴相关的脏腑是（   ）

    A. 脾、肺   B. 肝、肾   C. 脾、胃

    D. 心、肾   E. 肝、脾

17. 不属于男性前阴病主要病机的是（   ）

    A. 心血不足   B. 肝失疏泄   C. 脾失健运

    D. 肺失肃降   E. 肾精亏损

18. 不属于尿石症临床表现的是（   ）

    A. 腰部疼痛   B. 血尿   C. 尿线细

    D. 排尿中断   E. 排尿困难

二、问答题

1. 简述男性前阴病的主要治法。

2. 简述子痈的辨证分型及治则方药。

3. 简述子痰的诊断要点及辨证论治。

4. 简述尿石症的诊断及辨证论治。

5. 简述精浊的诊断及辨证论治。

三、病案分析

1. 秦某，男，55岁。自诉：左侧睾丸肿大疼痛十余日。就诊时，左侧睾丸阵阵抽痛；伴身无寒热、口干不思饮、行路困难、饮食尚可、大便干燥等。检查：左侧阴囊肿大、微红、灼热，左侧睾丸肿大似鸡卵，触痛明显等；体温正常，WBC14.6×10⁹/L；舌苔薄白，脉沉细数。

要求：写出该患者的中医诊断及辨证论治。

2. 张某，男，61岁。患者近半年来排尿困难，以夜间为重，尿线细而无力，尿频，无尿痛，时有小便失禁发生；伴心烦失眠、腰膝酸软、头晕耳鸣、下肢无力；舌苔薄黄，脉细弦。

要求：写出该患者的中医诊断及辨证论治。

3. 杨某，男，40岁。尿频、余沥不尽，尿后滴白两年余。症状反复发作，常与饮酒或骑自行车时间较长有关，发作后伴少腹及睾丸胀痛。直肠指诊：前列腺肿大明显，有压痛，中央沟变浅；B超检查：前列腺52mm×42mm，实质回音增强，包膜增厚，边缘模糊，中央沟变浅；前列腺液常规：白细胞（++），卵磷脂（+）；脉弦缓，舌质红、苔黄微腻。

要求：写出该患者的中医诊断及辨证论治。

4. 张某，男，34岁。肺结核病史。左侧阴囊肿胀20余天。患者20余天前发现左侧阴囊肿胀增大，疼痛不明显。检查：左侧附睾尾部不规则结节，精索肿如串珠状，质韧，触痛不显，皮肤不红；舌苔薄，脉滑。

要求：写出该患者的中医诊断及辨证论治。

5. 胡某，男，38岁。左侧腰部疼痛1周。患者1周前开始出现左侧腰部剧烈疼痛，不能直立，尿频、尿急、尿黄。左腰部检查有叩击痛。尿RBC（++）。B超示：双肾位置、大小及形态正常，包膜完整，实质光点均匀；左侧集合系统分离约15mm，下极肾盏内1.5mm×0.9mm强光团，后伴声影，右集合系统未见分离；左侧输尿管上段内径约6mm，距肾门处约35mm处可见大小约3mm强光团，其后声影不明显，右侧输尿管未见扩张。舌质暗红，有瘀斑，脉弦数。

要求：写出该患者的中医诊断及辨证论治。

扫一扫，知答案

扫一扫，看课件

模块十三

周围血管疾病

【学习目标】

1. 掌握：常见周围血管疾病的临床特点及辨证论治。
2. 熟悉：常见周围血管疾病的病因病机和鉴别诊断。
3. 了解：各种周围血管疾病的常见检查方法和调摄护理。

项目一 概　述

周围血管疾病主要指发生在四肢的动脉、静脉系统的疾病。可分为动脉病、静脉病。本模块主要介绍动脉病脱疽（血栓闭塞性脉管炎、动脉硬化性闭塞症），静脉病青蛇毒（血栓性静脉炎）、股肿（深静脉血栓形成）、筋瘤（静脉曲张）、臁疮等。中医学称周围血管为"筋脉""脉管"，故将周围血管疾病统称为"脉管病"。

【临床表现】

1. 症状

（1）疼痛　肢体疼痛是周围血管疾病的常见症状，包括间歇性疼痛、持续性疼痛（静息痛）。其主要原因有动脉供血不足、静脉回流障碍、血液循环异常等。

①间歇性疼痛：主要是发生于下肢的运动性疼痛，又称间歇性跛行。其表现为患者以一定速度行走一定距离后，下肢的某个部位出现酸胀感及痉挛感，迫使患者停步，休息1~5分钟后症状缓解或消失，才能重新行走，可有沉重、酸痛、胀痛、刺痛或锐痛的感觉。这是因为在行走时肢体的血供不足所致。从出现疼痛后休息到疼痛缓解的时间称为缓解时间。出现疼痛的距离称为跛行距离。疼痛可反映患者血管闭塞的程度。出现间歇性跛行的动脉闭塞性疾病常见的有血栓闭塞性脉管炎、动脉硬化性闭塞症、糖尿病足和大动脉

炎性狭窄等，其他如动脉创伤、受压动脉栓塞和动静脉瘘等。

②持续性疼痛（静息痛）：是指肢体在静止状态下产生的疼痛，疼痛持续存在，尤其以夜间最为严重。持续性疼痛的发生常提示病变及缺血的程度均已加重，已接近失代偿的程度。

动脉急性或慢性闭塞都可引起缺血性神经炎，使肢体产生持续性疼痛。疼痛表现为持续性钝痛伴有间歇性剧烈刺痛，可向肢体远端放射，且有麻木、厥冷或烧灼、蚁行、针刺等异常感觉。症状一般夜晚加重，患者常抱膝而坐以缓解疼痛。当肢体因缺血引起营养障碍性溃疡或坏疽时，也常伴有局部持续性剧烈的疼痛。营养障碍性静息痛的特点为疼痛剧烈、持续，有时也可有短暂的间歇期，数分钟后再发，严重影响患者睡眠，一般肢体下垂时可略减疼痛。

静脉性静息痛的疼痛程度较动脉性为轻，常伴有静脉回流障碍的其他表现，并可因平卧休息或抬高患肢而缓解。

（2）感觉异常　周围血管疾病所发生的感觉异常除疼痛外，还有潮热、寒冷、倦怠、沉重、麻木、针刺、蚁行感，甚或无知觉等。

静脉病变如静脉瓣膜功能不全时可引起肢体沉重感、酸胀感。动脉供血不足可引起肢体的疲倦、沉重感并伴有发凉等感觉。另外，如动脉缺血引发神经损害时，可有麻木、蚁行、针刺、灼热等感觉。如严重的动脉栓塞或狭窄时肢体感觉会丧失。

2. **体征**

（1）皮肤温度测定　皮温变化主要取决于肢体的血流量。动脉闭塞性病变多为肢端寒冷，闭塞越严重，距离闭塞平面越远，寒冷愈明显。静脉病变多为下肢潮热感，下垂时更明显。肢体的皮温可用测温计测量。

（2）皮肤颜色异常　皮肤色泽能反映肢体循环情况和皮肤营养状况。供血不足或血管舒缩失常而致的皮色改变包括苍白、紫绀和潮红等。静脉淤血时，渗出于血管外的红细胞崩解可造成色素沉着。雷诺病由于指（趾）小动脉和毛细血管阵发性收缩和扩张，产生指（趾）阵发性发白、发紫和发红。

（3）肢体增粗或萎缩　肢体肿胀多发生于下肢，静脉淤滞性肿胀一般为凹陷性水肿，按之较软，愈向远侧愈明显，多伴色素沉着、皮下组织炎症和纤维化、"足靴区"溃疡等，如深静脉血栓形成、下肢深静脉瓣膜功能不全、下肢静脉曲张等。由于静脉瓣膜功能不全而引起的肿胀，通常在平卧或抬高肢体后及清晨起来后减轻，行走后或久立后加重。淋巴水肿则出现皮肤毛孔粗糙、皮下增厚等改变。

肢体或趾（指）变细、瘦小、萎缩均是由于局部动脉血液供应不足，长期缺乏必要的营养，肢体疼痛等影响患肢活动所造成。萎缩是慢性动脉功能不全的重要体征。

（4）溃疡和坏疽　缺血性溃疡由动脉病变引起，由于动脉闭塞可影响皮肤血液循环，以致组织缺氧而形成溃疡。淤积性溃疡由静脉病变所致，常见于下肢浅静脉曲张和下肢深静脉瓣膜功能不全，静脉血液回流障碍导致局部淤积性缺氧，从而并发溃疡，常见于小腿下 1/3 处，有"足靴区"色素沉着、湿疹、溃疡等。

【检查方法】

周围血管疾病的临床检查十分重要，临证时应该熟练掌握，灵活运用。一般应检查患者的皮肤温度、皮肤颜色、肢体营养状况、有无肢体的肿胀增粗或萎缩、有无肿块、有无溃疡或坏疽等。

1. 肢体一般情况检查

（1）皮肤温度　测定皮肤温度可用扪诊法、数字皮温计测量法、红外线热像仪测量法等。测量部位应选择患肢与健侧同一平面进行相应的比较。如某处皮温较对侧或同侧他处明显降低（>2℃）时，则提示该处动脉血流减少，可见于动脉栓塞、慢性动脉闭塞性疾病；如某处皮温较对侧或同侧他处明显升高（>2℃）时，则提示该处动脉或静脉血流量增加，多见于深静脉血栓形成、红斑性肢痛症、动静脉瘘等疾病。

（2）营养状况　主要观察患者肢体皮肤及附件、肌肉有无营养性改变，有无皮肤松弛、变薄、脱屑，汗毛稀疏、变细、停止生长或脱落，趾（指）甲生长缓慢、变脆、增厚，甲板形态有甲嵴、嵌甲等，以及肌肉的萎缩等。

2. 常用血管功能试验

（1）肢体动脉循环试验

①运动试验：间歇性跛行是慢性动脉供血不足的特征性症状，间歇性跛行距离和时间与缺血的程度相关，临床上常以此作为反映病情程度和疗效的指标。试验时，需用计时表测定，要求患者定速（120 步/分）行走，直至疼痛的程度迫使患者不愿继续行走前的一段时间，称跛行时间；行走距离称跛行距离。然后让患者静息站立，再用计时表记录疼痛消失的时间。

②皮肤指压试验：用手指压迫指（趾）端或甲床，观察毛细血管充盈时间，可了解肢端动脉血液供应情况。正常人指（趾）端饱满，皮肤呈粉红色。压迫时局部呈苍白色，松开后 1~2 秒，即可迅速恢复原状。如充盈延长至 4~5 秒后恢复原来的皮色，或皮色苍白或紫绀，表示肢端动脉血液供应不足。

③肢体位置试验：检查下肢时，患者仰卧床上，充分暴露双足至踝关节以上或膝部，观察足部皮肤颜色。嘱患者直伸抬高双下肢，髋关节屈曲 70°~80°，保持该位置约 60 秒钟后观察。检查下肢时，患者取坐位或立位，双上肢直伸高举过头。血液循环正常时，足趾、足底或手掌微显红润或稍发白。若呈苍白或蜡白色，则表示动脉血液循环障碍。如肢体抬高后皮肤颜色变化不明显，可使患者将抬高的双下肢反复屈伸 30 秒钟或双手快速握松 5~6 次后再观察。抬高后肢体苍白的程度与动脉供血减少的程度成正比，苍白的范围

随动脉病变的位置而异。最后，令患者坐起，双下肢下垂于床沿或两上肢下垂于身旁，正常人一般在 10 秒内恢复正常皮肤颜色。如患者足部颜色复原时间延长至 45～60 秒，且颜色不均，呈斑块状，说明肢体血液循环障碍。正常人下肢下垂后足部浅表静脉一般在 15 秒内充盈。如时间延长，说明肢体动脉血液供应不足。如肢体伴有浅静脉曲张，则下垂试验无价值。

④爱伦试验（Allen's test）：用来检查上肢动脉是否通畅。让患者将上肢高举过头部，用手指压迫阻断桡动脉，同时嘱患者反复握拳，直至手呈苍白色；然后继续压迫桡动脉，并将患者上肢逐渐放至心脏水平，令患者将手放松。正常情况下，苍白的皮肤在 20～40 秒钟内恢复转红。当动脉闭塞，血运障碍时，患者皮肤仍呈苍白色，直至压迫桡动脉的手指放松后，手部缓缓恢复潮红色，则证明尺动脉闭塞。反之，用同样的方法压迫患者的尺动脉，则可判断桡动脉是否完全闭塞。

（2）肢体静脉功能试验

①大隐静脉瓣膜功能试验（Trendelenburg 试验，屈氏试验）：用来检查大隐静脉瓣膜功能。患者平卧，高举下肢，使浅静脉血液向心回流，在大腿根部、卵圆窝平面远端扎止血带，其紧张度以足以压迫大隐静脉，但不影响动脉血流和深静脉血流为度。让患者站立，10 秒钟内释放止血带，正常情况下浅静脉超过 30 秒钟而恢复充盈。如血柱自上而下立即充盈大隐静脉及其分支，提示大隐静脉瓣膜功能不全。如患者站立保持止血带压迫，其远端某处静脉迅速扩张，提示血液通过小隐静脉或功能不全的交通支反流至浅静脉。

②深静脉通畅试验：用以测定下肢深静脉的通畅情况。患者站立，使曲张的静脉充盈，在大腿上 1/3 扎止血带以压迫大隐静脉，交替屈伸膝关节 10 余次。如深静脉通畅，交通支瓣膜功能健全，小腿肌肉泵可使血液流入深静脉而使浅静脉瘪陷，下肢无胀痛感。如深静脉通畅而大隐静脉和交通支瓣膜功能不全，浅静脉的血流在运动时也能流入深静脉，但运动一旦停止，浅静脉立即充盈血液。若深静脉不通，交通支瓣膜功能不全，则在运动时浅静脉也扩张，患者下肢有酸胀不适感。此种情况不适宜做大隐静脉手术。

③直腿伸踝试验（Homan's 征）和压迫腓肠肌试验（Neuhof 征）：二者试验结果均为小腿深静脉血栓形成的体征。

直腿伸踝试验检查方法为：患肢伸直，小腿略抬高，检查者用力使患者足部背屈，牵拉腓肠肌。如小腿后部明显疼痛，伴有腓肠肌饱满和紧硬，属阳性反应，这是腓肠肌受到牵拉后压迫深部已有血栓及炎症的静脉所致。

压迫腓肠肌试验检查方法为：患者仰卧屈膝，足跟平置检查台上，检查者用手按触腓肠肌深部组织。如发现增厚、浸润感和疼痛，即属阳性。

【病因病机】

周围血管疾病的病因：外因包括外感六淫、特殊毒邪（烟毒）、外伤等；内因包括饮食不节、情志内伤、脏腑经络功能失调、劳伤虚损等。

周围血管疾病的病机特点是血瘀。血管是血液运行的管道、通路，必须保持畅通无阻，才能正常地输送血液。在病变过程中，不论是内因，还是外因，均可在一定的时间、不同的血管、不同的部位出现某些程度的血脉瘀滞。血脉瘀滞破坏了人体气血的正常循环，从而引发各种病理变化。在分析其病机时，应注意邪、虚、瘀三者的相互作用、互为因果的变化关系。其中邪气既包括外感六淫、特殊毒邪，又包括机体的病理产物如瘀血、痰浊、水湿等；虚既是受邪的条件，也可能是血瘀损伤正气的结果；瘀往往是因邪而致，也有因虚而成。所以在邪、瘀、虚的病理变化过程中，可使血管出现多种多样的病理变化结果，形成临床上各种各样的证候。

虽然血管病多在血管的某一局部，但与脏腑气血有密切的关系。因为脏腑功能失职则会出现血液运行无力，统摄无权，疏泄失常，使血液不能正常运行而发生病变；反之，血脉瘀阻后也会使各脏腑失去濡养而虚损。气血的虚衰与血管病密切相关。

此外，周围血管疾病的病因病机尚有禀性不耐、遗传因素、冲任失调等，临证时必须引起高度重视。

【辨证论治】

1. 内治法　根据活血化瘀的治疗原则，结合患者的具体情况，审证求因，分清血瘀的寒热、虚实、轻重属性，辨证论治。常用的治疗法则有以下几种：

（1）理气活血化瘀法　适用于肝郁气滞的血瘀证。凡周围血管病有气滞血瘀表现均可使用，尤其适宜病情随情志刺激而变化者。

（2）清热活血化瘀法　即用寒凉的药物配合活血化瘀药物，清解热邪，而使络宁血活瘀化。临床上清热活血化瘀法可分为清热凉血活血化瘀法、清热解毒活血化瘀法、养阴清热活血化瘀法。

清热凉血活血化瘀法：适用于血热血瘀证。症见患部皮肤发红、灼热，瘀斑色红或紫，舌红绛，脉数等。常见于急性血栓性浅静脉炎、下肢深静脉血栓形成等。

清热解毒活血化瘀法：适用于热毒瘀滞证。症见局部溃疡，舌红，苔黄厚而干，脉弦滑数等。常见于动脉狭窄、闭塞性疾病坏疽的早期。

养阴清热活血化瘀法：适用于阴虚血瘀证。一般病程较长，症见局部发热恶寒亦恶热，伴五心烦热，咽干口燥，舌红少苔，脉细数等。常见于动脉狭窄、闭塞性疾病的后期。

（3）散寒活血化瘀法　即用温热的药物配合活血化瘀药物，解除寒凝，促使经络疏通，血活瘀化。其包括温经通阳活血化瘀法和补阳益气活血化瘀法。

温经通阳活血化瘀法：适用于外寒客络血瘀证。症见局部皮肤色白、发凉，疼痛得热则缓，舌淡紫，苔白润，脉沉紧等。常见于动脉狭窄、闭塞或痉挛性疾病的早期。

补阳益气活血化瘀法：适用于阳虚内寒血瘀证。除上述局部表现外，伴腹胀便溏，腰酸肢冷，小便频数或不利，阳痿，舌淡紫，苔白，脉沉细等。常见于动脉狭窄、闭塞性疾病的后期。

（4）祛湿活血化瘀法　即用燥湿或渗利的药物配合活血化瘀药物，以祛湿而通利气机，促使血活瘀化。其包括清热利湿化瘀法、健脾利湿活血化瘀法和温肾利湿活血化瘀法。

清热利湿化瘀法：适用于湿热血瘀证。症见局部皮肤灼热色红，水肿，或疮面湿烂，舌红，苔黄腻，脉滑数等。

健脾利湿活血化瘀法：适用于脾虚湿瘀证。症见患肢水肿，伴神疲倦怠，脘腹胀满，便溏，舌苔白腻，脉濡缓等。

温肾利湿活血化瘀法：适用于肾虚湿瘀证。症见患肢水肿，肢冷，畏寒，舌淡，苔白润或腻，脉沉弱等。

以上诸证常见于深静脉血栓形成及深静脉回流障碍等。

（5）益气活血化瘀法　即用补气的药物配合活血化瘀药物，以补气推动血液在脉道的运行，促使血活瘀化。适用于气虚血瘀证，多伴病久体倦、纳差、气短、心悸、舌淡、苔白、脉虚弱无力等。常见于动脉狭窄、闭塞性疾病和深静脉血栓形成的后期。

（6）补血活血化瘀法　即用补血的药物配合活血化瘀药物，以增补血液而充盈脉道，促使血活瘀化。适用于血虚血瘀证，多伴头晕、面色萎黄或苍白、唇爪色淡、心悸、舌淡、脉细等。常见于动脉狭窄、闭塞性疾病的早期或后期。

2. 外治法　周围血管疾病的外治法，可以根据病情选用熏洗、箍围、浸渍、热烘等外治法。

在周围血管疾病中，对坏疽的清创处理，必须根据患肢的供血情况及全身条件而进行。一般急性炎症期不做清创处理，炎症控制后适当清除坏死组织，坏死组织界限清楚后彻底清创。常用的清创方法有"鲸吞法"与"蚕食法"。所谓"鲸吞法"，即在麻醉下将坏死组织自坏死组织与存活组织分界处进行彻底清除。所谓"蚕食法"，就是在换药时视局部情况逐渐清除坏死组织。"蚕食"坏死组织时可应用化腐生肌中药，这些药物可以起到祛腐生新的作用。

3. 手术疗法　周围血管疾病常用的外科手术疗法有结扎法、止血法、血管剥脱法等。必要时可应用介入方法。

项目二 股 肿

病例导入

　　某患者，男，28岁。15天前左侧胫骨骨折，当即手术进行内固定治疗。昨日突发左侧下肢肿胀、增粗，皮肤发红，肢体疼痛，遂来就诊。查体：左侧小腿肿胀明显，皮肤发红，腓肠肌压痛，霍曼征阳性；舌红，苔黄，脉弦滑。

　　问题：①该患者的中医诊断是什么？②如何进行辨证治疗？

　　股肿是指在下肢深静脉内运行的血液异常凝固，从而引起静脉阻塞、血液回流障碍的疾病。本病相当于西医学的下肢深静脉血栓形成，俗称血栓性深静脉炎。其主要表现为肢体肿胀、疼痛、局部皮温升高和浅静脉怒张等，好发于下肢髂股静脉和股腘静脉，尤以左侧下肢最为多见，严重者可并发肺栓塞而危及生命。

【病因病机】

　　本病主要为创伤或产后长期卧床，导致肢体气血运行不畅，气滞血瘀，脉络滞塞，营血回流受阻，水津外溢，聚积而发病。

　　1. 血脉损伤　　跌仆损伤、手术等损伤人体血脉，使人体气血运行不畅，气滞血瘀，血液瘀滞于脉络，流注于下肢而发病。如清代唐容川《血证论》曰："瘀血流注，亦发肿胀，乃血变成水之证。"

　　2. 久卧伤气　　产后或久病卧床，肢体长期不运动，气机不利，气滞血瘀，经脉阻塞，营血回流不畅，瘀滞于局部而发病。如清代吴谦《医宗金鉴》曰："产后闪挫，瘀血作肿者，瘀血久滞于经络，忽发则木硬不红微热。"

　　3. 气虚血瘀　　年老、肥胖、瘤、岩等患者，气虚体衰，无力推动营血运行，血瘀于脉中，留滞于下肢而发病。

　　西医学认为，血流滞缓、血管内皮损伤和血液高凝状态是静脉血栓形成的重要因素，而外伤、手术、分娩、肿瘤等是直接诱发因素。

【诊断】

　　1. 临床表现　　患者多有肢体外伤、长期卧床、分娩、肿瘤、手术等发病史，多见于下肢。发病急，主要为单侧下肢突发性、广泛性粗肿，胀痛，行走不便，或伴低热。后期可出现浅静脉扩张、曲张，肢体浮肿，小腿色素沉着、皮炎、臁疮等。由于静脉阻塞部位不同，临床表现各有特点。

　　（1）小腿深静脉血栓形成　　小腿疼痛是最重要的临床早期症状。以踝及小腿部肿胀为主，行走时加重，休息或平卧后减轻，腓肠肌压痛，霍曼征（Homan's sign）阳性。全身症状不明显，属于临床上所称的周围型。

（2）髂股静脉血栓形成　以突发性、广泛性、单侧下肢粗肿为临床特征。全下肢胀痛，患肢的髂窝、股三角区疼痛明显，甚则累及同侧腰背部或会阴部。患肢较健侧增粗5~8cm。平卧时稍减轻，站立时加重。伴有低热（体温37~38℃）。由于回流障碍，病初主要是引起浅表静脉的扩张，之后患侧的下腹部、髋部、会阴部可见静脉曲张。临床上为中央型。

（3）继发性深静脉血栓形成　临床上称为混合型，常见于手术后，临床表现具有小腿深静脉和髂股静脉血栓形成的共同特点。血栓起源于小腿肌肉内的腓肠静脉丛，顺行性生长，蔓延扩展至整个下肢主干静脉，或由原发性髂股静脉血栓形成逆行扩展到整个下肢静脉者，以前者较为多见。

本病早期可出现急性股动脉痉挛（疼痛性股蓝肿）和肺动脉栓塞的危重并发症，可危及患者的生命，应引起临床的高度重视。

（4）深静脉血栓形成后遗症　深静脉血栓形成后期，由于血液回流障碍，或血栓机化再通后，静脉瓣膜被破坏导致血液倒流，进一步加重静脉回流障碍，引起肢体远端静脉高压、淤血，从而产生肢体肿胀、浅静脉曲张、色素沉着、溃疡形成等。

2. 辅助检查

（1）多普勒血流和体积描记仪检查　有助于明确患肢血液回流和供血状况。

（2）静脉造影　可使静脉直接显影，有助于判断有无血栓及其范围、形态及侧支循环状况，为直接观察治疗效果提供依据。

（3）凝血系列检查　如见 D–二聚体阳性和（或）纤维蛋白原升高，表明体内有血栓形成。

【鉴别诊断】

1. 淋巴水肿　多见于下肢，肿胀多自足背开始，逐渐向近心侧蔓延。皮肤和皮下组织增生变厚，肿胀并非压陷性，状似橡胶海绵；发展至后期形成典型的象皮肿，皮肤增厚、粗糙而呈苔藓状，色素沉着和形成溃疡者罕见。

2. 妊娠下肢水肿　两侧下肢肿胀，多从足部开始，逐步向上蔓延，休息或平卧后好转；随妊娠月份增加，肿胀进一步加重；分娩后下肢肿胀消失。

【治疗】

1. 辨证论治

（1）内治法

①湿热下注证

证候：发病急，下肢突然粗肿，红热疼痛，活动受限；舌质红，苔黄腻，脉弦滑。

治法：清热利湿，活血化瘀。

方药：四妙勇安汤加减。患肢疼痛较重者，重用金银花，加蒲公英；便秘者，加大黄、芒硝（冲服）；发热明显者，加生石膏、知母、漏芦；急性患肢粗肿，胀痛严重者，重用川牛膝、赤芍、川芎等活血化瘀药物。

②血脉瘀阻证

证候：下肢肿胀，皮色紫暗，压痛固定，下肢青筋怒张；舌质暗或有瘀斑，苔白，脉弦。

治法：活血化瘀，通络止痛。

方药：活血通脉汤加减。疼痛严重者，加王不留行、乳香、没药；局部疼痛拒按者，加三棱、莪术、水蛭等。

③气虚湿阻证

证候：下肢肿胀日久，朝轻暮重，活动后加重，休息或抬高下肢后减轻，皮色略暗，青筋迂曲；伴倦怠乏力；舌淡，边有齿印，苔薄白，脉沉。

治法：益气健脾，祛湿通络。

方药：参苓白术散加减。

（2）外治法

①急性期：可用芒硝500g，冰片5g共研粉状，混合均匀装入纱袋中，敷于患肢小腿肚及小腿内侧，待芒硝结块干结时重新更换，连用数日。或用金黄膏外敷。

②慢性期：可用红花15g，大黄20g，艾叶10g，牡丹皮30g，透骨草30g。煎汤外洗患肢。

2. 其他疗法

（1）溶栓疗法　发病不超过72小时的患者，可给予尿激酶（UK）、链激酶（SK）等溶栓药物治疗。

（2）抗凝疗法　是治疗本病的一种重要方法。常用药物有肝素和华法林（香豆素衍化物类）。应用时注意个体差异，必须进行凝血指标监测。

（3）祛聚疗法　常用药物有阿司匹林、双嘧达莫（潘生丁）等。作用为降低血液黏稠度，防止血小板凝聚。

（4）祛纤疗法　目的在于祛纤维蛋白，降低血黏度。常用药物有降纤酶等。

（5）手术疗法　已极少采取。当静脉回流障碍严重，影响肢体功能时，情况紧急者也可切开取栓。近年来，置入下腔静脉滤器是防止发生肺栓塞常选用的方法。

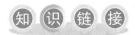

下腔静脉滤器置入术

适应证：①抗凝禁忌静脉血栓患者，如颅内出血、大手术后等；②抗凝出现严重并发症（如出血患者需要终止抗凝治疗）；③抗凝无效：尽管抗凝足够，依然反复出现急性或慢性下肢深静脉血栓形成；④抗凝治疗时仍然有大面积肺栓塞发生。

禁忌证：局限于膝关节以下的深静脉血栓不需置入滤器，年轻患者一般不置入滤器，至少不使用永久性滤器。行静脉滤器置入术前，必须检查患者的出凝血功能。

【预防与调护】

1. 高黏血症者宜清淡饮食，忌食油腻、肥甘、辛辣之品。严格戒烟，积极参加体育锻炼，肥胖者应减少体重。

2. 对高危患者（血液呈高凝状态），应适当服用活血化瘀中药或抗凝药物。术后及卧床者宜多做肢体运动，或按摩肢体，尽早下床活动，以利于静脉血液回流。

3. 恢复期患者应穿弹力袜，早期不宜做剧烈运动。

项目三　青蛇毒

病例导入

某患者，男，30 岁。两月前见下肢筋脉色红肿胀，呈条索状，上下游走，反复发作，肢体活动不利，喜冷恶热；舌质红，苔黄腻，脉滑数。

问题：①该患者的中医诊断是什么？②如何进行辨证治疗？

青蛇毒是发生于体表静脉的血栓性、炎性病变。中医学又称本病为"赤脉""恶脉""黄鳅痈"等，相当于西医学的血栓性浅静脉炎。本病是临床上的多发病、常见病，男女均可发病，以青壮年多见。其临床特点为浅静脉走行部位红肿热痛，有条索状物或硬结节形成；可发生于身体的各个部位，通常多发于四肢，其次是胸腹壁，少数呈游走性发作。

【病因病机】

本病多由湿热蕴结、寒湿凝滞、痰浊瘀阻、脾失健运、外伤血脉等，致使气血运行不畅，留滞脉中而发病。《医宗金鉴·外科心法要诀》曰："此证生在小腿肚里侧，疼痛硬肿，长有数寸，形如泥鳅，其色微红，由肝、脾二经湿热凝结而成。"

1. **湿热蕴结** 恣食膏粱厚味、辛辣刺激之品，脾胃受损，水湿失运，瘀滞日久，火毒内生，湿热积毒下注；或寒湿凝于脉络，蕴久生热而成。

2. **肝气郁滞** 郁怒伤肝，肝失条达，疏泄不利，气郁日久，损伤血络，脉络阻塞，瘀血停积而发病。

3. **外伤筋脉** 久站久立、跌仆损伤、刀割针刺、外科手术等均可致血脉损伤，恶血留滞，经络阻塞，致生本病。

总之，本病外感湿邪，或与热结，或与寒凝，与内湿相合，使脾失运化，聚而生痰，是病之标；经脉受损，气血不畅，脉络瘀阻，为病之本。

【诊断】

1. **临床表现** 本病发病部位多见于下肢，其次为胸腹壁等处。

（1）初期（急性期） 在浅层静脉循行部位出现条索状物，皮肤发红，自觉疼痛，扪之发热，触之较硬，且压痛明显，肢体沉重。一般无全身症状。

（2）后期（慢性期） 患处存在一条黄褐色索状物，按之如弦，压痛明显，或结节破溃形成臁疮。临床上常见类型为：

①血栓性浅静脉炎：临床常见类型。常有筋瘤病史，多见于下肢。发病时，临床上浅表静脉处形成结节或条索状物，疼痛、红肿、灼热，触之压痛明显。当患处出现片状区域性结节，此为浅静脉炎累及周围组织形成的浅静脉周围炎。患者可有发热，行走站立时疼痛尤为明显。炎症消退后，患处可遗留色素沉着或无痛性纤维硬结。一般病程 1~3 个月。

②胸腹壁浅静脉炎：单侧胸腹壁出现一条长 10~20cm 的索状硬物，表面发红，疼痛较轻。肢体活动局部可有牵掣痛，按压条索物两端可出现一条凹陷性浅沟。炎症消退后，患处可遗留色素沉着。一般无全身表现。

③游走性血栓性浅静脉炎：多见于四肢。患处浅静脉血栓性炎症呈游走性发作，某处炎性硬结消失后，他处的浅静脉又出现病变。本病具有游走性、间歇性、反复性发作的特点。可伴有低热、全身不适等。

2. **辅助检查**

（1）多普勒检查 可提示浅静脉是否通畅，确定局部浅静脉是否有血栓形成。

（2）血液流变学检查 表现为全血黏度及血浆黏度升高，红细胞变形性降低，纤维蛋白原升高。

（3）凝血系列检查 可有 D–二聚体阳性或纤维蛋白原升高，血常规中白细胞计数可升高，血液处于高凝状态。

【鉴别诊断】

1. **结节性红斑** 多见于青年女性，与结核和风湿病有关。结节多发于小腿，呈圆形、片状或斑块状；可伴有疼痛、发热、乏力、关节痛及小腿浮肿等。血沉加快。易反复发作。

2. 下肢丹毒　突然发病，下肢皮肤红斑处色如涂丹，压之退色，边缘皮肤略隆起，界限明显，灼热疼痛。腹股沟淋巴结可有肿痛。

【治疗】

1. 辨证论治

（1）内治法

①湿热瘀阻证

证候：患肢肿胀、发热，色红胀痛，喜冷恶热，或有条索状物；微恶寒，发热；舌苔黄腻或厚腻，脉滑数。

治法：清热利湿，解毒通络。

方药：二妙散合茵陈赤豆汤加减。

②血瘀湿阻证

证候：患肢疼痛肿胀，皮色红紫，活动后尤甚，小腿部挤压刺痛或胀痛，或见条索状物，按之柔韧或似弓弦；舌有瘀点、瘀斑，脉沉细或沉涩。

治法：活血化瘀，行气散结。

方药：活血通脉汤加鸡血藤、桃仁、忍冬藤。红肿加蒲公英、地丁；肿胀甚者，加滑石、桂枝；硬性条索状物肿甚者，加水蛭；肢肿晨轻暮重者，加升麻、黄芪；发于胸腹壁者加柴胡、黄芩、延胡索、郁金等。

③肝郁蕴结证

证候：胸腹壁有条索状物，固定不移，刺痛、胀痛或牵掣痛；伴胸闷、嗳气等；舌质淡红或有瘀点、瘀斑，苔薄，脉弦或弦涩。

治法：疏肝解郁，活血解毒。

方药：柴胡清肝汤合复元活血汤加减。疼痛重者加三棱、鸡血藤、忍冬藤等。

（2）外治法

①初期：可用金黄膏或拔毒膏外敷，每日换药1次。

②后期：可用当归尾12g，白芷9g，羌活9g，独活9g，桃仁9g，红花12g，海桐皮9g，威灵仙12g，艾叶15g，生姜60g。水煎熏洗，有活血通络、疏风散结之功。

2. 其他疗法

（1）患者疼痛明显，局部症状日久不退者，可考虑手术。

（2）使用红外线、微波等进行理疗。

【预防与调护】

1. 患者在急性期应卧床休息，以减轻疼痛，促使肿胀消退。适当抬高患肢，穿着弹力袜，以减轻下肢水肿。

2. 忌食辛辣、肥甘油腻、鱼腥之品，积极戒烟。病变早期不宜久站久行。

项目四　筋　瘤

病例导入

某患者，女，60岁，体力劳动者。右下肢青筋怒张5年，加重半年。检查见右小腿浅静脉扩张，迂曲，以内侧为甚，皮温正常，屈氏试验（＋）；舌质淡，苔薄白，脉细缓无力。

问题：①该患者的中医诊断是什么？②如何进行辨证治疗？

筋瘤是以筋脉色紫，盘曲突起，状如蚯蚓，形成团块为主要表现的浅表静脉病变。《医宗金鉴》云："筋瘤者，坚而色紫，垒垒青筋，盘曲甚者，结若蚯蚓。"常见于长久站立工作者或怀孕妇女，好发于下肢。本病相当于西医学的下肢静脉曲张。

【病因病机】

本病主要为先天禀赋不足，后天久站久立、劳倦过度、产育频多等所致。由于长期从事站立负重工作，劳倦伤气，或多次妊娠，气滞血瘀，血壅于下，结成筋瘤；或骤感风寒或涉水淋雨，寒湿侵袭，凝结筋脉，筋挛血瘀，积聚成瘤；或因外伤筋脉，瘀血凝滞，阻滞筋络而成。《灵枢·刺节真邪》云："筋屈不得伸，邪气居其间而不反，发为筋瘤。"血行不畅，久瘀则热，邪毒聚集，致肢体肿胀、疼痛、变色甚至溃疡。

西医学认为，下肢静脉曲张是由于静脉瓣膜关闭功能不全、静脉壁薄弱及浅静脉内压力持续升高所致。

【诊断】

1. **临床表现**　病初仅感患肢坠胀不适或疼痛，站立时明显，行走或平卧时消退。随着病情发展，下肢浅静脉逐渐怒张，小腿静脉盘曲如条索状，色带青紫，甚则状如蚯蚓，质地柔软，抬高患肢或向远心方向挤压可缩小，但患肢下垂或放手顷刻充盈回复。大隐静脉瓣膜功能试验和深静脉通畅试验有助于判断疾病的性质。如出现条索状红肿、灼热、压痛等症，经治疗后则条索状肿物较为坚韧。若瘤体破损，可流出大量瘀血，须压迫或缝扎方能止血。病久者患肢皮肤萎缩，颜色褐黑，易伴发湿疮和臁疮。

2. **辅助检查**

（1）**静脉造影**　是目前较可靠的诊查方法。可显示深静脉瓣膜功能、隐股静脉瓣膜功能及深浅静脉交通支、静脉曲张的走向。

（2）多普勒肢体血流图　可反映隐股静脉瓣膜和深静脉瓣膜的情况，测定深静脉通畅情况。

【鉴别诊断】

血瘤　常在出生后发现，随年龄逐步增大。呈团块状，正常皮色或呈暗红或紫蓝色，压之柔软。一般丛状血管或毛细血管形成瘤体，筋脉较细，形态局限，没有明显的蚯蚓状。

【治疗】

1. 辨证论治

（1）内治法

①劳倦伤气证

证候：久站久行或劳累时瘤体增大，下坠不适感加重；常伴气短乏力、脘腹坠胀、腰酸膝软；舌质淡，苔薄白，脉细缓无力。

治法：补中益气，活血舒筋。

方药：补中益气汤加减。

②寒湿凝筋证

证候：瘤色紫暗，喜暖，下肢轻度肿胀；伴形寒肢冷、口淡不渴、小便清长；舌质淡暗，苔白腻，脉弦细。

治法：暖肝散寒，益气通脉。

方药：暖肝煎合当归四逆汤加减。

③外伤瘀滞证

证候：青筋盘曲，状如蚯蚓，色青紫，患肢肿胀疼痛；舌有瘀点、瘀斑，脉细涩。

治法：活血化瘀，和营消肿。

方药：活血散瘀汤加减。

（2）外治法

①患肢穿医用弹力袜或用弹力绷带缠缚，可使瘤体停止发展或缩小。

②有红肿及条索状硬结者，可用金黄膏或玉露散外敷；局部瘙痒者，可用三黄洗剂外搽局部。

③如发生湿疮、溃疡者，可参照模块十有关内容治疗。

2. 其他疗法

（1）手术疗法　凡无手术禁忌证的患者，一般可行大隐或小隐静脉高位结扎、主干静脉剥脱及曲张静脉切除术，有条件者可用经皮腔内激光电凝术或透光旋切术等微创治疗方法。

（2）硬化剂注射疗法　适用于程度较轻的单纯性下肢静脉曲张，亦可作为手术的辅助疗法，处理残留或复发的曲张静脉。

【预防与调护】

1. 有遗传家族史者、孕妇及长期站立工作者，如营业员、教师、车工等，要适当加强自身体质锻炼，尽可能地减少久站久行。避免外伤、寒冷、负重。

2. 轻度曲张的患者要穿着医疗弹力袜保护下肢静脉，经常抬高下肢，防止病情进一步加重。

项目五 臁 疮

📖病例导入

某患者，男，55岁，教师。下肢静脉曲张10余年，加重2年。半年前下肢出现凹陷性水肿，并发左小腿皮肤破溃，自觉肢体沉重。检查见左侧小腿前侧下部溃疡，疮面苍白，脓水稀薄，周围皮肤色晦暗。舌淡，苔白，脉细涩。

问题：①该患者的中医诊断是什么？②如何进行辨证治疗？

臁疮是发生于小腿臁骨部位的慢性皮肤溃疡，俗称老烂腿。《疡科心得集》载："臁疮者，生于两臁，初起发肿，久而腐烂或津淫瘙痒，破而脓水淋漓。"本病相当于西医学的下肢慢性溃疡。多见于久立久行者，常为筋瘤的后期并发症。主要发于双小腿内、外侧的下 1/3 处，经久难愈，复发率高，是外科常见病、多发病。

【病因病机】

本病多因禀赋不足，筋脉软弱，复因久站久行，劳累耗伤气血，中气不足，脉络瘀滞，致小腿气血运行不畅，瘀血阻络，肌肤失养；或湿热下注，热盛化腐；或外伤破损、虫咬湿疮等诱发，使疮口经久不愈。

西医学认为，下肢深、浅静脉及交通支静脉结构异常，肢体远端的静脉压力持续增高，导致静脉回流不畅而长期淤积是本病主要病因；而长期站立、腹压过高和局部皮肤损伤是溃疡的诱因。

【诊断】

1. 临床表现 本病多见于久立久行者，常为筋瘤的后期并发症之一。

初起小腿肿胀伴有沉重感，朝轻暮重，逐渐出现色素沉着，随年龄增长而进一步加重。或出现浅静脉炎、淤积性皮炎、湿疮等一系列静脉功能不全的表现，继而在小腿下 1/3 处（"足靴区"）内侧或外侧自行破溃或抓破后糜烂，滋水淋漓，形成溃疡；当溃疡发展到一定程度时，边缘趋稳定，周围红肿，或日久不愈，或经常复发。

后期疮口边缘凸起僵硬，形如缸口，疮面肉色灰白或覆有一层秽暗薄膜，滋水秽浊而腥臭，触之不痛；疮口周围皮肤暗红或紫黑，或四周湿疮而瘙痒，日久不愈。继发感染则溃疡化脓，脓水稀薄，或并发出血。溃疡严重时，可蔓延至膝或足背，深达骨膜。少数患者病情缠绵，多年不愈，蕴毒深重而发生恶变。

2. 辅助检查

（1）下肢多普勒超声检查　可有深静脉瓣膜或隐股静脉瓣功能不全，也可见陈旧性深静脉血栓。

（2）血常规　可有白细胞计数及中性粒细胞比例升高。

【鉴别诊断】

1. 结核性溃疡　常有结核病史。溃疡疮面较深，呈潜行性，脓水淋漓如败絮状。疮周皮色紫暗，溃疡顽固难愈，或疮面愈后复发，形成新旧重叠的凹陷性色素重浊的瘢痕。严重者伴有消瘦、盗汗、潮热、咳嗽等。

2. 岩性溃疡　多为原发性皮肤岩证，或由臁疮经久不愈，恶变而来。溃疡形似火山口，边缘卷起，疮口不规则，触之质硬而易出血，呈浅灰色。病情发展常引起肌腱和骨骼破坏，疼痛较剧，难以治愈。

3. 放射性溃疡　多有放射线照射史，溃疡局限于照射部位。常有多发性小溃疡融合成片，脓水稀薄，疮面色秽。周围皮肤僵硬，感觉迟钝，颜色晦暗，或夹杂有小白点。溃疡病程较长，难以收敛。

【治疗】

1. 辨证论治

（1）内治法

①湿热下注证

证候：小腿青筋怒张，局部瘙痒，红肿疼痛，继则破溃，滋水淋漓，疮面腐暗；伴口渴、便秘、小便黄赤；苔黄腻，脉滑数。

治法：清热利湿，和营解毒。

方药：二妙丸合五神汤加减。若红肿疼痛较重者，可加赤芍、丹参；肢体肿胀明显者，加茯苓、泽泻等。

②气虚血瘀证

证候：病程日久，疮面苍白，肉芽秽浊，疮周皮色紫暗、板硬；伴肢体沉重、倦怠乏力；舌淡紫或有瘀斑，舌苔白，脉细涩。

治法：益气活血，祛瘀生新。

方药：补阳还五汤合四妙汤加减。

（2）外治法

①初期：局部红肿，溃破渗液较多者，宜用马齿苋 15g，黄柏 20g，苦参 30g，白鲜皮 30g，煎水湿敷。局部红肿，渗液量少者，可用金黄膏、三黄散等外敷。

②后期：久不收口，皮肤乌黑，疮口凹陷，疮面腐肉不脱，时流污水，可用八二丹麻油调后撒布疮面，外用消肿玉红膏外贴，3 日换药 1 次。如疮口僵硬，疮面覆有秽腐薄膜者，可先用止血钳揭去秽腐薄膜，使之微微出血，有利于肉芽生长。腐肉已脱，肉芽新鲜红活者，可外掺生肌散，盖贴生肌玉红膏，隔日换药 1 次。若周围有湿疮者，用青黛膏盖贴。

2. 其他疗法

（1）手术疗法　在条件允许的情况下，可行浅静脉高位切除剥脱术、深静脉瓣膜修复或重建术、交通支静脉结扎术、静脉转流术或各种腔内治疗，以及植皮术，减少静脉血液倒流，降低肢体远端静脉压力，改善局部组织营养，促进溃疡愈合。

（2）物理疗法　局部疮面可进行红外线及微波治疗，有利于疮面的愈合。

【预防与调护】

1. 抬高患肢，尽量减少久立久行。

2. 臁疮患者宜经常穿着弹力袜或弹力绷带保护，避免局部损伤，预防复发。

3. 溃疡患者忌食辛辣之品，戒烟限酒。

项目六　脱　疽

病例导入

某患者，男，68 岁。高血压、冠心病史。左足发凉、怕冷 1 年。患者 1 年前发现左足时有发热窜走之感，后渐感发凉、麻木，间歇性跛行。检查：左足皮肤温度降低，足背动脉搏动微弱，肢体抬高试验阳性．舌质淡，苔白腻，脉沉细。

问题：①该患者的中医诊断是什么？②如何进行辨证治疗？

脱疽是发生于四肢末端，因脉管闭塞导致趾（指）节坏疽脱落的一种慢性周围血管疾病，俗称脱骨疽。西医学的血栓闭塞性脉管炎、动脉硬化性闭塞症、糖尿病足等疾病，可参照本病治疗。其临床特点是多发于四肢，以下肢末端多见；初起患肢末端发凉、怕冷、苍白、麻木，伴有间歇性跛行；继则疼痛剧烈，甚至患趾（指）变黑坏死脱落。《灵枢·痈疽》云："发于足趾，名脱痈。其状赤黑，死不治；不赤黑，不死。不衰，急斩之，不则死矣。"

【病因病机】

本病的发生与长期吸烟、饮食不节、环境寒冷、遗传及外伤等有关。主要由于脾胃不健，肾阳不足，外感寒冷、寒湿之邪而发病。脾胃受损，运化失司，化源不足，气血亏虚，气阴两伤，内不能荣养脏腑，外不能充养四肢。脾肾阳虚，不能温养四肢，复受寒湿之邪，则气血凝滞，经络阻塞，不通则痛；气血不足，四肢失养，则皮肉枯槁，坏死脱落。若寒邪久蕴，郁而化热，湿热浸淫，则患趾（指）红肿溃脓。热邪伤阴，阴虚火旺，病久导致阴血亏虚，肢节失养而坏疽脱落。

总之，本病以脾肾亏虚为本，外感寒湿及外伤为标，气血凝滞、经脉阻塞为病机之关键。

西医学认为，糖尿病、高脂血症、高血压及吸烟、遗传等，导致病患肢体血管脂质沉积、动脉弹性改变、动脉内硬化斑块形成，因而发生动脉硬化性闭塞症、血栓闭塞性脉管炎等免疫性疾病。

【诊断】

1. 临床表现　动脉硬化性闭塞症常有高脂血症、高血压和动脉硬化史，多发于老年人，常累及大、中动脉。糖尿病足患者往往血糖、尿糖升高，病变多累及大动脉和微小动脉。血栓闭塞性脉管炎以 20 ~ 40 岁中青年男性多见，常有受冷、潮湿、嗜烟、外伤等病史，多发于寒冷季节。常一侧下肢发病，继而累及对侧，少数患者可累及上肢。病程较长，多在寒冷季节加重，治愈后易复发。

根据疾病的发展过程，脱疽临床上可分为以下三期：

（1）一期（局部缺血期）　下肢患部发凉、怕冷、麻木、酸痛，间歇性跛行，每行走 0.5 ~ 1 公里，患侧小腿或足即觉坠胀疼痛而出现跛行，休息片刻可缓解，再行走即又出现跛行，且正常行走的距离越来越短。日久患肢可出现皮肤干燥，皮色变灰，皮温较健侧降低，肌肉萎缩，皮肤指压可见充盈缓慢，足背动脉、胫后动脉搏动减弱。部分患者可出现小腿游走性浅静脉炎。

（2）二期（营养障碍期）　患肢诸症进一步加重，并出现静息痛，夜间疼痛剧烈，难以入眠，患者常抱膝抚足而坐，甚至须将患肢下垂床边以减轻疼痛。患肢肌肉明显萎缩，皮肤干燥，汗毛脱落，趾甲增厚且生长缓慢，皮肤苍白或潮红或紫绀，患侧足背动脉、胫后动脉搏动消失。

（3）三期（坏死期或坏疽期）　患侧足趾紫红肿胀，溃烂坏死，或发黑干瘪，呈干性坏疽。坏疽可为一趾或数趾，逐渐向上发展，合并感染时足趾红肿疼痛剧烈，全身发热，一般呈湿性坏疽，少数为干性坏疽。病程日久，坏疽发展至足背以上，红肿疼痛难以控制。可出现神疲乏力、不思饮食、口干、形体消瘦，甚则壮热、神昏等。

根据肢体坏死的范围，临床上将坏疽分为三级：一级坏疽局限于足趾或手指部位；二级坏疽局限于足跖部位；三级坏疽发展至足背、足跟、踝关节及其上方。

2. 辅助检查

（1）多普勒超声检查 近年来激光多普勒血流仪已应用于临床。血栓闭塞性脉管炎可见中小动脉节段样闭塞，内膜粗糙，血管呈闭塞样改变。动脉硬化闭塞症及糖尿病足可显示动脉硬化斑块及动脉狭窄。

（2）动脉造影 可明确阻塞部位及情况、侧支循环情况等，为手术提供依据。还可通过磁共振血管造影（MRA）及 CT 血管造影（CTA）来明确诊断。

（3）踝肱压指数（ABI）检查 即踝压（踝部胫前或胫后动脉收缩压）与同侧肱压相比，踝肱指数正常值在 0.9~1.3 之间。

（4）免疫球蛋白测定 血栓闭塞性脉管炎的免疫球蛋白 IgG、IgM、IgA 可升高，其补体 C3 或下降；或体液免疫中外周免疫复合物增高。

【鉴别诊断】

1. 脱疽相关疾病的临床鉴别 见表 13-1。

表 13-1 脱疽相关疾病的临床鉴别

相关疾病	动脉硬化性闭塞症	糖尿病足	血栓闭塞性脉管炎
发病年龄	40 岁以上	40 岁	20~40 岁
浅静脉炎	无	无	游走性
高血压	大部分有	大部分有	极少
冠心病	有	可有可无	无
血脂	升高	多数升高	基本正常
血糖、尿糖	正常	血糖高、尿糖阳性	正常
受累血管	大、中动脉	大、微血管	中、小动脉

2. 雷诺病（肢端动脉痉挛症） 多见于青年女性，上肢较下肢多见，尤好发于双手。每因寒冷和精神刺激发病，双手出现发凉苍白，继而发绀、潮红，之后恢复正常的三色变化（雷诺现象），患肢动脉搏动正常，一般无肢体坏疽发生。继发者有风湿病或原发病的表现。

3. 肢体动脉栓塞 多发于心内膜炎、严重心瓣膜病、心房纤颤等患者。肢体骤然发生剧痛、冰冷、麻木，肤色苍白，或有瘀斑，肢体可丧失感觉和运动功能，栓塞平面远侧的动脉搏动消失，栓塞远端可形成坏疽，可累及趾、足、小腿、股部或手部及前臂，病情严重且发展很快。

【治疗】

1. 辨证论治

（1）内治法

①寒湿阻络证

证候：患趾（指）喜热怕冷，麻木，酸胀疼痛，多走则疼痛加剧，稍歇痛减，皮肤苍白，触之发凉，趺阳脉搏动减弱；舌质淡，苔白腻，脉沉细。

治法：温阳散寒，活血通络。

方药：阳和汤加减。

②血脉瘀阻证

证候：患趾（指）胀痛加重，夜难入眠，皮色暗红或紫暗，下垂更甚，皮肤发凉干燥，肌肉萎缩，趺阳脉搏动消失，步履艰难；舌质暗红或有瘀斑，苔薄白，脉弦涩。

治法：活血化瘀，通络止痛。

方药：桃红四物汤加炮山甲、地龙、乳香、没药等。

③湿热毒盛证

证候：患趾（指）肿胀剧痛，日轻夜重，皮肤紫暗，浸淫蔓延，溃破腐烂，肉色不鲜；伴身热口干、便秘尿赤；舌质红，苔黄腻，脉弦数。

治法：清热利湿，解毒活血。

方药：四妙勇安汤加连翘、黄柏、丹参、川芎、赤芍、川牛膝等。

④热毒伤阴证

证候：皮肤干燥，汗毛脱落，趾（指）甲增厚变形，肌肉萎缩，趾（指）呈干性坏疽；伴口干欲饮、便秘溲赤；舌质红，苔黄，脉弦细数。

治法：清热解毒，养阴活血。

方药：顾步汤加减。

⑤气阴两虚证

证候：病程日久，疮面久不愈合，肉芽暗红或淡而不鲜；伴倦怠乏力、口渴不欲饮、面色无华、形体消瘦、五心烦热；舌质淡，舌尖红，少苔，脉细无力。

治法：益气养阴。

方药：黄芪鳖甲汤加减。

（2）外治法

①初期：未溃者，可用冲和膏外敷；或用红花12g，川芎10g，威灵仙20g，透骨草30g，艾叶10g，桂枝15g，煎汤先熏后洗，注意水温不宜过高，以免加重组织坏死。

②已溃者：溃疡面积较小者，可用生肌散，外敷生肌玉红膏；溃疡面较大，坏死组织难以脱落者，可先用八二丹、冲和膏或黄连膏等祛腐，再用玉红生肌膏、紫草油等生肌。局部换药时要注意"蚕食"原则，不可大面积清创，否则局部会再坏死。如果出现浅静脉炎时，可选用金黄膏外敷。

2. 其他疗法

（1）坏死组织清除术（清创术）　可逐步清除坏死组织，如坏死组织与健康组织分界清楚，可完全清除坏死组织，骨断面宜略短于软组织断面；术后每日局部油膏换药治疗。

如果创面较大可施行植皮术。

（2）截肢术　当坏死延及足背及踝部，或并发全身脓毒症者，可行小腿截肢术；严重者可行大腿中段截肢术。

（3）血运重建术　采用开放手术或血管介入治疗恢复肢体的血流，以改善肢体循环，阻止坏疽发生或降低截肢平面。开放手术包括动脉切开取栓术、动脉内膜剥脱术、动脉旁路移植术、静脉动脉化等。血管介入治疗包括经皮腔内血管成形术（PTA）、血管内支架成形术等。

（4）干细胞移植术　干细胞具有高度增殖和分化为体内各种细胞的潜能。提取患者自身骨髓或外周血中的干细胞，注射入缺血肢体的肌肉中，对缺血肢体的血管新生具有一定的促进作用。

（5）中成药　如通塞脉片、复方丹参片、脉血康胶囊、大黄?虫丸、脉络宁、川芎嗪、血塞通注射液、银杏叶制剂等，以活血化瘀通络。

（6）静脉注射药物　常用扩血管药物如前列地尔、烟酸占替诺等，改善微循环药物如阿加曲班，抗动脉硬化药物如马来酸桂哌齐特、依达拉奉等。

（7）针灸治疗　根据病情，上肢取合谷、内关、曲池，下肢取足三里、血海、委中、三阴交、阳陵泉、复溜、昆仑、太溪等穴。强刺激，留针20~30分钟。

【预防与调护】

1. 及时防治中老年人的动脉粥样硬化症，积极治疗高脂血症、高血压病和心血管病。

2. 糖尿病患者须规范控制血糖，避免足部外伤或感染。

3. 禁止吸烟，少食辛辣炙煿、肥甘厚腻及醇酒之品。

4. 加强患肢运动锻炼，促进侧支循环形成。方法：患者仰卧，抬高下肢45°~60°，保持20~30分钟，然后两足下垂床沿4~5分钟，同时两足及足趾向下、上、内、外等方向运动10次，再将下肢平放4~5分钟。每日运动3次。坏疽感染者禁用。

考纲摘要

1. 股肿的含义、发病特点、诊断及辨证论治。

2. 青蛇毒的病因病机、临床表现与常见类型辨证论治。

3. 筋瘤的定义、特点与治疗方法。

4. 臁疮的病因病机、局部辨证与内、外治疗原则。

5. 脱疽的定义、特点、病因病机、诊断与鉴别诊断及辨证论治。

复习思考

一、选择题

A1 型题（以下每一道题有 A、B、C、D、E 5 个备选答案，从中选择一个最佳答案）

1. 属于动脉硬化性闭塞症常见临床症状是（　　）

 A. 突发单侧肢体水肿、疼痛

 B. 下肢青筋累累

 C. 小腿部条索突起，红硬、疼痛

 D. 小腿臁部溃疡、渗出，经久难愈

 E. 间歇性跛行

2. 以下哪种病易引起肺栓塞（　　）

 A. 股肿　　　　　　　　B. 脱疽　　　　　　　　C. 臁疮

 D. 青蛇毒　　　　　　　E. 褥疮

3. 运动试验是哪种周围血管病常用检查手段（　　）

 A. 血栓性浅静脉炎　　　B. 臁疮　　　　　　　　C. 动脉硬化闭塞症

 D. 下肢深静脉血栓形成　E. 青蛇毒

4. 股肿之湿热下注证，选方宜（　　）

 A. 血府逐瘀汤加减　　　B. 桃红四物汤加减　　　C. 四妙勇安汤加减

 D. 五味消毒饮加减　　　E. 阳和汤加减

5. 桃红四物汤宜用于脱疽的证型是（　　）

 A. 气阴两虚证　　　　　B. 热毒伤阴证　　　　　C. 血脉瘀阻证

 D. 寒湿阻滞证　　　　　E. 湿热毒盛证

6. 参苓白术散加减可用于下列何病何证（　　）

 A. 脱疽寒湿阻络证　　　B. 股肿气虚湿阻证　　　C. 臁疮气虚血瘀证

 D. 筋瘤劳倦伤气证　　　E. 恶脉湿热证

7. 下肢深静脉血栓形成最常见的类型是（　　）

 A. 周围型　　　　　　　B. 中央型　　　　　　　C. 混合型

 D. 继发型　　　　　　　E. 原发型

8. 单纯性大隐静脉曲张最佳的治疗方案是（　　）

 A. 单纯高位结扎术

 B. 高位结扎＋主干剥脱及交通支结扎

 C. 穿弹力袜

 D. 曲线静脉分段结扎

 E. 结扎功能不全的交通支

9. 某患者，男，60 岁。双下肢发凉麻木已有 2 年。时有小腿部抽痛及间歇性跛行，近 1 个多月足痛转为持续性疼痛，夜间痛剧，不能入睡。检查双足背动脉搏动消失。其诊断是（ ）

    A. 痛风   B. 雷诺病   C. 糖尿病足

    D. 动脉硬化性闭塞症   E. 血栓闭塞性脉管炎

10. 某患者，男，35 岁。有 15 年吸烟史。出现右下肢麻木、发凉、间歇性跛行 8 年。近期病情发展，出现持续性疼痛，夜间尤为剧烈，下肢肌肉萎缩，足背动脉搏动消失，诊断为"血栓闭塞性脉管炎营养障碍期"。此患者与下肢动脉硬化性闭塞症患者鉴别诊断的主要依据是（ ）

    A. 间歇性跛行

    B. 较长的吸烟病史

    C. 患者发病年轻，病程长

    D. 静息痛，夜间尤为剧烈

    E. 足背动脉搏动消失

11. 一退休教师，小腿青筋怒张、迂曲 20 余年，久站久行时青筋迂曲加重，伴下坠不适感；平素气短乏力，食少腹胀；舌淡，苔白，脉缓而无力。辨证用方宜选（ ）

    A. 萆薢渗湿汤加减   B. 暖肝煎加减   C. 补中益气汤加减

    D. 四妙勇安汤加减   E. 四物汤加减

12. 某老年消渴病患者，病史近 20 年。10 年前出现足部麻木、发凉不适；近 5 年症状加重，下肢乏力，伴有足趾疼痛；3 周前洗脚后出现左足破溃；近 1 周足部溃疡发展迅速，伴脓性分泌物，肉色灰暗，周围组织红肿，昼夜疼痛；舌红，苔黄腻，脉弦数。辨证用方宜选（ ）

    A. 黄芪鳖甲汤加减   B. 温胆汤加减   C. 阳和汤加减

    D. 八珍汤加减   E. 四妙勇安汤加减

13. 某老年男性患者，75 岁，有高血压、冠心病史。近 5 年肢体乏力、发凉呈进行性加重，并有怕冷表现，行走时下肢出现疼痛，稍事休息又可缓解。查体：双下肢肤色苍白，皮肤温度明显降低，趺阳脉搏动弱。舌淡，苔白腻，脉沉细。此患者主病、主证应为（ ）

    A. 股肿湿热下注证   B. 臁疮气虚血瘀证   C. 脱疽热毒伤阴证

    D. 青筋腿外伤瘀滞证   E. 脱疽寒湿阻络证

14. 某患者，女，29 岁。产后 1 周，突发左下肢肿胀、增粗，皮肤发红，肢体疼痛；舌红，苔黄，脉弦滑。辨证应为（ ）

    A. 肝气郁滞证   B. 寒凝血瘀证   C. 湿热下注证

D. 血脉瘀阻证　　　　　　E. 湿热毒盛证

15. 某中年男性患者，久居南方湿地，长期从事体力劳动。出现下肢静脉曲张 20 余年。5 年来自觉体力下降明显，肢体静脉曲张团明显增大。近 2 年来下肢出现凹陷性水肿，并发左小腿胫皮肤反复破溃，周围皮肤色晦暗，自觉肢体沉胀明显；舌淡，苔白，脉细涩。辨证选方宜（　　）

A. 普济消毒饮加减

B. 桃红四物汤加减

C. 四妙汤合补阳还五汤加减

D. 八珍汤

E. 当归四逆汤

16. 某脱疽患者，高龄。合并多种基础疾病，长期卧床，足趾溃疡、坏死，清创处理后见肉芽色暗，生长缓慢；患者自觉乏力倦怠，不欲饮水，体重进行性下降，五心烦热；舌淡尖红、少苔，脉细无力。辨证用方宜选（　　）

A. 四妙勇安汤加减　　　　B. 黄芪鳖甲汤合八珍汤　　　　C. 四妙丸合四物汤

D. 大补阴丸加减　　　　　E. 血府逐瘀汤合补阳还五汤

17. 以一定速度行走后出现下肢疼痛、无力，休息后缓解，再次行走再次出现疼痛。此临床症状称为（　　）

A. 间歇性跛行　　　　　　B. 静息痛　　　　　　C. 下肢肌肉萎缩

D. 皮肤温度降低　　　　　E. 静脉曲张

18. 某股肿患者，突然发病，一侧肢体增粗，皮肤发红，自觉患肢胀痛，活动受限；舌红，苔黄腻，脉弦滑。辨证属（　　）

A. 寒湿阻络证　　　　　　B. 气血亏虚证　　　　　　C. 寒湿凝筋证

D. 湿热下注证　　　　　　E. 血脉瘀阻证

二、问答题

1. 简述周围血管疾病常见的症状。

2. 简述股肿的发病特点。

3. 简述青蛇毒的辨证论治。

4. 简述筋瘤的定义、特点与治疗方法。

5. 简述臁疮的内、外治疗原则。

6. 简述脱疽的分期表现及辨证论治。

三、病案分析

1. 某患者，女，26 岁。右侧下肢肿胀、疼痛 1 天。患者剖宫产后 10 天，昨日突发右侧下肢肿胀、增粗，皮肤发红，肢体疼痛，遂来就诊。检查见右侧小腿肿胀，皮肤发红，腓肠肌压痛，霍夫曼征阳性。舌红，苔黄，脉弦滑。

要求：写出该患者的中医诊断及辨证论治。

2. 某患者，男，48岁，农民。下肢静脉曲张10余年。近2年来肢体静脉曲张团明显增大。近半年来下肢出现凹陷性水肿，并发左小腿皮肤反复破溃，自觉肢体沉胀明显。检查见左侧小腿前侧下部溃疡，脓水稀薄，周围皮肤色晦暗。舌淡，苔白，脉细涩。

要求：写出该患者的中医诊断及辨证论治。

3. 某患者，男，65岁。双足趾疼痛半年。患者4个月前发现左足时有发热窜走之感，渐感麻凉，足大趾变色疼痛，尤以步行、站后显著。检查：两下肢踝关节以下和左足足趾皮肤均呈暗红色，左足趾发凉，足背动脉尚可触及，肢体抬高试验阳性。舌质淡，苔白腻，脉沉细。

要求：写出该患者的中医诊断及辨证论治。

4. 某患者，女，50岁，教师。左下肢浅静脉迂曲2年。患者2年前出现左下肢浅静脉扩张、迂曲，以内侧为甚，有时感左下肢扩张静脉处刺痛，伴左下肢水肿，活动后加重，休息后或晨起时缓解。检查见左下肢浅静脉扩张、迂曲，以内侧为甚，皮温正常，两侧下肢周径无明显差异；屈氏试验（+）。舌质淡，苔薄白，脉细缓无力。

要求：写出该患者的中医诊断及辨证论治。

5. 某患者，女，46岁。1个月前出现左侧小腿内侧肿胀，局部压痛，皮肤潮红，温度增高。检查见左侧小腿内侧条索状物，红肿，压痛，灼热，体温37.8℃。舌苔黄腻，脉滑数。

要求：写出该患者的中医诊断及辨证论治。

扫一扫，知答案

模块十四
其他外科疾病

扫一扫，看课件

【学习目标】

1. 掌握：烧伤的现场急救和外治方法；各类毒蛇咬伤的临床表现和急救措施；掌握肠痈的病因病机、诊断和辨证论治。

2. 熟悉：烧伤的伤情判断及重度烧伤的西医治疗；熟悉肠痈的概念、特点、病因病机及辨证论治。

3. 了解：冻疮的病因病机和治疗原则。

项目一 烧 伤

病例导入

某患者，男，20岁。30分钟前暖水瓶爆裂，左大腿外侧被开水烫伤，起大水疱，剧烈疼痛。

问题：①生活中见过这样的烧伤吗？②这种烧伤重吗？③怎么治疗？多久能痊愈？是否会留瘢痕？

烧伤是由于热力（火焰及灼热的气体、液体或固体）、电能、化学物质、放射线等作用于人体而引起的一种急性损伤性疾病，常伤于局部，波及全身，严重者可出现全身性并发症。古代一般以火烧和汤烫者居多，故又称为水火烫伤、火烧疮等。本病西医学也称烧伤。其临床特点是创面局部以红斑、肿胀、水疱、渗出、焦痂、疼痛为主要表现，严重者伴有高热、烦躁不安、口渴喜饮、少尿或无尿，甚则面色苍白、呼吸浅快、神昏谵语，若不及时救治或治疗不当可危及生命。

【病因病机】

热力如火焰、热水、热油、蒸汽、电流、激光、化学物质和战时火器等，直接作用于机体造成损伤，导致局部气血凝滞，经络阻塞，营卫不和，营阴外渗而为水疱、渗出。水疱、渗出过度，加之热邪灼伤，耗伤阴津，阴伤阳脱可致脱证；火毒内陷，内攻脏腑可致陷证。病久则致脾胃虚弱和气血亏虚。营卫失和、阴津耗伤、阴伤阳脱、火毒内陷、脾胃虚弱和气血亏虚是烧伤的主要病理环节，红斑、水疱、渗出、腐、毒、虚是其主要临床表现，严重者可出现死亡。

西医学认为，高温可直接造成局部或全身组织细胞损害，使之发生炎症、溃疡、变性、坏死。大面积严重烧伤的早期可由于机体大量体液丢失和剧烈疼痛引起休克。在体液吸收期和焦痂脱落期可因细菌感染而引起脓毒败血症。深度创面修复愈合可形成大量瘢痕或形成顽固性溃疡。

【诊断】

有明确的烧伤史，诊断并不困难，但对于伤情的判断比较复杂且至关重要，是治疗和判断预后的重要依据。烧伤后伤情的判定主要与烧伤的面积和深度密切相关，另外与烧伤的部位、原因、患者年龄、体质、是否有并发症及基础疾病等也有关系。

1. 烧伤面积的计算

（1）手掌法　不分性别、年龄，患者五指并拢的手掌面积占体表面积的1%。如医者的手掌大小与患者相近，可用医者手掌估算。此法可用于小面积或散在烧伤面积的计算（图14-1）。

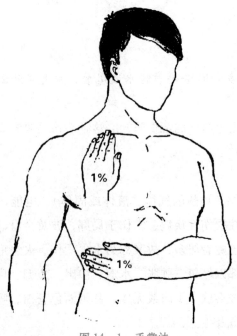

图14-1　手掌法

（2）中国新九分法 按全身体表面积划分为 11 个 9% 的等份，另加 1%，构成 100% 的体表面积。成人头、面、颈部为 9%；双上肢为 2×9%；躯干前后及会阴部为 3×9%；双下肢及臀部为 5×9% +1% =46%（图 14 -2、表 14 -1）。

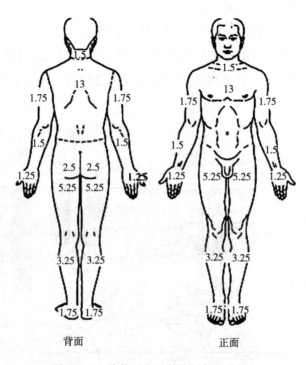

图 14 -2 烧伤面积计算中国新九分法

表 14 -1 烧伤面积计算中国新九分法

部位		占成人体表面积百分比	占儿童体表面积百分比
头颈	发部	3 ⎫	
	面部	3 ⎬ 9	9 + （12 - 年龄）
	颈部	3 ⎭	
双上肢	双手	7 ⎫	
	双前臂	6 ⎬ 9×2	9×2
	双上臂	5 ⎭	
躯干	躯干前	3 ⎫	
	躯干后	3 ⎬ 9	9×3
	会阴	3 ⎭	
双上肢	双臀*	5 ⎫	
	双大腿	21 ⎬ 9×5 +1	9×5 +1 - （12 - 年龄）
	双小腿	13	
	双足*	7 ⎭	

* 成年女性的臀部和双足各占 6%。

（3）儿童烧伤面积计算法　小儿的躯干和双上肢的体表面积所占百分比与成人相似，而小儿的头大、下肢小，随着年龄的增长，其比例也不同。12 岁以下的儿童，年纪越小，头越大，下肢越小。可按下法计算：

头面颈部面积百分比：［9 +（12 – 年龄）］%

双下肢及臀部面积百分比：［46 –（12 – 年龄）］%

2. 烧伤深度的判断　目前临床上常用三度四分法，即Ⅰ度、Ⅱ度（又分为浅Ⅱ度和深Ⅱ度）、Ⅲ度。其中Ⅰ度、浅Ⅱ度烧伤一般称为浅度烧伤，深Ⅱ度和Ⅲ度烧伤则属深度烧伤（图 14 – 3）。

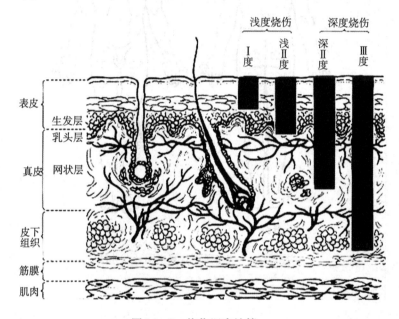

图 14 – 3　烧伤深度计算

（1）Ⅰ度烧伤（红斑性烧伤）　仅伤及表皮，生发层健存，再生能力强。皮肤红斑，干燥无渗出，有烧灼感，后期可有脱屑。3 ~ 7 天痊愈。

（2）浅Ⅱ度烧伤（水疱性烧伤）　伤及表皮的生发层、真皮乳头层。局部红肿明显，有薄壁大水疱，内含淡黄色澄清液体，如剥脱水疱壁，可见创面红润、潮湿、疼痛剧烈。如不发生感染，1 ~ 2 周内愈合，一般不留瘢痕，多数有色素沉着。

（3）深Ⅱ度烧伤（水疱性烧伤）　伤及皮肤的真皮深层，深浅不尽一致，尚残留皮肤附件。也可有水疱，但疱壁去后创面微湿，红白相间，痛觉较迟钝。如不发生感染，3 ~ 4 周愈合，常有瘢痕增生。

（4）Ⅲ度烧伤（焦痂性烧伤）　为全层皮肤烧伤，甚至达到皮下、肌肉或骨骼。创面无水疱，呈蜡白或焦黄色，甚至炭化，痛觉消失，局部温度低，皮层凝固性坏死后形成焦痂，触之如皮革，痂下可见树枝状栓塞的血管。一般需植皮才能愈合，愈后有瘢痕，常形成局部畸形，甚则难以自愈。

烧伤的深度可因时间、条件而继续发展，如在烧伤后48小时左右，Ⅰ度烧伤可因组织反应继续进行而转变为浅Ⅱ度，Ⅱ度烧伤可因处理不当转为Ⅲ度。因此，在烧伤48小时后和创面愈合的过程中，应分别对损伤深度进行必要的复核。

3. **烧伤程度的判断**　应根据烧伤的面积、深度、部位、原因、有无复合伤，以及患者年龄等进行综合判断，最基本的是烧伤面积和深度。烧伤面积越大、越深就越严重。为了客观评估烧伤病情，为制订治疗方案提供正确的依据，特制定下列烧伤病情分度方法

（1）轻度烧伤　Ⅱ度烧伤面积在9%以下。

（2）中度烧伤　Ⅱ度烧伤面积在10%～29%，或Ⅲ度烧伤面积在10%以下。

（3）重度烧伤　烧伤总面积在30%～49%，或Ⅲ度烧伤面积在10%～19%；或Ⅱ度、Ⅲ度烧伤面积虽达不到上述比例，但患者已发生休克等并发症、呼吸道烧伤或有较重的复合伤。

（4）特重烧伤烧伤　总面积在50%以上，或Ⅲ度烧伤面积在20%以上，或已有严重并发症者。

4. **临床表现**

（1）早期（休克期）　在烧伤后48小时内，全身或局部出现反应性水肿，创面出现水疱、焦痂和大量体液渗出。患者烦躁不安，口渴喜饮，呼吸短促，尿少，恶心呕吐；病情严重者面色苍白，身疲肢冷，淡漠嗜睡，呼吸微弱，体温较低，血压下降，脉微欲绝或微细而数等。此为体液大量渗出、剧烈疼痛所致的津伤气脱、亡阴亡阳之危候。

（2）中期（感染期）　烧伤后火毒内陷，内攻脏腑，症见壮热烦渴、寒战、躁动不安、口干唇燥、呼吸浅快，甚则神昏谵语、皮肤发斑、吐血衄血、四肢抽搐、纳呆、腹胀便秘、小便短赤；舌红或红绛而干，苔黄或黄糙，或黑苔，或舌光无苔，脉洪数或弦数等。此时创面出现坏死斑或出血点，脓腐增多，脓液黄稠腥臭或淡黄稀薄，或呈绿色。焦痂软化潮湿，或痂下积脓。以上诸症状多发生在以下3个时期：

①体液吸收期（伤后3～7天）：随着组织间液返回血管，火毒内陷，即细菌进入血液循环。

②脱痂期（伤后2～4周）：大量焦痂自溶脱落，出现新鲜创面，创面也易继发感染。

③恢复期（烧伤1个月后）：患者体质消耗严重，气阴两伤，正气虚损，抵抗力低下，火热余毒乘虚内陷脏腑。

（3）后期（修复期）　患者创面基本愈合；若创面较大时，多难愈合，有时可形成顽固性溃疡。伴有形体消瘦、神疲乏力、面白无华、纳差、腹胀便溏、口渴心烦、低热、盗汗、口干少津；舌红或淡红，舌光无苔，脉细弱无力。此为邪退正虚所致。

5. 辅助检查

（1）血常规检查　烧伤后白细胞计数上升和中性粒细胞比例增高，并出现中毒颗粒；大面积或中等程度以上烧伤早期可出现血液浓缩象；血浆中游离血红蛋白升高。

（2）尿常规检查　常出现尿比重增高，可见蛋白尿。

（3）血液生化检查　休克时可出现电解质紊乱、低蛋白血症、酸中毒等，肝、肾功能也可出现异常。

（4）创面分泌物及血培养加药物敏感试验　可明确感染病原菌及敏感药物。

【治疗】

小面积轻度烧伤可单用外治法治疗；大面积重度烧伤必须内外兼治，中西医结合救治。内治原则以清热解毒、益气养阴为主；外治在于正确处理烧伤创面，保持创面清洁，预防和控制感染，促进创面愈合，减少瘢痕形成，保护肢体功能。

1. 辨证论治

（1）内治法

①火毒伤津证

证候：烧伤后出现壮热烦躁，口干喜饮，便秘尿赤；舌红绛而干，苔黄糙，或舌光无苔，脉洪数或弦细数。

治法：清热解毒，益气养阴。

方药：黄连解毒汤、银花甘草汤。口干甚者加石斛、天花粉、玄参、麦冬等；便秘者，加生大黄；尿赤者加白茅根、生地黄、竹叶等。

②阴伤阳脱证

证候：全身或局部水肿，创面大量液体渗出；伴神疲倦卧、面色苍白、表情淡漠、神志恍惚、呼吸气微、嗜睡、自汗肢冷、尿少；舌淡或紫暗，苔灰黑或无苔，脉微欲绝或虚大无力。

治法：回阳救逆，益气护阴。

方药：参附汤合生脉散加味。若冷汗淋漓者，加煅龙骨、煅牡蛎、黄芪、白芍、炙甘草等。

③火毒内陷证

证候：壮热不退，口干唇燥，躁动不安，大便秘结，小便短赤；舌红绛而干，苔黄或黄糙，或焦干起刺，脉弦数。若火毒传心，可见烦躁不安，神昏谵语；若火毒传肺，可见呼吸气粗，鼻翼扇动，咳嗽痰鸣，痰中带血；若火毒传肝，可见黄疸，双目上视，痉挛抽搐；若火毒传脾，可见腹胀便结，便溏黏臭，恶心呕吐，不思饮食，或有呕血、便血；若火毒传肾，可见浮肿，尿血或尿闭。

治法：清营凉血，清热解毒。

方药：清营汤或犀角地黄汤加减。神昏谵语者，加服安宫牛黄丸或紫雪丹。

④气血两伤证

证候：疾病后期，火毒渐退，创面肉芽色淡，愈合迟缓；伴低热或不发热、精神疲倦、气短懒言、形体消瘦、面色无华、食欲不振、自汗盗汗；舌淡，苔薄白或薄黄，脉细弱。

治法：补气养血，兼清余毒。

方药：托里消毒散或八珍汤加金银花、黄芪等。

⑤脾虚阴伤证

证候：疾病后期，火毒已退，脾胃虚弱，阴津耗损。面色萎黄，纳呆食少，腹胀便溏，口干少津，或口舌生糜；舌暗红而干，舌苔花剥或光滑无苔，脉细数。

治法：补气健脾，益胃养阴。

方药：益胃汤合参苓白术散加减

（2）外治法

①浅度烧伤：可用紫草油、湿润烧伤膏等外敷。有水疱大者，抽出疱内溶液；如水疱皮已经撕破，剪去水疱壁，外敷烧伤油膏类。

②深度烧伤：小面积可用紫草油、湿润烧伤膏等；渗出较多者或感染时，用黄芩、黄连、黄柏、野菊花等煎水外洗或湿敷。大面积深度创面者早期切痂、植皮等。

③根据烧伤部位选用包扎、暴露疗法：四肢、面积小者、清创彻底者，宜包扎疗法；头面、会阴，或面积较大者，或清创不彻底者，或伴有感染者，多用暴露疗法。

2. 其他疗法

（1）现场急救　尽快消除致伤原因，迅速脱离热源，保护受伤部位，避免再损伤，维护呼吸道通畅等。注意观察有无复合伤，对大出血、开放性气胸、骨折等，应施行相应的急救处理。

（2）转送　将患者简单包扎后，须建立多条静脉输液通道以抗休克；保持呼吸道通畅，必要时行气管插管或切开，就近转送至具有治疗烧伤能力的医院进行救治。

（3）休克的防治　轻度烧伤，一般不发生休克。烧伤病情越严重，休克出现就越早、越重。严重烧伤多在烧伤后 6～12 小时发生休克，特重度烧伤可在伤后 2 小时发生。烧伤早期休克一般是低血容量性休克，故应积极补充平衡盐溶液、血浆等。

（4）全身性感染的防治　积极纠正休克，维护机体的防御功能，保护肠黏膜组织屏障；正确处理创面；根据创面培养及药敏试验结果，合理选用抗菌药物；营养支持疗法等。抗感染是控制烧伤病情发展的关键步骤，必须根据感染特点和细菌培养结果足量、广谱应用抗生素，严格控制厌氧菌的感染。

（5）西医创面处理　局部可选择1%磺胺嘧啶银霜剂、碘伏等外用，不主张局部应用抗菌药物。处理深度烧伤多沿用早期切（削）痂植皮方法。我国学者先后采用了"大张异体皮开洞嵌植小块自体皮"和"异体皮下移植微粒自体皮"，以及充分利用头皮作为自体皮来源分期分批植皮等方法治疗，但仍存在自体皮供应不足、自体皮成活欠佳、瘢痕增生及功能障碍等问题。

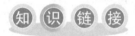

植皮手术

植皮手术是一种针对皮肤病患者的美容手术。适应大面积烧伤、各种创伤、疮口久治不愈、各种瘢痕等。一般在自体或异体健康皮肤上取下一块皮肤，将新取的皮肤覆盖在创伤部位。所选择的皮肤组织结构必须接近于植皮部位的皮肤，新取皮肤必须与创面严密对接，进行良好缝合，力争使新植皮肤尽快成活，使植皮术达到良好效果。瘢痕体质者严禁实施植皮术。

植皮术毕竟是一种具有创伤性的手术，植皮部位周边可遗留缝合的痕迹，取皮的部位可留有瘢痕。故术前必须对手术预期有一个客观的评估，以免植皮后达不到预期的效果。

必要时，可应用生物敷料即"人造皮肤"，但在创面上保留的时间较短，故自体皮紧缺仍是当前大面积深度烧伤治疗的主要难题。

（6）防瘢处理及功能锻炼　深度创面愈合后须穿量身定做的弹力套防止瘢痕发生，必要时行后期瘢痕整形治疗。同时进行关节等功能部位的康复锻炼。

【预防与调护】

1. 积极开展防火知识宣传教育，大力加强职业保护，教育儿童、少年增强防火意识，避免玩火造成意外事故

2. 大面积烧伤患者住院后，应严格实施无菌隔离治疗，患者接触后的敷料、被单、物品等，必须严格灭菌消毒。

3. 加强患者护理，做到勤翻身、常按摩，有效防止创面长期受压。

项目二　冻　疮

冻疮是人体遭受寒邪侵袭所引起的局部性或全身性损伤。临床上以暴露部位的局部性冻疮最常见，本病相当于西医学的冻伤。全身性冻伤在北方野外工作者偶可发生，西医学称为"冻僵"。本病的特点是：局部冻伤者以局部肿胀发凉、瘙痒、疼痛、皮肤紫斑，或

起水疱、溃烂为主要表现；全身冻伤者以体温下降、四肢僵硬，甚则阳气亡绝为主要表现，若不及时救治，可危及生命。

【病因病机】

冻疮的发病主要是在寒冷的环境中，人体遭受严寒侵袭后，尤其是在潮湿、寒风、防寒装备不良、衣帽和鞋袜紧小、久静不动等情况下更易发生；若平素气血衰弱、疲劳、饥饿、对寒冷敏感者，更容易发生冻伤。寒邪过度侵袭，耗伤元气，导致气血运行不畅，气血凝滞而成冻疮；重者肌肤坏死，骨脱筋连，甚则阳气绝于外，荣卫滞涩，阻塞不通而死。若暴冻着热或暴热着冻，均可导致气血瘀滞坏死而成疮。

西医学认为，本病是肌体遭受严寒侵袭后，体温调节中枢失常，血液循环障碍和细胞代谢不良，继之复温后微循环方面的改变，是冻伤导致组织损伤和坏死的基本原因。

【诊断】

1. 临床表现

（1）局部性冻疮　本病多发生在手足、耳郭、面颊等暴露部位，常呈对称性。初起局部有寒冷感和针刺样的疼痛。皮肤苍白、发凉，继则为红肿硬结和斑块，自觉灼痛、瘙痒或麻木感，轻者一般 10 天左右就可痊愈。病情较重者，可持续 1～2 个月，出现皮肤灰白、紫红，大小不等的水疱或肿块，疼痛剧烈。溃后流脓、流水，甚至损伤肌肉、筋骨。

按照冻疮复温解冻后的损伤程度，可将其分为以下 4 度：

① Ⅰ 度冻疮（红斑性冻疮）：损伤在表皮层。局部皮肤红斑、水肿，自觉发热、瘙痒或灼痛，经 5～7 天开始干燥脱皮，愈后不留瘢痕。

② Ⅱ 度冻疮（水疱性冻疮）：损伤达真皮层。皮肤显著红肿，有水疱或大疱形成，疱内液体色黄或呈血性。疼痛较剧烈，对冷、热、针刺等不敏感。若无感染，局部经 2～3 周干燥结痂愈合，少有瘢痕。若并发感染，愈后有瘢痕。

③ Ⅲ 度冻疮（腐蚀性冻疮）：损伤达皮肤全层或深及皮下组织，创面由苍白变为黑褐色，皮肤温度极低，触之冰冷，痛觉迟钝或消失。一般呈干性坏疽，坏死皮肤周围红肿、疼痛，可出现血性水疱。若无感染，坏死组织干燥成痂，脱落后形成肉芽创面，愈合后形成瘢痕。

④ Ⅳ 度冻疮（坏死性冻疮）：损伤深达肌肉、骨骼，表现类似Ⅲ度冻疮。局部组织坏死，分为干性坏疽和湿性坏疽。干性坏疽表现为坏死组织周围有炎症反应，肢端坏死脱落后可致残；并发感染后呈现湿性坏疽，出现发热、寒战等全身症状，甚至合并内陷而危及生命。

（2）全身性冻伤　开始时全身发生寒战。随着体温下降，患者出现疼痛性发冷、发绀、知觉迟钝、头晕、四肢无力、嗜睡等；病情继续发展，出现肢体麻木、僵硬，幻觉，视力或听力减退，意识模糊，呼吸浅快，脉搏细弱，知觉消失，甚至昏迷。如不立即抢救，可导致患者死亡。

2. 辅助检查

（1）血常规检查　有感染时，可有白细胞总数和中性粒细胞比例升高。

（2）X 线诊断　坏疽时，可检查是否有骨坏死。

（3）细菌培养及药敏试验　创面有脓液时，可取其做细菌培养和药敏试验。

【鉴别诊断】

1. 类丹毒　有接触鱼类、猪肉史。手指和手背出现紫红色斑，明显肿胀，阵发疼痛或瘙痒，有游走性，很少超过手腕部。一般不发生溃烂，可在 2 周内自愈。

2. 多形性红斑　多发于冬、春季节。手、足、面部、颈旁多见，皮损为水肿性红斑，边界清楚，中央常有苍白或水疱，形成特殊的靶形损害或虹膜状损害；多伴有发热、关节疼痛等。

【治疗】

本病治疗以温经散寒、补阳通脉为原则。Ⅰ度、Ⅱ度冻疮以外治为主，Ⅲ度、Ⅳ度冻疮要内外结合。全身性冻疮要立即抢救复温，忌用直接火烘或暴热解冻。

1. 辨证论治

（1）内治法

①寒凝血瘀证

证候：皮肤青紫或暗红肿胀，麻木冷痛，肿胀结块，或有水疱，得热则痒，肢冷畏寒喜暖；舌淡或有瘀斑，苔薄白，脉沉细。

治法：温经散寒，活血通脉。

方药：当归四逆汤或阳和汤加减。可加黄芪、丹参、红花等。

②寒盛阳衰证

证候：时时寒战，四肢厥冷，感觉麻木，幻听幻视，意识模糊，蜷卧嗜睡，呼吸微弱，甚则神志不清；舌淡紫，苔白，脉微欲绝。

治法：回阳救脱，散寒通脉。

方药：四逆加人参汤或参附汤加减。

③寒凝化热证

证候：冻伤后局部坏死，溃烂流脓，四周红肿色暗，疼痛加重；伴发热、口干；舌质红，苔黄，脉数。

治法：清热解毒，活血止痛。

方药：四妙勇安汤加减。热盛者，加蒲公英、紫花地丁；气虚者，加黄芪、党参；痛甚者，加延胡索、制乳香、制没药等。

④气虚血瘀证

证候：疮面不敛，疮周暗红漫肿，麻木；伴神疲体倦、气短懒言、面色少华；舌淡苔白，脉细弱或虚大无力。

治法：益气养血，祛瘀通脉。

方药：人参养荣汤或八珍汤合桂枝汤加减。

（2）外治法

①Ⅰ度、Ⅱ度冻疮：可用10%胡椒酊涂擦，每日数次；或红灵酒、生姜辣椒酊、阳和解凝膏、冻疮膏等外用。

②Ⅲ度、Ⅳ度冻疮：用75%酒精或碘伏消毒患处及周围皮肤；如有水疱或血疱者，可用无菌注射器抽取疱液，然后用红油膏纱布包扎；有溃烂时，用红油膏掺八二丹外敷；腐脱新生时，可用红油膏掺生肌散外敷。

2. 其他疗法

（1）急救 严重的全身性冻伤患者，必须立即采取急救措施，迅速使患者脱离寒冷环境，首先脱去冰冷潮湿的衣服、鞋袜（如衣服、鞋袜连同肢体冻结者，不可勉强，以免造成皮肤撕脱，可立即浸入40℃左右的温水中，待融化后脱下或剪开）。必要时还应施行人工呼吸和抗休克等各种对症处理。

（2）复温方法

①对冻僵患者立即施行局部或全身快速复温，用38～42℃恒热温水浸泡伤肢或浸泡全身，局部20分钟或全身30分钟内，体温迅速提高至接近正常，以指（趾）甲床出现潮红有温热感为止，不宜过久。

②可给予姜汤、糖水、茶水等温热饮料，亦可少量饮酒及含酒精饮料，以促进血液循环，扩张周围血管。

③早期复温过程中，严禁用雪搓、用火烤或冷水浴等。在急救时，如一时无法获得热水，可将冻肢置于救护者怀中或腋下复温。

（3）西医治疗 全身性冻伤复温后出现休克者，应给予抗休克治疗。并根据情况给予输液、吸氧（或高压氧舱）、纠正酸碱失衡和电解质紊乱、维持营养、选用改善血液循环药物等。Ⅲ度以上冻疮，注射破伤风抗毒素，应用抗生素防治感染。严重冻伤有肌肤坏死者，多采用暴露疗法，待界限清楚后清除坏死组织，较大创面可植皮，严重肢体坏疽者行截肢术。

【预防与调护】

1. 进入寒冷季节或地区，要提前加强抗寒锻炼，提供高热量饮食。

2. 寒冷环境工作者应注意防寒、防湿、防静。采用必要的防寒设备，尤其对手、足、耳、鼻等暴露部位应加强保护，可涂防冻剂；保持服装鞋袜干燥，沾湿后及时更换；寒冷环境下避免久站久坐。

3. 遭受冷冻后，不宜立即用火烘烤，防止溃烂成疮。

4. 冻疮未溃发痒时，切忌过度搔抓，以免皮肤破伤感染。

项目三　毒蛇咬伤

毒蛇咬伤是指人被毒蛇咬伤后所发生的一种急性全身性中毒疾病。我国蛇类有 219 种，其中毒蛇约有 50 余种，毒性剧烈可对人体构成较大威胁的有 10 种。其中神经毒者有银环蛇、金环蛇、海蛇；血循毒者有蝰蛇、尖吻蝮蛇、竹叶青蛇和烙铁头蛇；混合毒者有眼镜蛇、眼镜王蛇和蝮蛇。我国每年被毒蛇咬伤者约 10 万人次，在我国南方地区其发病率较高。

【病因病机】

中医学认为，蛇毒系风、火二毒，风者善行数变，火者生风动血、耗伤阴津。风毒偏盛，每多化火；火毒炽盛，极易生风。风火相煽则邪毒鸱张，客于营血或内陷厥阴，形成严重的全身性中毒症状。

1. **风毒**　风为阳邪，其性开泄，易袭阳位。风邪侵入人体，先中经络，经络阻塞，肌肤失养，可见眼睑下垂、张口困难、颈项不适等；风毒深入，气血逆乱，上冲于脑，可致烦躁、神志不清等。

2. **火毒**　火毒炽盛，壅滞不通，则发生疼痛；严重者则化腐成脓，可见肿胀、坏死、溃烂；火毒可耗血动血，迫血妄行，致皮下瘀斑及各种出血；热扰心神，出现烦躁不安、惊厥、昏迷等。

3. **风火毒**　风、火二毒合而致病，则风助火势，火生风威。风者善行数变，内窜经络，直中脏腑；火者生风动血，可耗血动血，出现溶血出血症状；风火相煽则邪毒鸱张，邪毒内陷厥阴，毒入心包，可发生邪毒蒙蔽心包之闭证；或邪热耗伤心阳之脱证。

西医学认为，蛇毒可分为神经毒素和血循毒素。前者对中枢、周围神经，神经肌肉传导功能等产生损害作用，可引起惊厥、瘫痪和呼吸麻痹；后者对心血管和血液系统造成损害，引起溶血和出血，导致心、肺、肝、肾、脑等脏器衰竭。由于蛇毒中的磷脂酶 A 和机体释放的组织胺、5 - 羟色胺、缓激肽等引起局部血管壁通透性增加，血浆外渗，产生明显的水肿。

【诊断】

1. 临床表现

（1）神经毒（风毒）致伤　毒蛇咬伤后，轻者仅有轻微痒感，伤口红肿不明显，出血不多；重者局部出现麻木，知觉丧失。约在伤后半小时后，感觉头昏、嗜睡、恶心、呕吐及乏力，甚至出现吞咽困难、声嘶、失语、眼睑下垂及复视，最后可出现呼吸困难、瞳孔散大、牙关紧闭、发绀、昏迷。如抢救不及时，则出现呼吸及循环衰竭而死亡。

（2）血循环毒（火毒）致伤　咬伤处迅速肿胀，并不断向四周发展，局部剧痛，流血不止，周围皮肤常伴有水疱或血疱，皮下瘀斑，组织坏死，严重时全身广泛性出血，如结膜下瘀血、鼻衄、呕血、咳血及尿血等，有些患者还会出现胸腔、腹腔出血及颅内出血，最后导致出血性休克；患者可伴有高热、头晕、恶心、呕吐、腹泻、关节疼痛等。由于症状出现较早，一般救治较为及时。

（3）混合毒（风火毒）致伤　兼有神经毒及血液毒的症状。从局部伤口看类似血液毒致伤，如局部红肿、瘀斑、血疱、组织坏死及淋巴结炎等；从全身来看，又类似神经毒致伤。此类患者死亡原因仍以神经毒为主。

2. 辅助检查

（1）生化检查　判断肝肾功能及全身代谢等情况。

（2）心电图检查　判断生命指征及心脏情况。

【鉴别诊断】

1. 无毒蛇咬伤　有毒蛇：3～4个大牙痕，伤口较深，紫黑（银环蛇、海蛇除外），灼热，疼痛，范围扩展快（银环蛇除外），红肿显著且扩展快（银环蛇、海蛇除外），常出血，周围瘀斑、水疱，近处淋巴结肿大，有触痛。无毒蛇：牙痕小，伤口浅，色淡，呈锯齿状，疼痛不明显加剧，红肿不扩展，少出血或不出血，无红斑、水疱，无触痛（图14－4、图14－5）。

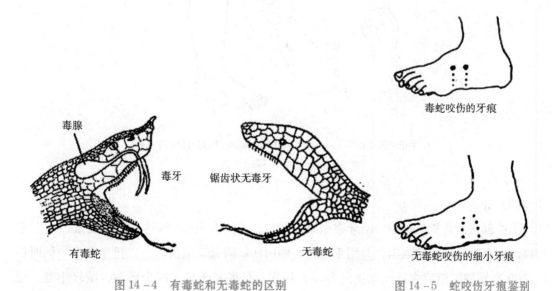

图14－4　有毒蛇和无毒蛇的区别　　　图14－5　蛇咬伤牙痕鉴别

2. 蜂螫伤　多有蜂螫伤病史。螫伤处红、肿、痛，有时可有发热、头痛等，对蜂毒过敏时可出现荨麻疹、过敏休克、喉头痉挛等，但局部无牙痕。

3. 蜈蚣咬伤　有蜈蚣咬伤史。局部红、肿、痛，或有淋巴管炎和组织坏死，全身可发热、头痛、恶心、呕吐等，或发生过敏性休克，无局部牙痕。

4. 蝎子螫伤　大蝎螫伤后，表现为呼吸加快、流涎、出汗、全身疼痛、口及舌肌强直，累及心肌则发生低血压、肺水肿等，局部无牙痕。

【治疗】

毒蛇咬伤是一种严重的疾患，能否及时有效地进行抢救和处理，对其病情转归和预后影响很大。尤其是咬伤早期，内外并治、排毒解毒、防毒内陷扩散为本病的治疗宗旨。

1. 急救　毒蛇咬伤后，蛇毒在人体内迅速播散，短期内可危及生命。因此，必须及时采取各种有效的抢救措施。

（1）早期结扎　目的在于阻止蛇毒的吸收和扩散。咬伤后最先采取的急救措施是应立即就地取材，于伤口近心端结扎，松紧度以阻止静脉血回流但不影响动脉血流为原则。如伤在手指，可缚扎手指根部；伤在手掌，可缚扎于肘关节下部；伤在足踝部，则于膝关节上部或下部缚扎，同时将患肢下垂，不要剧烈奔跑，以免加速血流和毒素的吸收。结扎后可用清水、冷开水、肥皂水等冲洗伤口，以洗去周围黏附的毒液。结扎时间可持续 8～10 小时，每隔 15～30 分钟放松 1～2 分钟，以免肢体因缺血而坏死。一般在伤口有效排毒和服药后 30 分钟后解除结扎。咬伤超过 12 小时后不宜缚扎。

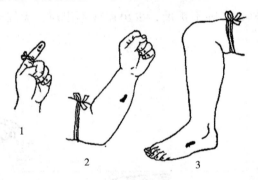

1. 手指咬伤结扎部位；2. 前臂咬伤结扎部位；3. 足背咬伤结扎部

图 14－6　毒蛇咬伤结扎部位

（2）排毒

①扩创法：常规消毒后，沿牙痕做纵行切口，长约 1.5cm，深达皮下，或做"十"字切口，如有毒牙遗留应取出，并用手由近心端向伤口附近反复挤压，以排出毒血。同时以1∶5000 高锰酸钾溶液或双氧水反复冲洗，使伤口处蛇毒破坏，减少播散，减轻中毒。血循毒蛇咬伤后，若伤口流血不止，且全身有出血现象者，则不应扩创。

②吮吸法：用口吮、拔火罐或抽吸器抽吸等方法，将伤口毒血吸出，此法可先于扩创法应用。如吮吸者的口腔黏膜有破损，则不宜做吮吸，以免引起中毒。

③烧灼法：在野外被毒蛇咬伤后，可立即用火柴头 5～7 个，放在伤口上点燃烧灼 1～

2 次，以破坏蛇毒，这是一种简便而有效的野外急救方法。

④针刺法：经扩创处理后，患部肿胀明显时，可于手指蹼间（八邪穴）或足趾蹼间（八风穴）皮肤常规消毒后，用三棱针或粗针头与皮肤平行刺入 1cm 后迅速拨出，再由近心端向远心端挤压以排除毒液。

2. 辨证论治

（1）内治法

①风毒证

证候：局部皮肤麻木，无红、肿、痛；伴头昏眼花、嗜睡、气短，严重者可出现呼吸困难、四肢麻痹、张口困难、神志模糊甚至昏迷；舌质红，苔薄白，脉弦数。

治法：活血通络，祛风解毒。

方药：活血驱风解毒汤（经验方）。药物有当归、红花、川芎、威灵仙、白芷、防风、僵蚕、七叶一枝花、半边莲、紫花地丁等。

②火毒证

证候：肿痛严重，有水疱、血疱或瘀斑，严重者可有组织坏死；伴恶寒发热、烦躁、咽干口渴、胸闷心悸、胁肋胀痛、大便干结、小便短赤或尿血；舌质红绛，苔黄，脉滑数。

治法：泻火解毒，凉血活血。

方药：龙胆泻肝汤合五味消毒饮加减。

③风火毒证

证候：局部红肿较重，剧痛，或有水疱、血疱、瘀斑、瘀点或溃烂；伴头晕头痛、眼花、寒战发热、胸闷心悸、恶心呕吐、大便秘结、小便短赤，严重者可出现烦躁抽搐，或神志昏愦；舌质红，舌苔黄，脉弦数。

治法：清热解毒，凉血息风。

方药：黄连解毒汤合五虎追风散加减。

④蛇毒内陷证

证候：伤口突然变为紫暗或紫黑，肿势消减；伴高热、躁狂不安、惊厥抽搐或神昏谵语；舌质红绛，脉细数。

治法：清营凉血解毒。

方药：清营汤加减。心阳衰微，汗出肢冷，则用参附汤或复脉汤以益气回阳。

（2）外治法

①初起：就地取材，用鲜蒲公英、半边莲等捣烂外敷，并尽量结扎肢体减慢血液回流，并尽量吸出创口血液。

②后期：溃烂者用九一丹或八二丹等去腐，再用生肌膏生肌长肉。

3. 其他疗法

（1）抗蛇毒血清　尽早应用抗蛇毒血清及相关制品。

（2）危重症抢救　及时抢救休克、肾衰竭、呼吸衰竭等。

（3）中成药　季德胜蛇药、上海蛇药片、广州蛇药片、云南蛇药片等。

【预防与调护】

1. 积极宣传普及蛇咬伤的预防知识，改善工作、居住环境，避免毒蛇咬伤。

2. 一旦被毒蛇咬伤，不必惊恐，更不要狂奔乱跑，应立即进行现场急救，如缚扎、清洗等，然后迅速转送医院进一步治疗。

项目四　肠　痈

病例导入

某患者，男，35岁。转移性右下腹疼痛2天，加重3小时。患者2天前无明显诱因出现上腹部胀痛，逐渐转移至右下腹疼痛，期间未做诊治。3小时前突然右下腹疼痛加剧，伴发热、恶心、呕吐，3天未大便。查体：体温38.5℃；右下腹腹肌紧张，拒按压；右下肢呈屈曲状；舌红苔黄腻。

问题：①该患者初步诊断是什么病？②为什么会出现这些症状？③为确诊还需要做何检查？

肠痈是指发生于肠道的痈肿，属于内痈的范畴。本病相当于西医学的急性阑尾炎。发病率居外科急腹症的首位，以青壮年为多，男性多于女性。本病的临床特点是转移性右下腹痛，右下腹压痛及反跳痛，可伴发热、恶心、呕吐。

【病因病机】

本病总由气机不畅，气滞血瘀，瘀久化热，积热化腐而成。

1. 饮食不节　暴饮暴食，嗜食生冷、油腻之品，损伤脾胃，导致肠道功能失调，糟粕积滞，湿热内生，积结肠道而成痈。

2. 饱餐后急剧奔走或跌仆损伤　致气血瘀滞，阻塞肠道，运化失司，败血浊气壅遏而成痈。

3. 情志内伤　郁怒伤肝，肝失疏泄，忧思伤脾，气机不畅，肠内痞塞，食积痰凝，瘀结化热而成痈。

4. 寒温不适　外邪入侵，内传入肠，经络受阻，郁久化热成痈。

西医学认为，本病主要是阑尾管腔阻塞和细菌感染所致。其致病菌多为肠道内的革兰阴性杆菌和厌氧菌。

【诊断】

1. 临床表现

（1）初期　脐周或上腹部疼痛，数小时后腹痛转移并固定至右下腹处，疼痛呈持续性、进行性加重。70%～80%的患者有典型的转移性右下腹痛，但也有一部分发病初期即出现右下腹痛。右下腹压痛是本病常见的重要体征，压痛点多在麦氏点。可伴有轻度发热，恶心纳减；舌苔薄黄或白腻，脉弦滑或弦紧。

（2）酿脓期　腹痛加剧，右下腹明显压痛、反跳痛、腹肌紧张；或右下腹可触及包块；壮热不退，恶心呕吐，纳呆，口渴，便秘或腹泻；舌红苔黄腻，脉弦数或滑数。

（3）溃脓期　腹痛扩展至全腹，全腹压痛、反跳痛、腹肌紧张；恶心呕吐，大便秘结或似痢不爽；壮热自汗，口干唇燥；舌质红或绛，苔黄糙，脉洪数或细数。

（4）变证　慢性肠痈腹痛症状较轻，身无明显寒热，病情进展缓慢，或有反复发作史。

2. 辅助检查

（1）血常规检查　初期患者白细胞计数及中性粒细胞比例增高；在酿脓期和溃脓期，白细胞计数常升至18×10^9/L以上。

（2）尿常规检查　盲肠后位肠痈可刺激右侧输尿管，尿中可出现少量红细胞和白细胞。

（3）诊断性腹腔穿刺检查和B型超声检查　对诊断有一定帮助。脓液细菌培养及药敏试验有助于确定致病菌，选用针对性较强的抗菌药物。

【鉴别诊断】

1. 胃、十二指肠溃疡穿孔　患者多有溃疡病史。突然上腹部剧痛，迅速蔓延至全腹部，除右下腹部压痛外，上腹部仍有疼痛和压痛，腹肌呈板状强直，肠鸣音消失，甚至可出现休克。多有肝浊音界消失，站立位X线透视或摄片可示有腹腔游离气体。

2. 右侧输尿管结石　患者突发右下腹阵发性剧烈绞痛，并向外生殖器部位放射，腹痛剧烈，但右下腹无明显压痛。肾区叩痛，尿液检查有较多红细胞。B型超声检查表现为特殊结石声影和肾积水等。X线摄片可在输尿管走行部位显示结石影。

3. 异位妊娠　患者常有停经史及阴道不规则出血史。临床有急性失血和下腹疼痛症状。妇科检查阴道内有血液，阴道后穹隆穿刺有血等。

【治疗】

1. 辨证论治

（1）内治法

①瘀滞证

证候：转移性右下腹痛，呈持续性、进行性加剧，右下腹压痛或拒按；伴恶心纳差，可有轻度发热；苔白腻，脉弦滑或弦紧。

治法：行气活血，通腑泄热。

方药：大黄牡丹汤合红藤煎剂加减。

②湿热证

证候：腹痛加剧，右下腹或全腹压痛、反跳痛，腹皮挛急，右下腹可摸及包块；伴壮热、纳呆、恶心呕吐、便秘或腹泻；舌质红，苔黄腻，脉弦数或滑数。

治法：通腑泄热，解毒利湿透脓。

方药：复方大柴胡汤加减。

③热毒证

证候：腹痛剧烈，全腹压痛、反跳痛，腹皮挛急；高热不退或恶寒发热，时时汗出，烦渴，恶心呕吐，腹胀，便秘或似痢不爽；舌红绛而干，苔黄厚干燥或黄糙，脉洪数或细数。

治法：通腑排脓，养阴清热。

方药：大黄牡丹汤合透脓散加减。

（2）外治法

①中药外敷：无论脓已成或未成，均可选用金黄散、玉露散或双柏散，用水或蜜调成糊状，外敷右下腹。

②中药灌肠：采用通里攻下、清热解毒等中药，如大黄牡丹汤、复方大柴胡汤等煎剂150～200mL，直肠内缓慢滴入（滴入管插入肛门内15cm以上，药液30分钟左右滴完），以达到通腑泄热排毒的目的。

2. 其他疗法

（1）一般疗法

①液体疗法：对禁食或脱水或有水、电解质紊乱者，静脉补液予以纠正。

②胃肠减压：阑尾穿孔并发弥漫性腹膜炎伴有肠麻痹者，应行胃肠减压，目的在于抽吸上消化道所分泌的液体，以减轻腹胀，并为灌入中药准备条件。

③抗生素应用：腹膜炎体征明显，或中毒症状较重者，可选用广谱抗生素。

（2）手术疗法　西医治疗急性阑尾炎的原则是早期行手术治疗。对急性单纯性阑尾炎还可经腹腔镜行阑尾切除。

（3）针刺疗法　可作为辅助治疗，具有促进肠蠕动、促使停滞物排出、改善血运、止痛、退热、提高人体免疫机能等作用。主穴：双侧足三里或阑尾穴。配穴：发热者，加曲池、合谷或尺泽放血；恶心呕吐者，加内关、中脘；痛剧者，加天枢；腹胀者，加大肠俞、次髎。均用泻法，强刺激，留针30～60分钟，每日2次。

【预防与调护】

1. 饮食有节，避免暴饮暴食，避免饭后疾走。

2. 养成定时排便的生活习惯。

3. 患者要注意休息，起居冷暖适宜。酿脓期、溃脓期均应当卧床休息。

4. 术后应尽早离床活动，注意切口保护。

项目五 破伤风

破伤风是指皮肉破伤，风毒之邪乘虚侵入而引起肌肉痉挛和抽搐为特征的急性疾病。本病名首见于《太平圣惠方》。多发生在各种创伤后，还可能发生于不洁条件下的产妇和新生儿。本病西医学亦称破伤风。其临床特点是：患者有外伤史，有一定的潜伏期；以发作时呈现全身或局部肌肉的强直性痉挛和阵发性抽搐为主要特征，间歇期全身肌肉仍持续性紧张收缩，可伴有发热，但神志始终清楚，多因并发症而死亡。

【病因病机】

本病是因皮肉破伤，感受风毒之邪所引起。皮肉破损，卫外失固，风毒之邪从伤口侵袭人体。风为阳邪，善行数变，通过经络、血脉入里传肝，外风引动内风。肝风内动，筋脉失养，而出现牙关紧闭、角弓反张、四肢抽搐；重者可导致脏腑功能失和，筋脉拘急不止，甚至造成呼吸、循环衰竭和全身衰竭而危及生命。

西医学认为，本病主要是破伤风杆菌通过破损处侵入人体，此菌为厌氧菌，在伤口深部缺氧环境中生长繁殖，产生大量破伤风杆菌外毒素。该毒素有痉挛毒素和溶血毒素两种。痉挛毒素对神经有特殊的亲和力，能引起肌肉痉挛；溶血毒素能引起组织局部坏死和心肌损伤。

【诊断】

1. 临床表现

（1）潜伏期 通常在 4~14 天，短者仅 24 小时，长者达数月，甚至数年。潜伏期越短病情越严重，预后越差。

（2）前驱期 一般 1~2 天，患者常有头痛、头晕、乏力、多汗、烦躁不安、打呵欠，下颌微感紧张酸胀，咀嚼无力，张口略感不便；伤口往往干陷无脓，周围皮肤暗红，创口疼痛并有紧张牵制感。

（3）发作期 典型的发作症状是全身或局部肌肉强直性痉挛和阵发性抽搐。

①肌肉强直性痉挛：首先从头面部开始，进而延展至躯干四肢。其顺序为咀嚼肌、面肌、颈项肌、背腹肌、四肢肌群、膈肌和肋间肌。咀嚼肌紧张则牙关紧闭；面部肌肉痉挛呈"苦笑"面容；颈项肌痉挛则颈项强直；咽喉肌痉挛则吞咽困难；背腹肌、颈项肌痉挛则角弓反张；膈肌、肋间肌痉挛则呼吸困难；四肢肌肉痉挛则肢体抽搐；膀胱括约肌痉挛可以引起排尿困难，甚至尿潴留。

②阵发性抽搐：是在肌肉持续性痉挛的基础上，轻微的刺激，如声音、光亮、震动、饮水、注射等均可诱发强烈的阵发性抽搐。强烈的肌痉挛可以引起肌肉断裂、骨折、出血、脱位等。发作间歇期长短不一，在间歇期疼痛稍减，但肌肉仍不能完全松弛。患者神志始终清醒。

（4）后期常见并发症

①肺部并发症：肺炎和肺不张最为常见，多由于喉头痉挛、呼吸不畅、支气管内分泌物淤积而长期卧床所致。

②窒息：呼吸肌突然完全痉挛和喉头痉挛所致。

③酸中毒：开始是呼吸性酸中毒，由于长期喉头痉挛，呼吸不畅所引起。一方面氧气吸入严重减少，另一方面强烈的肌痉挛消耗大量能量，代谢异常旺盛，迫切需要大量氧气。因此患者陷入严重的缺氧状态，糖类、脂肪发生缺氧性代谢而分解不全，大量乳酸和丙酮聚集，从而造成代谢性酸中毒。

最后，患者因长期肌肉痉挛和频繁抽搐，大量体力消耗，水、电解质紊乱，酸中毒，导致全身衰竭而危及生命。有时可因窒息、心肌麻痹或吸入性肺炎等并发症而死亡。一般病程 3~4 周，严重者可达 6 周以上，如积极治疗，不发生特殊并发症者，发作程度可逐渐减轻，缓解期平均约 1 周。

2. 辅助检查

（1）脓液培养　可有破伤风杆菌生长。

（2）血常规检查　初期白细胞计数正常或偏高，发作期白细胞总数及中性粒细胞比例增加。合并肺部感染，白细胞总数在 $15 \times 10^9/L$ 以上，中性粒细胞比例达 80% 以上。

【鉴别诊断】

1. 化脓性脑膜炎　常有颈项强直、角弓反张等症状，与破伤风类似，但一般无咀嚼肌痉挛及阵发性抽搐。多伴有高热、剧烈头痛、喷射性呕吐、嗜睡等。脑脊液检查压力增高、白细胞计数增多等。

2. 狂犬病　有被疯狗、猫咬伤史，潜伏期较长，以吞咽肌抽搐为主。呈兴奋、恐惧状，听到水声或看到水便发生咽肌痉挛，称为"恐水症"。可因膈肌收缩产生大声呃逆，状如犬吠声。很少出现牙关紧闭。脑脊液中淋巴细胞增高。

3. 癫痫　有多次反复发作史。患者常突然昏仆倒地，四肢抽搐，口吐白沫，口中作声，如猪羊啼叫，移时自醒。

【治疗】

破伤风的发生和发展过程甚为迅速，死亡率高，必须坚持中西医结合综合治疗。中医以息风、镇痉、解毒为原则。西医治疗应尽快消除毒素来源和中和体内毒素，有效地控制和解除痉挛，保持呼吸道通畅。

1. 辨证论治

（1）内治法

①风毒犯表证

证候：轻度吞咽困难和牙关紧闭，周身拘急，或只限于破伤部位局部肌肉拘急，抽搐较轻，痉挛期短，间歇期较长；舌淡红，苔薄白，脉弦数。

治法：祛风镇痉。

方药：玉真散合五虎追风散加减。抽搐严重者，可加蜈蚣、地龙、葛根、钩藤。

②风毒入里证

证候：频繁发生而间歇期短，全身肌肉拘急，抽搐，牙关紧闭，角弓反张，高热，大汗淋漓，面色青紫，呼吸急促，痰涎壅盛；或伴胸闷腹胀、腹壁板硬、大便秘结、小便短赤或尿闭；舌红绛，苔黄或黄糙，脉弦数。

治法：祛风止痉，清热解毒。

方药：木萸散加减。可减藁本、桂枝、刺蒺藜，加蜈蚣、钩藤、白芍、地龙等。

③阴虚邪留证

证候：疾病后期，抽搐停止，头晕，心悸，倦怠乏力，面色苍白或萎黄，肌肉酸痛、麻木，口渴，时而汗出，牙关不适，偶有拘急或屈伸不利，或肌肤有蚁行感；舌淡红，脉细弱无力。

治法：益胃养津，疏通经络。

方药：沙参麦冬汤加减。可加金银花藤、丝瓜络、葛根、木瓜、白芍等。

（2）外治法　在控制痉挛和使用破伤风抗毒素 1 小时后可进行彻底清创术，清除坏死组织和异物，开放创口，用过氧化氢溶液反复冲洗伤口并湿敷；或外敷玉真散，隔日换药 1 次；创面有坏死组织时，可以外用七三丹、红油膏；创面干净，脓尽新生，可用生肌散、生肌白玉膏外敷。

2. 其他疗法

（1）西医疗法

①中和游离毒素：成人使用破伤风抗毒素 2 万～5 万 IU（皮试后），稀释于 5% 葡萄糖注射液中缓慢静脉滴入。若对破伤风抗毒素过敏，可以用人体破伤风免疫球蛋白。

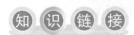

破伤风抗毒素和人体破伤风免疫球蛋白

破伤风抗毒素：由破伤风类毒素免疫马所得的血浆，经胃酶消化后纯化制成的液体抗毒素球蛋白制剂。用于预防和治疗破伤风。其不良反应主要是过敏性休克和血清病。注射前必须先做过敏试验并详细询问既往过敏史。

人体破伤风免疫球蛋白：含高效价的破伤风抗体，能中和破伤风毒素，从而起到预防和治疗破伤风杆菌感染的作用。用于预防和治疗破伤风，尤其适用于对破伤风抗毒素（ATA）有过敏反应的患者。

②控制和解除痉挛：病情较轻时可以用镇静剂和安眠药，如地西泮、苯巴比妥、10%水合氯醛；病情严重时可用冬眠疗法。应用时要密切观察生命体征。

③防治并发症：补充水和电解质，以纠正水、电解质代谢失调。应用抗菌药物抑制破伤风杆菌和其他细菌感染。首选用青霉素、甲硝唑。

（2）针灸疗法　牙关紧闭者，选下关、颊车、合谷、内庭；角弓反张者，选风池、风府、大椎、长强、承山、昆仑；四肢抽搐者，选曲池、外关、合谷、后溪、风市、阳陵泉、太冲、申脉。均用泻法，留针 20 ~ 30 分钟。

【预防与调护】

1. 如发生外伤，应正确处理伤口，及时进行破伤风抗毒素预防注射。

2. 保持环境安静，消除声、光、风、震动等诱发因素。

3. 加强患者护理，防止患者窒息及其他意外伤害等。

考纲摘要

1. 烧伤面积的计算方法及烧伤深度的分类。

2. 我国常见毒蛇的种类；有毒蛇与无毒蛇在形态和齿痕上的区别；毒蛇咬伤的治疗措施。

3. 肠痈的病因病机、诊断及辨证论治。

复习思考

一、选择题

A1 型题（以下每一道题有 A、B、C、D、E 5 个备选答案，从中选择一个最佳答案）

1. 分泌血循毒的毒蛇是（　　　）

    A. 竹叶青蛇　　　　　　B. 金环蛇　　　　　　　C. 银环蛇

    D. 海蛇　　　　　　　　E. 眼镜蛇

2. 毒蛇咬伤后，下列局部处理方法不正确的是（　　　）

    A. 早期结扎　　　　　　B. 扩创排毒　　　　　　C. 冷冻疗法

    D. 火罐排毒　　　　　　E. 封闭疗法

3. 肠痈初期最典型的症状是（　　　）

    A. 腹痛　　　　　　　　　B. 腹泻　　　　　　　　　C. 发热

    D. 便秘　　　　　　　　　E. 呕吐

4. 某女，30 岁，右足全部烧伤，烧伤面积占体表面积的（　　　）

    A. 6%　　　　　　　　　　B. 5%　　　　　　　　　　C. 7%

    D. 3%　　　　　　　　　　E. 3.5%

5. 大面积烧伤患者伤后 48 小时内最主要的并发症是（　　　）

    A. 创伤性休克　　　　　　B. 毒血症　　　　　　　　C. 脓毒症

    D. 急性肾衰竭　　　　　　E. 低血容量性休克

6. 成人中度烧伤如以Ⅱ度烧伤面积计算，下列恰当的是（　　　）

    A. 10% ~ 19%　　　　　　B. 10% ~ 29%　　　　　　C. 30% ~ 49%

    D. 9% 以下　　　　　　　E. 10% 以下

A2 型题（以下每个案例有 A、B、C、D、E 5 个备选答案，从中选择一个最佳答案）

1. 某患者，女，39 岁。转移性右下腹痛 1 天，疼痛为持续性，查体右下腹压痛、反跳痛；伴恶心纳差；苔白腻，脉弦滑。考虑诊断为（　　　）

    A. 上尿路结石　　　　　　B. 胆石症　　　　　　　　C. 胃溃疡穿孔

    D. 胰腺炎　　　　　　　　E. 肠痈

2. 某患者，男，24 岁。转移性右下腹痛 6 小时，诊断为"肠痈"。现除轻度腹痛外，尚有轻度发热、恶心纳呆、小便微黄、大便干结；舌苔厚腻，脉弦滑。其治法是（　　　）

    A. 理气行瘀，疏化导滞

    B. 行气活血，通腑泄热

    C. 理气透脓，通腑泄热

    D. 行气祛瘀，通腑排脓

    E. 理气活血，通腑透脓

B1 型题（以下提供若干组考题，每组考题共用在考题前列出的 A、B、C、D、E 5 个备选答案，从中选择一个与问题关系最密切的答案）

    A. 竹叶青　　　　　　　　B. 海蛇　　　　　　　　　C. 尖吻蝮蛇

    D. 蝰蛇　　　　　　　　　E. 眼镜蛇

1. 分泌的蛇毒属神经毒的毒蛇是（　　　）

2. 分泌的蛇毒属混合毒的毒蛇是（　　　）

    A. 仙方活命饮   B. 黄连解毒汤合五味消毒   C. 大黄牡丹汤

    D. 复方大柴胡汤   E. 大黄牡丹汤和透毒散

3. 治疗肠痈湿热证的代表方剂是 （　　　）

4. 治疗肠痈热毒证的代表方剂是 （　　　）

二、问答题

1. 简述周围血管疾病常见的症状。

2. 简述浅Ⅱ度烧伤的临床表现。

3. 简述肠痈的病因病机和诊断要点。

三、病案分析

某男，30 岁，2017 年 4 月 20 日初诊。患者右下腹疼痛，高热不退 4 天。4 天前因劳累、饮食不调、受凉，引起右下腹疼痛，伴有壮热、恶心呕吐、纳差、口苦。当地医院诊为"急性阑尾炎"，输液抗感染治疗未见效。患者拒绝手术治疗，遂请中医诊治。症见：发热微寒，痛苦面容，恶心欲吐，纳谷不振，腹胀，右下腹痛拒按，局部腹肌紧张，有包块形成，伴右侧腰腿痛，4 天未大便，小便黄少，口渴思饮。体温 38.9℃。血常规检查：白细胞计数 20×10^9/L，中性粒细胞占 82%。舌质淡红，苔黄腻，脉弦滑数。

要求：写出该病的中医诊断、证型、内治方法、内治主方、外治、预防与调护。

扫一扫，知答案

附 录

中医外科常用方剂

一 画

一号癣药水（经验方）

组成：土槿皮300g，大枫子肉300g，地肤子300g，蛇床子300g，硫黄150g，白鲜皮300g，枯矾150g，苦参300g，樟脑150g，50%酒精20000mL。

将土槿皮打成粗末，大枫子肉捣碎，硫黄研细，枯矾打松，用50%酒精温浸，第1次加8000mL，浸2日后倾取清液；第2次再加6000mL，再浸2日，倾取清液；第3次再加6000mL，去渣取液，将3次浸出之药液混合，再把樟脑用95%酒精溶解后加入药液中，俟药液澄清，倾取上层清液备用。

功用：杀虫止痒。用于鹅掌风、脚湿气、圆癣等。

用法：搽患处，每日3~4次。有糜烂者禁用。

一扫光（《外科正宗》）

组成：苦参、黄柏各500g，烟胶500g，枯矾、木鳖肉、大枫子肉、蛇床子、点红椒、樟脑、硫黄、明矾、水银、轻粉各90g，白砒15g。

共研细末，熟猪油1120g，化开，入药搅匀，作丸如龙眼大，瓷瓶收贮。

功用：杀虫止痒。用于白秃疮、疥疮、白屑风等。

用法：涂搽疮上。

一贯煎（《续名医类案》）

组成：北沙参、麦冬、生地黄、当归、枸杞子、川楝子。

功用：滋阴疏肝。用于肝肾阴虚、肝气不舒证。

用法：水煎服。

二　画

二仙汤（经验方）

组成：仙茅、仙灵脾、知母、黄柏、当归、巴戟肉（如无可用菟丝子代替）。

功用：调摄冲任。

用法：水煎服。

二号癣药水（经验方）

组成：米醋 1000g，百部、蛇床子、硫黄各 240g，土槿皮 300g，白砒 6g，斑蝥 60g，白国樟 36g，轻粉 36g（或加水杨酸 330g，冰醋酸 100mL，醋酸铝 60g）。

先将白砒、硫黄、轻粉各研细末，再同其余药物和米醋浸在瓶或缸中，俟 1 周后使用。

功用：解毒杀虫。用于鹅掌风、脚湿气等。

用法：外搽，每日 1~2 次。亦可浸用，约浸 20 分钟。有糜烂者禁用。

二母散（经验方）

组成：贝母（去心，童尿洗）、知母各等份，生姜 1 片。

功用：清肺化痰。用于肺热咳嗽。

用法：水煎服。

二至丸（《证治准绳》）

组成：女贞子、旱莲草。

功用：调摄冲任。用于白疕、红斑狼疮、油风证属冲任不调者。

用法：水煎服。

二妙丸（《丹溪心法》）

组成：苍术 180g（米泔水浸），黄柏 120g（酒炒）。

研为细末，水煮面糊为丸，如梧桐子大。

功用：清热化湿。用于湿疮、臁疮等证属湿热内盛者。

用法：每服 9g，用淡盐汤送下。

二陈汤（《太平惠民和剂局方》）

组成：陈皮、半夏、茯苓各 6g，甘草 3g。

功用：燥湿化痰。治疮疡痰浊凝结之证。

用法：水煎服。

二矾汤（《外科正宗》）

组成：白矾、皂矾各 120g，孩儿茶 15g，侧柏叶 250g。

功用：杀虫止痒。用于鹅掌风皮肤枯厚、破裂作痛者。

用法：水煎，熏洗浸泡。

二味拔毒散（《医宗金鉴》）

组成：白矾、明雄黄各等份为末。

功用：杀菌化腐，燥湿敛疮，止痒。用于风湿热毒引起的疮疡、湿疹出现红肿痒痛，以及毒虫咬伤等。

用法：茶水调化，搽擦患处。

十全流气饮（《外科正宗》）

组成：陈皮、赤苓、乌药、川芎、当归、白芍、香附、甘草、青皮、木香、生姜、大枣。

功用：疏肝解郁，健脾理气。

用法：水煎服。

十全大补汤（《医学发明》）

组成：党参、白术、茯苓、炙甘草、当归、川芎、熟地黄、白芍、黄芪、肉桂。

功用：大补气血。用于疮疡气血虚弱，或溃疡脓汁清稀、白汗盗汗、食少体倦者。

用法：水煎服。

丁桂散（《外科传薪集》）

组成：丁香9g，肉桂30g。

共研细末。

功用：温经活血，散寒止痛。用于一切阴证肿疡。

用法：掺膏药或油膏上，敷贴患处。

八二丹（经验方）

组成：煅石膏8份，升丹2份。

共研极细末。

功用：排脓提毒。用于一切溃疡，脓流不畅，腐肉不化。

用法：将药粉掺入疮口中，或黏附于药线上，插入疮口中。

八正散（《太平惠民和剂局方》）

组成：木通、瞿麦、萹蓄、滑石、甘草梢、栀子、大黄、车前子。

功用：清热泻火，利尿通淋。用于湿热下注之小便黄赤、尿时涩痛、淋沥不畅或癃闭不通。

用法：水煎服。

八宝丹（《疡科大全》）

组成：珍珠9g，牛黄1.5g，象皮、琥珀、龙骨、轻粉各4.5g，冰片0.9g，炉甘石9g。

研极细末。

功用：生肌收口。用于溃疡脓水将尽，阴证、阳证都可通用。

用法：掺于患处。

八珍汤（《正体类要》）

组成：人参、白术、茯苓、甘草、当归、白芍、地黄、川芎。

功用：补气养血。用于气血俱虚，营卫不和，疮疡脓水清稀、久不收敛者。

用法：水煎服。

人参养荣汤（《太平惠民和剂局方》）

组成：党参、白术、炙黄芪、炙甘草、陈皮、肉桂心、当归、熟地黄、五味子、茯苓、远志、白芍、大枣、生姜。

功用：补益气血，宁心安神。用于疮疡溃后气血虚弱，久不收敛者。

用法：水煎服。

七三丹（经验方）

组成：熟石膏7份，升丹3份。

共研细末。

功用：提脓祛腐。用于流痰、附骨疽、瘰疬、有头疽等。

用法：掺于疮口上，或用药线蘸药插入疮中，外用膏药或油膏盖贴。

七宝美髯丹（《本草纲目》）

组成：何首乌、牛膝各240g，破故纸210g，赤茯苓240g，菟丝子240g，当归身240g，枸杞子240g。

研为细末，炼蜜为丸，如龙眼大。

功用：培补肝肾，益气养血。用于肝肾两亏、气血不足之体弱羸瘦、须发早白、腰酸肢软。

用法：每服9g，每日2次，空腹时细嚼，温开水或盐汤、米汤送下。忌食萝卜、藕、醋。

九一丹（《医宗金鉴》）

组成：熟石膏9份，升丹1份。

共研极细末。

功用：提脓祛腐。用于一切溃疡流脓未尽者。

用法：掺于疮口中，或用药线蘸药插入，外盖膏药或药膏，每日换药1~2次。

九华膏（经验方）

组成：滑石600g，龙骨120g，月石90g，川贝、冰片、朱砂各18g。

共研细末，放凡士林油中调匀，使成20%的软膏，冬季可适当加入香油。

功用：消肿止痛，生肌润肤。用于内、外痔发炎及内痔术后。

用法：外用。

九黄丹（经验房）

组成：制乳没各6g，川贝6g，石膏18g，红升9g，腰黄6g，朱砂3g，炒月石6g，冰片0.9g。

各研极细末，和匀。

功用：提毒拔脓，祛瘀除腐，止痛平胬。用于一切痈疽已溃，脓流不畅，肿胀疼痛者。

用法：将药粉掺于患处，用膏药或油膏纱布盖敷。

九华栓（经验方）

即九华膏制成栓剂，功用相同。

三 画

三才封髓丹（《卫生宝鉴》）

组成：天冬、熟地黄、人参、黄柏、砂仁、甘草。

功用：宁心滋肾，承制相火。用于相火妄动，水不济火的遗精、失眠等。

用法：水煎服。

三石散（经验方）

组成：制炉甘石90g，熟石膏90g，赤石脂90g。

共研细末。

功用：收敛生肌。用于一切皮肤病滋水浸淫，日久不止；烫伤腐肉已化，新肌不生者。

用法：干扑或麻油、凡士林调搽患处。

三妙丸（《医学正传》）

组成：苍术180g（米泔水浸），黄柏120g（酒炒），牛膝60g。

研为细末，水煮面糊为丸，如梧桐子大。

功用：利湿退肿，引达下焦。用于湿热下注之足趾湿烂、小溲赤浊。

用法：每服9g，用淡盐汤送下。

三金排石汤（经验方）

组成：海金沙60g，金钱草60g，鸡内金12g，石韦12g，冬葵子9g，滑石（包）15g，车前子（包）12g。

功用：利尿排石。用于石淋（泌尿系结石）。

用法：水煎服。

三拗汤（《太平惠民和剂局方》）

组成：麻黄、杏仁、甘草各等份。

功用：宣肺解表。治感冒风寒表证。

用法：水煎服。

三品一条枪（《外科正宗》）

组成：白砒 45g，明矾 60g，雄黄 7.2g，乳香 3.6g。

将砒、矾二物研成细末，入小罐内煅至青烟尽白烟起，片时，约上下通红，放置一宿，取出研末，约可得净末 30g；再加雄黄、乳香二药，共研成细末，厚米糊调稠，搓条如线，阴干备用。

功用：祛腐蚀胬。用于瘰疬、痔疮、肛漏等。

用法：将药条插入患处。

三黄洗剂（经验方）

组成：大黄、黄柏、黄芩、苦参片。

各等份，共研细末。上药 10～15g 加入蒸馏水 100mL 和医用石炭酸 1mL。

功用：清热、止痒、收涩。治一切急性皮肤病及疖病有红肿焮痒出水者。

用法：临用时摇匀，以棉花蘸药汁搽患处，每日 4～5 次。如用于皮肤病瘙痒剧烈者，可加入薄荷脑 1g（即 1% 薄荷三黄洗剂）。

土槿皮酊（10%）

组成：土槿皮粗末 10g，80% 酒精 100mL。

按渗漉法制成即可。

功用：杀虫止痒。用于鹅掌风、脚湿气、紫白癜风等病。

用法：搽擦患处，每日 3 –4 次。手足部糜烂或皲裂者禁用。

大分清饮（《类证治裁》）

组成：茯苓、猪苓、泽泻、川木通、栀子、车前子、枳壳。

功用：清利湿热，利水消肿。用于湿热水疝。

用法：水煎服。

大补阴丸（《丹溪心法》）

组成：熟地黄、龟板各 180g，黄柏、知母各 120g。

共为末，将猪脊髓蒸熟，炼蜜同捣和为丸，如梧桐子大。

功用：滋阴降火，补肾水。用于流痰、红斑狼疮、肾岩等阴虚火旺者。

用法：每次 6g，每日 2 次，空腹时淡盐汤送下。

大承气汤（《伤寒论》）

组成：生大黄、枳实、厚朴、芒硝（冲服）。

功用：通大便，泄实热。适用于疮疡实热阳证伴便结里实，以及肠梗阻等。

用法：水煎服。

大柴胡汤（《伤寒论》）

组成：柴胡，枳实，黄芩，白芍，半夏，大黄，生姜，大枣。

功用：和解少阳，内泄积热。适用于胆囊炎、胰腺炎、胃穿孔修复期等。

用法：水煎服。

大黄牡丹汤（《金匮要略》）

组成：大黄、牡丹皮、桃仁、冬瓜仁、芒硝。

功用：清热祛瘀，通下。用于肠痈（急性阑尾炎）、急性腹膜炎。

用法：水煎服。

大黄䗪虫丸（《金匮要略》）

组成：大黄300g（酒蒸），黄芩60g，甘草90g，桃仁1升，杏仁1升，芍药120g，干地黄300g，干漆30g，虻虫1升，水蛭100枚，蛴螬1升，䗪虫半升。

末之，炼蜜为丸，如小豆大。

功用：活血祛瘀。

用法：温酒送下5丸，日3服。

万灵丹（《医宗金鉴》）

组成：茅术240g，何首乌、羌活、荆芥、川乌、乌药、川芎、甘草、川石斛、全蝎（炙）、防风、细辛、当归、麻黄、天麻各30g，雄黄18g。

共研细末，炼蜜为丸，朱砂为衣，每丸重9g。

功用：解表发汗，祛风理湿，温通经络。用于附骨疽风寒湿邪初起，恶寒发热，筋骨疼痛，以及麻风初起麻木不仁等。

用法：每服1丸，葱头、豆豉煎汤或温酒送下。

千金散（经验方）

组成：制乳香、制没药、轻粉、飞朱砂、赤石脂、炒五倍子、煅雄黄、醋制蛇含石各15g，煅白砒6g。

将各药研细和匀。

功用：蚀恶肉，化疮腐。治一切恶疮顽肉死腐不脱者，以及寻常疣、肉刺、痔瘘等。

用法：将药粉掺入患处，或黏附于纸线上，插入疮中。

千捶膏（经验方）

组成：蓖麻子肉150g，嫩松香粉300g（在冬令制后研末）、轻粉30g（水飞）、铅丹60g，银朱60g，茶油48g（冬天须改为75g）。

须在大伏天配制。先将蓖麻子肉入石臼中捣烂，再缓入松香末，俟打匀后再缓入轻粉、铅丹、银朱，最后加入茶油，捣数千锤成膏。

功用：消肿止痛，提脓祛腐。用于一切阳证疮疡，如痈、有头疽、疖、疔等。

用法：隔水炖烊，摊于纸上，盖贴患处。

小儿化湿汤（经验方）

组成：苍术、陈皮、茯苓、泽泻、炒麦芽、六一散。

功用：健脾化湿。用于婴儿湿疮渗液多者。

用法：水煎服。

小升丹

组成：水银30g，白矾24g，火硝21g。

先将硝、矾研成粗末，再入水银，共研细末，以不见水银星为度（不研细末也无妨）；然后放于生铁锅内，再用粗料大瓷碗一只盖合（事先需用生姜普遍擦过，以防止因高温而致碎裂），用上浆的纸条（即以棉纸裁成3cm宽的纸条，加上面浆搓成绳状）结实地嵌塞缝口，再用煅石膏细末醋调封固，务使不令泄气。再将黄沙铺压碗旁，露出碗底，碗底内置棉花一团，上用铁锤压紧，将锅子移置火炉上烧40～60分钟，以碗底棉花焦黑为度。取下待冷约1小时，除去砂泥及烧成焦炭样的棉纸，缓缓揭开瓷碗，则锅底中为三药的渣滓，此为升药底；在碗内所升之药为黄色或红色的如霜物质，即是升丹。此时将升药刮下，以色红者为红升丹，色黄者为黄升丹。收贮备用。此外，一料所得升药的数量可有57－81g不等，这需要炼制者经常看火候掌握方法。

功用：具有提脓祛腐的作用，能使疮疡内蓄之脓毒得以早日排出和腐肉迅速脱落。凡溃疡脓栓未落、腐肉未脱，或脓水不净、新肌未生的情况，均可使用。

用法：疮口大者可掺于疮口上；疮口小者可黏附于药线上插入，亦可掺于膏药、油膏上盖贴。纯粹升丹因药性太猛，在临床应用时须加赋形药使用，阳证一般用10%～20%、阴证一般用30%～50%的升丹含量。凡对升丹有过敏者必须禁用，在唇部、眼部附近的溃疡也宜慎用。升丹如能陈久后应用，则可使药性缓和而减少疼痛。

小金片（上海中药一厂）

组成：白胶香15g，当归7.5g，地龙15g，马钱子15g，五灵脂15g，制乳香7.5g，制没药7.5g，草乌15g，香墨1.2g。

上药打成细粉，过100目筛，加入淀粉、糖浆适量；将药粉倒入糖浆内，调成颗粒状，干燥后压片。片重0.325g，每片含生药0.32g。

功用：破瘀通络，祛痰化湿，消肿止痛。用于流痰、瘰疬、瘿、岩、皮肤肿瘤等病。

用法：成人每日2次，每次2～4片，用温开水或黄酒送下。儿童减半，孕妇忌服。

小金丹（《外科证治全生集》）

组成：白胶香、草乌头、五灵脂、地龙、马钱子（制）各45g，乳香（去油）、没药

（去油）、当归身各 22.5g，麝香 9g，墨炭 3.6g。

各研细末，以糯米粉和糊打千锤，待融合后为丸如芡实大，每料 250 粒左右。

功用：消痰化坚，活血止血。用于流注初起及一切痰核、瘰疬、乳岩等。

用法：每服 1 丸，每日 2 次，陈酒送下。孕妇禁用。

马齿苋合剂（经验方）

组成：马齿苋、紫草、败酱草、大青叶。

功用：清化湿热，祛瘀解毒。用于疣属湿热血瘀证者。

用法：水煎服。

小陷胸汤（《伤寒论》）

组成：黄连、半夏、瓜蒌。

功用：清热化痰，宽胸散结。用于痰热互结证。

用法：水煎服。

小蓟饮子（《重订严氏济生方》）

组成：生地黄 30g，小蓟 15g，滑石 15g，木通 6g，蒲黄 9g，藕节 9g，淡竹叶 9g，当归 6g，栀子 9g，炙甘草 6g。

功用：凉血止血，利水通淋。用于血淋、尿血，见尿中带血、小便频数、赤色热痛、舌红、脉数等。

用法：水煎服。

四　画

开郁散（《外科秘录》）

组成：柴胡、当归、白芍、白芥子、白术、全蝎、郁金、茯苓、香附、天葵子、炙甘草。

功用：疏肝解郁，化痰散结。治乳癖、乳疬等。

用法：水煎服。

天麻钩藤饮（《杂病证治新义》）

组成：天麻、钩藤、生石决明、桑寄生、杜仲、牛膝、栀子、黄芩、益母草、夜交藤、茯神。

功用：平肝熄风。用于肝阳上亢引起肝风内动的眩晕、头痛、震颤、失眠等症。

用法：水煎服。

木萸散（经验方）

组成：木瓜、吴茱萸、防风、全蝎、蝉衣、天麻、僵蚕、胆南星、藁本、桂枝、蒺藜、朱砂、雄黄、猪胆汁。

功用：祛风化痰，清热解毒。用于破伤风。

用法：水煎服。

五子衍宗丸（《摄生众妙方》）

组成：枸杞子240g，菟丝子240g（酒蒸，捣饼），五味子60g（研碎），覆盆子120g（酒洗，去目），车前子60g（扬净）。

各药俱择道地精新者，焙、晒干，共为细末，炼蜜为丸，如梧桐子大。

功用：填精补髓，益肾种子。用于肾虚腰痛、尿后余沥、遗精早泄、阳痿不育。

用法：晨服90丸，上床时服50丸，白沸汤或盐汤送下，冬月用温酒送下。

五五丹（经验方）

组成：熟石膏5份，升丹5份。

共研细末。

功用：提脓祛腐。用于流痰、附骨疽、瘰疬等溃后腐肉难脱，脓水不净者。

用法：掺于疮口中，或用药线蘸药插入，外盖膏药或油膏，每日换药1~2次。

五仁丸（《世医得效方》）

组成：郁李仁、瓜蒌仁、柏子仁、火麻仁、杏仁。

功用：润肠通便。用于肠胃热结，燥闭不通者。

用法：每服3~5丸，每日2次。

五仁汤（《世医得效方》）

组成：杏仁、柏子仁、郁李仁、瓜蒌仁、火麻仁。

功用：润肠通便。用于内痔属于燥热便秘者及痞结型肠梗阻等。

用法：水煎服。

五神汤（《外科真诠》）

组成：银花、茯苓、车前子、牛膝、紫花地丁。

功用：清热利湿。用于委中毒、附骨疽等由湿热凝结而成者。

用法：水煎服。

五倍子汤（《疡科选粹》）

组成：五倍子、朴硝、桑寄生、莲房、荆芥各30g。

功用：消肿止痛，收敛止血。用于痔疮、脱肛等肛门病。

用法：煎汤熏洗患处。

五倍子散（《医宗金鉴》）

组成：五倍子大者1个，敲一孔，用阴干荔枝草揉碎填塞五倍子内，用纸塞孔，湿纸包，煨片时，取出待冷，去纸，研为细末。按每药末3g加轻粉0.9g，冰片0.15g，共研极细。

功用：收敛固涩。用于内痔、脱肛等。

用法：干搽痔上。

五味消毒饮（《医宗金鉴》）

组成：银花、野菊花、紫花地丁、天葵子、蒲公英。

功用：清热解毒。用于疔疮初起，壮热憎寒。

用法：水煎服。

五妙水仙膏（经验方）

组成：五倍子、石碱、生石灰等。

制成软膏剂。

功用：消炎解毒，祛腐生新，收敛杀菌。

用法：外用。有特发性瘢痕疙瘩史者慎用或忌用。

五苓散（《伤寒论》）

组成：猪苓、泽泻、白术、茯苓、桂枝。

功用：利水渗湿，温阳化气。用于水湿内停者。

用法：水煎服。

五虎汤（《霉疮秘录》）

组成：全蝎、僵蚕、蜈蚣、斑蝥、穿山甲、生大黄。

功用：活血解毒，通络止痛。用于梅毒毒结筋骨者。

用法：水煎服。

五虎追风散（《晋南史全恩家传方》）

组成：蝉衣30g，南星6g，天麻6g，全蝎7个（带尾），僵蚕7条（炒）。

功用：散风热，开郁结，化痰滞。用于破伤风。

用法：水煎服。

太乙膏（《外科正宗》）

组成：玄参、白芷、归身、肉桂、赤芍、大黄、生地黄、土木鳖各60g，阿魏9g，轻粉12g，柳槐枝各100段，血余炭30g，铅丹（别名东丹）1200g，乳香15g，没药9g，麻油2500g。

除铅丹外将余药入油煎，熬至药枯，滤去渣滓，再加入铅丹（一般每500g油加铅丹195g），充分搅匀成膏。

功用：消肿清火，解毒生肌。适用于一切疮疡已溃或未溃者。

用法：隔火炖烊，摊于纸上，随疮口大小敷贴患处。

止痒扑粉（经验方）

组成：绿豆50g，氧化锌5g，樟脑1g，滑石粉加至100g。

将绿豆、氧化锌、滑石粉研细后，再加入樟脑，研匀即成。

功用：清热、收涩、止痒。用于痱子等。

用法：干扑患处，每日 3 ~ 5 次。

止痛如神汤（《外科启玄》）

组成：秦艽、桃仁、皂角刺、苍术、防风、黄柏、当归尾、泽泻、槟榔、熟大黄。

功用：清热、祛风、除湿。用于诸痔发作时肿胀痒痛者。

用法：水煎服。

内消瘰疬丸（《疡医大全》）

组成：夏枯草240g，玄参150g，青盐150g，海藻、贝母、薄荷、花粉、海粉、白蔹、连翘（去心）、熟大黄、生甘草、生地黄、桔梗、枳壳、当归、硝石各30g。

磨细，酒糊丸，如梧桐子大。

功用：化痰、消坚、止痛。治瘰疬。

用法：每服9g，温开水送下。

内疏黄连汤（《医宗金鉴》）

组成：黄连、栀子、黄芩、桔梗、木香、槟榔、连翘、芍药、薄荷、甘草、当归、大黄。

功用：通二便，除里热。用于痈疽热毒在里所致的壮热烦渴、腹胀便秘、苔黄腻或黄糙、脉沉数有力者。

用法：水煎，餐前服。

牛黄清心丸（《太平惠民和剂局方》）

组成：牛黄、当归、川芎、甘草、山药、黄芩、苦杏仁（炒）、大豆黄卷、大枣（去核）、白术（炒）、茯苓、桔梗、防风、柴胡、阿胶、干姜、白芍、人参、六神曲（炒）、肉桂、麦冬、白薇、蒲黄（炒）、麝香、冰片、水牛角浓缩粉、羚羊角、朱砂、雄黄。

功用：益气养血，镇惊安神，化痰息风。用于气血不足，痰火上扰所致的胸中郁热、惊悸虚烦、头目眩晕、中风不语、口眼？斜、半身不遂、言语不清、痰涎壅盛者。

用法：每服1丸，病重者每服2丸，日2次。

牛黄解毒片

组成：牛黄、雄黄、石膏、大黄、黄芩、桔梗、冰片、甘草。

功用：清热解毒。用于火热内盛所致的咽喉肿痛、牙龈肿痛、口鼻生疮、目赤肿痛者。

用法：每服3片，日2 ~ 3次。

牛黄解毒丸（《中国药典》一部）

组成：牛黄5g，雄黄50g，石膏200g，冰片25g，大黄200g，黄芩150g，桔梗100g，甘草50g。

除牛黄、冰片外，雄黄水飞或为极细末，其余石膏等五味为细末；将牛黄、冰片研细，与上述药粉配研，过筛，混匀。每100g粉末加炼蜜100～110g制成大蜜丸，每丸重9g。

功用：清热解毒。用于火热内盛所致的咽喉肿痛、牙龈肿痛、口舌生疮、目赤肿痛等。

用法：口服，每次1丸，日2～3次。

牛蒡解肌汤（《疡科心得集》）

组成：牛蒡子、薄荷、荆芥、连翘、栀子、牡丹皮、石斛、玄参、夏枯草。

功用：祛风清热，化痰消肿。治头面颈项痈毒，因风火痰所致者。

用法：水煎服。

升丹（《医宗金鉴》）

组成：水银30g，火硝120g，白矾30g，雄黄、朱砂各15g，皂矾18g。

用升华方法制成，主要成分是氧化汞。根据《医宗金鉴·外科心法要诀》《疡医大全》《外科真诠》等书记载，其组成大致是相同的。现在一般采用小升丹。

功用：提脓祛腐。

用法：掺疮口中，也可用药线蘸药插入，一般用熟石膏稀释成九一丹、八二丹、七三丹、五五丹应用。

化岩汤（《疡医大全》）

组成：人参、黄芪、忍冬藤、当归、白术、茜根、白芥子、茯苓。

功用：补益气血，健脾化痰。用于岩属气血不足者。

用法：水煎服。

化斑汤（《温病条辨》）

组成：石膏、知母、甘草、玄参、犀角（水牛角代）、粳米。

功用：清热凉血。用于血热型白疕、红斑狼疮。

用法：水煎服。

化坚二陈丸（《医宗金鉴》）

组成：陈皮、半夏各30g，白茯苓45g，生甘草、川黄连各10g，炒白僵蚕60g。

共为细末，薄荷煎汤泛丸，如梧桐子大。

功用：清热化痰散结。用于体表各部痰核。

用法：每次6g，白开水送服，日3次。

丹栀逍遥散（《薛氏医案》）

组成：柴胡、当归、白芍、白术、茯苓、炙甘草、生姜、薄荷、牡丹皮、栀子。

功用：清肝解郁。用于瘾疹、红斑狼疮属于肝郁化火者。

用法：水煎服。

丹参注射液

组成：丹参。

功用：活血化瘀，养心通脉。治冠心病胸闷、心绞痛等血瘀证者。

用法：肌内注射或静脉注射。肌内注射每次 2～4mL，日 1～2 次；静脉注射每次 4mL，用 50% 葡萄糖注射液 20mL 稀释，日 1 次；静脉滴注每次 10mL，用 5% 葡萄糖注射液 100～500mL 稀释，日 1 次。

六一散（《伤寒标本》）

组成：滑石 60g，甘草 10g。

功用：清暑利湿。

用法：每次 9g，或入汤剂包煎。

六味地黄丸（《小儿药证直诀》）

组成：熟地黄 240g，山萸肉、干山药各 120g，牡丹皮、白茯苓、泽泻各 90g。

上药为末，糊丸如梧桐子大。

功用：补肾水，降虚火。

用法：每日服 9g，淡盐汤送下，或水煎服。

六神丸（雷氏方录《汤头歌诀详解》）

组成：西牛黄、朱砂、麝香、珍珠粉各 4.5g，蟾酥、飞腰黄各 6g。

各取净末，用高粱酒 30g 化蟾酥为丸，如芥子大，百草霜 1g 为衣，每 100 丸约干重 0.3g。

功用：消肿解毒。治咽喉肿痛、痈疽疮疖。

用法：每服 7～10 丸，食后开水吞服，日 2 次；小儿酌减。孕妇忌服。

六磨汤（《世医得效方》）

组成：大槟榔、沉香、木香、乌药、枳壳、大黄等份。

功用：理气止痛，通腑泄热。用于气滞腹急、大便秘涩而有热者。

用法：水煎服。

双柏散（经验方）

组成：侧柏叶 60g，大黄 60g，黄柏 30g，薄荷 30g，泽兰 30g。

共研细末。

功用：活血祛瘀，消肿止痛。用于疮疡初起红肿热痛、腹腔炎症包块、静脉炎等。

用法：水、蜜调制外敷。

五　画

玉枢丹（即紫金锭，《鹤亭集》）

组成：山慈菇、五倍子、大戟、朱砂、雄黄、麝香。

功用：消肿解毒。

用法：用麻油或饴糖，或醋，或蜂蜜，调成糊状，外敷。

玉容散（《种福堂方》）

组成：白僵蚕、白附子、白芷、山奈、硼砂各9g，石膏、滑石各15g，白丁香1g，冰片1g。

上药为细末。

功用：消斑润肤。

用法：临睡用少许水和，搽面，人乳调搽更妙。

玉真散（《外科正宗》）

组成：生白附360g（漂净），防风30g，白芷30g，生南星30g（漂净，姜汁炒），天麻30g，羌活30g。

以上6味共研细粉过筛，混合均匀即得。密闭贮藏。

功用：祛风镇痉，止血止痛。用于跌打损伤、金疮出血、破伤风、疯犬咬伤等。

用法：外用冷开水调敷患处。或内服0.9~1.5g，日2次，热酒1盅调服，或遵医嘱。孕妇忌内服。

玉露散（《经验方》）

组成：芙蓉叶不拘多少，去梗茎，研成极细末。

功用：凉血、清热、退肿。用于一切阳证疮疡。

用法：可用麻油、菊花露或凡士林调敷患处。

玉露膏

组成：用凡士林80%，玉露散20%，调匀成膏（每300g油膏中可加医用石炭酸10滴）。

功用：清热解毒。用于丹毒、疮痈等。

用法：外敷。

平胃散（《医方类聚》引《简要济众方》）

组成：苍术4g，厚朴3g，陈皮2g，甘草1g。

功用：燥湿运脾，行气和胃。用于脾胃不和，湿滞中阻证。

用法：每服6g，水一中盏，加生姜2片，大枣2枚，同煎，去滓，餐前温服。

平胬丹 （《外科诊疗学》）

组成：乌梅肉（煅存性）、月石各 4.5g，轻粉 1.5g，冰片 0.9g。

共研极细末。

功用：有轻度腐蚀平胬之功，用之可使胬肉平复。用于疮疡有胬肉凸出，影响排脓者。

用法：掺疮口上，外盖膏药。

甘草油 （《赵炳南临床经验集》）

组成：甘草 30g，香油 30mL。甘草浸油内一昼夜，文火炸焦去渣。

功用：清热解毒，润肤止痒。用于皮肤干燥脱屑。

用法：外涂患处。

甘露消毒丹 （《温热经纬》）

组成：滑石 450g，茵陈 330g，黄芩 300g，石菖蒲 180g，川贝母、木通各 150g，藿香、射干、连翘、薄荷、白豆蔻各 120g。

生研细末。

功用：利湿化浊，清热解毒。用于湿温、时疫之邪留恋气分，湿热并重之证。

用法：每服 9g，开水调服，日 2 次。

左归丸 （《景岳全书》）

组成：熟地黄 240g，山药 120g，山茱萸 120g，菟丝子 120g，枸杞子 120g，杜仲 120g，怀牛膝 90g，鹿角胶 120g，龟板胶 120g。

炼蜜为丸。

功用：补肝肾，益精血。用于肝肾精血虚损所致的形体消瘦、腰膝酸软、眩晕、遗精等。

用法：每次 3 ~ 6g，日 1 ~ 2 次，淡盐汤送服。

右归丸 （《景岳全书》）

组成：熟地黄 240g，山药 120g，山茱萸 90g，枸杞子 120g，杜仲 120g，菟丝子 120g，制附子 60 ~ 180g，肉桂 60 ~ 120g，当归 90g，鹿角胶 120g。

做丸剂。

功用：温肾阳，补精血。用于肾阳不足，命门火衰所致的畏寒肢冷、阳痿、滑精、腰膝酸软等症。

用法：每次 3 ~ 6g。

右归饮 （《景岳全书》）

组成：熟地黄、山茱萸、山药、枸杞、杜仲、甘草、肉桂、制附子。

功用：温肾填精。治肾阳不足所致的腰膝酸痛、气怯神疲、大便溏薄、小便频数、手足不温、阳痿遗精等。

用法：水煎服。

石韦散（《外台秘要》引《集验方》）

组成：石韦 60g（去毛），瞿麦 30g，滑石 150g，车前子 90g，冬葵子 60g。

功用：利尿通淋。用于热淋、沙淋，小便不利，赤涩疼痛。

用法：每日 3~6g，日 3 次。

龙胆泻肝汤（《兰室秘藏》）

组成：龙胆（酒炒）、黄芩（炒）、栀子（酒炒）、泽泻各 3g，木通、车前子、当归（酒炒）、生地黄（酒炒）、柴胡、生甘草各 1.5g。

共研粗末。

功用：清肝火，利湿热。用治肝胆经实火湿热所致的乳头破碎、乳发、蛇串疮、阴肿、囊痈、耳脓等症。

用法：水煎服。

四妙汤（《外科说约》）

组成：黄芪、当归、金银花、甘草。

功用：扶正托毒。

用法：水煎内服。

四苓散（《伤寒论》五苓散去桂枝）

组成：茯苓、泽泻、猪苓、白术。

功用：利水渗湿。用于疮疡湿邪内蕴，小便不利者。

用法：水煎服。

四物汤（《太平惠民和剂局方》）

组成：熟地黄、当归、白芍、川芎。

功用：补血调血。用于疮疡血虚之证。

用法：水煎服。

四逆汤（《伤寒论》）

组成：附子 5~10g，干姜 6~9g，炙甘草 6g。

功用：回阳救逆。

用法：附子先煎 1 小时，水煎温服。

四逆加人参汤（《伤寒论》）

组成：甘草 60g（炙），附子 1 枚（生，去皮，剖成 8 片），干姜 45g，人参 30g。

功用：回阳救脱。用于阳虚血脱者。

用法：水煎服。

四神丸 （《内科摘要》）

组成：肉豆蔻、补骨脂、五味子、吴茱萸。

上药为末，用水 1 碗煮生姜 120g，红枣 50 枚，水干后取枣肉及药末共为丸，如梧桐子大。

功用：温肾暖脾，涩肠止泻。用于命门火衰，脾肾虚寒所致的纳差、便溏、五更泄泻、肚腹作痛。

用法：每服 50～70 丸，空心食前服。

四黄散、四黄膏 （经验方）

组成：黄连、黄柏、黄芩、大黄、乳香、没药。

上药各等量，研细末。

功用：清热解毒，活血消肿。用于阳证疮疡。

用法：水或金银花露调成厚糊状敷于疮面上，或做围敷，或以上药末 20% 加 80% 凡士林调成油膏摊敷。

四君子汤 （《太平惠民和剂局方》）

组成：人参、茯苓、白术（土炒）、甘草。

功用：补元气，益脾胃。用于疮疡中气虚弱、脾失运化者。

用法：加生姜 3 片，大枣 2 枚，水煎服。

四妙勇安汤 （《难方新编》）

组成：玄参、当归、金银花、甘草。

功用：清热解毒，活血滋阴。用于脱疽（血栓闭塞性脉管炎）溃烂，局部红肿热痛。

用法：日服 1 剂。水煎取汁，分 3～4 次服。

四物消风饮 （《医宗金鉴》）

组成：生地黄、当归、荆芥、防风、赤芍、川芎、白鲜皮、蝉蜕、薄荷、独活、柴胡、红枣。

功用：养血祛风。用于瘾疹、牛皮癣等血虚风燥者。

用法：水煎服。

四海舒郁丸 （《疡医大全》）

组成：青木香 15g，陈皮、海蛤粉各 6g，海带、海藻、昆布、海螵蛸各 60g。共研细末，为丸如梧桐子大。

功用：理气解郁，软坚消肿。用于气瘿。

用法：每服 9g，日 1～2 次，水、酒送下均可。

生肌散 （经验方）

组成：制炉甘石 15g，滴乳石 9g，滑石 30g，琥珀 9g，朱砂 3g，冰片 0.3g。

研极细末。

功用：生肌收口。用于痈疽溃后脓水将尽者。

用法：掺疮口中，外盖膏药。

生脉散（《内外伤辨惑论》）

组成：人参 3～9g，麦冬 12g，五味子 3～9g。

功用：益气养阴，敛汗，生脉。

用法：日服 1 剂，水煎取汁，顿服。

归脾汤（《济生方》）

组成：人参 6g，白术（土炒）6g，黄芪（炒）6g，当归身 3g，炙甘草 1.5g，茯神 6g，远志（去心）3g，枣仁（炒研）6g，青木香 1.5g，龙眼肉 6g，生姜 3 片，大枣 2 枚。

功用：养心健脾，益气补血。用于岩、乳痨等病，久溃不敛，气血两亏，心脾衰弱，心烦不寐者。

用法：水煎服。

生肌玉红膏（《外科正宗》）

组成：当归 60g，白芷 15g，白蜡 60g，轻粉 12g，甘草 36g，紫草 6g，血竭 12g，麻油 500g。

先将当归、白芷、紫草、甘草四味入油内浸 3 日，大勺内熬微枯，细细滤清，复入勺内煎滚，入血竭化尽，次入白蜡，微火化开。用茶盅 4 个，预放水中，将膏分作 4 处，倾入盅内，候片时，下研细轻粉，每盅投 3g，搅匀。

功用：活血祛腐，解毒镇痛，润肤生肌。用于一切疮疡溃烂脓腐不脱，疼痛不止，新肌难生者。

用法：将膏匀涂纱布上，敷贴患处，并依溃疡局部情况，可掺提脓祛腐药于膏上同用，效果更佳。

生肌白玉膏（经验方）

组成：尿浸石膏 90%，制炉甘石 10%。

石膏必须尿浸半年（或用熟石膏），洗净，再漂净 2 个月，然后煅熟研粉，再加入制炉甘石粉和匀，以麻油少许调成药膏，再加入黄凡士林（配制此膏时用药粉约 30%，油类约 70%）。

功用：润肤、生肌、收敛。用于溃疡腐肉已尽，疮口不敛者。

用法：将膏少许匀涂纱布上，敷贴患处，并可掺其他生肌药粉于药膏上同用，效果更佳。

失笑散（《太平惠民和剂局方》）

组成：五灵脂、蒲黄各等份。

功用：活血、行瘀、止痛。

用法：散剂。每次 6 ~ 12g，包煎。

代抵当丸（《证治准绳》）

组成：大黄、当归尾、炮山甲、芒硝、桃仁、肉桂。

功用：攻逐瘀血。用于膀胱蓄血所致的癃闭。

用法：水煎服。

仙方活命饮（《医宗金鉴》）

组成：穿山甲、皂角刺、当归尾、天花粉、陈皮、甘草、金银花、赤芍、乳香、没药、防风、贝母、白芷。

功用：清热散风，行瘀活血。用于一切痈疽肿疡、溃疡等。

用法：水煎服。

白降丹（《医宗金鉴》）

组成：朱砂、雄黄各6g，水银30g，硼砂15g，火硝、食盐、白矾、皂矾各45g。

先将雄黄、皂矾、火硝、明矾、食盐、朱砂研匀，入瓦罐中，微火使其烊化，再和入水银调匀，待其干涸。然后用瓦盆 1 只，盆下有水，将盛干涸药料的瓦罐置倒覆的瓦罐上，约过 3 炷香（约 3 小时）即成。火冷打开看，盆中即有白色药粉。

功用：腐蚀平胬。用于溃疡脓腐难去，或已成漏管，肿疡成脓不能自溃，及赘疣、瘰疬等。

用法：疮大者用0.15 ~ 0.18g，小者用0.03 ~ 0.06g，以清水调涂疮头；亦可和米糊为条，插入疮口中，外盖膏药。

白屑风酊（经验方）

组成：蛇床子40g，苦参片40g，土槿皮20g，薄荷脑40g。

制法：将蛇床子、苦参片、土槿皮共研成粗粉，先用75%酒精80mL将药粉浸透，放置6小时后，加入75%酒精920mL，依照渗漉分次加入法，取得酊剂约1000mL（不足之数可加入75%酒精补足），最后加入薄荷脑即成。

功用：祛风止痒。治白屑风。

用法：搽擦患处，每日 3 ~ 5 次；有糜烂者禁用。

白虎汤（《伤寒论》）

组成：石膏、知母、甘草、粳米。

功用：清热生津。

用法：水煎服。

瓜蒌贝母汤（《增订胎产心法》）

组成：瓜蒌实、土贝母、甘草。

功用：化痰软坚。用于乳房结核、瘀肿等。

用法：水煎服。

瓜蒌牛蒡汤（《医宗金鉴》）

组成：瓜蒌仁、牛蒡子、天花粉、黄芩、陈皮、生栀子（研）、连翘（去心）、皂角刺、金银花、生甘草、青皮、柴胡。

功用：疏肝解郁，清解邪热。用于乳痈初起。

用法：水煎服。

皮癌净（河南省鹿邑县人民卫生防治院方）

组成：红砒3g，指甲1.5g，头发1.5g，大枣去核1枚，碱发面30g。

将红砒研细末，再与指甲、头发同放入去核枣内，用碱发面包好，放入桑木炭中，煅烧成灰，研细末，备用。煅烧时注意：①煅烧时须细心观察，轻轻翻动药团，使其煅烧均匀，但不能用力过大，以防破碎。②煅烧时，见药团冒出白烟、臭气，烟过后药团表面出现黄色小点，这些都是正常现象。③煅成的药团，当轻松如炭，轻敲辄碎，其色乌亮。如敲开药团见枣内有红赤色细丝，指甲、头发未分开，不易破碎者，为未煅好。

功用：祛腐解毒，用于治疗鳞状上皮癌。

用法：将药末直接撒于瘤体疮面上；或用麻油调成50%的糊剂，涂于瘤体疮面，每日或隔日1次。

皮脂膏（经验方）

组成：青黛6g，黄柏6g，煅石膏60g，烟膏60g（即土法烟熏烘硝牛皮后烟汁结成的残留物质）。

共研细末，和匀，以药末60g加凡士林240g调匀成膏。

功用：清热杀虫止痒，用于湿疹、肛门瘙痒病等。

用法：外搽患处。

六　画

地黄饮子（《宣明论方》）

组成：熟地黄、巴戟天（去心）、山茱萸、石斛、肉苁蓉（酒浸，焙）、附子（炮）、五味子、肉桂、白茯苓、麦冬（去心）、菖蒲、远志（去心）。

功用：滋肾阴，补肾阳，开窍化痰。

用法：水煎服。

托里消毒散（《医宗金鉴》）

组成：人参、川芎、当归、白芍、白术、金银花、茯苓、白芷、皂角刺、甘草、桔梗、黄芪。

功用：补益气血，托毒消肿。用于疮疡体虚邪盛，脓毒不易外达者。

用法：水煎服。

托里透脓汤（《医宗金鉴》）

组成：人参、白术、当归、甘草、穿山甲、白芷、升麻、黄芪、皂角刺、青皮。

功用：滋补气血，托里透脓。用于肿疡脓成不溃者。

用法：水煎服。

百合固金汤（《慎斋遗书》）

组成：熟地黄、生地黄、归身、白芍、甘草、桔梗、玄参、贝母、麦冬、百合。

功用：滋肾保肺，止咳化痰。用于肾水不足，虚火上炎，肺阴受伤所致的喘嗽、痰血等症。

用法：水煎服。

百部酊（《赵炳南临床经验集》）

组成：百部 180g，75％ 酒精 360mL。

将百部碾碎置酒精内，浸泡 7 昼夜，过滤去滓备用。

功用：杀虫止痒。用于荨麻疹、神经性皮炎、疥癣、虱病等瘙痒性皮肤病。

用法：以棉签蘸涂。

至宝丹（《太平惠民和剂局方》）

组成：人参 30g，朱砂 30g，麝香 3g，制南星 15g，天竺黄 30g，水牛角 30g，冰片 3g，牛黄 15g，琥珀 30g，雄黄 30g，玳瑁 30g（原方还有安息香、金箔、银箔三药，而无人参、天竺黄、制南星。）

研细末，和匀，加炼蜜 20％ ~40％ 为丸。生料成丸 240 粒。

功用：开窍，镇痉。用于卒中后昏迷，内闭外脱；外感热病，痰热阻塞清窍，神昏；小儿急惊，神昏痉厥。

用法：日服 1~2 丸，用凉开水化服，分 2 次服。

当归四逆汤（《伤寒论》）

组成：当归、桂枝、白芍、细辛、甘草、通草、大枣。

功用：温经散寒，养血通脉。

用法：水煎服。

当归饮子（《济生方》）

组成：当归、白芍、川芎、生地黄、白蒺藜、防风、荆芥穗、何首乌、黄芪、甘草。

功用：养血润燥，祛风止痒。用于各种血虚致痒的皮肤病。

用法：水煎服。

回阳玉龙膏（《外科正宗》）

组成：草乌（炒）、干姜（煨）各90g，赤芍（炒）、白芷、天南星（煨）各30g，肉桂15g。

研成细末。

功用：温经活血，散寒化痰。用于一切阴证疮疡。

用法：热酒调敷，亦可掺于膏药内贴之。

回阳生肌散（《赵炳南临床经验集》）

组成：人参15g，鹿茸15g，雄黄1.5g，乳香30g，琥珀7.5g，京红粉3g。

研成粉末。

功用：回阳生肌，止痛收敛。用于慢性顽固性溃疡及属于阴疮久不收口者。

用法：薄撒于疮面上，或制药捻用。

竹叶石膏汤（《伤寒论》）

组成：竹叶、石膏、麦冬、人参（党参）、半夏、粳米、甘草。

功用：清热养胃，生津止渴。

用法：水煎服。

竹叶黄芪汤（《医宗金鉴》）

组成：人参、黄芪、煅石膏、半夏、麦冬、白芍、川芎、当归、黄芩、生地黄、甘草、竹叶、生姜、灯心草。

功用：滋阴生津清热。用于有头疽阴液不足，热甚口渴者。

用法：水煎服。

血府逐瘀汤（《医林改错》）

组成：当归、生地黄、桃仁、红花、枳壳、赤芍、柴胡、甘草、桔梗、川芎、牛膝。

功用：活血祛瘀，理气止痛。

用法：水煎服。

冲和膏（《外科正宗》）

组成：紫荆皮（炒）150g，独活90g，赤芍60g，白芷30g，石菖蒲45g。

共研成细末。

功用：疏风活血，定痛消肿，祛寒软坚。用于疮疡半阴半阳证。

用法：葱叶、陈酒调敷。

冰硼散（《外科正宗》）

组成：冰片15g，朱砂1.8g，玄明粉1.5g，硼砂1.5g。

为极细末。

功用：清热解毒，消肿止痛。用于咽喉疼痛、牙龈肿痛、口舌生疮、舌肿木硬、小儿鹅口白斑。

用法：吹搽患处，甚者日搽 5 ~ 6 次。

羊睾丸汤（经验方）

组成：阳起石 20g，仙茅、仙灵脾、肉苁蓉、生地黄、熟地黄 15g，菟丝子、枸杞子、五味子、山茱萸、巴戟天各 10g，附子 9g，羊睾丸 1 对。

功用：温补肾阳，益肾填精。用于男子不育肾阳虚衰证。

用法：水煎服。

安宫牛黄丸（《温病条辨》）

组成：牛黄、郁金、犀角（水牛角代）、黄芩、黄连、栀子、雄黄、朱砂各 30g，冰片、麝香各 7.5g，珍珠粉 15g。

研极细末，炼蜜和丸，每丸 3g，金箔为衣，以蜡护之。

功用：清热解毒，化秽开窍，安神宁心。用于疔疮走黄及疮疡毒邪内陷所致的神昏谵语、狂躁、痉厥抽搐者。

用法：每服 1 丸。脉虚者人参汤送下，脉实者金银花薄荷汤送下。病重体实者每日 3 服。

异功散（《太平惠民和剂局方》）

组成：人参、白术、茯苓、炙甘草、陈皮。

功用：健脾、和胃、理气。

用法：水煎服。

导赤散（《小儿药证直诀》）

组成：木通、生地黄、生甘草、竹叶。

功用：清热利水。用于心经火毒所致之疮疡。

用法：水煎服。

阳和汤（《外科证治全生集》）

组成：熟地黄、白芥子、炮姜炭、麻黄、甘草、肉桂、鹿角胶（烊化冲服）。

功用：温经散寒，化痰补虚。用于流痰及一切阴疽，漫肿平塌、不红不热者。

用法：水煎服。

阳和解凝膏（《外科证治全集》）

组成：鲜牛蒡子根叶梗 1500g，鲜白凤仙梗 120g，川芎 120g，川附子、桂枝、大黄、当归、川乌、肉桂、草乌、地龙、僵蚕、赤芍、白芷、白蔹、白及、乳香、没药各 60g，续断、防风、荆芥、五灵脂、木香、香橼、陈皮各 30g，苏合油 120g，麝香 30g，菜油 5000g。

白凤仙熬枯去渣，次日除乳香、没药、麝香、苏合油外，余药俱入锅煎枯，去渣滤净，秤准斤两，每500g油加黄丹（烘透）210g，熬至滴水成珠、不黏指为度，撤下锅来，将乳、没、麝、苏合油入膏搅和，半个月后可用。

功用：温经和阳，祛风散寒，调气活血，化痰通络。用于一切疮疡阴证。

用法：摊贴患处。

阳毒内消散（《药蔹启秘》）

组成：麝香、冰片各6g，白及、天南星、姜黄、炒穿山甲片、樟冰各12g，轻粉、胆矾各9g，铜绿12g，青黛6g。

研极细末。

功用：活血止痛，消肿，化痰解毒。用于一切阳证肿疡。

用法：掺膏药内敷贴。

阴毒内消散（《药蔹启秘》）

组成：麝香3g，轻粉9g，丁香6g，牙皂6g，樟冰12g，腰黄9g，良姜6g，肉桂3g，川乌9g，炒穿山甲片9g，胡椒3g，制乳没各6g，阿魏（瓦上炒去油）9g。

共研极细末。

功用：温经散寒，消坚化痰。用于一切阴证肿疡。

用法：掺膏药内贴之。

防风通圣散（《宣明论方》）

组成：防风、荆芥、连翘、麻黄、薄荷、川芎、当归、白芍（炒）、白术、栀子、大黄（酒蒸）、芒硝各15g，石膏、黄芩、桔梗各30g，甘草6g，滑石9g。

共研细末。

功用：解表通里，散风清热，化湿解毒。用于内郁湿热、外感风邪，表里同病，属于气血实者。

用法：每服6g，开水送下，或用饮片，水煎服（剂量可用现代常用量）。

红灵丹（经验方）

组成：雄黄18g，乳香18g，煅月石30g，青礞石9g，没药18g，冰片9g，火硝18g，朱砂60g，麝香3g。

除冰片、麝香外，共研细末，最后加冰片及麝香，瓶装封固，不出气，备用。

功用：活血止痛，消坚化痰。用于一切痈疽未溃者。

用法：掺膏药或油膏上，敷贴患处。

红灵丹油膏

组成：红灵丹45g，凡士林300g。

先将凡士林烊化冷却，再将药粉徐徐调入，和匀成膏。

功用：同红灵丹。

用法：将油膏涂于纱布上贴之，每日换药 1 次。

红灵酒（经验方）

组成：当归 60g，红花 30g，花椒 30g，肉桂 60g，樟脑 159，细辛 159（研细），干姜 30g。

用 95％酒精 1000mL 泡浸 7 天备用。

功用：活血、消肿、止痛。用于脱疽、冻疮等。

用法：每日用棉花蘸药酒在患处（溃后在患处上部）揉擦 2 次，每次擦药 10 分钟。

红油膏（经验方）

组成：凡士林 300g，九一丹 30g，东丹（广丹）4.5g。

先将凡士林烊化，然后徐徐将两丹调入，和匀成膏。

功用：防腐生肌。用于溃疡不敛。

用法：将药膏匀涂纱布上，敷贴患处。

红油膏纱布

将纱布剪成 6cm×12cm 大小，约 20～30 块左右，用红油膏 60～90g，共同放置于不锈钢饭盒内，经高压蒸汽消毒备用。

功用：同红油膏。

用法：按疮面大小贴患处。

红藤煎（经验方）

组成：红藤 6g，地丁草 30g，乳香 9g，没药 9g，连翘 12g，大黄 4.5g，玄胡 6g，牡丹皮 6g，甘草 3g，银花 12g。

功用：通腑清热，行瘀止痛。用于肠痈初起未化脓者。

用法：水煎服。

红升丹（《疡医大全》）

组成：水银 30g，朱砂、雄黄各 15g，皂矾 18g，白矾 30g，火硝 30g。

先将二矾、火硝研碎，入大勺中，加酒一小杯炖化，一干即起，研细；另将水银、朱砂、雄黄研细，待水银不见星，方入硝、矾研匀。将阳城罐用纸筋泥搪一指厚，阴干，常轻轻扑之，不致生裂，如有裂，以罐子泥补之，极干再晒，无裂方入前药于内。罐口以铁油盏盖定，加铁梁，盏上下用铁祥铁丝系紧，用棉纸捻条蘸蜜，塞罐口缝间，外用熟石膏细末醋调固封盏上，加炭火，使盏热，罐口封固易干也。又用铁钉三根，钉地下，将罐子放钉上，罐底下置大炭火一块，外砌百眼炉，升三炷香：第一炷香用底下火，如火大则水银先飞上；第二炷香用大半罐火，以笔蘸水擦罐上；第三炷香火平罐口，用扇扇之，频频擦盏不可令干，干则水银先飞，预用盐滴卤调罐子泥极湿，以铁丝系笔头在竹管上，如罐上有绿烟起，即水银走也，急用笔蘸罐子泥固之。上三香完，去火冷定，开罐，方气足，盏上有丹六七钱，刮下研细，瓷罐盛之。

功用：拔毒、祛腐、生新。用于一切疮疡溃后，疮口坚硬，肉暗紫黑。

用法：蘸丹少许，外扫疮口。

红花酊（《赵炳南临床经验集》）

组成：藏红花 30g，75％ 酒精 500mL。

红花浸酒内 7 天，去滓备用。

功用：活血祛瘀，消肿止痛。用于扭伤血肿、大面积灼伤、瘢痕。

用法：外涂。

七 画

芩部丹（经验方）

组成：百部 5500g，丹参沉淀粉 1350g，黄芩沉淀粉 3600g，百部浸膏 2500g。

将百部浸膏拌入药粉内成颗粒，轧片，每片含生药 0.3g。

功用：清热杀虫。用于皮肤结核、流痰、瘰疬等病。

用法：成人每日 2~3 次，每次 5 片，温开水送服。

芩连二母丸（《外科正宗》）

组成：黄芩、黄连、知母、贝母（去心）、当归（酒炒）、白芍（酒炒）、羚羊角（镑）、生地黄、熟地黄、蒲黄、地骨皮、川芎各 30g，生甘草 159。

共为细末，侧柏叶煎汤，面糊为丸，如梧桐子大。

功用：抑火滋阴，养血凉血，安敛心神，调和血脉。治血瘤。

用法：每日服 6~9g，灯心草煎汤送下。

苏合香丸（《太平惠民和剂局方》）

组成：白术、青木香、乌犀屑、香附子、朱砂、诃黎勒、白檀香、安息香、沉香、麝香、丁香、荜茇各 60g，龙脑、冰片、苏合香油各 30g，乳香 30g。

朱砂水飞或粉碎成极细粉，麝香、冰片、犀角研细，其余除苏合香外均粉碎成细粉，与上述粉末配研，过筛，混匀。再将苏合香炖化，加适量炼蜜制成蜜丸，阴干。

功用：芳香开窍，行气止痛。用于中风、中气或感受时行瘴疬之气而突然昏倒，牙关紧闭，不省人事；或中寒气闭，心腹猝痛，甚则昏厥；或痰壅气阻，突然昏倒。

用法：每服 1 丸，日 1~2 次。

苍附导痰汤（《叶氏女科》）

组成：苍术、香附、枳壳、陈皮、茯苓、胆南星、甘草。

功用：利气化痰。用于形盛多痰者。

用法：水煎服。

辛夷清肺饮（《外科正宗》）

组成：辛夷、生甘草、石膏（煅）、知母、栀子（生研）、黄芩、枇杷叶（去毛）、升麻、百合、麦冬。

功用：清肺胃，解热毒。用于鼻息肉及热疮等。

用法：水煎服。

沙参麦冬汤（《温病条辨》）

组成：沙参、玉竹、生甘草、冬桑叶、天花粉、麦冬。

功用：清养肺胃，生津润燥。主治燥伤肺胃阴分所致的咽干口渴，或热或干咳少痰。

用法：水煎服。

沉香散（《阎氏小儿方论》）

组成：沉香、石韦、滑石、王不留行、当归、冬葵子、白芍、甘草、陈皮。

功用：理气通尿。用于下焦郁结，气不得舒所致的气淋癃闭、小腹胀满。

用法：每服6g，食前煎大麦汤调下。

补中益气汤（《脾胃论》）

组成：黄芪、人参、炙甘草、归身、橘皮、升麻、柴胡、白术。

功用：补中益气。治疮疡元气亏损，肢体倦怠，饮食少思，内痔脱垂和脱肛等。

用法：共研细末，水煎服。

补骨脂酊（《赵炳南临床经验集》）

组成：补骨脂180g，75％酒精360mL。

将补骨脂捣碎，置于酒精内，浸泡7昼夜，过滤去滓。

功用：调和气血，活血通络。用于白癜风、扁平疣、斑秃、神经性皮炎、瘙痒症。

用法：用棉球蘸药涂于患处，并摩擦5～15分钟。

补阳还五汤（《医林改错》）

组成：黄芪、当归尾、赤芍、地龙、川芎、桃仁、红花。

功用：补气，活血通络。用于下肢痿废、静脉炎等。

用法：水煎服。

阿魏膏（亦名阿魏化痞膏，《景岳全书》）

组成：羌活、独活、玄参、肉桂、赤芍、穿山甲、生地黄、两头尖、大黄、白芷、天麻、红花各15g，番木鳖10枚（去壳），乱发1团，槐枝、柳枝、桃枝各15g。

用麻油1120g煎药至黑，去渣，入发再煎，发化仍去渣，入上好真正黄丹，煎收膏，软硬适中，入后细药即成膏矣，即加阿魏、芒硝、苏合油、乳香、没药各15g，麝香9g。

功用：祛风活血，消肿止痛，化痞软坚。用于各种岩肿未溃者。

用法：将膏摊成布膏。临用时以朴硝铺肿块上5mm，盖纸、热熨、硝化、贴膏，每周换药 1 次。

附子理中汤（《三因极一病证方论》）

组成：附子、干姜、人参、白术、炙甘草。

功用：温补脾肾。治疮疡脾肾阳衰，神疲纳呆，便泄肢冷者。

用法：水煎服。

陈苓汤（《实用中医男科学》）

组成：陈皮、茯苓、法半夏、白术、泽泻、猪苓、肉桂、川楝子、小茴香、橘核、怀牛膝、薏苡。

功用：温阳散寒，除湿消肿。用于水疝肾囊肿大，皮色光亮，囊湿而冷者。

用法：加生姜为引，煎水温服。

八　画

青吹口散（经验方）

组成：煅石膏 9g，煅人中白 9g，青黛 3g，薄荷 0.9g，黄柏 2.1g，川黄连 1.5g，煅月石 18g，冰片 3g。

先将煅石膏、煅人中白、青黛各研细末，和匀，水飞（研至无声为度），晒干，再研细；又将其余 5 味各研细后和匀，用瓶装，封固不出气。

功用：清热解毒，止痛。用于口、舌、咽喉疼痛之痔疮。

用法：漱净口腔，用药管吹敷患处。

青蒿鳖甲汤（《温病条辨》）

组成：青蒿、鳖甲、生地黄、知母、牡丹皮。

功用：养阴清热。用于疮疡、肛漏、肛周脓肿等症见夜热早凉、热退无汗、热自阴来者。

用法：水煎服。

青黛散（经验方）

组成：青黛 60g，石膏 120g，滑石 120g，黄柏 60g。

各研细末，和匀。

功用：收湿止痒，清热解毒。用于一般皮肤病焮肿痒痛出水者。

用法：干掺，或麻油调敷患处。

青黛膏

组成：青黛散 75g，凡士林 300g。

先将凡士林烊化冷却，再将药粉徐徐调入即成。

功用：同青黛散，兼有润肤作用。

用法：将药膏涂于纱布上贴之，或蘸药搽患处。

苦参汤（《疡科心得集》）

组成：苦参 60g，蛇床子 30g，白芷 15g，金银花 30g，菊花 60g，黄柏 15g，地肤子 15g，菖蒲 9g。

功用：祛风除湿，杀虫止痒。用于阴痒、阴蚀、白疕、麻风等病。

用法：水煎去渣外洗，临床亦可加猪胆汁 4~5 滴，一般洗 2~3 次即可。

苓桂术甘汤（《伤寒论》）

组成：茯苓、桂枝、白术、炙甘草。

功用：健脾渗湿，温化痰饮。用于幽门梗阻属于脾虚痰饮型者。

用法：水煎服。

板蓝根颗粒

组成：板蓝根。

功用：清热解毒，凉血消肿。用于瘟毒发斑、痄腮、喉痹、烂喉丹痧、大头瘟、丹毒、痈肿等。

用法：成人每服 2 袋，儿童每服 1 袋，每 4 小时 1 次，温开水送服或冲服。

枇杷清肺饮（《医宗金鉴》）

组成：人参、枇杷叶（炙）、生甘草、黄连、桑白皮、黄柏。

功用：清宣肺热。用于粉刺。

用法：水煎服。

拔毒生肌散（经验方）

组成：冰片、龙骨、石膏（煅）、红粉、炉甘石、血竭、轻粉、黄升丹。

研细和匀。

功用：拔毒生肌。用于痈疽已溃，久不生肌，疮口下陷，常流毒水。

用法：外用适量，撒布患处，或以膏药护之。

拔毒膏（《丹溪心法附余》）

组成：皂角、五倍子、乳香、没药、雄黄。

上药生用，为细粉。

功用：拔毒消肿止痛。用于肿毒、诸恶疮。

用法：醋调外敷。

肾气丸（即金匮肾气丸《金匮要略》）

组成：熟地黄 250g，山药、山茱萸各 125g，茯苓、牡丹皮、泽泻各 90g，附子 1 枚（炮），桂枝 30g。

共研细末，炼蜜为丸，如梧桐子大。

功用：温补肾阳。用于命门火衰，脾肾阳虚证。

用法：每服 6g，日 2 次。

知柏地黄丸（《医宗金鉴》）

组成：熟地黄、山茱萸、山药、泽泻、茯苓、牡丹皮、知母、黄柏。

功用：滋阴降火。用于复发性口疮、红斑狼疮阴虚内热证。

用法：每日 9g，分 2 次吞服。

侧柏叶酊（经验方）

组成：二甲亚砜 100g，侧柏叶酒精浸出液加到 1000mL（取生侧柏叶 2500g，用 60% 乙醇渗漉到 1100mL 即成）。

功用：凉血清热止痒。用于白屑风。

用法：每日搽患处 3～4 次。

金黄散（《医宗金鉴》）

组成：大黄、黄柏、姜黄、白芷各 2500g，天南星、陈皮、苍术、厚朴、甘草各 1000g，天花粉 5000g。

共研细末。

功用：清热除湿，散瘀化痰，止痛消肿。用于一切疮疡阳证。

用法：可用葱汁、酒、醋、麻油、蜜、菊花露、银花露、丝瓜叶捣汁调敷。

金黄膏

组成：凡士林 80%，金黄散 20%。

调匀成膏。

功用：同金黄散。

用法：将药膏摊敷料上，贴患处，或涂患处。

金铃子散（《袖珍方》引《圣惠方》）

组成：金铃子、玄胡各 30g。

共为末。

功用：行气疏肝，活血止痛。用于肝气郁热之胃脘、胸胁痛、疝气疼痛。

用法：每服 6～9g，酒调下，温汤亦可。

金锁固精丸（《医方集解》）

组成：沙苑蒺藜、芡实各 60g，龙骨（酥炙）、牡蛎（煅）各 30g。

共研细末，莲肉煮烂捣糊为丸。

功用：固肾涩精。用于肾虚遗精、白浊。

用法：每服 10g，日 3 次，空腹淡盐汤送下。

京万红烫伤膏

组成：穿山甲、地榆、当归、白芷、紫草、乳香、没药、血竭。

动用：化腐生肌，消炎止痛。用于各种烧、烫伤。

用法：外用。

炉甘石洗剂

组成：炉甘石粉 10g，氧化锌 5g，石炭酸 1g，甘油 5g。

水加至 100mL。

功用：燥湿止痒。用于瘙痒性皮肤病。

用法：用前必须摇匀，每日至少搽 5~6 次。

泄热汤（《外科证治全生集》）

组成：黄连、黄芩、连翘、甘草、木通、当归尾。

功用：清热解毒，利湿消肿。

用法：水煎服。

治瘰方（经验方）

组成：熟地黄、何首乌、杜仲、赤芍、白芍、牛膝、桃仁、红花、赤小豆、白术、穿山甲。

功用：养血活血。

用法：水煎服。

参附汤（《世医得效方》）

组成：人参、附子（炮）。

功用：回阳、益气、救脱。用于阳气暴脱，上气喘急，汗出肢冷，头晕气短，面色苍白，脉微欲绝。

用法：水煎取汁，顿服。病情严重者用量可酌加。

参苓白术散（《太平惠民和剂局方》）

组成：白扁豆 450g（姜汁浸，去皮，微炒），人参（或党参）、白术、白茯苓、炙甘草、山药各 600g，莲子肉、桔梗（炒令深黄色）、薏苡仁、缩砂仁各 300g。

功用：健脾补气，和胃渗湿。用于脾胃虚弱，饭食不消，或吐或泻，形体虚羸等症。

用法：用枣汤调服。

九　画

珍珠散（《疡科心得集》）

组成：珍珠（生研）10g，炉甘石（煅）30g，石膏（尿浸 4 日，煅飞）45g。

共研细末。

功用：燥湿生肌。用于各种溃疡腐肉已净时。

用法：撒疮口上。

荆防败毒散（《医宗金鉴》）

组成：荆芥、防风、柴胡、前胡、羌活、枳壳、炒桔梗、茯苓、川芎、甘草、人参、生姜或薄荷。

功用：解表达邪。用于风寒相搏，邪气在表，肤生疮疡，头痛，无汗，恶寒重发热轻者。

用法：水煎，食后缓缓温服。

茵陈蒿汤（《伤寒论》）

组成：茵陈蒿、栀子、大黄。

功用：清热利湿。用于风疹块因胃肠湿热所致者。

用法：水煎服。

药制苍耳子史（经验方）

组成：苍耳子虫1条。

先将苍耳子虫浸在生油中，须浸没，约7天后取出虫，再浸入蓖麻油内，加朱砂（以色红为度）、冰片少许。

功用：提疔拔脓。用于一切疔疮。

用法：放膏药或药膏上，贴患处。

枯痔液（经验方）

组成：明矾（硫酸铝钾）6g，石炭酸（苯酚）1g，黄连2g，普鲁卡因1g，枸橼酸钠1.5g，甘油20mL。

将黄连用蒸馏水洗净，煎熬3次，合并煎液过滤备用，得溶液①。将酚溶液加于甘油中得到溶液②。取适量的蒸馏水加热，将明矾溶于水中，再加入枸橼酸钠及普鲁卡因，得溶液③。将溶液②缓缓不断加热搅拌下加入溶液③，得溶液④。最后将溶液①与④合并加蒸馏水至全量过滤，再用3号玻璃球滤过，装瓶封口，普通蒸气消毒30分钟备用。溶液应呈金黄色透明液体，pH值为3.5。蒸馏水加至100mL。

功用：使内痔硬化或坏死脱落。

用法：注射于痔核内。

枯痔散（经验方）

组成：白砒60g，白矾60g，月石6g，硫黄6g，雄黄6g。

上列各药分别研成细末，除硫黄外，其他各药混合，装入砂罐内，将罐用纸封闭，中间剪一直1.5cm的小孔。将砂罐置于炭火煅制，不久即有黄烟从小孔中冒出，罐内也发出大小不均的响声。待黄烟变成青烟，烟量较少，罐中声响均匀后（即罐中药物全部熔化），再从小孔中放入硫黄粉末，并将火力略为减小。待罐中声响消逝，青烟出尽后，将砂罐取下，冷却，倒出，置阴凉处约 2 个月，退尽火毒后，研成粉末，即可应用。

功用：腐蚀。一般用于内痔。

用法：将药粉掺涂于患处。

枯痔钉（经验方）

组成：红砒、明矾、朱砂、雄黄、没药。

第一步：取红砒 0.3g，明矾 0.6g（捣碎），混合均匀后，置瓦壶内，四面用炭火烘，火力须猛，烧 2~3 小时（黑烟消逝，白烟出现即可），将瓦壶取出，待冷却后，可得雪白的明矾与砒的化合物。

第二步：①明矾与砒的化合物 4 份，朱砂 1 份，雄黄 2 份，没药 1/2 份；②米饭（干米计算）8 份（先煮成糊状）。把①项的 4 种成分先混合，捣碎，研成均匀粉末，并取出一成，与②项的米糊二成混合调匀，如太干可和开水，至可能搓成铁钉状的药锭，比火柴梗稍细些，一头尖，一头平，长约 3.2cm，直径约 0.1cm。经过阴干或烘干，并可用紫外线照射 1 小时消毒，备用。

功用：腐蚀痔核。

用法：插于痔核部。

枸橘汤（《外科证治全生集》）

组成：枸橘、川楝子、秦艽、陈皮、防风、泽泻、赤芍、甘草。

功用：疏肝理气，化湿清热。

用法：水煎服。

鸦胆子油（朱仁康经验方）

鸦胆子 30g 置瓶中，加乙醚提取油，待乙醚挥发后即得。

功用：腐蚀疣赘。用于各种皮肤疣赘。

用法：外涂患处。

咬头膏（经验方）

组成：铜绿、松香、乳香、没药、生木鳖、蓖麻子（去尖）、杏仁各 3g，巴豆 6g，白砒 0.3g。

捣成膏，为丸如绿豆大。

功用：有腐蚀之功。用于疮疡已成脓而不能自破者。

用法：每用 1 粒，放于膏药上，贴于疮疡中心。

香贝养荣汤（《医宗金鉴》）

组成：香附、贝母、人参、茯苓、陈皮、熟地黄、川芎、当归、白芍、白术、桔梗、甘草、生姜、大枣。

功用：养营化痰。用于瘰疬、乳岩、石疽等。

用法：水煎服。

香砂六君子汤（《古今名医方论》）

组成：人参、茯苓、白术、炙甘草、制半夏、陈皮、木香、砂仁。

功用：和胃畅中。用于脾胃虚弱，脘腹隐痛，或见胸闷暖气、呕吐，或见肠鸣便溏等。

用法：水煎服。

复元活血汤（《医学发明》）

组成：柴胡15g，天花粉、当归各9g，红花、甘草、炮山甲各6g，大黄（酒浸）30g，桃仁（酒浸，去皮尖，研如泥）50个。

功用：活血祛瘀，疏肝通络。用于跌仆损伤，瘀血内停胁下，疼痛不可忍，或伴发热便秘。

用法：水煎服。

复方土槿皮酊（经验方）

组成：10%土槿皮酊40mL，苯甲酸12g，水杨酸6g。

75%酒精加至100mL（将苯甲酸、水杨酸加酒精适量溶解，再加入10%土槿皮酊混匀，最后将酒精加至上述量）。

功用：杀虫止痒。用于鹅掌风、脚湿气等病。

用法：搽擦患处，每日3~4次。手足部糜烂或皲裂者禁用。

复方大柴胡汤（《医学资料选编》）

组成：柴胡、黄芩、枳壳、川楝子、大黄、玄胡、白芍、蒲公英、木香、丹参、甘草。

功用：和解表里，清泄热结。用于肠痈、溃疡病穿孔缓解后腹腔感染。

用法：水煎服。

复方丹参注射液

组成：葛根、丹参、降香。

功用：活血化瘀，理气开窍，扩张血管。用于血瘀证。

用法：肌内注射或静脉滴注。肌注每次2~4mL，日1~2次；静脉滴注每次16~20mL，溶于5%葡萄糖注射液250~500mL中，日1次。

保元汤（《外科正宗》）

组成：人参、黄芪、白术、甘草、生姜、红枣。

功用：益气培元。

用法：水煎服。

顺气归脾丸（《外科正宗》）

组成：陈皮、贝母、香附、乌药、当归、白术、茯神、黄芪、酸枣仁、远志、人参各30g，木香、炙甘草各9g。

上药共为末，以合欢树根皮120g煎汤煮老米糊为丸，如梧桐子大。

功用：理气健脾。用于思虑伤脾，脾气郁结所致痰核、肉瘤等。

用法：每服60丸，食后用滚汤送下。

独活寄生汤（《备急千金要方》）

组成：独活、桑寄生、人参、茯苓、川芎、防风、桂心、杜仲、牛膝、秦艽、细辛、当归、白芍、地黄、甘草。

功用：温经散寒，祛风化湿，益肝肾，补气血。用于风、寒、湿三气侵袭筋骨而体质较虚者。

用法：水煎服。

疯油膏（经验方）

组成：轻粉4.5g，东丹（广丹）3g，朱砂3g。

上药研细末，先以麻油120g煎微滚，入黄蜡30g再煎，以无黄沫为度，取起离火，再将药末渐渐投入，调匀成膏。

功用：润燥、杀虫、止痒。用于鹅掌风、牛皮癣等皮肤皲裂、干燥作痒者。

用法：涂擦患处，加热烘疗法疗效更好。

养阴清肺汤（《重楼玉钥》）

组成：生地黄、玄参、麦冬、川贝母、牡丹皮、白芍、甘草、薄荷。

功用：养阴清肺，清咽解毒。用于白喉、慢性咽喉炎及阴虚燥咳证。

用法：水煎服。

前列腺汤（经验方）

组成：丹参、泽兰、桃仁、红花、赤芍、乳香、没药、王不留行、青皮、川楝子、小茴香、白芷、败酱草、蒲公英。

功用：活血化瘀，行气导滞。用于慢性前列腺炎瘀滞证。

用法：水煎服。

活血散瘀汤（《外科正宗》）

组成：当归尾、赤芍、桃仁（去皮尖）、大黄（酒炒）、川芎、苏木、牡丹皮、枳壳（麸炒）、瓜蒌仁、槟榔。

功用：活血逐瘀。用于瘀血流注及委中毒等。

用法：水煎服。

活血止痛散（《赵炳南临床经验集》）

组成：土鳖虫300g，当归600g，乳香（醋炙）120g，自然铜（煅，醋淬）180g，三七120g。

上药为细末，每264g细粉兑研冰片6g。

功用：活血化瘀，消肿止痛。用于跌打损伤，瘀血肿痛。

用法：每服1.5g，日2次，温黄酒或温开水冲服；或煎汤熏洗。

活血通脉汤（经验方）

组成：丹参、鸡血藤、生黄芪各25g，蒲公英20g，赤芍、天葵子、天花粉、紫花地丁各10g，乳香、没药各12g。

功用：清热解毒，祛瘀止痛。用于下肢深静脉血栓形成之血脉瘀阻证。

用法：水煎服。

济生肾气丸（《济生方》）

组成：干地黄、山药、山茱萸、泽泻、茯苓、牡丹皮、桂枝、炮附子、牛膝、车前子。

功用：温肾利水。用于泌尿系结石、前列腺肥大肾阳虚者。

用法：水煎服。

神功内托散（《外科正宗》）

组成：当归、白术、黄芪、人参、白芍、茯苓、陈皮、附子、木香、甘草、川芎、穿山甲。

功用：益气养血，托毒排脓。用于痈疽等气虚不能托毒外出者。

用法：加煨姜3片，大枣2个，水煎服。

神应养真丹（《外科正宗》）

组成：羌活、木瓜、天麻、当归、白芍、菟丝子、熟地黄（酒蒸捣膏）、川芎。

各等份为末，为蜜丸，如梧桐子大。

功用：养血生发，祛风活络。用于风邪外袭以致风盛血燥，不能荣养毛发者。

用法：每次9g，日2次，饭后温酒或盐汤送下。同时配用海艾汤（蕲艾、菊花、藁本、蔓荆子、防风、薄荷、荆芥、藿香、甘松各6g），加水煎数滚，先将热气熏头面，候汤稍温，用布蘸洗，日2次。1剂用4天后再换新药。

神效瓜蒌散（《外科大成》）

组成：瓜蒌、当归、甘草、没药、乳香。

功用：和营化痰，散结消肿。用于乳痈、乳疽、乳痨、乳岩等。

用法：加入2碗黄酒，煎至大半碗，温服。

除湿胃苓汤（《医宗金鉴》）

组成：苍术（炒）、厚朴（姜炒）、陈皮、猪苓、泽泻、赤茯苓、白术（土炒）、滑石、防风、栀子（生研）、木通、肉桂、甘草（生）、灯心草。

功用：清热燥湿，理气和中。用于缠腰火丹、湿疮见湿阻中焦者。

用法：水煎服。

十 画

真武汤（《伤寒论》）

组成：茯苓、生姜、白术、附子、芍药。

功用：温补脾肾。用于脾肾阳虚的红蝴蝶疮。

用法：水煎服。

桂枝汤（《伤寒论》）

组成：桂枝、芍药、甘草、生姜、大枣。

功用：解肌发表，调和营卫。用于风疹块等因风寒外袭、营卫不和所致者。

用法：水煎服。

桂枝合白虎汤（《医宗金鉴》）

组成：桂枝、芍药、石膏（煅）、知母（生）、甘草（生）、粳米、生姜、大枣。

功用：解肌发表，清热生津。用于风温壮热多汗者。

用法：水煎服。

桂枝加当归汤（经验方）

组成：桂枝、芍药、甘草、生姜、大枣、当归。

功用：养血和营，温通经络。用于脱疽、冻疮等。

用法：水煎服。

桂枝麻黄各半汤（《伤寒论》）

组成：桂枝、芍药、生姜、甘草、麻黄、大枣、杏仁。

功用：发汗解表，调和营卫。用于太阳病发热恶寒、热多寒少。

用法：水煎服。

桂麝散（《药蔹启秘》）

组成：麻黄15g，细辛15g，肉桂30g，牙皂9g，生半夏24g，丁香30g，生南星24g，麝香1.8g，冰片1.2g。

研极细末。

功用：温化痰湿，消肿止痛。用于一切阴证疮疡未溃者。

用法：掺膏药内贴之。

桃红四物汤（《医宗金鉴》）

组成：地黄、当归、川芎、白芍、桃仁、红花。

功用：活血调经。用于妇女月经不调、痛经，或由于瘀血所致的各种肿块。

用法：水煎服。

桃花散（《先醒斋医学广笔记》）

组成：白石灰500g，大黄片45g。

先将大黄煎汁，白石灰用大黄汁泼成末，再炒，以石灰变成红色为度，将石灰筛细备用。

功用：止血。用于疮口出血。

用法：掺于患处，纱布紧扎。

顾步汤（《外科真诠》）

组成：黄芪、石斛、当归、牛膝、紫花地丁、人参、甘草、金银花、蒲公英、菊花。

功用：益气养阴，和营清热。用于脱疽火毒型初起。

用法：水煎服。

柴胡清肝汤（《医宗金鉴》）

组成：当归、生地黄、川芎、白芍、柴胡、黄芩、天花粉、栀子、防风、牛蒡子、连翘、甘草。

功用：清肝解郁。用于痈疽疮疡，由肝火而成者。

用法：水煎服。

柴胡疏肝散（《证治准绳》引《统旨》）

组成：柴胡、陈皮、川芎、芍药、枳壳、甘草、香附。

功用：疏肝理气。用于肝气郁结证。

用法：水煎服。

逍遥散（《太平惠民和剂局方》）

组成：当归、白芍、柴胡、茯苓、白术、甘草、生姜、薄荷。

功用：疏肝解郁，调和气血。用于肝郁不舒所致乳癖、失荣、瘰疬等。

用法：水煎服。丸剂每次4.5g，日2次，温开水送下。

逍遥蒌贝散（经验方）

组成：瓜蒌、贝母、半夏、柴胡、当归、白芍、白术、茯苓、天南星、生牡蛎、山慈菇。

功用：疏肝理气，化痰散结。用于乳癖、瘰疬、乳癌初起。

用法：水煎服。

透脓散（《外科正宗》）

组成：当归、生黄芪、炒穿山甲、川芎、皂角刺。

功用：透脓托毒。用于痈疽诸毒，内脓已成，不易外溃者。

用法：水煎服。

按：本方适用于实证，因此在使用时亦可去黄芪，以免益气助火。

脏连丸（《证治准绳》）

组成：黄连240g（研净末），公猪大肠（肥者一段，长1.2尺）。

将黄连末装入大肠内，两头以线扎紧，放砂锅内，下酒1250mL，慢火熬之，以酒干为度。将药酒取起，共捣如泥。如嫌湿，再晒1小时许，复捣为丸，如梧桐子大。

功用：清化大肠湿热。用于痔疮无论新久，便血作痛，肛门重坠。

用法：每服3~9g，空心温开水送下。

凉膈散（《太平惠民和剂局方》）

组成：连翘120g，大黄（酒浸）、芒硝、甘草各60g，栀子（炒黑）、黄芩（酒炒）、薄荷各30g。

共研粗末。加竹叶、蜂蜜。

功用：凉膈、清热、通腑、解毒。用于心火上盛，中焦燥实所致的烦躁口渴、大便秘结等。

用法：每服9g，加竹叶20片，蜂蜜3匙，煎服。

凉血四物汤（《医宗金鉴》）

组成：当归、生地黄、川芎、赤芍、黄芩（酒炒）、赤茯苓、陈皮、红花（酒洗）、生甘草各3g。

功用：凉血活血。用于酒齄鼻。

用法：水煎服。

凉血地黄汤（《外科大成》）

组成：当归、地榆、槐角、黄连、天花粉、生甘草、赤芍、升麻、枳壳、黄芩、荆芥。

功用：清热凉血。用于血栓外痔、肛门周围痈疽等。

用法：水煎服。

凉血消风散（《朱仁康临床经验集》）

组成：生地黄30g，当归90g，荆芥9g，蝉蜕6g，苦参9g，知母9g，生石膏30g，生甘草6g，白蒺藜9g。

功用：祛风清热。用于血热生风生燥所致的白屑风、瘾疹、风热疮。

用法：水煎服。

益胃汤（《温病条辨》）

组成：沙参、麦冬、生地黄、玉竹、冰糖。

功用：养胃益阴。用于疮疡胃阴不足者。

用法：水煎服。

消风散（《医宗金鉴》）

组成：荆芥、防风、当归、生地黄、苦参、苍术（炒）、蝉蜕、胡麻仁、牛蒡子（炒）、知母（生）、石膏（煅）、生甘草、木通。

功用：散风、清热、凉血、理湿。用于风疹块、疮疡因风湿血热所致者。

用法：水煎服。

消炎散（《中西医结合治疗急腹症》）

组成：芙蓉叶、大黄各500g，黄芩、黄连、黄柏、泽兰叶各400g，冰片9g。

共为细末。

功用：清热解毒，消肿止痛。用于腹膜炎和阑尾脓肿急性炎症期。

用法：用黄酒或凡士林调敷患处，日1～2次。

消疬丸（《外科真诠》）

组成：玄参、牡蛎（煅）、川贝等份。

米糊为丸，如梧桐子大。

功用：软坚化痰。用于阴虚火旺所致之瘰疬。

用法：每服9g，温开水送下。

消痔散（经验方）

组成：煅田螺30g，煅咸橄榄核30g，冰片1.5g。

共研细末，和匀。

功用：消痔退肿止痛。

用法：用油调敷痔上。

消痔膏

消痔散20%，凡士林80%，调匀成膏。

消瘰丸（《许履和外科医案医话集》）

组成：生牡蛎、玄参、川贝、夏枯草。

功用：滋阴降火，化痰软坚。

用法：水煎服。

消风导赤汤（经验方）

组成：生地黄、赤芍、牛蒡子、白鲜皮、金银花、薄荷、木通、黄连、甘草。

功用：清热利湿，解毒祛风。用于急性湿疹。

用法：水煎服。

消痔灵注射液（中国中医研究院经验方，北京第四制药厂）

组成：鞣酸（由五倍子提出）0.15g，硫酸钾铝（医用明矾）4g，枸橼酸钠 1.5g，低分子右旋糖酐（平均分子量为 25000～50000，含糖）10mL，甘油 10mL，三氯叔丁醇 0.5g，蒸馏水加至 100mL。

将枸橼酸钠溶解于 50mL 蒸馏水中，加入硫酸钾铝搅拌溶解。另将鞣酸、三氯叔丁醇溶解于甘油中（水浴上加热），将两者混合加低分子右旋糖酐，再加蒸馏水至足量，10 磅压力下消毒 30 分钟。用 4 号垂熔漏斗过滤后调 pH 值至 3，灌封在 10mL 和 20mL 的安瓿中，再经 100℃水浴灭菌 30 分钟即可。

功用：收敛、抑菌、止血等。适用于各期内痔，特别适用于三期内痔及其发展而成的轻度静脉曲张性混合痔、血管瘤。

用法：痔核局部注射。内痔出血，早、中期内痔用原液注射到痔的黏膜下层，三期内痔和静脉曲张性混合痔按四步注射法进行。

常用量：1% 普鲁卡因 1:1 稀释液 20～40mL。

注意事项：①急性肠炎、内痔嵌顿发炎须在炎症消退后进行注射；②外痔皮赘忌用；③四步注射法需由专科医生进行操作。

消核丸（《类证治裁》）

组成：盐水炒橘红、赤茯苓、熟大黄、连翘各 30g，黄芩、栀子各 24g，半夏、玄参、牡蛎、天花粉、桔梗、瓜蒌各 21g，僵蚕 15g。

共研末，蒸饼为丸。

功用：清热化痰，软坚消肿。用于皮肤痰核、瘰疬。

用法：每服 10g，日 2 次。

消炎软膏

组成：磺胺噻唑 50g，氧化锌 50g，鱼肝油 10g，桉叶油 4.5g，羊毛脂 150g，凡士林适量。

制成 1000g 软膏。

功用：消炎防腐。用于脓疱、疖肿、烧伤及其他创伤。

用法：外用。

海浮散（《外科十法》）

组成：制乳香（去油）、制没药（提炼）各等份。

共研极细末。

功用：生肌、止痛、止血。用于痈疽溃后，脓毒将尽者。

用法：将药粉掺于患处，外盖膏药或药膏。

海藻玉壶汤（《医宗金鉴》）

组成：海藻（洗）、陈皮、贝母、连翘（去心）、昆布、半夏（制）、青皮、独活、川芎、当归、甘草、海带（洗）。

功用：化痰、消坚、开郁。用于肉瘿、石瘿。

用法：水煎服。

润肠汤（《证治准绳》）

组成：当归、甘草、生地黄、麻仁、桃仁泥。

功用：养血清热润肠。用于疮疡阴虚内热，肠燥便结者。

用法：水煎服。

桑菊饮（《温病条辨》）

组成：桑叶、菊花、杏仁、连翘、薄荷、甘草、桔梗、芦根

功用：疏风清热，宣肺止咳。

用法：水煎服。

通气散坚丸（《外科正宗》）

组成：人参、桔梗、川芎、当归、天花粉、黄芩（酒炒）、枳壳（麸炒）、陈皮、半夏（制）、白茯苓、胆南星、贝母（去心）、海藻、香附、石菖蒲、生甘草各60g。

共研为细末，荷叶煎汤为丸，如豌豆大。

功用：宣肺调气，化痰散结。用于气瘤。

用法：每服3g，饭前灯心草、生姜汤送下。

通络活血方（《朱仁康临床经验集》）

组成：当归尾、赤芍、桃仁、红花、香附、青皮、王不留行、茜草、泽兰、牛膝。

功用：活血祛瘀，通经活络。用于结节性红斑、硬红斑、下肢结节病。

用法：水煎服。

通窍活血汤（《医林改错》）

组成：赤芍、川芎、桃仁、老葱、生姜、红枣、麝香（绢包）。

功用：活血化瘀，通窍活络。用于斑秃、酒齄鼻、荨麻疹（血瘀型）。

用法：水煎服。

十一画

理中丸（《伤寒论》）

组成：党参90g，干姜60g，白术90g，炙甘草30g。

上药研末，水泛为丸。

功用：温中健脾。

用法：每日2次，每次4.5g，用温开水送下。

黄连油（经验方）

组成：黄连30g，香油适量。

功用：清热解毒，除湿止痒。用于湿疹、小面积烫伤等。

用法：外搽患处，每日3～4次。

黄连膏（《医宗金鉴》）

组成：黄连9g，当归15g，黄柏9g，生地黄30g，姜黄9g，麻油360g，黄蜡120g。

上药除黄蜡外，浸入麻油内，1日后用文火熬煎至药枯，去渣滤清，再加入黄蜡，文火徐徐收膏。

功用：润燥、清热、解毒、止痛。用于痔疮、烫伤等焮红作痛者。

用法：敷贴患处。

黄连解毒汤（《外台秘要》引崔氏方）

组成：黄连、黄芩、黄柏、栀子。

功用：泻火解毒。用于疔疮及一切火毒热毒所致发热、汗出、口渴等实证。

用法：水煎服。

黄柏霜（经验方）

组成：硬脂酸200g，单硬脂酸甘油酯72g，液状石蜡160g，凡士林40g，尼泊金1g，苯甲酸钠4g，吐温－80 10g，三乙醇胺50g，二甲基亚砜20g，黄柏液（1:4）500g。

取硬脂酸、单硬脂酸甘油酯、液状石蜡、凡士林、苯甲酸钠及尼泊金置容器内加热至60℃使熔化（油相）。再取黄柏液、吐温－80、三乙醇胺加入水溶液中，并加热至60℃（水相）。将水相一次加入到油相中，并用力搅拌至呈乳状，继续搅拌至冷即成。

功用：清热止痒。

用法：搽擦患处，每日3～4次。

黄柏溶液（2%～10%）（经验方）

组成：黄柏流浸膏2～10mL，蒸馏水10mL，尼泊金0.05g。

将黄柏捣碎成粗末，用75%酒精渗漉，收集渗漉液，回收酒精，即得流浸膏，每1mL液浸膏等于生药1g。最后取流浸膏2～10mL，加蒸馏水至100mL，并加尼泊金0.05g，稀释即成。

功用：清热解毒，祛腐止痛。用于烫伤糜烂及痈、疽等疮疡溃后，脓腐不脱，疼痛不止，疮口难敛者。

用法：用消毒纱布或棉球蘸溶液洗创面，或湿敷疮上。

黄芪六一汤（《外科正宗》）

组成：黄芪18g，甘草4.5g，人参3g。

功用：补中益气。用于流注溃后，脓水出多，烦躁不宁。

用法：水煎服。

黄芪鳖甲汤（《医学入门》）

组成：人参、肉桂、桔梗、干地黄、半夏、紫菀、知母、赤芍、黄芪、炙甘草、桑白皮、天冬、鳖甲、秦艽、白茯苓、地骨皮、柴胡。

功用：益气养阴，宣肺退热。用于气阴两虚所致五心烦热等症。

用法：水煎服。

黄芩清肺饮（《卫生宝鉴》）

组成：黄芩、栀子。

功用：清肺泄热。用于前列腺肥大肺热失宣者。

用法：水煎服。

萆薢化毒汤（《疡科心得集》）

组成：萆薢、当归尾、牡丹皮、牛膝、防己、木瓜、薏苡仁、秦艽。

功用：清热利湿。用于湿热所致疮疡。

用法：水煎服。

萆薢分清饮（《医学心悟》）

组成：萆薢、石菖蒲、黄柏、茯苓、车前子、莲子心、白术。

功用：清热利湿，分清化浊。用于膏淋、白浊。

用法：水煎服。

萆薢渗湿汤（《疡科心得集》）

组成：萆薢、薏苡仁、黄柏、赤茯苓、牡丹皮、泽泻、滑石、通草。

功用：清利湿热。用于脚湿气、下肢丹毒及湿疮等。

用法：水煎服。

银翘散（《温病条辨》）

组成：金银花、连翘、鲜竹叶、荆芥、淡豆豉、牛蒡子、薄荷、桔梗、生甘草、鲜芦根。

功用：疏风清热。用于疮疡焮红肿痛，邪气在表，头昏少汗，发热重，恶寒轻者。

用法：水煎服。

银花甘草汤（《外科十法》）

组成：甘草、金银花。

功用：清热解毒。用于疮疡有热毒者。

用法：水煎服。

麻子仁丸（《伤寒论》）

组成：麻子仁、芍药、枳实、大黄、厚朴、杏仁。

共为末，炼蜜为丸，如梧桐子大。

功用：润肠通便。用于胃强脾弱，津亏便秘。

用法：每服30丸，日3次。

麻黄汤（《伤寒论》）

组成：麻黄、桂枝、杏仁、炙甘草。

功用：发汗解表，宣肺平喘。用于感冒风寒，怕冷发热，无汗，咳嗽气喘，肢体疼痛者。

用法：水煎服。

麻黄桂枝各半汤（《伤寒论》）

组成：麻黄、桂枝、杏仁、甘草、白芍、生姜、大枣。

功用：散风祛寒，调和营卫。

用法：水煎服。

麻黄连翘赤小豆汤（《伤寒论》）

组成：麻黄、连翘、杏仁、赤小豆、大枣、生梓白皮、生姜、炙甘草。

功用：解表清热，利湿退黄。用于湿热蕴结证。

用法：水煎服。

清开灵注射液（北京中医药大学药厂）

组成：胆酸、水牛角、黄芩、金银花、栀子。

功用：清热解毒，化痰通络，醒神开窍。用于热病神昏、中风偏瘫、神志不清等症。

用法：肌内注射，每日2~4mL；重症患者静脉滴注，每日20~40mL，以10%葡萄糖注射液200mL或生理盐水100mL稀释后使用。

清风散（《古今医鉴》）

组成：防风1.5g，荆芥0.9g，羌活1.5g，独活1.5g，连翘1.5g，当归1.5g，赤芍3g，生地黄1.5g，苍术3g，陈皮3g，半夏（制）3g，白茯苓3g，乌药2.1g，槟榔1.5g，木瓜1.8g，牛膝2.1g，木香0.9g，黄连1.5g，玄参2.1g，鼠粘子（抄）1.5g，萆薢6g，金银花1.8g，升麻3g，白蒺藜（炒）2.4g，防己1.5g。

功用：祛风清热。用于风热气滞证。

用法：水煎服。

清咽利膈汤（《证治准绳-幼科》）

组成：玄参、升麻、桔梗（炒）、甘草（炒）、茯苓、黄连（炒）、牛蒡子（炒，杵）、防风、芍药（炒）各等份。

功用：清咽利膈。用于心脾蕴热之咽喉腮舌肿瘤。

用法：水煎服。

清骨散（《证治准绳》）

组成：银柴胡、鳖甲、炙甘草、秦艽、青蒿、地骨皮、胡黄连、知母。

功用：养阴清热。用于流痰溃久，骨蒸潮热者。

用法：水煎服。

清营汤（《温病条辨》）

组成：水牛角（磨粉冲服）、生地黄、玄参、竹叶心、银花、连翘、黄连、丹参、麦冬。

功用：清营解毒，泄热养阴。用于有头疽、发颐、丹毒等有热邪内陷之象者。

用法：水煎服。

清暑汤（《外科全生集》）

组成：连翘、花粉、赤芍、甘草、滑石、车前子、银花、泽泻、淡竹叶。

功用：清暑利湿，利尿解毒。用于脓疱疮、痱子等。

用法：水煎服。

清肝芦荟丸（《外科正宗》）

组成：当归、生地黄（酒浸捣膏）、白芍（酒炒）、川芎各60g，黄连、海粉、牙皂、甘草节、昆布（酒洗）、芦荟各15g。

共为细末，神曲糊丸，如梧桐子大。

功用：清肝解郁，养血舒筋。用于筋瘤。

用法：每次80丸，食前后服之。

清肝解郁汤（《外科正宗》）

组成：当归、白芍、茯苓、白术、贝母、熟地黄、栀子、半夏、人参、柴胡、牡丹皮、陈皮、香附、川芎、甘草。

功用：清肝解郁。用于暴怒伤肝，忧思郁结，肝火妄动所致痈疽。

用法：水煎服。

清瘟败毒饮（《疫疹一得》）

组成：生石膏、生地黄、犀角、川连、生栀子、桔梗、黄芩、知母、赤芍、玄参、连翘、竹叶、甘草、牡丹皮。

功用：泻火解毒，凉血救阴。用于一切火热之证，表里俱盛者。

用法：水煎服。

清解片（经验方）

组成：大黄、黄芩、黄柏、苍术各500g。

共研细末和匀，轧片，每片含量 0.3g。

功用：清热解毒，化湿通便。用于疮疡湿热内盛、便秘里实之证。

用法：成人每次服 5～10 片，日服 2～3 次，温开水送下。

清利通络汤（经验方）

组成：金银花、蒲公英、紫花地丁、鸡血藤、炮甲珠、车前子、生苡仁、茯苓、白花蛇舌草。

功用：清热利湿，解毒通络。用于血栓性浅静脉炎湿热证。

用法：水煎服。

密陀僧散（《医宗金鉴》）

组成：雄黄、硫黄、蛇床子各 6g，密陀僧、石黄（即湖南石门所产之雄黄）各 3g，轻粉 1.5g。

共研细末。

功用：祛风杀虫。用于白驳风、紫白癜风及狐臭等。

用法：醋调搽，或干扑患处。

痔疮宁栓（成都制药厂）

组成：每粒含消炎痛粉 75mg，颠茄 30mg，痢特灵 100mg，冰片 30mg，红古豆醇酯 5mg。

功用：消炎止痛。用于内痔肿痛、直肠炎、痔疮术后。

用法：直肠给药。

痔疮栓

组成：柿叶、冰片、大黄、芒硝、田螺壳（炒）、橄榄核（炒炭）。

功用：清热通便，消肿止痛，收敛止血。用于各种内痔、混合痔内痔部分、轻度脱垂。

用法：直肠给药，每次 1 粒，每日 2～3 次。使用前用花椒水坐浴。

蛋黄油（经验方）

鸡蛋黄 3～4 枚，放入锅内用文火煎熬，炸枯去渣存油备用。

功用：润肤生肌。用于乳头破碎、奶癣等病。

用法：外搽患处。

十二画

斑蝥酊（经验方）

组成：斑蝥 10g，75% 酒精 100mL。

浸泡 2 周，过滤澄清备用。

功用：攻毒活血。用于油风、脱发。

用法：外搽局部。

散肿溃坚汤（《薛氏医案》）

组成：柴胡、升麻、龙胆、黄芩、甘草、桔梗、昆布、当归尾、白芍、黄柏、葛根、黄连、三棱、木香、栝楼根、连翘、知母。

功用：清泄肝火，活血软坚。用于肾岩、瘰疬。

用法：水煎服。

葱归溻肿汤（《医宗金鉴》）

组成：独活、白芷、当归、甘草各9g，葱头7个。

功用：疏导腠理，通调血脉。用于痈疽初肿之时。

用法：以上药加水至3大碗，煎至汤液浓厚时滤去渣，以棉帛蘸汤热洗，如凉再易之。

硫黄膏（5%~10%）（经验方）

组成：硫黄5-10g，凡士林90~95g。

将硫黄研细，与凡士林调匀即成。

功用：杀虫止痒。用于疥疮、玫瑰糠疹、白秃疮、肥疮等。

用法：搽患处。

雄黄膏（经验方）

组成：雄黄30g，氧化锌30g，凡士林300g。

先将凡士林烊化，冷却，再将其余药粉徐徐调入即成。

功用：解毒杀虫。用于白秃疮、肥疮、鹅掌风、脚湿气等。

用法：涂擦患处。敷药后宜包扎或戴帽子。

紫雪丹（《太平惠民和剂局方》）

组成：黄金、寒水石、石膏、滑石、磁石、升麻、玄参、甘草、犀角（水牛角代）水牛角、羚羊角、沉香、丁香、朴硝、硝石、辰砂、青木香、麝香。

功用：清心开窍，镇惊安神。用于内外烦热不解、发斑、发黄、瘴毒、疫毒，以及小儿惊痫、疮疡内陷、疔毒走黄、神志昏迷等。

用法：每用0.9~1.5g，日3服。病重者每服可增至3g。

紫雪散（上海中药一厂）

组成：羚羊角、犀角（水牛角代）、麝香、朱砂、公丁香、甘草、青木香、灵磁石、沉香、玄参。

功用：清热镇惊。用于瘟热不解，重感伤寒，咽痛口渴，小儿急热惊风，疮疡内陷，疔疮走黄，神志昏迷等。

用法：每服 1.5～3g，每日 2～3 次，温开水送服。孕妇忌服，小儿遵医嘱服用。

黑豆馏油（经验方）

组成：黑豆经火熏烤流出之油。

功用：润肤、收敛、止痒。用于湿疮、神经性皮炎及各种慢性皮炎。

用法：外搽患处。

黑虎丹（《外科诊疗学》）

组成：磁石（醋煅）4.5g，母丁香、公丁香（炒黑）各 3g，全蝎 7 只（约 4.5g，炒过），炒僵蚕 7 只（约 2.1g），炙穿山甲片 9g，炙蜈蚣 6g，蜘蛛 7 只（炒炭），麝香 1.5g，西黄 0.6g，冰片 3g。

共研成细末。

功用：消肿提脓。用于痈、疽、瘰疬、流痰等溃后脓腐不净，亦可用于对升丹过敏者。

用法：掺少许在疮头上，外盖太乙膏，隔日换药 1 次。

黑退消（经验方）

组成：生川乌、生草乌、生南星、生半夏、生磁石、公丁香、肉桂、制乳没各 15g，制甘松、硇砂各 9g，冰片、麝香各 6g。

上药除冰片、麝香外，各药研细末后和匀，再将冰片、麝香研细后加入和匀，用瓶装，密封。

功用：行气活血，驱风逐寒，消肿破坚，舒筋活络。用于一切阴证疮疡未溃者。

用法：将药粉撒于膏药或油膏上敷贴患处。

鹅黄散（《钭科正宗》）

组成：石膏（煅）、黄柏（炒）、轻粉。

上药各等份，为极细末。

功用：清热解毒，驱梅敛疮。治梅毒疳疮等。

用法：干掺患处。

鹅掌风浸泡方（经验方）

组成：大枫子肉 9g，烟膏 9g，花椒 9g，五加皮 9g，皂荚 1 条，地骨皮 9g，龙衣 1 条，明矾 12g，鲜凤仙花 9g，米醋 500～750g。

将上药均浸入米醋内 1 昼夜。

功用：疏通气血，杀虫止痒。用于鹅掌风、灰指甲。

用法：将患处浸入药液，每次 0.5～1 小时，每日 1～2 次，连续 7 天。

痤疮洗剂（经验方）

组成：沉降硫黄 6g，樟脑酯 10g，西黄芪胶 1g，石灰水加至 100mL。

功用：减少皮脂溢出，消炎。用于痤疮。

用法：外搽，每日 3~4 次。搽药前先用热水洗涤患部。

普济消毒饮（《东垣试效方》）

组成：黄芩（酒炒）、黄连（酒炒）、陈皮（去白）、甘草（生）、玄参、连翘、板蓝根、马勃、苍耳子、薄荷、僵蚕、升麻、柴胡、桔梗。

功用：散风温，清三焦，解热毒。用于锁喉痈、发颐、抱头火丹等。

用法：水煎服。如热毒重者可加大黄。

滋阴除湿汤（《外科正宗》）

组成：川芎、当归、白芍、熟地黄、柴胡、黄芩、陈皮、知母、贝母、泽泻、地骨皮、甘草、生姜。

功用：滋阴除湿。用于肝肾阴亏、湿热未解之疮疡。

用法：水煎，饭前服。

紫草油（经验方）

组成：紫草 50g，香油 250g。

将紫草浸入麻油内，1 天后用文火煎熬至药枯，去渣即得。

功用：活血化瘀，润肤生肌。用于轻度烫伤、烧伤、慢性溃疡。

用法：外敷患处。

湿润烧伤膏（光明中医烧伤疮疡研究所）

组成：黄芩、黄连、黄柏、赤芍等。

功用：抗菌、消炎、止痛，促进创面愈合。用于烧伤、烫伤、化学灼伤等。

用法：外用涂于疮面。

犀黄丸（《外科证治全生集》）

组成：牛黄 1g，麝香 4.5g，乳香、没药各 30g。

先将乳香、没药各研细末。再加入牛黄、麝香共研。用煮烂黄米饭 30g，入药末捣和为丸，如粟米大，晒干，忌烘。

功用：清热解毒，和营消肿。用于石疽、失荣、乳岩、瘰疬、痰核等。

用法：每日 3~9g，陈酒送下。

犀角地黄汤（《备急千金要方》）

组成：水牛角屑（水磨更佳）、生地黄（捣烂）、牡丹皮、芍药。

功用：凉血清热解毒。用于一切疮疡热毒内攻，热在血分者。

用法：水煎服。

十三画

槐角丸（《疡医大全》）

组成：槐角子、槐花各 240g，槟榔 12g，黄芩 90g，刺猬皮 2 个（酒浸焙）。

共研细末，炼蜜为丸，如梧桐子大。

功用：清化湿热。用于痔漏。

用法：每服 100 丸，空腹时米汤送下。

槐角地榆丸（《外科大成》）

组成：槐角（炒）200g，白芍（酒炒）、枳壳（炒）、荆芥、地榆炭、椿皮（炒）、栀子（炒）、黄芩、生地黄各 100g。

研细粉，炼蜜为丸。

功用：清热止血，消肿止痛。用于大便下血、大肠积热、痔疮肿痛。

用法：每次 1 丸，日 2 次。

暖肝煎（《景岳全书》）

组成：当归、枸杞子、沉香、肉桂、乌药、小茴香、茯苓。

功用：温补肝肾，行气逐寒。用于肝肾阴寒所致的小腹疼痛、疝气等。

用法：加生姜 3~5 片，水煎服。

新六号枯痔注射液

组成：氯化钙 12g，氯化铵 3g。

加注射用水至 100mL，上配方调匀→溶解→过滤（3 号细菌漏斗过滤）→分装（可分装为 5mL、10mL、100mL 等不同规格）→消毒（普通蒸汽消毒 1 小时或煮沸消毒 0.5 小时）备用。

功用：使内痔坏死脱落。

用法：注射于痔核内。

十四画以上

豨莶丸（经验方）

豨莶草不拘多少，用黄酒拌，九蒸九晒，研细粉，炼蜜为丸，如梧桐子大。

功用：祛风胜湿。用于白驳风等。

用法：每服 9g，空腹陈酒或水送下。

增液汤（《温病条辨》）

组成：玄参、莲心、麦冬、细生地。

功用：增液生津。用于痈疽津液耗损者。

用法：水煎服。

薏苡附子败酱散（《金匮要略》）

组成：薏苡仁、附子、败酱草。

功用：温化利湿，排脓消肿。用于急性阑尾炎脓已成者。

用法：水煎服。

撮风散（《证治准绳》）

组成：赤脚蜈蚣（炙）、白僵蚕、朱砂、麝香、川乌（炮）、半夏（姜制）、南星（姜制）、钩藤、天麻（炮）、荆芥穗。

功用：祛风解痉。用于破伤风。

用法：竹沥水调服。

颠倒散洗剂（经验方）

组成：硫黄、生大黄各7.5g，石灰水100mL。

将硫黄、大黄研极细末后，加入石灰水（将石灰与水搅浑，待澄清后取中间清水）100mL混合即成。

功用：清热散瘀。用于酒齄鼻、粉刺等。

用法：在应用时，先将药水充分振荡，再搽患处，每日3~4次。

橘叶散（《外科正宗》）

组成：橘叶、柴胡、川芎、栀子、青皮、陈皮、石膏、黄芩、连翘、甘草。

功用：疏肝清热，理气散结。用于妇人乳房结块肿痛。

用法：水煎服。

橘核丸（《济生方》）

组成：橘核（炒）、海藻（洗）、昆布（洗）、海带（洗）、川楝子（打炒）、桃仁各30g，厚朴（去皮、姜汁炒）、木通、枳实（麸炒）、延胡索（炒）、肉桂心、木香各15g。

研细末，酒糊为丸。

功用：疏肝行气，散瘀消肿，软坚利水。用于睾丸肿块、阴囊积液。

用法：每次10g，每日2~3次，空腹温酒或淡盐汤送下。

薄荷三黄洗剂（经验方）

组成：三黄洗剂100mL中加入薄荷脑1g。

功用：清热、止痒、收涩。用于一切急性皮肤病，凡红、肿、热、剧痒、出水者。

用法：临用摇匀。涂患处，每日4~5次。

藤黄膏（经验方）

组成：生藤黄粉120g，白蜡120g，麻油500g。

先将麻油煮沸，入白蜡熔化，加入藤黄粉调匀，收贮备用。

功用：解毒生肌。用于各种溃疡。

用法：薄摊纱布上，贴溃疡处，每日1次。

醒脑静注射液（无锡山禾药业股份有限公司）

组成：麝香、冰片、黄连、栀子、黄芩、郁金。

功用：清热泻火，凉血解毒，开窍醒脑。用于热入营血，内陷心包之高热烦躁、神昏谵语等症。

用法：肌内注射，每次2~4mL，每日1~2次。静脉滴注，每次10~20mL，用5%~10%葡萄糖注射液或氯化钠注射液250~500mL稀释后使用。

醒消丸（《太平圣惠和剂周方》）

组成：乳香（去油）30g，没药（去油）30g，麝香4.5g，雄精15g。

先将乳香、没药、雄精三味各研细末，再合麝香共研，煮烂黄米饭30g，入药末，捣为丸，如莱菔子大，晒干，忌烘。

功用：和营通络，消肿止痛。多用于阴证疮疡。

用法：每次3~6g，热陈酒送下或温开水送下；孕妇忌服。

按：《外科证治全书》醒消丸方中麝香改为0.9g，可作临床实用参考。

蟾酥合剂（5%~10%）（经验方）

组成：酒化蟾酥、腰黄、铜绿、炒绿矾、轻粉、乳香、没药、枯矾、干蜗牛各3g，麝香、血竭、朱砂、煅炉甘石、煅寒水石、硼砂、灯草灰各1.5g。

上药除蟾酥外研细末，和匀。蟾酥另以烧酒化开为糊，徐徐和入药末，混合研匀，晒干，研成极细末，收贮备用。

功用：驱毒、消肿、化腐。用于疔疮、白喉、走马牙疳等。

用法：红肿初起时，用上药（亦可用煅石膏为赋形剂，配成30%~50%蟾酥合剂），以烧酒调涂患处，外敷贴太乙膏。至红肿消失，腐肉与健康组织起一裂缝时，改用10%蟾酥合剂（即上药1份，煅石膏9份）。至腐肉脱落阶段，再改用5%蟾酥合剂（即上药1份，煅石膏9份，煅炉甘石5份，海螵蛸5份）。亦可用吹药器将药喷入口腔、咽喉患处。

蟾酥丸（《外科正宗》）

组成：蟾酥6g（酒化），轻粉1.5g，麝香、枯矾、寒水石（煅）、制乳香、制没药、铜绿、胆矾（绿矾）各3g，雄黄6g，蜗牛21个，朱砂9g。

上药各为末，先将蜗牛研烂，加蟾酥，方入其他药末捣匀，做丸如绿豆大，亦可做饼、做条外用。

功用：驱毒发汗。外敷化腐消坚，内服治疗疔疮初起。

用法：每次3丸，用葱白嚼烂，包药在内，取热酒1杯送下，被盖卧，出汗为效。重证可再进一服。孕妇忌服。

外用时蟾酥条可插入口中，蟾酥饼可盖疮口上。

熨风散（《疡科选粹》）

组成：羌活、防风、白芷、当归、细辛、芫花、白芍、吴茱萸、官桂各 3g。

功用：温经祛寒，散风止痛。用于流痰、附骨疽等。

用法：取赤皮葱连须 240g，捣烂，同药末和匀，醋炒热，布包热熨患处。

主要参考书目

1. 李曰庆，何清湖. 中医外科学. 第 3 版. 北京：中国中医药出版社，2012.

2. 王广. 外科学基础. 北京：中国中医药出版社，2016.

3. 孙治安. 中医外科学. 北京：中国中医药出版社，2015.

4. 詹华奎. 诊断学. 第 4 版. 北京：中国中医药出版社，2016.

5. 中华中医药学会. 中医外科常见病诊疗指南. 北京：中国中医药出版社，2012.

6. 中华中医药学会. 中医皮肤科常见病诊疗指南. 北京：中国中医药出版社，2012.

7. 中华中医药学会. 中医肛肠科常见病诊疗指南. 北京：中国中医药出版社，2012.

8. 郑志忠. 皮肤科疾病临床诊疗规范教程. 北京：北京大学医学出版社，2004.

9. 国家卫生和计划生育委员会医师资格考试委员 . 2017 医师资格考试大纲（具有规定学历）执业助理医师 . 北京：中国中医药出版社，2017.

10. 国家卫生和计划生育委员会医师资格考试委员 . 2017 医师资格考试大纲细则（具有规定学历）执业助理医师 . 北京：中国中医药出版社，2017.

11. 姜建国. 中医全科医学概论. 北京：中国中医药出版社，2016.

12. 李灿东. 中医诊断学. 北京：中国中医药出版社，2016.